Soins intensifs pour nouveau-nés

Springer

Paris
Berlin
Heidelberg
New York
Barcelone
Budapest
Hong Kong
Londres
Milan
Santa Clara
Singapour
Tokyo

Michael Obladen

Soins intensifs pour nouveau-nés

Avec la collaboration de
Georg Bein, Evelyn Kattner et Jürgen Waldschmidt

2ème édition

Traduit de la 5ème édition allemande par
Siegmar Rudolph Beckmann et Jean Messer

Springer

Prof. Dr. med. Michael Obladen
Abteilung für Neonatologie
&
Prof. Dr. med. Georg Bein
Abteilung für Kinderkardiologie

Humboldt-Universität
Charité-Virchow-Klinikum
Augustenburger Platz 1, 13353 Berlin, Allemagne

Priv.-Doz. Dr. rer. nat. Evelyn Kattner
Krinkerkrankenhaus auf der Bult
Janucz-Korczak-Allee 12, 30173 Hannover, Allemagne

Prof. Dr. med. Jürgen Waldschmidt
Klinik für Kinderchirurgie, Universitätsklinikum Benjamin Franklin,
Hinderburgdamm 30, 12203 Berlin, Allemagne

Traduit de l'allemand par le Docteur Siegmar R. Beckmann
Service de Néonatologie de Monsieur le Docteur Michel Kretz
Centre médico-chirurgical pédiatrique « Le Parc »
CHR Colmar, 46, Rue de Stauffen, 68000 Colmar

Sous la direction du Professeur Jean Messer
Service de Médecine et Réanimation Néonatales
Hôpital de Hautepierre
CHU Strasbourg, 67098 Strasbourg Cedex

avec la collaboration de Madame Hélène Kihm-Beckmann,
Professeur agrégé d'Allemand

Titre de l'édition allemande originale : *Neugeborenenintensivpflege. Grundlagen und Richtlinien*
ISBN 3-540-58433-2 Springer-Verlag Berlin Heidelberg New York 1995

Imprimé en France

ISBN : 2-287-59645-3 Springer-Verlag Paris Berlin Heidelberg New York Barcelone Budapest Hong Kong Londres Milan Santa Clara Singapour Tokyo

SPIN : 10636887 Imprimé sur papier non acide

Préface à la 5ème édition allemande

Une nouvelle réédition complète des « Soins Intensifs pour Nouveau-nés » s'est avérée nécessaire, 5 ans après la première édition. Cette démarche témoigne du développement toujours très dynamique de la néonatologie. En Allemagne, ce secteur, qui s'est imposé comme partie importante de la pédiatrie, a été doté d'une formation complémentaire et il a même été créé une surspécialisation de néonatologie. Cette évolution récente a conduit à engager dans de nouveaux centres de périnatologie un personnel médical compétent.

Les auteurs de l'ouvrage ont travaillé en équipe pendant de longues années et ainsi, la continuité a pu être assurée concernant les grandes orientations de l'ouvrage, notamment pour l'exposé des diagnostics et des traitements en réanimation néonatale, décrits avec la plus grande minutie. Ce choix d'un travail d'équipe s'imposait à nous comme le seul possible, sachant que d'autres choisiront sans doute une méthode différente.

Les chapitres concernant l'alimentation, la ventilation artificielle et le traitement des anomalies diaphragmatiques congénitales sont complètement révisés. De nouveaux chapitres abordent la question du traitement substitutif par surfactant et érythropoïtine. Cette édition est également actualisée par des courbes de croissance intra-utérines et des données concernant la survie et la qualité de vie des très grands prématurés, ainsi que par un chapitre concernant les infections nosocomiales. Nous avons par contre abandonné les points traitant d'interventions surannées ou très rarement utilisées, comme par exemple le test d'hyperoxie ou les mesures de la pression intracrannienne.

Dans la mesure où l'index bibliographique de chaque chapitre ne doit contenir que les références les plus récentes, nous avons ajouté 400 références actuelles ; une liste des ouvrages fondamentaux de néonatologie a été placée en tête du livre.

Je remercie les nombreux lecteurs de l'ouvrage ainsi que mes collaboratrices et collaborateurs de la clinique pédiatrique de Berlin pour leurs nombreuses suggestions orales ou écrites qui ont contribué à l'actualisation du livre.

Je remercie particulièrement Monsieur le Professeur J. Natzschka de Hanovre pour sa nouvelle lecture critique du manuscrit. J'insiste ici particulièrement sur le fait que les propositions de traitement présentées dans l'ouvrage doivent faire l'objet d'une lecture critique, et que chaque lecteur pourra être amené à les modifier en fonction de sa propre expérience et des données de la littérature médicale.

Berlin, Mai 1995 M. Obladen

Remarque importante. La médecine intensive néonatale est, en tant que domaine scientifique, en constante évolution. La recherche et l'expérience clinique nous permettent de parfaire continuellement nos connaissances, en particulier dans le domaine du traitement et des soins. Les auteurs et l'éditeur n'ont pas ménagé leurs efforts lors de la phase finale de rédaction du manuscrit pour que les indications de dose et les formes d'administration des médicaments soient conformes à l'état actuel des connaissances. Cependant, l'exactitude de ces indications devra éventuellement être vérifiée par l'utilisateur de l'ouvrage, qui fera alors appel aux données les plus récentes de la littérature et à la notice explicative jointe au médicament utilisé. Cette remarque devra être tout particulièrement prise en compte dans le cas de médicaments peu utilisés ou nouvellement apparus sur le marché.

Préface à la 1ère édition allemande

Les soins intensifs néonataux et la néonatologie sont étroitement liés. Seul obtiendra de bons résultats dans la prise en charge clinique du nouveau-né en détresse vitale, celui qui comprend les fondements physiologiques et pathophysiologiques des quatre premières semaines de vie, connaît la symptomatologie et le diagnostic différentiel des affections aiguës néonatales, a accumulé une expérience clinique substantielle, dispose d'habileté manuelle, et maîtrise les équipements techniques modernes.

La raison de ce livre a été le désir des médecins et des infirmières travaillant dans notre unité de soins intensifs pour nouveau-nés de posséder une élaboration de notre « livre noir du service », une compilation brève de principes de travail, destinée à une application concrète dans la pratique clinique quotidienne. Leur observation attentive et leur collaboration engagée ont été la source essentielle du matériel présenté. Nous avons insisté particulièrement sur la description des mesures thérapeutiques, sur les exigences pratiques et techniques de la ventilation artificielle, de même que sur la présentation des techniques de soins intensifs. Pour l'étude des connaissances de base de la clinique pédiatrique, de la néonatologie, de la physiologie néonatale et de la pathophysiologie, nous renvoyons aux nombreux ouvrages de base.

Le livre présente l'ensemble des pratiques de la médecine intensive d'un service. Il ne peut pas être complet et il devra être modifié constamment en raison du développement rapide de cette discipline. De même, nous sommes tout à fait conscients que d'autres modes de traitement utilisées dans d'autres cliniques sont tout aussi performants.

Les « principes de travail » sont à considérer comme des propositions simples, qui peuvent être modifiées selon le patient. Ils ne doivent jamais être utilisés sans critique dans un esprit de « directive ». Les schémas ne remplacent pas la réflexion personnelle, ni la discussion à l'intérieur de l'équipe. Les soins intensifs néonataux ne s'apprennent pas dans les livres. Pour cette raison, nous sommes reconnaissants au Professeur H. Bickel qui nous a donné la possibilité d'acquérir notre expérience dans le service de réanimation de Lausanne (L.S. Prod'hom), Copenhague (B. Friis-Hansen), Helsinki (N. Hallman) et San Diego (L. Gluck). Le Professeur H. Plückthun nous a transmis ses connaissances et son expérience dans le domaine de la néonatologie. Ses discussions fondées et stimulantes constituent pour nous un aiguillon permanent pour analyser les problèmes cliniques et parvenir à une solution pratique. Nous remercions la maison d'édition Springer et en particulier Monsieur Munster, pour sa collaboration patiente lors de l'élaboration du manuscrit et pour la rapide impression de celui ci.

Heidelberg, Septembre 1977

Lutz Wille
Michael Obladen

Ouvrages de référence en Néonatologie

Physiologie et Pathophysiologie du nouveau-né

Avery GB, Fletcher MA, MacDonald MG (1992) Neonatology. Pathophysiology and management of the newborn, 4th edn. Lippincott, Philadelphia

Polin RA, Fox WW (eds) (1992) Fetal and neonatal physiology. Saunders, Philadelphia

Manuels

Fanaroff AA, Martin RJ (eds) (1992) Neonatal-perinatal medicine. Diseases of the fetus and infant, 5th edn. Mosby, St. Louis

Klaus MH, Fanaroff AA (eds) (1993) Care of the high risk neonate, 5th edn. Saunders, Philadelphia

Lavoix J, Gauthier M, Beaufils F (eds) (1994) Urgences et soins intensifs pédiatriques. Une approche clinique multidisciplinaire, 1ère edn. Doin, Paris, Toronto

Taeusch HW, Ballard RA, Avery ME (eds) (1991) Diseases of the newborn, 6th edn. Saunders, Philadelphia

Pomerance JJ, Richardson CJ (eds) (1993) Neonatology for the clinician. Appleton, Norwalk

Roberton NRC (1992) Textbook of neonatology, 2nd edn. Churchill, Livingstone

Stern L, Vert P (1987) Neonatal medicine. Masson, Paris

Méta-analyses

Sinclair JC, Bracken MB (eds) (1992) Effective care of the newborn infant. Oxford University Press

Monographies

Aicardi J (1992) Diseases of the nervous system in childhood. Clinics in developmental medicine, No. 115/118. Mac Keith Press, London

Adams FH, Emmanoulidis GC, Riemenschneider TA (eds) (1989) Moss' heart disease in infants, children and adolescents, 4th edn. Williams & Wilkins, Baltimore

Ashcraft KW, Holder TM (eds) (1993) Pediatric surgery, 2nd edn. Saunders, Philadelphia

Avery ME, Fletcher BD (1981) The lung and its diorders in the newborn infant, 4th edn. Saunders, Philadelphia

Briggs GG, Freeman RK, Yaffe SJ (1990) Drugs in pregnancy and lactation, 3rd edn. Williams & Wilkins, Baltimore

Fletcher MA, MacDonald MG (1993) Atlas of procedures in neonatology, 2nd edn. Lippincott, Philadelphia

Giroux JD, Finel E (1998) Pratique de l'échocardiographie Doppler. Hémodynamique et cardiopathies congénitales en néonatologie et réanimation néonatale. Springer, Paris

Goldsmith JP, Karotkin EH (1988) Assisted ventilation of the neonate, 2nd edn. Saunders, Philadelphia

Graham JM (1988) Smith's recognizable patterns of human deformation, 2nd edn. Lippincott, Philadelphia

Hann JM, Gibson BES, Letsky EA (eds) (1991) Fetal and neonatal haematology. Baillière Tindall, London Philadelphia Toronto

Isaacs D, Moxon ER (1991) Nownatal infections. Butterworth Heimenmann, Oxford London Boston

Jones KL (ed) (1988) Smith's recognizable patterns of human malformation, 4th edn. Saunders, Philadelphia

Körner F, Bossi E (1984) Die Retinopathie des Frühgeborenen. Ophthalmologische und neonatologische Aspekte. Fischer, Stuttgart

Lister J, Irving IM (1990) Neonatal surgery, 3rd edn. Butterworth, London

Long WA (1990) Fetal and neonatal cardiology. Saunders, Philadelphia

Merritt TA, Northway WH Jr, Boynton BR (1988) Bronchopulmonary dysplasia. Blackwell, Boston

Oski FA, Naiman JL (1982) Hematologic problems in the newborn, 3rd edn. Saunders, Philadelphia

Remington JS, Klein JO (eds) (1990) Infectious diseases of the fetus and newborn infant, 3rd edn. Saunders, Philadelphia

Roberts RJ (1984) Drug therapy in infants. Pharmacologic principles and clinical experience. Saunders, Philadelphia

Robertson B, van Golde LMG, Batenburg JJ (eds) (1992) Pulmonary Surfactant. From molecular biology to clinical practice, 2nd edn. Elsevier, Amsterdam

Silverman WA (1980) Retrolental fibroplasia : a modern parable. Grune & Stratton, New York

Stockmann III JA, Pochedly C (eds) (1988) Developmental and neonatal hematology. Raven Press, New York

Swishuk LE (1989) Imaging of the newborn infant and young child, 3rd edn. Williams & Wilkins, Baltimore

Tsang RC, Lucas A, Uauy R, Zlotkin S (eds) (1993) Nutritional needs of the preterm infant. Williams & Wilkins, Baltimore

Volpe JJ (1987) Neurology of the newborn, 2nd edn. Saunders, Philadelphia

Welch KJ, Randolph JG, Ravitch MM, Aberdeen E, Randolph JG, Rowe MI (1986) Pediatric surgery, 4th edn. Mosby, St. Louis

Young TE, Mangum OB (1995) Manual of drugs used in neonatal care, !th edn. Ross products division, Abbott Laboratories, Ohio

Sommaire

1

Le nouveau-né de faible poids de naissance

M. Obladen

La conception, le développement embryonnaire et fœtal, la naissance et le développement postnatal de l'enfant évoluent sur un mode continu sans autre coupure biologiquement définie que la naissance. Ce sont les nouveau-nés de faible poids qui sont les principales victimes de la mortalité infantile et des handicaps acquis à la période périnatale ; les possibilités de l'obstétrique et de la néonatalogie se sont exprimées au mieux chez ces enfants malades. L'Organisation Mondiale de la Santé a établi des définitions précises concernant les différents cas de figure [36, 39] en 1972. Malheureusement, certains concepts (par exemple né vivant, mort-né, avortement, maturité) n'ont pas été acceptés de façon uniforme par tous les pays, ce qui rend toujours très difficile la comparaison de statistiques au niveau international [24]. Une ancienne loi allemande stipulait que la naissance d'un enfant pesant moins de 1 000 g était à considérer comme une « fausse couche » si aucun signe de vie n'était observé ; ces enfants n'étaient mentionnés dans aucun registre ni même enterrés [31]. Les statistiques des enfants nés prématurément et les statistiques concernant leur survie étaient donc faussées. Cet état de fait a suscité de vives controverses éthiques.

1.1 Définitions

Période néonatale : 1er-28ème jour de vie (1er-7ème jour de vie = période néonatale précoce, 8ème-28ème jour de vie = période néonatale tardive).

Si l'on fait abstraction du stade de maturité du nouveau-né, on peut répartir les enfants d'après leur poids de naissance selon les catégories suivantes :

Nouveau-nés de faible poids de naissance (LBW = low birth weight infants) : poids de naissance < 2 500 g Selon la région et la race, 5 à 15 % des nouveau-nés vivants.

Nouveau-nés de très faible poids de naissance (VLBW = Very low birth weight infants) : poids de naissance < 1 500 g. Selon la population, 0,8 à 1,5 % des nouveau-nés vivants, mais jusqu'à 65 % des enfants décédant au cours de la période néonatale.

Nouveau-nés de poids de naissance extrêmement faible (VVLBW = Very very low birth weight infants) : poids de naissance < 1 000 g. Environ 0,3 à 0,6 % des nouveau-nés vivants, mais plus de 50 % des décès au cours de la période néonatale.

Âge gestationnel : durée calculée à partir du 1er jour des dernières règles normales. Normalement environ 280 jours. L'estimation clinique de l'âge gestationnel peut être calculée à deux semaines près.

Maturité : elle peut être très variable par rapport à l'âge gestationnel, ralentie ou accélérée sous l'effet d'inductions enzymatiques diverses liées à l'état de développement biochimique et fonctionnel du nouveau-né.

Prématuré : âge gestationnel < 259 jours (< 37 semaines révolues).

Nouveau-né à terme : âge gestationnel 259-293 jours (37 semaines révolues à la fin de la 41ème semaine).

Nouveau-né postmature : âge gestationnel de 294 jours ou plus (42 semaines ou plus). Par la comparaison entre l'âge gestationnel et le poids de naissance, on peut définir comme [39] :

eutrophique : un enfant avec un poids de naissance compris entre le 10ème et le 90ème percentile selon la courbe de Leroy,

hypotrophique : un enfant avec un poids de naissance < 10ème percentile,

hypertrophique : un enfant avec un poids de naissance > 90ème percentile.

1.2 Appréciation de l'âge gestationnel

1.2.1 *Prérequis pour l'estimation de l'âge gestationnel*

Après de longues années de pratique, on peut affirmer que les critères cliniques qui permettent d'estimer l'âge gestationnel sont déterminés avec une précision maximale si l'on applique le score établi par Finnström [10] ; cette estimation est extrêmement fiable.

Les scores neurologiques, comme ceux de Dubowitz [9] et Ballard [3], peuvent, dans certains cas particuliers, permettre d'obtenir des résultats plus précis. Ils ne sont cependant pas adaptés aux enfants sous ventilation artificielle ou ayant été traités par des sédatifs ou encore atteints de lésions cérébrales.

1.2.2 *Introduction à l'estimation de l'âge gestationnel* (Tableaux 1.1 et 1.2)

L'examen doit être pratiqué dans des conditions d'éclairage optimales.

Tissu mammaire. Le diamètre horizontal est mesuré des deux côtés avec un mètre-ruban, et le plus grand diamètre est noté. Le périmètre du tissu mammaire palpable et mesurable augmente avec l'âge gestationnel.

Développement du mamelon. Examen par inspection. Avec l'accroissement de l'âge gestationnel, le mamelon est de plus en plus facile à distinguer de la peau avoisinante et l'aréole se surélève au-dessus du niveau de la peau.

Transparence de la peau. Examen par inspection du tronc. La transparence de la peau du tronc, essentiellement dans la région de l'abdomen au-dessus de l'ombilic, est observée, et le nombre et l'identification des gros et des petits vaisseaux sont notés.

Cheveux. Examen par inspection. Les cheveux, d'abord fins et laineux, deviennent plus vigoureux avec l'augmentation de l'âge gestationnel et ils se laissent plus facilement séparer les uns des autres.

Cartilage du pavillon de l'oreille. On procède à la palpation des deux pavillons afin d'apprécier la répartition du cartilage. Si l'on observe des différences d'un côté à l'autre, c'est l'oreille la plus mature qui est notée (fig. 1.1). « Des cartilages palpables dans le pavillon sont trouvés tout d'abord dans le tragus et l'antitragus ; chez les prématurés très immatures, l'hélix et anthélix sont palpés comme des replis cutanés ; les lamelles cartilagineuses déjà présentes mais très tendres, échappent à la palpation. Le cartilage de l'hélix du pavillon de l'oreille se développe à partir des régions ventrales et caudales comme les flèches l'indiquent.

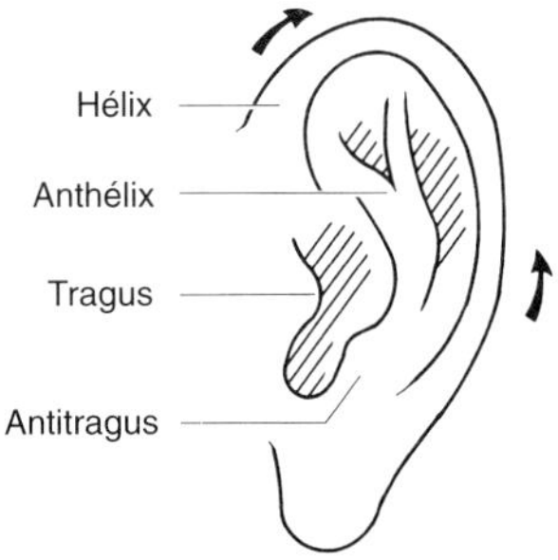

Fig. 1.1

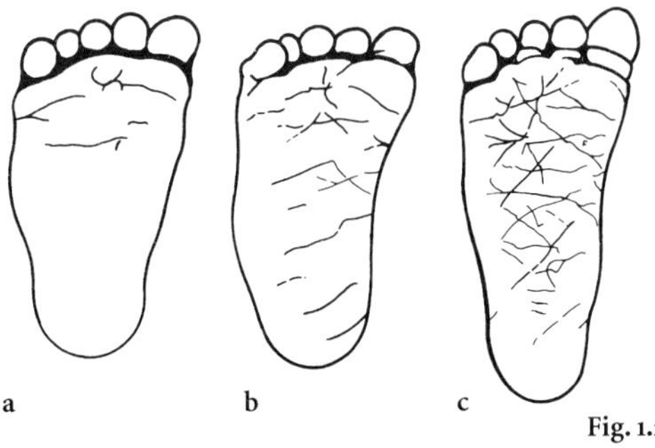

Fig. 1.2

Fig. 1.1. Développement du cartilage de l'oreille (d'après [14])

Fig. 1.2. a Pied d'un prématuré de 36 semaines de gestation. Les 3/4 postérieurs du pied sont lisses. **b** Pied d'un nouveau-né, de 38 semaines d'âge gestationnel avec quelques plis plantaires. **c** Pied d'un nouveau-né, de 40 semaines d'âge gestationnel. Les plis se sont étendus sur toute la plante (d'après [14])

Tableau 1.1. Détermination de l'âge gestationnel (d'après [10])

Critères cliniques	1	2	3	4
Transparence cutanée	Nombreuses veines, ramifications et veinules facilement identifiables surtout sur l'abdomen.	Veines et ramifications identifiables, pas de veinules	Quelques gros vaisseaux, clairement reconnus sur l'abdomen	Rares gros vaisseaux difficilement reconnaissables ou aucun vaisseau visible
Cartilage du pavillon de l'oreille	Non palpable dans l'antitragus	Palpable dans l'antitragus	Présent dans l'anthélix	Présent dans l'hélix
Plis plantaires	Pas de plis plantaires	Seulement plis transverses antérieurs	Quelques plis sur les 2/3 antérieurs	Toute la plante recouverte de plis, y compris le talon
Tissu de la glande mammaire (diamètre)	< 5 mm	5-10 mm	> 10 mm	
Développement du mamelon	Mamelon à peine identifiable, pas d'aréole	Mamelon bien identifiable, présence de l'aréole, non proéminent	Mamelon bien reconnaissable, bord de l'aréole au-dessus du niveau cutané	
Ongles	Ongles n'atteignant pas encore l'extrémité des doigts	Ongles ayant atteint l'extrémité des doigts	Ongles atteignant ou dépassant l'extrémité des doigts. Bords de l'ongle nettement formés	
Cheveux	Drus, laineux, duveteux ; cheveux indissociables	Vigoureux, soyeux, dissociables		

Quand il est également nettement palpable dans le quadrant dorsal et crânial, on peut parler d'une véritable charpente « cartilagineuse » [14].

Ongles. Les ongles des doigts sont inspectés et les extrémités des doigts sont palpés, l'ongle caressant ou grattant la main de l'examinateur.

Plis plantaires. Inspection de la plante du pied. Seuls les plis relativement grossiers sont analysés. Il peut exister de fines lignes superficielles, surtout lorsque la peau est sèche ; elles disparaissent cependant habituellement lorsqu'on tend la plante du pied des orteils au talon. Les plis cutanés deviennent plus nets avec l'augmentation de l'âge gestationnel, et leur nombre augmente des orteils en direction du talon (fig. 1.2).

Paupières. Chez les enfants qui sont nés avant la 28ème semaine de gestation, tous les scores de maturité sont imprécis. Pour eux, nous utilisons le critère des paupières fusionnées, qui, normalement, se séparent au cours de la 26ème semaine de gestation [7].

Tableau 1.2. Calcul de l'âge gestationnel (d'après [10])

Total des points (7 critères)	Durée de la grossesse	
	Jours	Semaines/Jours
7	191	27 + 2
8	198	28 + 2
9	204	29 + 1
10	211	30 + 1
11	217	31
12	224	32
13	230	32 + 6
14	237	33 + 6
15	243	34 + 5
16	250	35 + 5
17	256	36 + 4
18	263	37 + 4
19	269	38 + 3
20	276	39 + 3
21	282	40 + 2
22	289	41 + 2
23	295	42 + 1

1.3 Courbes de croissance intra-utérine

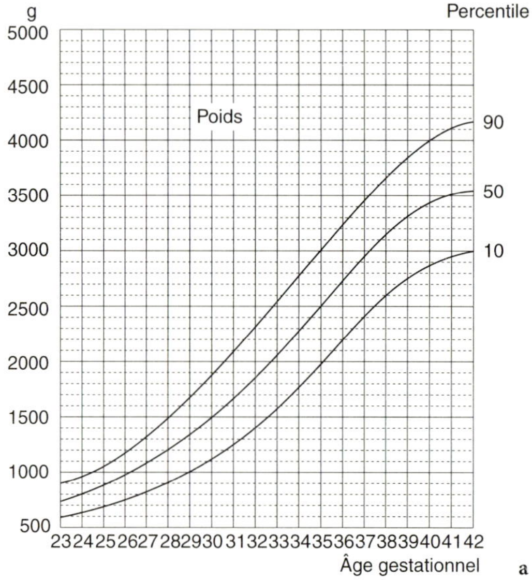

a

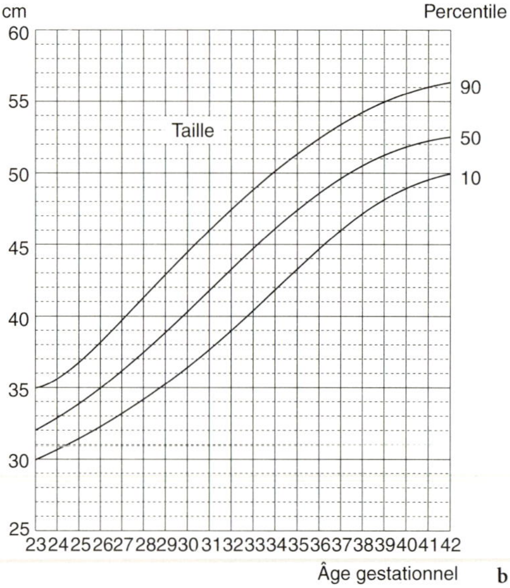

b

Fig. 1.3. a-c. Croissance pondérale intra-utérine garçon et fille combinés (Sheffield) de la 23ème à la 42ème semaine d'âge gestationnel (extrait de [16]). **a** Croissance pondérale intra-utérine, **b** croissance staturale intra-utérine, **c** croissance du périmètre crânien (fronto-occipital) en percentiles (*voir page 7*)

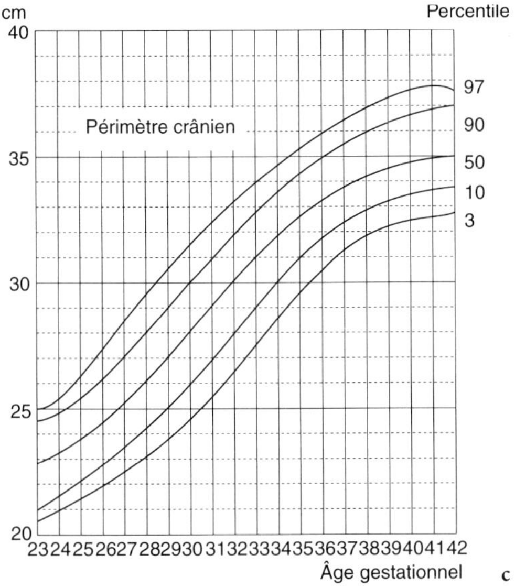

c

Tableau 1.3. Risques encourus par le prématuré

Thermorégulation	Hypothermie, hypoxie, acidose
Respiration	Déficit en surfactant, syndrome de détresse respiratoire, asphyxie, épisodes d'apnées, poumons de choc
Circulation	Choc, shunt droit-gauche, canal artériel, ischémie, hémorragie cérébrale, entérocolite nécrosante
Nutrition	Troubles du catabolisme, inhalation, subocclusion
Métabolisme	Hypoglycémie, hypocalcémie, hypoprotéinémie, ictère, anémie
Élimination	Œdèmes, déséquilibre électrolytique
Immunité	Pneumonie, infection, méningite

1.4 Problèmes des prématurés

Le tableau 1.3 énumère les principaux risques encourus par le prématuré. La plupart des situations pathologiques figurant à droite sont évitables lorsqu'on agit de façon rationnelle et avec douceur [5, 8, 10] : *l'avantage des risques du prématuré est qu'on peut les calculer !* La naissance et la prise en charge d'un enfant immature doivent être préparées et conduites comme une intervention chirurgicale et ne doivent pas se dérouler comme un accident de circulation ! Le prématuré profite, plus que tout autre nouveau-né à risque, de la régionalisation des soins et du transport intra-utérin vers un centre périnatal (voir 3.1). Les phases dangereuses et trop longues - voir 1, 3, 4 et 5 du schéma des soins du prématuré dans le tableau 1.4 - peuvent de la sorte être évitées.

Tableau 1.4. Schéma de la prise en charge d'un prématuré lors d'une naissance décentralisée (ici fortement schématisé ! À ne pas appliquer sans esprit critique)

Phase 1 Préparation	Au téléphone : facteurs de risques ? césarienne ? Préciser l'heure. Rassembler l'équipe de réanimation. Appeler l'équipe de secours, vérifier l'incubateur de transport. Préparer la salle de réanimation : incubateur à 36 °C, oxygène à 40 %, respirateur, préchauffer la plaque de radio, calibrer la sonde à PO_2
Phase 2 Salle de travail, premières minutes	Chauffer la table de réanimation, fermer les portes, préparer des champs chauds. Oxygène 6/8 l/min, aspiration : max. -200 cmH_2O (0,2 bar). Envelopper l'enfant dans un champ chaud. Aspirer pharynx et nez. À l'auscultation : rechercher bruits du cœur à gauche ? Ventiler au masque lors de bradycardie, contrôle de la ventilation avec le stéthoscope. Valve de sécurité : 45 cmH_2O ! Ne pas enlever le champ ! Score d'Apgar à 1 et 5 minutes. Seulement après 2 à 3 minutes : aspiration gastrique avec sonde Ch 8 ou 10, mesurer le contenu gastrique. Si après 3 à 5 minutes, pas de ventilation efficace : intuber. Mesure de la pression artérielle (Dinamap). Si pression systolique en dessous de 40 mmHg : perfuser du plasma 3 ml/kg en IV lente. Vitamine K 1 mg sous-cutané. Couper le cordon. Mettre en place une perfusion dans une veine périphérique (cathlon)
Phase 3 Avant le départ	Informer l'accoucheur, les parents et le service de soins intensifs. Mettre en place des électrodes. Mesurer la température. Vérifier l'intégralité du système de transport
Phase 4 Transport	Surveillance de la température de la couveuse, de l'oxygène, de la fréquence cardiaque. En cas de manœuvres nécessaires sur l'enfant : arrêter l'ambulance
Phase 5 À l'arrivée	L'enfant est toujours dans son champ originel. Prise de la température, gaz du sang, dextrostix, hématocrite. Contrôle de la température de l'incubateur. Peser avec des champs sous une lampe chauffante.
Phase 6 Premiers soins au service	Table chauffante ou incubateur. Manipuler le moins possible l'enfant. Examen et prise de la pression artérielle. Frottis d'oreilles, estomac, cordon. Mettre en place électrodes à PO_2. Estimer l'âge gestationnel. Perfusion des premières 24 heures : 70 ml/kg de glucose à 5-10 %, NaCl 2 mmol/kg (à partir d'un BE - 10 : même quantité sous forme de bicarbonate). Pas de KCl
Phase 7 Prise en charge définitive	Progresser doucement ! « Minimal handling » ! Prélèvements de sang veineux : électrolytes numération formule sanguine, groupe sanguin, Coombs, glycémie, albumine, CRP, IgM, éventuellement hémoculture ; Radiographie du thorax lorsque la température est stable. Prophylaxie oculaire selon Credé (nitrate d'argent). Appliquer une crème grasse toutes les 2 heures.
Phase 8 2ème jour	Diagnostic : électrolytes, protéines totales, phosphore, créatinine, glycémie vraie 3 fois/jour, numération formule sanguine, éventuellement sérologies « TORCH ». Échographie cérébrale. Perfusion du 2ème jour : 80 ml/kg de glucose à 5-10 % avec électrolytes : sodium 3 mmol/kg, chlore 3 mmol/kg, potassium 2 mmol/kg, calcium par dose adaptée à chaque cas. ≈ 1 mmol/kg (calcium 10 % 4 ml/kg), phosphore 0,5 mmol/kg. Albumine humaine (20 %) par dose adaptée à chaque cas ≈ 1 g/kg en 4 prises/j

1.5 Problèmes du nouveau-né hypotrophique

Un retard de croissance intra-utérin indique toujours une pathologie chronique de la mère, de l'enfant ou du placenta. Par l'estimation de l'âge gestationnel et la mesure du poids, de la taille et du périmètre crânien, il faut, chez tout nouveau-né de faible poids de naissance, immédiatement après la naissance, déterminer si l'enfant est immature, hypotrophique ou les deux. Les différents problèmes qui peuvent en résulter sont énumérés dans le tableau 1.5.

Tableau 1.5. Différences entre le prématuré et l'hypotrophique

Définition	Prématuré	Nouveau-né, hypotrophique
Étiologie	Souvent infection, éventuellement en relation avec des contractions prématurées, une insuffisance cervicale, une grossesse multiple, une hémorragie anténatale	1. Potentiel de croissance intra-utérin diminué, avec ou sans malformations congénitales 2. Dénutrition intra-utérine par insuffisance placentaire
Causes des problèmes	Immaturité	Le plus souvent déficience nutritionnelle intra-utérine
Ictère	+++	+
Hypoxie fœtale	+	+++
Désordres respiratoires :		
hypoxie postnatale	+	+++
syndrome de détresse respiratoire (SDR)	+++	0
Accès d'apnées	+++	+
Difficultés alimentaires :		
désordres de la succion/déglutition	+++	0
occlusion fonctionnelle ou entérocolite	++	++
inhalation	++	+
Hémorragie intracrânienne		
intraventriculaire	+++	0
sous-durale	+	+
Risques infectieux	+++	++
Désordres de la thermorégulation	+++	++
Hypoglycémie	+	+++

+++ très fréquent, ++ fréquent, + un peu plus fréquent que chez les nouveau-nés matures eutrophiques, 0 pas plus fréquent que chez des nouveau-nés eutrophiques.

1.5.1 *Différences entre le prématuré et l'hypotrophique*

1.5.2 *Dysmaturité : classification par stades*

Les mesures obligatoires à prendre chez un nouveau-né à terme hypotrophique sont :

- dépistage systématique de l'hypoglycémie (2, 4, 6, 12, 24 heures après la naissance), voir 14.7,
- alimentation précoce (dextrine-maltose ou nutrition adaptée),
- exclusion d'une polyglobulie (hématocrite veineux),
- diagnostic d'une infection (voir 17.2),

Tableau 1.6. Formes de l'insuffisance placentaire

	Aiguë	Subaiguë	Chronique
Mécanismes	Avant tout altération de la fonction respiratoire	Avant tout, altération de la fonction nutritive	
Survenue	Rapide	Relativement lente	Lente
Intensité	Variable	Moyenne	Sévère
Prise de poids	Légèrement diminuée	Légèrement ou moyennement diminuée	Nettement diminuée
Croissance staturale	Normale	Normale	Nettement diminuée
Croissance cérébrale	Normale	Normale	Légèrement diminuée
Aspect du nouveau-né	Maigre, desquamation cutanée teinté de méconium	Maigre, long, avec un gros crâne	Petit avec une tête relativement grosse
Complications néonatales	Asphyxie, désordres respiratoires, syndrome post-asphyxique, inhalation méconiale	Hypoglycémie (d'autant plus marquée que le rapport périmètre crânien/poids de naissance est élevé), hypothermie	

Une insuffisance placentaire subaiguë ou chronique peut se combiner avec une insuffisance placentaire aiguë.

- recherche d'une hypocalcémie (à l'âge de 24 heures),
- recherche de la cause de l'hypotrophie (syndrome malformatif, infection verticale, histologie placentaire ?),
- du développement psychomoteur (voir 19.3.2.).

1.6 Problèmes du nouveau-né de très faible poids de naissance

Seulement un enfant sur 100 naît avec un poids de naissance inférieur à 1 500 g, ou avant la 31ème semaine de gestation. Cependant, ce petit groupe de nouveau-nés (après exclusion des malformations létales) compte aujourd'hui pour plus de la moitié de la mortalité néonatale [22, 23]. Tous les efforts de l'obstétrique moderne tendent à éviter ou à reconnaître précocement les menaces d'accouchement prématuré, les hémorragies et les ruptures de poche avant la 31ème semaine. Grâce à une hospitalisation rapide (service de soins anténatals), un repos au lit strict, une tocolyse intensive et éventuellement une antibiothérapie, la grossesse peut souvent être maintenue encore pendant des jours, voire des semaines. Ainsi l'amélioration des chances de survie est de 2 % pour chaque jour gagné entre 24 et 28 semaines, et pour chaque semaine gagnée, l'augmentation des chances de survie atteint 15 %. De même, du point de vue néonatalogique, il est plus facile d'éviter des problèmes chez ces enfants que de les traiter [25] : c'est la personne la plus expérimentée d'une équipe qui devrait organiser la prise en charge d'un enfant de très faible poids de naissance ! On ne peut en aucun cas « s'exercer » sur un enfant de 1 000 g !

1.6.1 Hypothermie (voir 2.6)

Elle est définie comme baisse de la température centrale en dessous des limites homéostatiques (< 36,0 °C).

Elle est responsable d'acidose métabolique, d'accès d'apnées, d'une augmentation de la consommation d'oxygène, et d'une mortalité augmentée. Au début, il est fréquemment nécessaire de porter la température de l'incubateur à 36,0-38,0 °C [28]. De plus, il convient d'assurer le réchauffement et l'humidification de l'air de l'incubateur et des gaz respiratoires, de couvrir l'enfant avec une couverture de « survie », et d'utiliser, le cas échéant, une source de chauffage supplémentaire [4]. La prise de radiographies, la mise en place de voies veineuses périphériques, le cathétérisme des vaisseaux ombilicaux, les traumatismes opératoires, l'intubation endotrachéale, les injections, les prises sanguines, et même l'ouverture de l'incubateur, représentent un risque d'hypothermie considérable pour le nouveau-né de très faible poids de naissance.

1.6.2 *Pertes d'eau transcutanées*

Importantes dans les premiers jours de la vie [29], elles augmentent les pertes de chaleur et les besoins en oxygène et induisent une acidose métabolique hyperchlorémique, car les pertes d'eau transcutanées sont pauvres en NaCl. On peut diminuer les pertes d'eau par humidification forcée de l'air de l'incubateur (aérosol chauffé), soins de l'enfant sous une couverture de « survie » et application d'une crème grasse pendant les premiers jours de la vie.

1.6.3 *Hyperhydration, déshydratation*

Pendant les 3 à 5 premiers jours de la vie, les très petits prématurés perdent 5 à 15 % de leur poids corporel par catabolisme tissulaire, insuffisance de nutrition et pertes d'eau transépidermiques [33, 34]. L'apport de liquide intraveineux ne devrait pas éviter cette perte de poids normale. L'eau et les électrolytes ne remplacent pas les nutriments (voir tableau 4.1).

1.6.4 *Acidose métabolique*

Elle survient par hypoxie et ischémie (acidose lactique), hypothermie, ou par infection, augmentation des pertes d'eau transépidermiques, pertes rénales de bicarbonate (acidose tubulaire transitoire), apport excessif de chlorure de sodium (besoins de NaCl au 1er jour de vie : 2 mmol/kg, au 3ème jour de vie : 2-3 mmol/kg, KCl seulement à partir du 2ème-3ème jour de vie).

1.6.5 *Troubles respiratoires*

Ils sont à craindre chez tous les prématurés de très faible poids de naissance. Le diagnostic différentiel entre syndrome de détresse respiratoire (déficit en surfactant) et insuffisance ventilatoire par immaturité peut être difficile (voir 8.1). Une pression positive continue (CPAP) nasale mise en place précocement peut stabiliser la fonction pulmonaire et permet d'éviter d'une ventilation artificielle.

Des accès d'apnée débutent vers la fin de la première et la deuxième semaine de vie chez les nouveau-nés de très faible poids de naissance ; en dehors de l'immaturité des centres respiratoires, le catabolisme, l'acidose, l'anémie (pertes de sang par prélèvements), l'hyperlipémie (nutrition parentérale), l'obstruction nasale (sonde gastrique) et la persistance du canal artériel peuvent jouer un rôle.

1.6.6 *Canal artériel persistant (Canal de Botal ; Ductus arteriosus persistant)*

Il est encore ouvert chez pratiquement tous les petits prématurés. La difficulté consiste à reconnaître quand il est hémodynamiquement significatif (voir 9.9), à savoir s'il empêche le sevrage de l'enfant de l'appareil de ventilation artificielle. Comme un shunt gauche-droit favorise le développement d'une dysplasie bronchopulmonaire, nous « fermons » un canal artériel hémodynamiquement significatif la plupart du temps à l'âge de 6 à 8 jours (voir 9.9).

1.6.7 *Dysplasie bronchopulmonaire (DBP)*

Cette maladie chronique pulmonaire est actuellement la contrainte la plus sévère pour le prématuré, pour ses parents et pour le service de réanimation (voir 8.6). Elle survient chez environ 10 à 20 % des enfants de 1 000 à 1 500 g et chez 20 à 50 % des enfants de 500 à 1 000 g de poids de naissance. Le non-recours à la ventilation artificielle, la bonne humidification des gaz inspiratoires (sans inonder les voies respiratoires), des pics de pressions inspiratoires bas, un sevrage rapide de la ventilation artificielle (dans le syndrome de respiratoire entre le 3ème et 5ème jour de vie), la prévention et la thérapie des infections pulmonaires ainsi que la fermeture précoce d'un canal artériel hémodynamiquement significatif et le traitement par dexaméthasone, sont des mesures qui permettent d'éviter l'apparition d'une dysplasie bronchopulmonaire chez de nombreux enfants [33].

1.6.8 *Pertes sanguines, anémie*

Le clampage retardé du cordon, 30 à 60 secondes après la naissance, augmente le volume sanguin circulant [17, 21]. En particulier chez les très petits prématurés nécessitant des soins intensifs, les prises de sang à visée diagnostique conduisent à une anémie notable en l'espace de quelques jours [26, 32] (voir 15.2).

1.6.9 *Troubles alimentaires*

Ils sont la règle chez le nouveau-né de faible poids. Comme les complications de l'alimentation parentérale sont au moins aussi graves que celles de l'alimentation orale, nous essayons de nourrir, même les plus petits prématurés, par voie orale dès le premier jour [6], de préférence avec du lait de leur propre mère ou provenant du Lactarium (voir 4.2.2). Le trouble alimentaire le plus grave est l'entérocolite nécrosante (voir 11.7).

1.6.10 *Lésions cérébrales*

Les hémorragies intraventriculaires peuvent être mises en évidence par échographie chez certains nouveau-nés de très faible poids de naissance (voir 13.8.3) ; elles ne conduisent cependant à l'hydrocéphalie nécessitant un shunt de dérivation que dans 1 % des cas [33]. Une leucomalacie périventriculaire entraîne plus souvent une parésie d'origine centrale qu'une hémorragie cérébrale [20]. Le risque d'ictère nucléaire est élevé chez les très petits enfants, en particulier quand la bilirubine sérique est élevée et que la concentration plasmatique d'albumine est abaissée. De même, malgré une surveillance optimale de l'oxygénothérapie, environ 20 % des enfants de moins de 1 000 g et 3 % des enfants de 1 000 à 1 500 g présentent des signes de rétinopathie (voir 6.11.3), ce qui cependant aujourd'hui n'entraîne pratiquement jamais de cécité [33]. Environ 7-12 % des enfants en âge scolaire, nés prématurément avec un poids inférieur à 1 000 g, présentent des handicaps majeurs [2, 18]. Cependant, le plus souvent (75 % des cas) les troubles du comportement et l'hyperactivité [23] sont en rapport avec l'environnement social [38].

1.6.11 *Taux de survie*

La limite de survie dans des conditions optimales est située aujourd'hui à 23 semaines [1, 13]. Dans les meilleurs services de Réanimation néonatale, respectivement 15, 56, 63, et 79 % des enfants survivent dans les 23, 24, 25 et 26ème semaines d'âge gestationnel [12, 37]. Cependant, en Allemagne, de telles données sont encore l'exception car les centres périnataux, le transport intra-utérin et les programmes de régionalisation ne sont pas encore assez répandus ; la plupart des prématurés ne peuvent donc bénéficier de ces mesures.

La figure 1.4 montre la diminution de la mortalité chez deux groupes de nouveau-nés de très faible poids dans notre clinique au cours des 14 dernières années. Nous avons maintenant dans le groupe des 1 000-1 499 g de poids de naissance une mortalité de 5 %, et chez les enfants de 500-999 g une mortalité de 20 %.

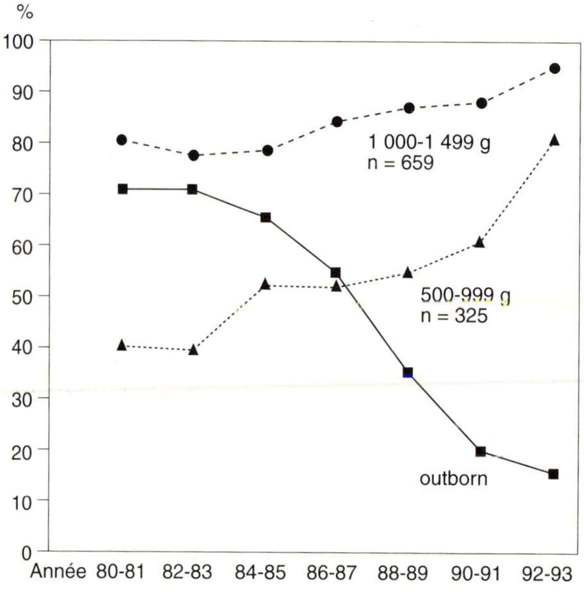

Fig. 1.4. Taux de survie (%) des prématurés de très faible poids de naissance à la Clinique Pédiatrique Universitaire de Berlin et programme de régionalisation, 1980-1993. *Outborn* : Pourcentage des enfants nés en dehors du centre de soins intensifs néonatal

1.7 « Minimal handling »

Les manipulations, les soins et les examens peuvent aggraver de façon drastique l'état d'un prématuré malade [11, 19]. « Handling », cela peut signifier simplement l'ouverture du hublot de la couveuse (au travers duquel l'oxygène et la température baissent), ou sa brusque fermeture (l'enfant est alors réveillé ou effrayé). Chaque mesure qui fait crier l'enfant perturbe sa régulation respiratoire et son amplitude ventilatoire, augmente la résistance vasculaire pulmonaire et le shunt droit-gauche, et augmente les besoins en oxygène et en calories. Minimal handling signifie donc :

- Toucher le moins possible l'enfant ! Cela diminue le stress et le risque d'infection.
- Laisser de côté des mesures qui ne sont pas absolument nécessaires ! Il s'agit avant tout des mesures qui ont déjà été pratiquées (aspiration gastrique en salle d'accouchement, établissement du score de maturité) ou qui sont superflues, comme le bain du matin ou l'aspiration fréquente de la sonde trachéale dans le syndrome de détresse respiratoire. Planifier à l'avance les mesures diagnostiques et thérapeutiques et les faire concorder : par exemple prélèvement de sang/changement du respirateur ou changement de position/toilette trachéale. Ici peut se manifester l'art d'une infirmière expérimentée qui soigne l'enfant avec bon sens et tact, et le protège d'agressions excessives. La batterie des « examens d'admission » en particulier, doit être adaptée à l'enfant.
- Optimiser les mesures thérapeutiques : cela signifie par exemple que deux infirmières doivent être disponibles pour l'aspiration trachéale, afin de rendre cette agression aussi rapide, atraumatique et efficace que possible. La radiographie d'un enfant ventilé constitue également une agression considérable qui est mieux supportée (et qui donne de meilleures images) quand elle est réalisée à deux. Il en va de même pour de nombreux autres gestes (ainsi la prise de sang, la ponction lombaire en position couchée, la pesée de l'enfant, le changement des tuyaux du respirateur, etc.)
- Pendant les agressions diagnostiques et thérapeutiques, observer l'enfant, le cas échéant, interrompre la manœuvre !
- Pas d'orgueil ! Si une procédure (perfusion, ponction artérielle, etc.) échoue deux fois, il faut laisser l'enfant se reposer, et un autre collaborateur doit essayer la manœuvre.
- La surveillance continue électronique non invasive (comme l'analyse transcutanée des gaz du sang, sonde de température rectale, etc.) est la plupart du temps moins traumatique (et plus informative) que la mesure manuelle intermittente.
- Ne pas oublier l'anesthésie locale (comme pour le drainage pleural) : l'idée que le prématuré ne ressent pas la douleur est fausse, bien que malheureusement très répandue.

Bibliographie

1. Allen MC, Donohue PK, Dusman AE (1993) The limit of viability–neonatal outcome of infants born at 22 to 25 weeks' gestation. N Engl J Med 329: 1597–1601
2. Astbury, J, Orgill, AA, Bajuk B, Yu, VYH (1990) Neurodevelopmental outcome, growth, and health of extremely low-birth weight survivors: how soon can we tell. Dev Med Child Neurol 32: 582–589
3. Ballard JL, Novak KK, Driver M (1979) A simplified score for assessment of fetal maturation of newly born infants. J Pediatr 95: 769
4. Baumgart S (1984) Reduction of oxygen consumption, insensible water loss, and radiant heat demand with use of a plastic blanket for low birth-weight infants under radiant warmers. Pediatrics 74: 1022–1028
5. Boyle MW, Torrance GW, Sinclair JC et al (1983) Economic evaluation of neonatal intensive care of very low birthweight infants. N Engl J Med 308: 1330–1337
6. Brosius KK, Ritter DA, Kenny JK (1984) Postnatal growth curve of the infant with extremely low birthweight who was fed enterally. Pediatrics 74: 778–782
7. Cross G, Becker M, Congdon P (1985) Prognosis for babies born with fused eyelids. Arch Dis Child 60: 479–480
8. Drew JH (1982) Immediate intubation at birth of the very-low-birth-weight infant. Am J Dis Child 136: 207
9. Dubowitz LMS, Dubowitz V (1981) The neurological assessment of the preterm and fullterm newborn infant. Spastics International Medical Publisher, London
10. Finnström O (1977) Studies on maturity in newborn infants. IX. Further observations on the use of external characteristics in estimating gestational age. Acta Paediatr Scand 66: 601
11. Gottfried AW, Gaiter JL (1985) Infant stress under intensive care. University Park Press, Baltimore
12. Hack M, Fanaroff AA (1989) Outcomes of extremely low birth weight infants between 1982 and 1988. N Engl J Med 321: 1642–1647
13. Hack M, Horbar JDH, Malloy MH, Tyson JE, Wright E, Wright L (1991) Very low birth weight outcomes of the National Institute of Child Health and Human Development Neonatal Network. Pediatrics 87: 587–597
14. Harnack GA v (1971) Kennzeichen mangelnder Reife. In: Opitz H, Schmid F (Hrsg) Physiologie und Pathologie der Neugeborenenperiode. Springer, Berlin Heidelberg New York (Handbuch der Kinderheilkunde, Bd I/2, S. 333)
15. Hirata T, Epear JT, Walsh A et al (1983) Survival and outcome of infants weighing 501 to 700 gm: a six year experience. J Pediatr 102: 741–748
16. Kattner E, Metze B, Keen DV, Pearse RG, Dudenhausen JW (1992) Perzentilenkurven für Geburtsgewicht, Länge und Kopfumfang unter besonderer Berücksichtigung sehr unreifer Frühgeborener. Perinatal Medizin 4: 118–121
17. Kinmond S, Aitchison TC, Holland BM, Jones JG, Turner TL, Wardrop CAJ (1993) Umbilical cord clamping and preterm infants: a randomised trial. Br Med J 306: 171–175
18. Kitchen WH, Doyle LW, Ford GF, Murton LJ, Keith CG, Rickards AL, Kelly E, Callaman C (1991) Changing two year outcome of infants weighing 500 to 999 grams at birth: a hospital study. J Pediatr 118: 938–943
19. Korones SB (1976) Disturbance and infant's rest. In: Iatrogenic problems in neonatal intensive care, 69th Ross Conference. Ross Laboratories, Columbus, Ohio, pp 94–96

20. Levene MI (1990) Cerebral ultrasound and neurological impairment: telling the future. Arch Dis Child 65: 469–471
21. Linderkamp O, Nelle M, Kraus M, Zilow EP (1992) The effect of early and late cord-clamping on blood viscosity and other hemorheological parameters in full-term neonates. Acta Paediatr Scand 81: 745–750
22. Luke B, Williams C, Minogue J, Keith L (1993) The changing pattern of infant mortality in the US: the role of prenatal factors and their obstetrical implications. Int J Gynecol Obstet 40:199–212
23. Manzke H (1994) Mortalität und Spätmorbidität extrem kleiner Frühgeborener. Sozialpädiatrie 16: 41–43
24. McFarlane A (1981) The derivation and uses of perinatal and neonatal mortality rates. J Pediatr 98: 61–62
25. Mieth DG (1982) Betreuung des Frühgeborenen < 1500 g im Gebärsaal. In: Huch A, Huch R, Duc G (Hrsg) Klinisches Management des „kleinen" Frühgeborenen (< 1500 g). Thieme, Stuttgart, S 146
26. Obladen M, Sachsenweger M, Stahnke M (1988) Blood sampling in very low birth weight infants receiving different levels of intensive care. Eur J Pediatr 147: 399–404
27. Robson E, Hey E (1982) Resuscitation of preterm babies at birth reduces the risk of death from hyaline membrane disease. Arch Dis Child 57: 184
28. Sauer PJJ, Dane HJ, Visser HKA (1984) New standards for the neutral thermal environment of healthy very low birthweight infants during the first week of life. Arch Dis Child 59: 18–22
29. Sedin G, Hammarlund K, Nilsson GE, Strömberg B, Ake Öberg P (1985) Measurements of transepidermal water loss in newborn infants. Clin Perinatol 12: 79–99
30. Sell EJ (1986) Outcome of very low birthweight infants. Clin Perinatol 3: 451–459
31. v. Stockhausen HB (1993) Die perinatale und neonatale Mortalität und das Personenstandsgesetz in der Bundesrepublik. Dtsch Ärzteblatt 90: B 2447–2450
32. Stockman JA, Graeber JE, Clark DA et al. (1984) Anemia of prema-turity: determinants of the erythropoietic response. J Pediatr 105: 786–792
33. Usher R (1987) Extreme prematurity. In: Avery GB (ed) Neonatology, pathophysiology and management of the newborn, 3rd edn. Lippincott, Philadelphia, pp 264–298
34. Versmold HT, Linderkamp O (1984) Flüssigkeitsbedarf des sehr kleinen Frühgeborenen. In: Duc G (Hrsg) Frühgeborene unter 1500 g: Energiestoffwechsel am Krankenbett. Vieweg, Braunschweig, S 53–79
35. Weller U, Jorch G (1993) Aktuelle Perzentilenkurven für Körpergewicht, Körperlänge und Kopfumfang von Neugeborenen ab 25 SSW. Monatsschr Kinderheilkd 141: 665–669
36. WHO (1992) International statistical classification of diseases and related health problems. 10th revision, Vol 2. pp 129–133
37. Whyte HE, Fitzhardinge PM, Shennan AT, Lennox K, Smith L, Lacy J (1993) Extreme immaturity: outcome of 568 Pregnancies of 23–26 weeks' gestation. Obstet Gynecol 82: 1–7
38. Wolke D, Meyer R (1994) Psychologische Langzeitbefunde bei sehr untergewichtigen Frühgeborenen. Perinatal Medizin 6:121–123
39. Working party to discuss nomenclature based on gestational age and birth weight. Proc 2nd Europ Congr Perinatal Medicine, London 1970. Karger, Basel, p 172

2

Troubles de l'adaptation postnatale

M. Obladen

Immédiatement après la naissance, les principales fonctions vitales de l'enfant doivent s'adapter : il n'existe plus de relation avec le placenta qui, jusque-là, avait assuré l'isolation thermique, la nutrition, l'excrétion et les échanges gazeux. Le fœtus qui vivait dans l'eau devient un nouveau-né respirant à l'air, et il doit lui-même prendre en charge la responsabilité de la respiration, de la circulation, de la régulation thermique, de la nutrition, du métabolisme et de l'excrétion, de même que la défense contre les infections. Dans la mesure où les processus variés d'adaptation périnatale après la naissance sont facilement vulnérables, et tout particulièrement quand l'enfant naît immature, il est nécessaire de faire un diagnostic le plus précis possible dans les premières minutes et heures de vie.

2.1 Diagnostic de la situation postnatale

Le schéma d'Apgar s'est avéré utile pour l'appréciation du nouveau-né prématuré (tableaux 2.1 et 2.2) [2].

Une signification pronostique particulière est attachée au score d'Apgar de 5 minutes. Des études longitudinales prospectives ont montré une relation significative entre des scores d'Apgar bas et des désordres neurologiques à la fin de la 1ère année de vie [3, 22]. Toutefois, il est établi avec certitude que même les enfants ayant un Apgar de 0-3 à 5 minutes de vie (NEMA = né en mort apparent) évoluent dans 90 % des cas tout à fait normalement [17].

Pour l'appréciation postnatale des *prématurés*, le schéma d'Apgar n'est pas très utile, car la respiration, le tonus musculaire et la réactivité dépendent fortement de l'âge gestationnel [3]. Particulièrement chez les enfants de moins de 1 500 g, il n'existe qu'une faible relation entre le taux de survie et le pH au cordon [10]. D'après notre expérience, la *température rectale* au moment où l'enfant quitte la salle d'accouchement [16] donne une précision plus fiable que le score d'Apgar sur la qualité de la prise en charge initiale comme sur les chances de survie chez les nouveau-nés de très faible poids de naissance.

Tableau 2.1. Schéma d'Apgar pour la cotation du nouveau-né (d'après [2, 3])

Symptômes / Score d'Apgar	0	1	2
Couleur de la peau	Bleue ou blanche	Cyanose des extrémités	Rose
Respiration	Nulle	Lente, irrégulière	Bonne
Activité cardiaque	Nulle	< 100	> 100
Tonus musculaire	Flasque	Flexion modérée	Mouvements actifs
Réactivité à l'aspiration	Nulle	Grimaces	Cris

Estimation clinique à 1, 5 et 10 minutes

Tableau 2.2. Classification clinique postnatale des nouveau-nés matures

Groupe	Score d'Apgar à 1 min de vie	Fréquence cardiaque/min	Terminologie clinique
I. Normal	7-10	> 120	Nouveau-né normal
II. Dépression modérée	4-6	80-120, respiration irrégulière	Asphyxie bleue
III. Dépression sévère	0-3	< 80, pas de respiration ou gasps	Asphyxie blanche

Un complément essentiel du jugement clinique est constitué par l'estimation du *pH* sur des échantillons de sang des vaisseaux du cordon.

Valeurs normales. Artère ombilicale : pH 7,12-7,42.

Le pH artériel du sang du cordon reflète le résultat d'une asphyxie (hypoxémie) pendant les contractions et la naissance. Si le pH dans *l'artère ombilicale* est inférieur à 7,10, le pH du *scalp* inférieur à 7,20 ou le pH au *talon inférieur* à 7, 10, 15 à 30 minutes après la naissance, il existe une asphyxie périnatale sévère [6]. L'existence simultanée d'un score d'Apgar bas et de valeurs de pH basses témoigne d'une dépression marquée. Une dépression néonatale sans acidose intra-utérine, peut exister lors de prises de sédatifs par la mère, lors d'une césarienne, ou chez un nouveau-né en état de choc périphérique. La mesure non invasive de la *pression artérielle* (voir 5.5) devrait aujourd'hui être possible dans chaque salle d'accouchement ; elle permet de reconnaître un choc débutant et de le traiter correctement.

Tableau 2.3. Adaptation respiratoire périnatale

Régulation	Le glomus carotidien est immature = réponse faible à la PO_2 ; le stimulus respiratoire principal dans la 40ème semaine de gestation est la PCO_2
Morphologie	Ramifications bronchiolaires et alvéolisation de la 24ème à la 40ème semaine de gestation ; capillarisation : 26ème semaine de gestation
Surfactant	« Corps lamellaires » 24ème semaine ; phosphatidylglycérol 35ème semaine, « adsorption monocouche » = stabilité alvéolaire
Mécanique	Pression transpulmonaire jusqu'à 80 cmH_2O lors du premier cycle ventilatoire ; la résistance des voies aériennes augmente
Ventilation	Volume ventilatoire normal par fréquence respiratoire élevée et travail ventilatoire augmenté
Diffusion	Interstitium 1 µm jusqu'à 0,2 µm. Tendance à l'œdème interstitiel. Contenu en liquide : 40 ml = 60 % du poids pulmonaire
Perfusion	Fermeture du foramen ovale en quelques minutes, du canal artériel en quelques jours. Shunt droit-gauche de 90 % $\rightarrow$ 20 %. Le rapport ventilation/perfusion augmente
Transport d'oxygène	Critique car hématocrite 40 % $\rightarrow$ 55 % (26ème à 40ème semaine). Déplacement vers la gauche de la courbe de dissociation de l'oxygène

2.2 Adaptation ventilatoire

Le fœtus naît en apnée en fin d'expiration. Le froid, la lumière, la pesanteur, la compression lors du passage à travers la filière génitale, l'hypercapnie, l'acidose et l'hypoxie déclenchent le premier cycle ventilatoire aérien. L'irruption de l'air dans le poumon crée des forces de tension superficielle, des forces de rétraction ; ainsi, une pression fonctionnelle est établie. La physiologie respiratoire dans les premières 24 heures de vie est très différente de celle que l'on peut observer à un âge plus avancé [27, 29, 32] (tableau 2.3 et chap. 7).

2.3 Adaptation circulatoire

Lors de la première respiration, le sang doit pénétrer dans la circulation pulmonaire qui est en train de s'ouvrir. La résistance vasculaire pulmonaire chute en rapport avec l'augmentation de la PO_2, tandis que la résistance vasculaire systémique augmente : le foramen ovale va se fermer (fonctionnellement) en l'espace de quelques minutes, le shunt droit-gauche chute en l'espace de 6 heures de 90 à 20 %. Le canal artériel reste encore ouvert pendant des heures ou des jours ; cependant, le shunt évoluera maintenant de gauche vers la droite car la résistance sys-

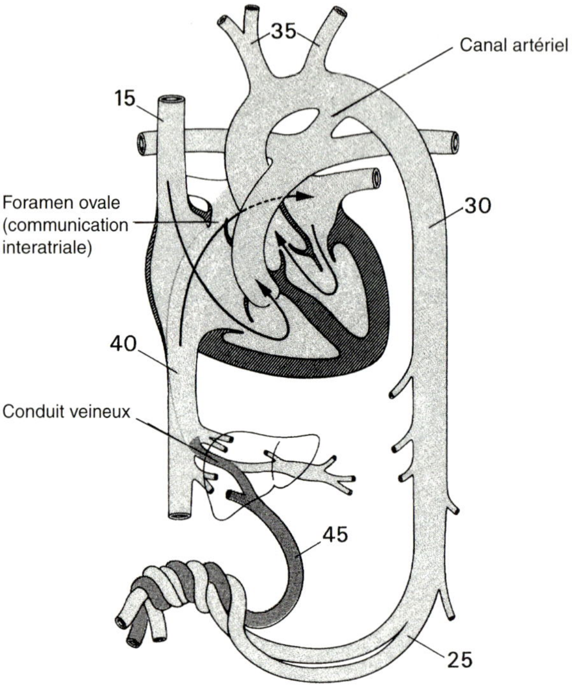

Fig. 2.1. Circulation fœtale et PaO_2 (en mmHg) dans les différentes voies vasculaires [23]

témique est plus élevée que la résistance vasculaire pulmonaire (circulation périnatale transitoire) [7].

L'asphyxie de la naissance et l'hypoxémie postnatale augmentent la résistance vasculaire pulmonaire, ce qui peut conduire à une persistance de la circulation fœtale avec un shunt droit-gauche plus ou moins important (Hypertension persistante de l'artère pulmonaire voir 9.10) (fig. 2.1).

2.4 Asphyxie périnatale

L'asphyxie survient quand les échanges gazeux dans les organes ne se font plus. L'asphyxie est composée de trois facteurs essentiels : l'hypoxémie, l'hypercapnie, et l'acidose mixte [6]. La définition de l'asphyxie est peu précise, ce qui rend difficile toute étude scientifique sur son étiologie [6, 17].

Les troubles d'adaptation à la vie extra-utérine sont devenus rares (moins de 5 % des nouveau-nés) lorsque l'on pratique une surveillance intensive de l'accouchement. Par contre, l'urgence du *choc hypovolémique* (par ex. décollement placentaire précoce) n'est pas prévisible :

- pâleur avec bonne saturation d'oxygène,
- pas de récupération, malgré une réanimation adaptée,
- pouls faible, pression artérielle basse (voir tableau 5.1).

Tableau 2.4. Séquence asphyxique périnatale ($\dot{Q}$ = débit cardiaque/min)

Causes	Hypotension maternelle Insuffisance respiratoire placentaire Gêne au débit ombilical Mauvais déplissement alvéolaire	
Physio-pathologie	Ischémie	$\dot{Q}$ diminué
	Hypoxie	PO_2 diminué
	Hypercapnie	PCO_2 augmentée
	Acidose	pH diminué
Conséquences	Perturbations des échanges gazeux des organes	
	Poumons :	→ shunt droit-gauche, persistance de la circulation fœtale, aspiration méconiale, poumons de choc, syndrome de détresse respiratoire chez le prématuré
	Cerveau :	→ hypoxie cérébral, œdème cérébral, convulsions, nécrose ischémique. Chez le prématuré, hémorragie intraventriculaire, leucomalacie périventriculaire
	Reins :	→ insuffisances rénale, prérénale, intrarénale, nécrose tubulaire, thrombose des veines rénales
	Intestins :	→ hypoperfusion mésentérique, entérocolite nécrosante, perforation intestinale
	Métabolisme :	→ acidose lactique, hypocalcémie, hyponatrémie, hyper- ou hypoglycémie, désordres de la régulation thermique
	Coagulation :	→ coagulation intravasculaire disséminée, hémorragie

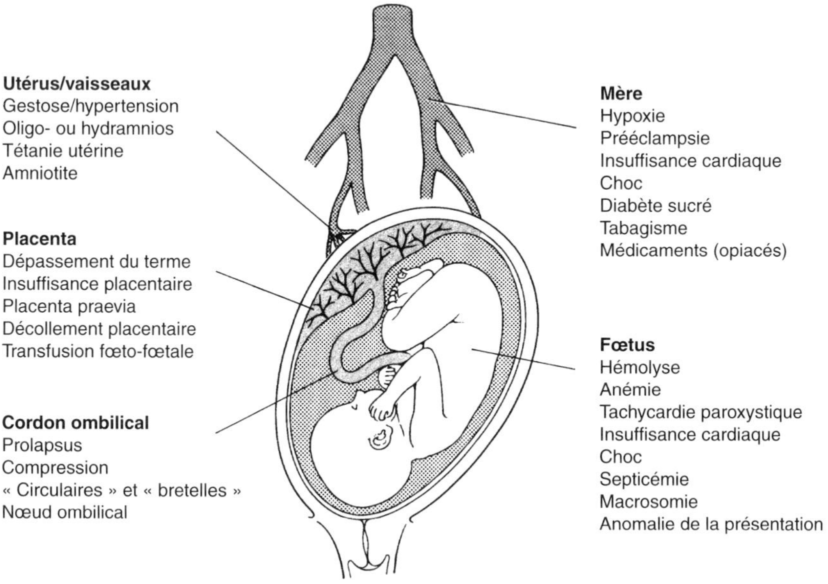

Fig. 2.2. Causes d'asphyxie anténatale [23]

Un diagnostic retardé ou un traitement inadéquat de l'asphyxie périnatale peut avoir pour conséquences des handicaps à vie comme : un retard marqué, une paralysie spastique ou une épilepsie [19]. Le tableau 2.4 montre le déroulement physiopathologique de la séquence asphyxique périnatale, la figure 2.2 rassemble les situations les plus fréquentes au cours desquelles il convient de prévoir une asphyxie périnatale. Les anomalies observées pendant la période anténatale sont de loin la cause la plus fréquente d'une paralysie spastique [17] (voir aussi 13.9).

2.5 Réanimation

Une réanimation ne peut s'improviser. L'expérience de l'équipe de réanimation et la préparation parfaite avant la naissance à toutes les complications possibles en salle de travail sont déterminantes pour son succès. Si un des facteurs de risque notés dans la figure 2.2 est mis en évidence, il y a le plus souvent assez de temps pour réunir ou appeler, avant la naissance, une équipe de réanimation entraînée (en général, un pédiatre spécialisé en néonatalogie et une puéricultrice spécialisée en soins intensifs). Si les structures en personnel ou en équipement pour la réanimation de l'enfant sont inexistantes (voir tableau 2.5), la mère devrait être transportée dans un hôpital adapté à la prise en charge de l'enfant (la tocolyse médicamenteuse permet le plus souvent un tel transport). Une préparation insuffisante et défectueuse lors de la naissance d'un enfant à risque doit être considérée comme une faute professionnelle à l'heure où l'obstétrique et la néonatologie ont atteint un haut niveau [8].

2.5.1 *Équipement et contrôle de son fonctionnement*

Remarque : une salle d'accouchement n'est pas un service de soins intensifs. Plus l'équipement de réanimation est simple, plus il sera fonctionnel dans les cas graves et moins il y aura un risque de panne technique.

2.5.2 *Réanimation du prématuré*

Dans les premiers soins à un prématuré, le médecin expérimenté peut être efficace avec de petits moyens (voir tableau 2.6 encadré). Chez les enfants d'un poids de naissance de 1 000 à 1 500 g, il convient de faciliter l'aération pulmonaire par une courte ventilation au masque (contrôler au stéthoscope) car on essaie d'éviter chez ces enfants l'intubation et la ventilation artificielle. En raison du risque de pneumothorax par pics de pression inconsidérément élevés, il faudrait utiliser uniquement des systèmes de ventilation munis d'une valve de sécurité (par exemple, Laerdal Baby Resu). Le masque « mou » en silicone de l'appareil de ventilation manuel Laerdal est plus facilement applicable de façon étanche avec un plus petit

Tableau 2.5. Équipement nécessaire pour la réanimation du nouveau-né

1. *Instruments (leur fonctionnement doit être vérifié quotidiennement)*
   - Table de réanimation avec lampe chauffante et source de lumière, source de vide (–200 mbar), sondes d'aspiration Ch 6, 8, et 10
   - Ne pas déposer d'objets superflus
   - Appareil de mesure de la pression artérielle Dinamap avec manchette 1-4
   - Oxymètre de pouls, moniteur d'ECG, appareil d'analyse des gaz du sang
   - Draps molletonnés réchauffés et stériles
   - Source d'oxygène avec débit-mètre, humidificateur et tuyaux
   - Ventilateur manuel Laerdal pour nouveau-nés avec valve de PPC
   - Masque de ventilation Laerdal, taille 00 et 01
   - Laryngoscope Foregger (ou Negus) avec manche 18 mm
   - Lames droites de laryngoscope, taille 0 et 1
   - Pince de Magill pour nourrissons
   - Tube de Guedel, taille 00 et 000
   - Sonde d'intubation naso-trachéale, taille 2,5/3,0/3,5 avec adaptateur
   - Aspirateur de mucosités à usage unique avec trappe à sécrétions, Ch 8
   - Stéthoscope Petiphon avec pavillon mou
   - Thermomètre pour prématurés
   - Chronomètre
   - Bistouris à usage unique, clamp pour cordon, cathéter pleural Ch 8, matériel de suture
   - Sonde gastrique
   - Matériel pour cathétérisme des vaisseaux ombilicaux, voir 16.8.3
2. *Médicaments et matériel d'injection*
   - Glucose à 5 et 10 %, ampoules de 10 ml
   - Bicarbonate de soude 8,4 %, ampoules de 20 ml
   - Gluconate de calcium 10 %, ampoules de 10 ml (= 90 mg = 2,25 mmol)
   - NaCl 9 ‰, ampoules de 10 ml
   - Vitamine K1, ampoule de 1 mg
   - Narcan, ampoule de 0,4 mg à diluer à 1/10 (IV ou IT)
   - Adrénaline, ampoules de 1 mg (= 10 ml, à diluer dans 10 ml de sérum physiologique : 1 ml = 100 mg)
   - Solution de protéines plasmatiques à 5 %, ampoules de 20 ml (dans le réfrigérateur !)
   - Le cas échéant, culots d'urgence : sang O rhésus négatif
   - Seringues de 1, 5 et 10 ml, canules diverses, tubes pour laboratoire
   - Butterfly 25 G, Abbocath 26 G
   - Coton, lancettes, capillaires pour gaz du sang
   - Bandelettes dextrostix, leucoplasts, limes à ampoules, etc.

espace mort et une pression plus faible (risque d'hémorragie intracrânienne) que les masques Rendell-Baker utilisés auparavant [24]. Éventuellement, une ventilation peut être pratiquée par l'intermédiaire d'une PPC nasale mise en place en salle d'accouchement. Ce n'est que si une insuffisance ventilatoire persiste au-delà des premières minutes ou si on prévoit un transport prolongé jusqu'au service de pédiatrie, qu'il faut pratiquer une intubation naso-trachéale (voir 7.5.3). Chez les enfants d'un poids de naissance inférieur à 1 000 g, un pic de pression initial plus élevé (surpression sur ventilateur manuel « Laerdal » ou « Ambu », limité à 45 cmH_2O) peut faciliter l'aération des poumons (contrôle au stéthoscope). Les

Tableau 2.6. Réanimation en salle d'accouchement du prématuré et du nouveau-né moyennement déprimé (Apgar 4-6)

1. Anticiper les problèmes (terme calculé, anamnèse précise)
2. Être présent tôt
3. Rester calme et clairvoyant
4. Contrôler l'équipement (lampe chauffante, champs, oxygène, appareils de ventilation manuels et masque, stéthoscope, source de vide, sonde d'aspiration, laryngoscope, pince de Magill, tuyaux)
5. *Réchauffer* (lampe chauffante, sécher, couvrir)
6. *Dégager* les voies aériennes (aspirations du pharynx et du nez)
7. *Ausculter* (bruits du cœur à gauche ? aération pulmonaire ?)
8. *Ventiler* (d'abord seulement avec le masque et le ventilateur manuel)

Si l'enfant ne s'améliore pas :

9. Intubation (sonde naso-trachéale 2,5-3,5 mm, voir 7.5.3)
10. Adrénaline (0,01-0,03 mg/kg en endotrachéal)
11. Cathéter veineux ombilical si choc (pression veineuse centrale)
12. Remplissage (plasma conservé ou sang de secours)
13. Naloxone (Narcan) 0,01 mg/kg (lors d'une dépression morphinique)
14. Alcalinisation (en cas de persistance d'une acidose métabolique)

mesures 10 à 14, comme le massage cardiaque externe, sont rarement nécessaires chez les prématurés.

- La réanimation du nouveau-né à terme modérément déprimé suit le même schéma (Apgar 4-6).

2.5.3 *Réanimation lors d'une inhalation méconiale*

Du méconium peut teinter le liquide amniotique après élimination par les intestins du fœtus, suite à une hypoxie intra-utérine chez près de 10 % de toutes les naissances (plus souvent lors d'une insuffisance placentaire, lors d'une post-maturité, rarement chez les prématurés). Cependant, ce n'est que lors d'une surveillance prénatale défectueuse et lorsque la technique de réanimation est insuffisante que survient le syndrome d'inhalation méconiale (voir 8.3) qui, du fait du danger d'une circulation fœtale avec hypertension artérielle pulmonaire persistante, comporte encore aujourd'hui un risque de mortalité importante. Tout doit être fait pour enlever le méconium des voies aériennes supérieures avant la première inspiration profonde, et il ne faudra en aucun cas le pousser vers les alvéoles en commençant une ventilation artificielle hâtive (voir tableau 2.7). Étant donné que les mesures 6-8 doivent être réalisées rapidement chez un enfant asphyxié, il est nécessaire qu'un médecin se tienne prêt pour la prise en charge de tout enfant avec un liquide amniotique teinté ; ce médecin pourra alors réaliser une intubation en l'espace de quelques secondes. Un lavage bronchique sera envisagé seulement s'il y a

Tableau 2.7. Réanimation lors d'une inhalation méconiale

1. Prévoir les problèmes (postmaturité, liquide amniotique en purée de pois, etc.)
2. Être présent tôt
3. Calme et clairvoyance
4. Contrôler les équipements (voir tableau 2.5) ; sonde d'aspiration de bon calibre et lavage à prévoir : préparer 20 ml d'une solution réchauffée de NaCl à 0,9 % (lors d'un lavage trop froid, danger de bradycardie par réflexe vagal)
5. Aspiration du méconium avec une sonde d'aspiration de bon calibre dès l'apparition de la tête
6. Réchauffer, *ne pas* stimuler la ventilation, *pas* de ventilation au masque !
7. Inspection du larynx *avant* la première respiration. Si présence de méconium :
8. *Intubation* immédiate et *aspiration* du méconium
9. *Ventilation artificielle avec de l'oxygène* dès que le méconium est aspiré
10. Bradycardie : adrénaline 0,01-0,03 mg/kg en endotrachéal, massage cardiaque
11. Cathéter veineux ombilical si choc (pression veineuse centrale ?)
12. Remplissage, alcalinisation (voir 6.3.1)
13. Transport et ventilation artificielle avec $FiO_2 = 100$ %

inhalation méconiale d'un liquide en « purée de pois » massive [26]. Une aspiration trachéale éventuelle sera effectuée directement sur le tube (adaptateur spécial).

Remarque : un liquide amniotique teinté de vert ne signifie pas automatiquement inhalation méconiale. Si lors de l'inspection du pharynx, les voies aériennes sont libres de tout méconium, il n'y a pas d'indication à une intubation ou à un lavage.

2.5.4 *Réanimation lors d'une asphyxie blanche*

La dépression sévère (Apgar 0-3, asphyxie blanche) est devenue très rare grâce aux méthodes modernes de surveillance de l'accouchement. Elle survient comme apnée secondaire (terminale) après une hypoxie de longue durée (par exemple, procidence du cordon) ou lors d'un choc hémorragique sévère (par exemple hémorragie du placenta praevia). En dehors de l'insuffisance respiratoire, elle s'accompagne d'une acidose métabolique massive (pH du cordon < 7) et d'un choc circulatoire. En peu de temps (3 min), la saturation d'oxygène chute à 0 %, la PCO_2 augmente de 8 mm/min et l'excès de base (BE) chute de 2 mmol/l/min.

Dans cette situation, la réanimation respiratoire présentée dans le tableau 2.6 ne suffit plus à la stabilisation de l'enfant et il est nécessaire de prendre d'autres mesures (tableau 2.8). Appelez de l'aide ! Il faudra se décider à mettre en place rapidement un cathéter veineux ombilical (tout de suite après l'intubation et le début de la ventilation en oxygène), dans la mesure où une veine périphérique ne peut pas être canulée dans cette circonstance de choc circulatoire sévère. La mesure

Tableau 2.8. Réanimation lors d'une asphyxie blanche (Apgar 0-3)

1. Prévoir les problèmes (procidence du cordon, césarienne d'urgence lors d'hémorragies par placenta praevia, etc.)
2. Être là tôt
3. Être calme et clairvoyant
4. Vérifier l'équipement (voir 2.5.1), préparer à l'avance le nécessaire pour le cathétérisme veineux ombilical et la mesure de la pression artérielle ; préparer à l'avance des flacons de sang d'urgence, éventuellement les réchauffer
5. Réchauffer (lampe chauffante, sécher)
6. Libérer les voies aériennes (aspirations du pharynx et du nez)
7. *Intuber immédiatement en naso-trachéal*
8. Ventiler en oxygène
9. *Massage cardiaque externe* si fréquence cardiaque < 50/min
10. Adrénaline (0,01-0,03 mg/kg en endotrachéal)
11. *Cathéter veineux ombilical* Ch 8, l'enfoncer de 8 à 10 cm, mesure de la pression veineuse centrale
12. Éventuellement bicarbonate de soude 3 mmol/kg, dilué à 1:1 avec du glucose à 5 %, en intraveineuse lente
13. Remplissage vasculaire (sérum ou sang conservé pour l'urgence) jusqu'à ce que la pression veineuse centrale soit positive
14. Analyse des gaz du sang et traitement ultérieur adapté

indirecte de la pression artérielle (voir 5.5) est certes précieuse, elle ne remplace cependant pas la mesure de la pression veineuse centrale. Cette dernière permet d'évaluer la perte de sang éventuellement importante et de la remplacer correctement. La prudence s'impose devant la possibilité d'une pression veineuse centrale négative et d'un cathéter veineux ombilical ouvert : danger d'embolie gazeuse ! Lors d'un choc hémorragique, on peut transfuser du sang O rhésus négatif ne contenant pas de lysine comme sang de donneur universel sans test de compatibilité (prélever avant toute transfusion un échantillon de sang pour détermination secondaire du groupe sanguin de l'enfant, de l'hématocrite, etc.). Lors d'une asphyxie blanche, il est souvent nécessaire d'utiliser les catécholamines, le massage cardiaque externe et l'alcalinisation : lorsqu'il n'y a pas d'activité cardiaque, à savoir lorsqu'il y a une bradycardie < 50/min, donner dans le tube trachéal 10 à 30 µg/kg d'adrénaline = 0,1-0,3 ml/kg à 1/10 000, et, en cas d'inefficacité, 100 µg/kg (ou de la suprarénine diluée avec du NaCl à 0,9 % au 10ème) [20, 21]. La préparation obtenue ne doit avoir ni osmolarité élevée, ni pH bas. L'injection intracardiaque n'est pas plus efficace, elle comporte par contre des risques (tamponnade cardiaque, pneumothorax). L'orciprénaline (Alupent) n'est plus utilisé comme médicament en réanimation car il n'est pas très efficace au cours d'une acidose [28]. Aussi longtemps qu'il y a une asystolie ou une bradycardie, il faut pratiquer un *massage cardiaque* efficace afin de préserver la perfusion cérébrale : compression au milieu du sternum avec les 2 pouces, en appuyant vers la colonne vertébrale pendant que les mains enserrent le thorax (fig. 2.3). Fréquence de la ven-

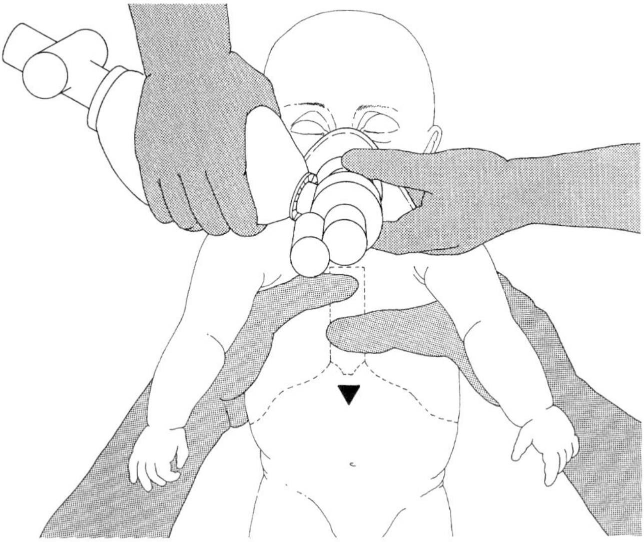

Fig. 2.3. Massage cardiaque externe chez un nouveau-né

tilation 40/min, fréquence de la compression cardiaque 160/min. Rapport ventilation/massage cardiaque 1/4.

Lors de *l'alcalinisation avant résultats sanguins*, on ne compensera que la moitié du déficit en base estimé (normalement : BE × Poids /3). À cause de son osmolarité élevée, il convient de diluer le bicarbonate molaire avec du glucose à 5 % et de l'injecter très lentement (danger de nécrose et d'hémorragie cérébrale) [25].

2.5.5 *Situations de réanimation particulières*

Certaines affections et malformations congénitales nécessitent des mesures de réanimation particulières qui sont résumées dans le tableau 2.9.

2.6 Thermorégulation

2.6.1 *Thermogenèse et thermolyse*

Comme chez tous les animaux à sang chaud, le maintien d'une température corporelle normale représente une priorité essentielle chez le nouveau-né. Cependant, il ne sait pas encore produire de chaleur par frisson musculaire, il ne peut le faire presque exclusivement que par lipolyse du tissu adipeux plurivacuolaire (« graisse brune »). Cette forme chimique de thermogenèse ne suffit souvent pas à compenser la perte de chaleur postnatale, augmente la consommation d'énergie, d'oxy-

Tableau 2.9. Situations de réanimation particulières

Anarsaque fœto-placentaire	*Éviter* l'insuffisance cardiaque par surcharge volumique *Réanimation :* cathéter veineux ombilical, pression veineuse centrale, hématocrite, saignée, exsanguinotransfusion partielle avec du culot globulaire, drainage d'une ascite ou d'un épanchement pleural
Syndrome de transfusion fœto-fœtale	*Éviter* la persistance de la circulation fœtale chez le transfusé, le choc hémorragique chez le transfuseur *Réanimation :* cathéter veineux ombilical, pression veineuse centrale, hématocrite, saignée, hémodilution, transfusion
Atrésie des choanes/Syndrome microgénique	*Éviter* l'intubation inutile lors d'une obstruction des voies aériennes supérieures *Réanimation :* passer une sonde de Guedel adaptée
Atrésie de l'œsophage	*Éviter* l'inhalation à partir du cul-de-sac supérieur *Réanimation :* diagnostic précoce par le passage impossible de la sonde dans l'estomac, transport en position semi-assise sous aspiration continue du cul-de-sac supérieur : sonde de Replogle
Hernie diaphragmatique	*Éviter* l'insufflation de l'estomac intrathoracique *Réanimation :* pas de ventilation au masque, intubation immédiate, coucher sur le côté atteint, transport avec sonde gastrique ouverte
Atrésie duodénale et volvulus	*Éviter* l'insuffisance ventilatoire et l'inhalation à partir d'un estomac dilaté et rempli de sécrétions *Réanimation :* aspiration du contenu gastrique en salle de travail et mesure quantitative. Si > 20 ml, transport avec une sonde gastrique ouverte
Omphalocèle et gastroschisis	*Éviter* la blessure ou le refroidissement pendant le transport *Réanimation :* pas de ventilation au masque, sonde gastrique ouverte, maintenir les viscères extériorisés, stériles et secs, en position latérale
Syndrome de Potter	*Éviter* un traitement intensif sans intérêt *Réanimation :* la plupart du temps non efficace car hypoplasie pulmonaire ; être attentif à un oligoamnios et à un amnion nodosum. Confirmation du diagnostic par échographie rénale, aortographie

gène et de glucose, conduit à l'acidose métabolique par libération d'acides gras libres et de lactate.

Chez le prématuré, dont la couche isolante sous-cutanée est réduite, les réserves en « graisses brunes » diminuées et le rapport surface corporelle/masse corpo-

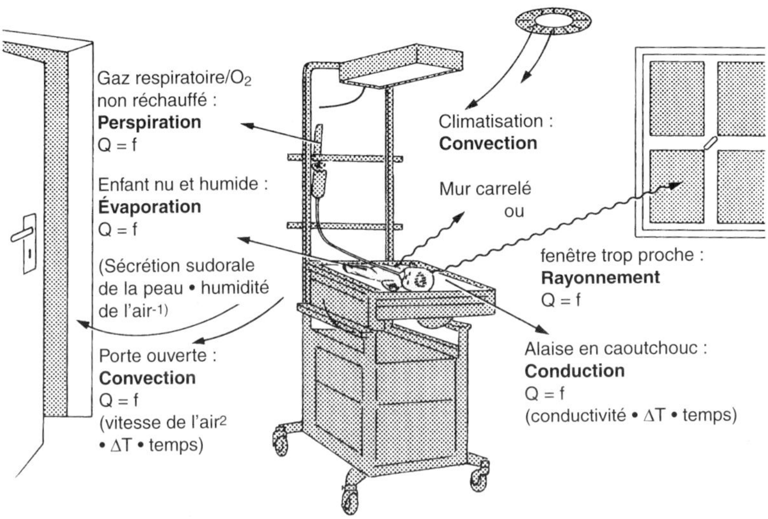

Fig. 2.4. Principales voies de pertes de chaleur

relle augmenté, on doit s'attendre après les premières minutes de la naissance à une plus grande perte de chaleur [11]. Les voies les plus importantes de la thermolyse, de même que les variables physiques conséquentes sont représentées schématiquement sur la fig. 2.4 :

Convection, dépendante du gradient de température ΔT et du carré de la vitesse de l'air (la salle doit être chauffée à 28 °C et ne pas avoir de conditionnement d'air. Fermer les portes, éviter les courants d'air, envelopper l'enfant en le mettant sur la table de réanimation, réchauffer l'oxygène).

Conduction, dépendante du gradient de température et de la conductibilité du plan sous-jacent (élevée lorsqu'il s'agit d'une table en verre, d'un système de transport métallique, de cassettes de radiographies).

Le *rayonnement* se fait vers des objets froids dans l'environnement (fenêtres, murs en faïence) et est fonction de la puissance 4 du gradient de température ! Les pertes par rayonnement sont diminuées par l'enveloppement, les incubateurs à double paroi et les soins sous tunnel de chaleur ou couverture de plastique [12].

L'*évaporation* se fait principalement par perte d'eau transépidermique. En période postnatale, une perte de chaleur de 0,580 kcal/g d'eau se fait par évaporation à travers la peau si le corps n'est pas séché.

La perte de chaleur *respiratoire* se fait également par évaporation ; elle joue un rôle si l'enfant n'est pas ventilé avec des gaz réchauffés et est proportionnelle au volume ventilatoire.

La *sécrétion sudorale* joue un petit rôle dans la thermorégulation chez le nouveau-né à terme, mais elle n'intervient pas chez le prématuré.

2.6.2 *Troubles de la thermorégulation*

Les possibilités de régulation chez le nouveau-né sont limitées du fait de son incapacité à frissonner et par sa sécrétion sudorale réduite ; aussi, au cours de la période néonatale des troubles de la thermorégulation sont plus fréquents, notamment l'hypothermie qui est plus lourde de conséquences que l'hyperthermie. La thermorégulation limitée chez le prématuré peut, en outre, être perturbée par d'autres dangers : le rapport surface corporelle/masse corporelle est, chez un nouveau-né à terme, d'environ 2,7 et chez un prématuré de 1 000 g, il est environ 4 fois plus élevé que chez l'adulte.

Les situations cliniques au cours desquelles il existe un grand risque d'hypothermie sont :

- la réanimation en salle d'accouchement,
- le transport (surtout par hélicoptère),
- le traumatisme opératoire,
- les examens radiographiques,
- tous les gestes pratiqués en dehors de l'incubateur, par exemple, la pesée, le bain.

Le tableau 2.10 juxtapose causes et conséquences d'une hypothermie.

Les conséquences catastrophiques de l'hypothermie sont dues au fait qu'il existe une situation critique pour le transport de l'oxygène (voir tableau 6.4) : la chute de la température centrale de 1 °C entraîne une perte d'énergie de 900 calories/kg et une consommation d'oxygène multipliée par trois [13]. En même temps, au cours du refroidissement, la courbe de dissociation de l'oxygène est déviée vers la gauche (voir 6.4), de telle sorte que l'apport d'oxygène aux tissus est même diminué ! Cela explique l'étroite relation entre refroidissement et mortalité du prématuré, déjà connue depuis 150 ans et régulièrement confirmée [5, 9, 16]. L'abaissement du métabolisme et de la consommation d'oxygène tel qu'il est observé au cours de l'hibernation chez certaines espèces et souvent mis en avant par les non-spécialistes pour justifier une hypothermie, n'existe en fait qu'au cours de la narcose et pour une température inférieure à 25 °C.

Certaines situations pathologiques répertoriées dans le tableau 2.11 peuvent, chez le nouveau-né, conduire à une hyperthermie. En raison de sa faible masse

Tableau 2.10. Causes et conséquences de l'hypothermie (température rectale < 36 °C)

Causes	Conséquences
Prématurité	Acidose métabolique
Asphyxie	Augmentation de la consommation d'oxygène
Choc	Hypoxémie
Infection	Hypoglycémie
Perte de chaleur par :	Lésions cérébrales
• réanimation mal réalisée	Inactivation du surfactant
• courants d'air	Perte de poids
• environnement trop froid	Mortalité augmentée

Tableau 2.11. Causes et conséquences de l'hyperthermie (température rectale > 37,5 °C)

Causes	Conséquences
Fièvre maternelle	Augmentation des pertes liquidiennes
Septicémie/Méningite	Augmentation de la consommation d'O_2
Déshydratation	Hypernatrémie
Lésions cérébrales	Hyperosmolarité
Réchauffement par :	Hyperbilirubinémie
• incubateur	Accès d'apnée
• photothérapie	Perte de poids
• humidificateur des gaz ventilatoires	Mortalité augmentée
• rayons solaires	
• lampe chauffante	

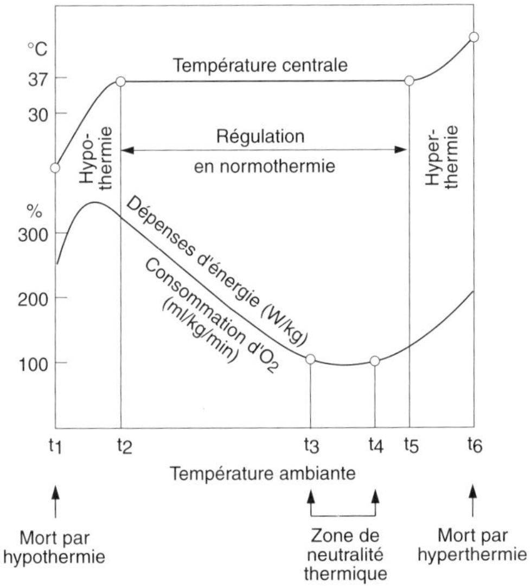

Fig. 2.5. Thermorégulation, dépense d'énergie et consommation d'oxygène en relation avec la température ambiante (modifié selon [13])

corporelle, il est menacé par un réchauffement exogène qui peut éventuellement élever la consommation d'oxygène. L'utilisation de matelas chauffants non recouverts, ou la combinaison de lampes chauffantes et d'instruments métalliques (clamp, bouillotte, électrodes à ECG d'adulte, etc.) peut, en particulier lors de perturbations de la microcirculation, provoquer des brûlures cutanées étendues.

2.6.3 *Soins en zone de neutralité thermique*

Par l'appellation « zone de neutralité thermique », on entend la fourchette de la température extérieure dans laquelle l'organisme a la plus petite dépense d'éner-

Tableau 2.12. Température de neutralité thermique (°C) pour nouveau-nés nus, d'âge variable, lors de soins dans un incubateur à paroi unique ; humidité de l'air à 80 % (modifié selon [14, 30])

Poids (g)	Jour de vie			
	1	2-3	4-7	≥ 8
1000	36	35	34	33
1 001-1 500	35	34	33	32-33
1 501-2 000	34	33	32-33	32
2 001-2 500	33	32-33	32	31
2 501-3 000	32-33	32	31	30
> 3 000	32	31	30	29

gie et de ce fait, la plus petite consommation d'oxygène. La consommation minimale d'oxygène est de 4,6 ml/kg/min pendant les premières heures de vie et augmente avec l'âge pour atteindre 7,5 ml/kg/min à l'âge d'un mois. Cette zone est marquée sur la figure 2.5 par T_3-T_4 et est beaucoup plus réduite que la zone dans laquelle la température centrale peut encore être maintenue dans la norme (T_2-T_5). Les nouveau-nés malades, en particulier les prématurés ayant des troubles respiratoires, doivent absolument être dans une ambiance thermique se situant en zone de neutralité thermique. Si un enfant de 3 jours de 1 700 g est dans une couveuse à 32 °C, celle-ci est trop froide ; à la même température, il fait trop chaud si c'est un enfant de 8 jours et de 2 800 g qui y séjourne. Cela est vrai, même si l'infirmière assure que chez les deux enfants la température centrale est normale : les deux enfants doivent réguler leur température au prix d'une consommation d'oxygène augmentée.

Le tableau 2.12 donne les températures de l'incubateur et situe la zone de neutralité thermique pour la plupart des nouveau-nés. La zone de neutralité thermique est, en dehors de la température ambiante, dépendante de l'âge de la prématurité, du poids, de la température corporelle et de la perfusion cutanée, de même que de l'habillement et de l'hygrométrie. Elle peut de ce fait, dans des cas particuliers, être difficile à établir. Une alternative consiste à utiliser des incubateurs en servo-contrôle, dans lesquels la température cutanée mesurée sur la paroi antérieure de l'abdomen par une sonde thermique est maintenue constante entre 36 °C et 36,5 °C par le biais d'une régulation automatique de la température de l'incubateur. Ce procédé est plus simple à utiliser pour les infirmières que le réglage manuel de la température de neutralité thermique de l'incubateur, mais nous ne nous en servons pas pour les raisons suivantes :

- on ne peut plus reconnaître la fièvre de l'enfant, qui représente un signe d'alarme,
- on ne peut pas toujours mesurer avec précision la température cutanée,
- le capteur de température ne peut pas être placé sous l'enfant, ni dans le rayonnement d'une lampe chauffante,

- il existe un risque de chauffage excessif lors du décollement de la sonde thermique de la peau.

Remarque : Rien n'est plus efficace que le contrôle soigneux de la température de l'environnement pour améliorer le taux et la qualité de la survie du nouveau-né malade.

2.7 Thérapeutique maternelle

Certains médicaments ou toxiques, lorsqu'ils sont pris par la mère, peuvent être nocifs pour le fœtus (par exemple l'alcool), ou perturber de façon notoire l'adaptation postnatale (par exemple l'héroïne, voir 13.5) [1]. Le tableau 2.13 juxtapose les substances les plus souvent en cause avec les répercussions chez le nouveau-né.

Tableau 2.13. Lésions du nouveau-né causées par les thérapeutiques maternelles [15, 18]

Médicaments	Atteinte néonatale
Alcool	Microcéphalie, retard de développement
Antidiabétique oraux	Hypoglycémie, thrombopénie
Barbituriques	Hémorragie (de localisation atypique)
Benzodiazépines	Hypotonie, hypothermie, apnées
Bêtabloquant	Bradycardie, hypoglycémie
Cannabis	Fracture chromosomique, anomalies squelettiques
Cytostatiques	Malformations, anémie
Diazépam	Hypotonie, hypothermie, apnées
Dicoumarol	Anomalies faciales, tendance aux saignements
Héroïne	Syndrome de sevrage, hyperexcitabilité
Iode (désinfectant)	Hypothyroïdie, goitre
Morphine	Syndrome de sevrage, dépression respiratoire
Nicotine	Hypotrophie, microcéphalie, prématurité
Phénytoïne (Hydantoïne)	Hypotrophie, malformations
Prométhazine	Syndrome de sevrage, hyperexcitabilité
Sulfonamide	Hyperbilirubinémie, ictère nucléaire
Tétracycline	Coloration de l'émail des dents
Antithyroïdiens	Goitre, hypothyroïdie
Tocolytiques	Hypocalcémie, hypoglycémie
Valproate	Spina bifida, malformations cardiaques

Bibliographie

1. American Academy of Pediatrics (1990) Naloxone dosage and route of administration for infants and children. Pediatrics 86 : 484–485
2. Apgar V (1953) A proposal for a new method of evaluation of the newborn infants. Curr Res Anesth 32 : 4
3. Behnke M, Carter RL, Hardt NS, Eyler FD, Cruz AC, Resnick MB (1987) The relationship of Apgar Scores, gestational age, and birth-weight to survival of low-birth-weight infants. Am J Perinatol 4 : 121–124
4. Brice JEH, Ruter N, Hull D (1981) Reduction of skin water loss in the newborn. II Clinical trial of two methods in very low birthweight babies. Arch Dis Child 56 : 673–675
5. Brück K (1978) Heat production and temperature regulation. In : Stave U (ed) Perinatal physiology. Plenum, New York, pp 455–498
6. Carter BS, Haverkamp AD, Merenstein GB (1993) The definition of acute perinatal asphyxia. Clin Perinatol 20 :287–304
7. Dawes GS (1968) Fetal and neonatal physiology. Year Book, Chicago
8. Gemeinsame Stellungnahme der Deutschen Gesellschaft für Perinatale Medizin, der Gesellschaft für Pränatal- und Geburtsmedizin, der Deutschen Gesellschaft für Gynäkologie und Geburtshilfe, der Deutsch-Österreichischen Gesellschaft für Neonatologie und pädiatrische Intensivmedizin und der Deutschen Gesellschaft für Kinderheilkunde (1994) Aufgaben des Neugeborenen-Notarztdienstes. Monatsschr Kinderheilkd 142 : 77
9. Glass, L, Silverman WA, Sinclair JC (1968) Effect of the thermal environment on cold resistance and growth of small infants after the first week of life. Pediatrics 41 : 1033–1046
10. Goldenberg RL, Huddleston JF, Nelson KG (1984) Apgar scores and umbilical arterial pH in preterm newborn infants. Am J Obstet Gynecol 49 : 651–654
11. Harpin VA, Rutter N (1983) Barrier properties of the newborn infant's skin. J Pediatr 102 : 419–425
12. Harpin VA, Rutter N (1985) Humidification of incubators. Arch Dis Child 60 : 219–224
13. Hensel H, Brück K, Raths P (1973) Homeothermic organisms. In : Precht H, Christophersen J, Hensel H, Larcher W (eds) Temperatur and life. Springer, New York pp 504–761
14. Hey EN, O'Connell B (1970) Oxygen consumption and heat balance in the cot-nursed baby. Arch Dis Child 45 : 335–343
15. Juchau MR, Chao ST, Omiecienski CJ (1989) Drug metabolism by the human fetus. Clin Pharmacokinet 5 : 320
16. Kewitz G, Obladen M (1988) Postpartale Hypothermie des Neugeborenen – ein Anachronismus. Praktische Hinweise zur Vermeidung. Gynäkol Prax 12 : 245–253
17. Kuban KCK, Leviton A (1994) Cerebral palsy. N Engl J Med 330 : 188–195
18. Landers CV, Green JR, Sweet RL (1983) Antibiotic use during pregnancy and the postpartum period. Clin Obstet Gynecol 26 : 391
19. Levene MI, Kornberg J, Williams T (1985) The incidence and severity of post-asphyxial encephalopathy in fullterm infants. Early Hum Dev 11 : 21–26
20. Lindemann R (1984) Resuscitation of the newborn with endotracheal administration of epinephrine. Acta Paediatr Scand 73 : 210

21. Meuret GH, Abel M, Pringsheim W, Wiemers K (1984) Therapieempfehlungen in der Reanimation von Kindern. Klin Pädiatr 196 : 21–27
22. Nelson KB (1989) Relationship of intrapartum and delivery room events to long-term neurologic outcome. Clin Perinatol 16 : 995–1007
23. Obladen M (1994) Versorgung des Neugeborenen mit gestörter Adaptation. In : Dudenhausen JW, Schneider HPG (Hrsg) Frauenheilkunde und Geburtshilfe. De Gruyter, Berlin New York, p 252
24. Palme C, Nystrom B, Tunnell R (1985) An evaluation of face masks in the resuscitation of newborn infants. Lancet I : 207–210
25. Papile LA, Burstein J, Burstein R, Koffler H, Koops B (1978) Relationship of intravenous sodium bicarbonate infusions and cerebral intraventricular hemorrhage. J Pediatr 93 : 834–836
26. Rey M, Bührer C, Obladen M (1992) (Dick-)Grünes Fruchtwasser und das Mekoniumaspirationssyndrom. Perinatal Medizin 4 : 17–20
27. Rigatto H (1984) Control of ventilation in the newborn. Annu Rev Physiol 46 : 661–674
28. Rogers MC (1983) New developments in cardiopulmonary resuscitation. Pediatrics 71 : 655–658
29. Sandberg K, Sjögvist BA, Hjalmarson O, Olsson T (1984) Analysis of alveolar ventilation in the newborn. Arch Dis Child 59 : 542–547
30. Sauer PJJ, Dane HJ, Visser HKA (1984) New standards for neutral thermal environment of healthy very low birthweight infants in week one of life. Arch Dis Child 59 : 18
31. Vincent JR (1989) Use of catecholamines in cardiopulmonary resuscitation. Intensive Care Med 15 : 420–421
32. Walker DW (1984) Peripheral and central chemoreceptors in the fetus and newborn. Annu Rev Physiol 46 : 687–703

3

Transfert

M. Obladen

3.1 Transfert intra-utérin

Dès 1948, on savait à New York que le transfert postnatal des nouveau-nés malades vers des centres pour prématurés augmentait leur taux de survie (14). Par la suite virent le jour aux États-Unis, et plus tard en Suisse et en Allemagne, des systèmes de transport sophistiqués qui rendirent possible le transfert des enfants les plus malades et des prématurés les plus immatures. Cependant, ils favorisent le fait que dans de nombreuses régions, même les plus petites unités d'accouchement acceptent les naissances des enfants des groupes les plus à risques. Aujourd'hui, chaque jour en République Fédérale, plus de 100 nouveau-nés malades sont transférés après la naissance. On apprit tardivement [1, 5, 12] que c'est le transport le moins spectaculaire, d'abord adopté par les pays scandinaves, plus tard par le Canada et la Grande-Bretagne [3, 9, 11], qui donne les meilleurs résultats : il s'agit du transport intra-utérin prénatal dans un service de soins intensifs (« centre périnatal ») dans le cas d'un danger pour l'enfant (régionalisation). Le transport de la mère n'a, lui, pas d'inconvénients, et n'a que les avantages suivants :

- il augmente le taux de survie des enfants [4, 6, 8, 9, 11, 13],
- il diminue la fréquence des hémorragies cérébrales [2, 7],
- il diminue le taux de handicaps [6],
- il diminue le temps de traitement de l'enfant à l'hôpital,
- il évite la séparation de la mère et de l'enfant et facilite la visite pour les deux parents,
- il est plus simple et souvent plus rapide à organiser,
- il est moins cher pour sa réalisation et les frais ultérieurs, et
- il diminue considérablement le nombre des enfants de très faible poids de naissance en raison du traitement maternel anténatal (tocolyse, etc.) et de la surveillance fœtale [8].

Environ 75 % de tous les transferts néonatals et à peu près toutes les naissances prématurées peuvent être prévus avant la naissance, de telle sorte qu'un transport intra-utérin peut être réalisé. (voir tableau 3.1) Il implique une discussion préalable :

Tableau 3.1. Indications du transport anténatal avec transfert de la mère vers un centre de périnatologie

Condition : état clinique stable de la mère et du fœtus ; si début du travail ou si signes de souffrance fœtale aiguë, ne pas transférer mais effectuer un accouchement en urgence !

- Menace d'accouchement prématuré avec un âge gestationnel inférieur à 32 semaines
- Grossesses multiples et en particulier syndrome transfuseur-transfusé
- Maladies maternelles graves avec risque fœtal (par ex. diabète sucré, toxicomanie, valvulopathie, thrombopathies d'origine immunologique)
- Pathologies fœto-maternelles connues comme par ex. incompatibilité rhésus
- Retard de croissance sévère
- Oligoamnios
- Malformations fœtales (échographie)

- avec la clinique gynécologique réceptrice et la néonatologie (respirateur disponible ?), pour déterminer la possibilité pour la clinique réceptrice de mener à bien la naissance sans difficulté, le cas échéant, par naissance par césarienne,

et discussion au sujet de :
- l'accompagnement de la mère par la sage-femme ou le médecin, et dans des cas particuliers, par l'équipe de transport de néonatologie,
- l'utilisation d'une perfusion de tocolytiques avec une pompe à perfusion fonctionnant sur pile,
- la conduite précautionneuse (pas d'à-coups, éviter le klaxon et les vibrations [2]).

Remarque : Le meilleur incubateur de transport est l'utérus, le placenta remplaçant le respirateur et la pompe à perfusion !

3.2 Transport néonatal

Parfois, des troubles imprévisibles s'installent pendant ou après l'accouchement : la femme enceinte n'est pas transportable, ou bien encore, elle refuse le transport dans un service central. Pour ces situations, le service de soins intensifs régional compétent doit organiser un système de transport néonatal permettant de surmonter de façon compétente et atraumatique cette dangereuse interruption de la phase d'adaptation postnatale. À cet effet, il faut fournir non pas un service de transport, mais de réanimation, qui apporte la médecine néonatale de soins intensifs dans la clinique d'accouchement et qui stabilise au mieux l'état de l'enfant avant le début du transport. Même si le parcours du transport est court (de la salle d'accouchement à la station de soins intensifs néonatale, du service de prématurés au service de radiologie ou à la salle d'opération), les principes fondamentaux du transport néonatal doivent être observés :

- la qualité est plus importante que la rapidité,
- la température ambiante doit être adaptée à la zone de neutralité thermique,
- il faut éviter les à-coups et les vibrations,
- la surveillance doit être assurée par du personnel entraîné.

Le tableau 3.2. énumère quelques indications pour ce type de transport. Le tableau 3.3 montre, à l'opposé, quels nouveau-nés ne doivent pas être transférés dans le service de soins intensifs.

Tableau 3.2. Indications pour le transport dans une unité néonatale de soins intensifs

- Nouveau-nés après réanimation primaire et intubation (Apgar 1' < 4, pH de l'artère ombilicale < 7,10)
- Nouveau-nés à terme et prématurés avec des problèmes cardio-respiratoires, (par ex. troubles respiratoires, cyanose, insuffisance cardiaque), anémie ou signes de choc
- Prématurés (< 35 semaines, < 2 000 g), nouveau-nés hypotrophiques < 2 000 g
- Prématurés et nouveau-nés à terme avec des problèmes cérébraux (par ex., convulsions, apnées, méningite, hémorragie)
- Prématurés et nouveau-nés à terme avec des malformations sévères (par ex., hernie diaphragmatique, myéloméningocèle, atrésie gastro-intestinale)
- Nouveau-nés avec une forte suspicion d'infection
- Nouveau-nés avec des troubles nutritionnels ou vomissements répétés

Tableau 3.3. *Pas* d'indications au transport dans une unité de soins intensifs néonatale si l'enfant est en bon état postnatal, si une surveillance pédiatrique est garantie et si des possibilités diagnostiques et de surveillance existent dans le service d'accouchement

- Affections maternelles ou traitement (par ex., corticoïdes)
- Enfant né après un accouchement avec manœuvres (césarienne, forceps, etc.)
- Asphyxie pernatale modérée (Apgar 4-6, pH de l'artère ombilicale > 7,10), si l'enfant a un examen normal à 10 minutes de vie
- Poids de naissance 2 000-2 500 g, si > 35 semaines
- Liquide amniotique teinté, s'il n'existe pas de détresse respiratoire
- Ictère non hémolytique < 18 mg % (310 μmol/l) chez un nouveau-né à terme, asymptomatique en dehors de l'ictère
- Malformations ne mettant pas en jeu le pronostic vital (par ex., hexadactylie, syndrome de Down, fente palatine)
- Problèmes sociaux (par ex., abandon pour adoption)

3.3 Organisation et réalisation du transport

Le transport d'un nouveau-né malade devrait être convenu entre l'accoucheur et le néonatologiste après accord téléphonique précis. Ce n'est qu'avec des informations de qualité que la prise en charge et le transport de l'enfant pourront être préparés au mieux ou que les premières mesures thérapeutiques seront programmées. Un transport intensif réussi implique une bonne collaboration avec les services de secours régionaux. La constitution de l'équipe de réanimation (en règle générale un médecin et une infirmière d'une unité de réanimation néonatale) et le parcours jusqu'à la clinique d'accouchement ne doivent pas durer plus de 20 minutes. À l'arrivée, enclencher le système de chauffage du véhicule ! Après son entrée dans la clinique d'accouchement, l'équipe de réanimation prend la responsabilité du nouveau-né. Une discussion avec le gynécologue au sujet de la grossesse et de l'accouchement, des problèmes de l'enfant et des mesures thérapeutiques adoptées jusque-là, de même qu'un examen approfondi de l'enfant, peuvent faciliter l'évolution ultérieure. On mesure la pression artérielle, la température rectale, la glycémie (Dextrostix) et les gaz du sang. Une perfusion périphérique avec du glucose à 5 % est mise en place. En cas de doute, il faut pratiquer une intubation naso-trachéale et une ventilation artificielle avant le début du transport, car les incidents pendant le parcours ne peuvent pas être maîtrisés sans ouverture de l'incubateur.

Le but de toutes ces manœuvres est de stabiliser l'état cardio-respiratoire de l'enfant avant le transport ou de l'améliorer par des soins appropriés, de telle sorte que le transfert puisse se faire avec le minimum de risques.

Avant le transport, il faut encore discuter avec les parents de la maladie de l'enfant, de la nécessité du transfert dans un service spécialisé et des possibilités de visite. Les parents devront revoir leur enfant et si possible, le prendre dans les bras.

Les explications données par téléphone à l'unité de réanimation réceptrice sur les problèmes de l'enfant (réglage du respirateur, mesures diagnostiques nécessaires) permettront d'accélérer ces soins ultérieurs. Pendant le transport, on observe la couleur de la peau, la respiration et l'activité de l'enfant, de façon continue (allumer la lumière à l'intérieur de l'ambulance de transport). La fréquence cardiaque, la température corporelle, la PO_2 transcutanée ou la saturation en O_2, de même que la concentration en O_2 et les pressions de ventilation doivent être surveillées par des moniteurs et doivent être affichées. Le transport doit être réalisé calmement, sans arrêt inutile et sans vibrations du véhicule. Arrêter le véhicule si des soins apparaissent nécessaires (par exemple aspiration de l'enfant).

Pour l'appréciation précise de la situation du nouveau-né dans l'unité de soins intensifs, la transmission écrite des étapes de la grossesse et de la naissance est irremplaçable ! Il faut donner au personnel accompagnant 10 ml de sang de la mère et du sang du cordon étiqueté convenablement, afin de déterminer les groupes sanguins et la sérologie de l'enfant et de sa mère. Un compte-rendu du transport commençant à la date et l'heure du coup de téléphone d'appel de la clinique d'accouchement et se terminant à l'accueil de l'enfant doit être rédigé, donnant des informations complètes sur toutes les mesures diagnostiques et thérapeutiques entreprises avant et pendant le transport [5]. Il appartient au dossier de l'enfant. Ne pas oublier d'informer les médecins qui ont transféré l'enfant ainsi que les parents sur l'état de l'enfant à son arrivée au service de réanimation néonatale.

3.4 Unité de soins intensifs mobile et trousse d'urgence

Le développement des incubateurs de transport modernes a permis des progrès remarquables mais il s'en faut de beaucoup que tout soit résolu. Les appareils qu'on trouve dans le commerce (par exemple Air Shields TI 580, Cavitron, Draeger 5 400, Vickers 77) sont peu maniables et ont des défauts. En particulier lorsqu'il faut emporter pour un transport un peu long pratiquement tous les éléments d'une station de soins intensifs, cela représente en général une charge de 90 kg, et ce pour transporter en toute sécurité un enfant de moins d'1 kg ! Une unité de soins intensifs mobile doit pouvoir fonctionner indépendamment de l'unité de soins intensifs au moins pendant une heure.

Le tableau 3.4 récapitule l'équipement d'une telle unité de soins intensifs mobile ; le tableau 3.5 détaille le contenu de la trousse de secours correspondante. Tous les appareils doivent fonctionner sur pile ; cependant, il est utile qu'ils soient adaptés dans la mesure du possible à l'équipement de la station de soins intensifs afin de ne pas compliquer et de ne pas surcharger le travail du transport par manque

Tableau 3.4. Équipement d'une unité de soins intensifs mobile

- Incubateur de soins intensifs de transport
- Bouteilles d'oxygène et d'air comprimé, (au moins 3 l)
- Mélangeur d'oxygène et débitmètre
- Respirateur pour nouveau-né consommant peu de gaz
- Système de tuyaux pour respirateur avec complément pour jumeaux
- Appareil d'aspiration avec limite de pression 0,2 bar
- Oxymètre (mesure de la FiO_2)
- Moniteur cardiorespiratoire avec électrodes
- Moniteur de PO_2 ou oxymètre de pouls avec capteur
- Moniteur oscillométrique de pression artérielle
- Pompe à perfusion avec tubulures
- Radiateur chauffant mobile, au moins 400 W
- Trousse d'urgence (voir tableau 3.5)
- Plans de ville et cartes de routes de la région

Tableau 3.5. Équipement de transport (trousse de secours, Néonatologie Charité-Virchow Hôpital, Berlin)

I. *Médicaments :*
(2 ampoules de chaque)
- Glucose 5 %, 10 %, 20 %
- NaCl 0,9 %, 5,85 %
- Bicarbonate de soude 8,4 %
- Adrénaline 1/10 000
- Aqua-dest.
- Gluconate de calcium 10 %
- Furosémide (Lasilix)
- Vitamine K 1 mg
- Ampicilline
- Naloxone (Narcan)
- Bromure de pancuronium (Pavulon)
- Digoxine (inj. péd.)
- Phénobarbital (Gardénal)
- Hydrate de chloral (Noctec)

II. *Perfusions :*
- Glucose 5 %, 10 %
- NaCl 0,9 %
- Plasma 5 % (à garder au réfrigérateur)
- Seringues de perfusion de 50 ml et tubulures

III. *Réanimation/intubation :*
- Laryngoscope 18 mm diamètre
- Lames 0/1
- Pinces de Magill nourrisson
- Ventilateur manuel Laerdal et masques
- Tube Vygon 2,5-3,5 mm
- Épingles de sûreté
- Aspirateurs à usage unique
- Canule de Guedel 0/00/000
- Cathéters d'aspiration Ch 3/5/8
- Un jeu d'aspirations trachéales pour surfactant

IV. *Sets pour pneumothorax et cathétérisme ombilical*
- Cathéters ombilicaux Ch 3,5/5/8
- Cathéters avec trocart Ch 8 (Vygon)
- Set d'instruments stériles (voir 16.8.3)

V. *Matériel divers :*
- Compresses stériles, aiguilles pour bilan au talon
- Bandelettes hémoglucotest
- Tubes d'EDTA + tubes secs et tubes citratés
- Tubes pour frottis bactériologiques
- Milieux pour hémoculture
- Sachets à urines
- Filtres à sang
- Seringues 1/2/5/20 ml
- Aiguilles pour injection nº 1/17
- Butterfly 25 G, 25 G court
- Abbocath 26 G
- Robinets à drainage
- Robinets à 3 voies
- Feuilles en aluminium
- Brassards d'appareil de pression artérielle 1-4
- Matériel de fixation
- Obturateur
- Leucoplast 1,25 cm
- Bandes plâtrées
- Limes à ampoules
- Thermomètre
- Compresses stériles
- Mersilène 3-0
- Rasoirs à usage unique
- Sonde gastrique
- Batterie de rechange
- Ampoules de rechange
- Ciseaux
- Stéthoscope Littmann nouveau-né
- Clamp ombilical
- Gants chirurgicaux, taille 7-8
- Scalpels à usage unique
- Attelle étroite

d'expérience. Les unités de soins intensifs mobiles doivent fonctionner dans chaque ambulance et voiture de secours (véhicule norme DIN 75 080, DIN 13 025), les voitures de secours spéciales pour bébés n'ont pas fait leurs preuves, car la part la plus importante du transport se passe non pas dans le véhicule, mais à la clinique d'accouchement, de telle sorte que l'unité de soins intensifs mobile doit être indépendante du véhicule. Par rapport au transport en ambulance, le transport par hélicoptère [10] a de gros inconvénients (espace réduit, obscurité, bruit, vibrations, rayonnement thermique, PO_2 diminuée) et donc, il doit être utilisé pour le nouveau-né en situations exceptionnelles (région sans chemin, montagne, transport de longue distance urgent au-delà de la 1ère semaine de vie, par exemple vers un centre de cardiologie).

Bibliographie

1. Burghard R, Töllner U (1981) Transport des Risiko-Neugeborenen oder der Risiko-Schwangeren. Dtsch Med Wochenschr 106 : 1019
2. Boenisch H, Gaden W, Mau D, Gurbandt U, Teuteberg H-O, Braun H, Beermann HJ (1985) Mechanische Belastung Neugeborener bei Inkubatortransporten. Monatsschr Kinderheilkd 133 : 471–475
3. Cooke RWI (1983) In utero transfer to specialist centres. Arch Dis Child 58 : 483–484
4. Cordero L, Backes C, Zuspan F (1982) Very low birth weight infant : I. Influence of place of birth on survival. Am J Obstet Gynecol 143 : 533–537
5. Gemeinsame Stellungnahme der Deutschen Gesellschaft für Perinatale Medizin, der Gesellschaft für Pränatal- und Geburtsmedizin, der Deutschen Gesellschaft für Gynäkologie und Geburtshilfe, der Deutsch-Österreichischen Gesellschaft für Neonatologie und pädiatrische Intensivmedizin und der Deutschen Gesellschaft für Kinderheilkunde (1994) Aufgaben des Neugeborenen-Notarztdienstes. Monatsschr Kinderheilkd 142 : 77
6. Lamont RF, Dunlop PD, Crowley P et al (1983) Comparative mortality and morbidity of infants transferred in utero or postnatally. J Perinat Med 11 : 200–203
7. Loewenich V von, Riegel K, Wulf KH (1982) Transport der Risikogeborenen oder der Risikoschwangeren? Gynäkol Prax 6 : 233–238
8. Luttkus A, Rey M, Metze B, Dudenhausen JW, Obladen M (1992) Senkung von Häufigkeit und Morbidität sehr untergewichtiger Frühgeborener nach mütterlichem Transport in ein perinatales Zentrum. Geburtshilfe Frauenheilkd 52 : 257–263
9. McCormick MC, Shapiro S, Starfield BH (1985) The regionalization of perinatal services. Summary of evaluation of a national demonstration program. JAMA 253 : 799–804
10. Merenstein GB, Petlett G, Woodall J, Hill JH (1977) An analysis of air transport results in the sick newborn. II. Antenatal and neonatal referrals. Am J Obstet Gynecol 128 : 520
11. Modanlou HD, Dorchester W, Freeman RK, Rommal C (1980) Perinatal transport to a regional perinatal center in a metropolitan area : Maternal versus neonatal transport. Am J Obstet Gynecol 138 : 1157–1164
12. Riegel K (1984) Betreuung von kranken und gefährdeten Neugeborenen. Gemeinsame Stellungnahme der Deutschen Gesellschaft für Gynäkologie und Geburtshilfe, der Deutschen Gesellschaft für Kinderheilkunde, der Deutschen

Gesellschaft für Perinatale Medizin und der Deutsch-Österreichischen Gesellschaft für Neonatologie und pädiatrische Intensivmedizin. Kinderarzt 15 : 1219
13. Rosenblatt RA, Reinken J, Shoemack Ph (1985) Is obstetrics safe in small hospitals? Evidence from New Zealand's regionalised perinatal system. Lancet II : 429–439
14. Wallace HM, Losty MA, Baumgarten L (1952) Report of two years experience in the transportation of premature infants in New York City. Pediatrics 9 : 439

4

Bilan nutritionnel et liquidien

E. Kattner

4.1 Besoins en nutriments, minéraux et vitamines

Les besoins en éléments nutritifs du nouveau-né à terme sont couverts de façon adéquate au cours des 5 premiers mois de la vie par l'apport de lait de mère. À partir du 3ème jour de vie, le bilan azoté devient positif, la quantité de lait de mère, augmentant progressivement, couvre à la fin de la 1ère semaine de vie les besoins du nouveau-né (voir tableau 4.1).

L'apport nutritionnel optimal chez les prématurés est encore l'objet de discussions [34]. Faut-il atteindre une prise de poids postnatale qui correspond à la vitesse de croissance intra-utérine [3, 21] ? Si cela n'est pas réalisé, en découle-t-il des conséquences durables chez le prématuré [24, 28] ? Les besoins acceptés à l'heure actuelle sont résumés dans le tableau 4.1. Bien que le lait de mère ne puisse couvrir ces besoins, les avantages de l'utilisation du lait de la propre mère sont considérables : commodité d'utilisation, haut degré d'assimilation, contenu en immunoglobulines et en enzymes (lipase), effet protecteur contre les infections [65, 73, 78].

Tableau 4.1. Besoins nutritionnels à la fin de la première semaine [26]

Par kg et par jour	Nouveau-nés à terme	Prématurés
Calories (kcal)	100-140	110-165
Protéines (g)	1,8-3,6	2,9-4
Lipides (g)	3,5-9	4-9
Hydrates de carbone (g)	3,6-13	8-22
Volume (ml)	150-180	130-200

4.1.1 Nutriments

Besoins énergétiques

Besoins de base dans des conditions de neutralité thermique : 50-60 kcal/kg/j (210-250 kJ/kg/j), dépendants de l'activité motrice, de la ventilation spontanée, etc. [3].

Les faibles réserves du prématuré (son corps contient environ 1 % de graisses, 8,5 % de protéines) ne suffiront que pendant quelques jours, lors d'apports insuffisants, à maintenir le métabolisme [1].

Pour une prise de poids quotidienne de 15 g/kg, il faut en théorie un apport calorique complémentaire de 45-60 kcal/kg/jour [65]. Parmi ceux-ci, 50 % doivent être apportés sous forme de graisses, 10 % sous forme de protéines et 40 % sous forme d'hydrates de carbone. Voir courbe de croissance dernière page de la couverture.

Protéines

Le lait de femme mature couvre les besoins du nouveau-né à terme avec son contenu protéique de 1,2 g/100 ml. Le lait de mère de prématuré a dans les 4 premières semaines un contenu plus riche en protéines, qui ne couvre cependant les besoins théoriques de 4 g/kg de poids qu'à partir d'un volume d'apport d'environ 200 ml/kg [73].

Un enrichissement du lait de mère par un apport de « fortifier » enrichissants (par exemple Eoprotin) [74, 63] augmente l'apport calorique d'environ 68 kcal/100ml à 85 kcal/100ml, porte le contenu protéique à 2,1 g de protéines/100 ml, et augmente le contenu glucidique de 7,0 g/100 ml à 9,8-10,5 g/100 ml, ainsi que celui du calcium de 30 mg à 81 mg/100 ml et du phosphate de 15 mg à 43-49 mg/100 ml. Inconvénients : augmentation de l'osmolalité du lait de femme de 250 mosmol/l à 360 mosmol/l (Eoprotin : 4 %).

S'il n'y a pas de disponibilité en lait de mère, les nouveau-nés et les prématurés peuvent être nourris avec du lait adapté spécialement aux prématurés.

Dans le texte de la loi européenne du 1er juin 1994 sont différenciés les « Laits de Nourrisson » des « Laits de Suite ». La définition « adapté » est redéfinie et concerne dorénavant seulement le contenu *protéidique* : contenu protéidique en dessous de 2,5 g/100 kcal, et rapport protéine de lait/caséine d'au moins 1:1. Les aliments du nourrisson peuvent contenir différents *glucides* : saccharose jusqu'à 20 % des glucides totaux, lactose au moins 3,5 g/100 kcal, et maltose et maltodextrine. Le contenu en *lipides* devrait correspondre à un apport calorique de 3,3-6,5 g/100 kcal dont 0,3-1,2 g d'acide linolénique.

Les Laits de Prématurés ont un contenu plus important en calories et en protéines. Par ailleurs, ils ont été enrichis avec du calcium et du phosphore.

Les protéines issues d'aliments artificiels (lait de vache, soja) ont une biodisponibilité diminuée et leur spectre d'acides aminés ne correspond pas à celui du lait de mère [43]. L'hydrolysat enzymatique d'albumine de petit lait ultrafiltré contient environ 20 % d'acides aminés et 80 % de peptides.

Les solutions d'acides aminés pour alimentation parentérale existent en préparation pédiatrique, et pour les nouveau-nés. Les acides aminés essentiels représentent ici 40 à 50 % du contenu azoté ; par ailleurs, ils contiennent de l'aspartate et du glutamate. Apport maximal 2 g/kg/jour [1] ; lors d'apports plus importants existe le danger d'acidose métabolique.

Lipides

Les graisses doivent couvrir 40-60 % des apports caloriques. L'absorption des graisses du lait de mère *cru* est élevé (90 %, lipase !), celle du lait artificiel est d'environ 70 % [18]. Les acides gras essentiels (acide linoléique, acide oléique) doivent représenter 3 % de l'apport calorique (dans le lait de mère, l'acide linoléique représente 9 % des lipides). Les triglycérides désaturés à chaînes moyennes sont bien mieux absorbés chez le prématuré, leur quantité dans l'alimentation ne devrait cependant pas dépasser 40 % des graisses [13]. Des acides gras polyinsaturés sont synthétisés à partir de l'acide linoléique et de l'acide linoïque ; chez le nouveau-né et le prématuré, cette capacité de synthèse est encore peu étudiée [27].

Le lait de femme contient suffisamment d'acides gras polyinsaturés [42], alors que le lait artificiel en contient rarement. Des études sur le développement à longue échelle ne sont pas encore disponibles.

Les lipides apportés par voie parentérale (solution isotonique) sont scindés par le système de la lipoprotéine lipase, dont l'activité, lors d'un état général altéré (par exemple infection), est fortement réduite. L'apport continu est au maximum de 2 g/kg/24 heures [12, 72]. L'apport doit être diminué chez les très petits prématurés avec hyperbilirubinémie, car ces acides gras libres entrent en compétition avec la bilirubine pour la liaison avec l'albumine [1]. Des effets négatifs sont possibles également sur la résistance vasculaire pulmonaire [47]. Il y a risque de choléstase au décours d'une septicémie [61] (Contrôles de laboratoire indispensables, voir 4.4).

Hydrates de carbone

Les besoins sont dépendants de l'apport calorique total. Le lactose est apporté par voie orale dans le lait de mère et lait adapté. Le glucose en grande quantité augmente l'osmolarité. Le dextrine-maltose et les autres polymères de glucose sont bien adaptés, car le système enzymatique (maltase) est actif déjà chez le petit prématuré [45].

En intraveineux, le glucose est apporté en solution à 10-15 % dans une veine périphérique sous contrôle serré de la glycémie, afin d'éviter hypo- et hyperglycémie. Les petits prématurés ont une tendance à l'hyperglycémie, de telle sorte que l'apport en glucose doit être réduit parfois à une solution à 5 %.

4.1.2 Vitamines et minéraux

Les besoins journaliers estimés sont représentés sur le tableau 4.2. Des études convaincantes font clairement défaut chez l'enfant. La quantité contenu dans le lait de mère sert le plus souvent de référence. Les besoins en calcium, phosphore (voir 4.2.3) et fer diffèrent beaucoup pour le nouveau-né et pour le prématuré, et ils seront traités séparément. Il faut apporter en plus de la vitamine K_1 (voir 15.5.2) (1 mg sous-cutané à la naissance) et de la vitamine D à partir du 10ème jour de vie. La supplémentation de vitamine D pour le prématuré avec un poids de nais-

Tableau 4.2. Besoins quotidiens chez le nouveau-né en vitamines et en minéraux dans la première semaine de vie (par kg de poids) (d'après [13, 26, 73, 83])

	Nouveau-nés à terme	Prématurés	Lait de mère contenu/100 ml
Vitamines A (μg)	68-270	120-200	100-175
Vitamines D (IU) (indépendant du poids)	400-500	800-1 000	0,5-2
Vitamine E (mg)	0,5-0,8	0,8	0,2-0,4
Vitamine K (μg)	2,6-4,8	2,8-4,2	1-1,4
Vitamine C (mg)	5-10	30-40	5-10
Vitamine B_1 (μg)	22-48	25-200	8-25
Vitamine B_2 (μg)	50-100	80	42
Vitamine B_6 (μg)	8-40	50-100	10-25
Vitamine B_{12} (μg)	0,02-0,18	0,2	0,01-0,1
Biotine (μg)	0,8-2	2	0,76
Niacine (mg)	0,3-0,4	0,4	0,6-6
Acide folique (mg)	4,8-5	15-60	2,8-5,2
Acide pantothénique (μg)	280-300	400	200-250
Sodium (mmol)	2	2-4	0,65-1,5
Potassium (mmol)	1-2	2	1-1,8
Calcium (mmol)	0,5	3-3,8[a]	0,9
(mg)	20	120-150	35
Phosphore (mmol)	0,4-0,8	1,9-2,9[a]	0,48
(mg)	12-25	60-90	15
Magnésium (mmol)	0,25-0,45	0,3-0,6	0,12-0,15
(mg)	5,8-10,5	7-14	2,8-3,5
Fer (mg)		2-2,5	0,08-0,15

[a] par voie orale

sance inférieur à 2 500 g est de 1 000 UI/j, et pour un nouveau-né à terme avec un poids de plus de 2 500 g, il est de 500 UI/j. En ce qui concerne les autres vitamines, un apport supplémentaire chez les enfants nourris par voie orale n'est en général pas nécessaire.

L'apport en fer pour le prématuré [13, 36] devra commencer aux environs des 2-4 semaines par une dose de 2-2,5 mg de fer/kg (maximum 15 mg/jour). Les transfusions répétées peuvent conduire à une surcharge en fer et la supplémentation devra donc débuter plus tard [71]. Sous traitement substitutif par érythropoïétine, une supplémentation en fer s'est avérée nécessaire (voir 15.2).

4.2 Alimentation par voie orale

L'adaptation du nouveau-né à l'apport nutritionnel oral implique une adaptation de la structure de l'intestin, de sa fonction, et du métabolisme intermédiaire. Elle se réalise le plus souvent sans problèmes particuliers. Les apports alimentaires doivent couvrir les besoins en énergie et en matériaux pour la croissance du nouveau-né à terme et du prématuré (voir tableau 4.1).

4.2.1 *Nouveau-nés à terme*

L'allaitement représente pour l'enfant sain, à terme, l'apport nutritionnel adéquat. L'enfant doit être allaité précocement et souvent (toutes les 2 à 3 heures dans les premiers jours) et doit boire aux deux seins (8 à 10 minutes) afin d'obtenir une stimulation maximale de la production lactée. Les enfants très affamés peuvent prendre en supplément, dans les premiers jours, des solutions de glucose à 5 %. Il y a peu de véritables contre-indications à l'allaitement chez l'enfant (tableau 4.3).

Dans le tableau 4.4 sont répertoriés les médicaments qui passent dans le lait de mère. Pour chaque traitement chez une femme qui allaite, le médecin analysera la situation et décidera au cas par cas si un arrêt de l'allaitement est vraiment nécessaire.

Nouveau-nés malades

L'alimentation par voie orale est souvent différée. Le plus souvent, il convient cependant de commencer dès le premier jour, puisqu'une alimentation parentérale est rarement nécessaire (exception : malformations gastro-intestinales, suspicion d'une amino-acidopathie héréditaire). Éventuellement donner de petits repas fractionnés.

Intubation, ventilation artificielle, asphyxie ne constituent pas une contre-indication. Lors d'une curarisation de l'enfant, l'alimentation orale ne doit pas être suspendue mais le plus souvent être réduite.

Tableau 4.3. Contre-indications à l'allaitement

	Absolues	Relatives
Dues à l'enfant	Malformations (atrésie des choanes, malformations cardiaques avec asystolie) Prématurité (< 32-34 semaines) Affection aiguë sévère (infection, ventilation artificielle)	Succion faible Maladies neurologiques : • avec réflexe de succion diminué • avec réflexe de succion incoordonné
D'origine maternelle	Affection aiguë sévère (infection) Affection chronique (tumeurs du rein, du foie) Infections (tuberculose, hépatite B, infection par le VIH) Prise médicamenteuse (cytostatiques) Toxicomanie (alcool, héroïne)	Mamelons plats ou déprimés Raghades Mastite (rejeter le lait) Certains médicaments (voir tableau 4.4)

Tableau 4.4. Médicaments dans le lait de mère (d'après [4, 5])

Médicaments qui représentent un danger pour l'enfant		
Amphétamine	Cocaïne	Isotopes radiographiques
Chloramphénicol	Lithium	Réserpine
Ergotamine	Marihuana	Cyclosporine
Héroïne	Primidone	Cytostatiques
Médicaments qui à fortes doses peuvent représenter un danger pour l'enfant		
Alcool	Caféine	Salycilés
Barbituriques	Méthadone	Sulfasalazine
Bromure	Métoclopramide	Sulfamides
Hydrate de Chloral	Métronidazole	Théophylline
Diazépam	Nicotine	Tolbutamide
Halopéridol	Phénothiazines	Vitamines A, D
Iode	Antidépresseurs, etc.	(doses pharmacologiques)

Nouveau-nés hypotrophiques et hypertrophiques

Tous les deux sont menacés par l'hypoglycémie. Par conséquent, l'alimentation doit être précoce (commencer immédiatement après la naissance avec du glucose à 5 %, puis toutes les deux heures). Si cela est bien toléré, passer au lait adapté (1er jour : 30-40 ml/kg). Éventuellement alimenter à la sonde. Penser au dépistage de l'hypoglycémie !

4.2.2 *Prématurés*

Les besoins journaliers en liquide peuvent à peine être couverts par l'apport entéral, même s'il est débuté précocement. L'apport oral est donc complété par un apport intraveineux en liquide et en électrolytes (besoins : voir 4.3). De nombreux auteurs ne font débuter l'alimentation orale qu'après 24 à 48 heures ; cependant, il n'existe pas d'effets secondaires lors de l'alimentation précoce par voie orale [55, 78]. Une relation entre une augmentation du nombre d'entérocolites nécrosantes et une alimentation précoce n'a pas été démontrée avec certitude [34]. Un cathéter artériel ombilical n'est pas une contre-indication à l'alimentation entérale.

1. Sonde naso-gastrique :
   Introduire une sonde fine dans la narine la plus étroite (lors d'une ventilation nasale limitée, mettre en place par la bouche).
   Vérifier la position (2 ml d'air sont insufflés et ausculter la région épigastrique).
   À changer après 3 jours ou si celle-ci sort. *Longueur :* pavillon de l'oreille-nez, nez-épigastre.
2. Apports alimentaires :
   À 2 et 4 heures de vie, donner 1 ml de glucose à 5 %. Vérifier les résidus gastriques (1 à 2 ml avant le repas suivant peuvent être tolérés).

Passage à l'alimentation lactée (lait adapté ou lait pour prématurés dans la mesure où du lait de mère n'est pas disponible) : 1 à 2 ml toutes les 2 h. Augmenter quotidiennement de 1 ml par repas (enfant < 1 500 g), voire de 2 ml par repas jusqu'à la quantité totale d'environ 150 ml/kg. L'alimentation par bolus (apports *lents* à la main) est considérée par de nombreux auteurs comme moins bien tolérée que la perfusion continue [8, 11].

3. Si possible, donner le lait de mère cru dès que les premières gouttes peuvent être recueillies. En général, on n'utilisera que le lait de la propre mère de l'enfant. En France on peut utiliser le lait d'une autre mère conditionné par un lactarium (pasteurisation et recherche bactériologique et virale). Le lait de mère prélevé à la pompe dans des conditions hygiéniques peut être stocké au réfrigérateur jusqu'à 24 heures. Effectuer un contrôle bactériologique.
4. Pour le prématuré de poids inférieur à 1 500 g, enrichissement du lait de mère avec des protéines, du calcium, du phosphore [42, 54] par addition de préparation enrichie (« fortifier ») (voir 4.1.1). Le lait adapté est supplémenté en calcium et phosphore (voir 4.2.3) à partir d'une quantité de 10 ml/repas. Le lait de mère enrichi, d'un très mauvais goût, est parfois mal accepté au biberon.
5. On propose précocement une tétine afin d'entraîner la coordination succion-déglutition [10]. Là encore, on encourage les parents à participer aux soins de leur enfant.
6. On donne 1 000 UI de vitamine D à partir du 10ème jour de vie. Apport de fluor seulement à partir du terme calculé [56].
7. Surveillance soigneuse de l'enfant et recherche de troubles intestinaux débutants (vidange gastrique, ballonnement intestinal, augmentation du périmètre abdominal, augmentation des résidus gastriques, augmentation ou diminution des selles). Éventuellement, recherche de sang occulte (Gaiacs) dans les selles. Arrêt alimentaire pour 1 ou 2 repas, éventuellement réduction de la quantité. Être attentif à tout symptôme (aspect marbré, apnées, etc.).
8. L'évacuation des selles peut, chez les très petits prématurés, être considérablement ralentie (moyenne : 3 j ; 8-22 j) [80].
9. Le développement des prématurés sous lait de mère (ou lait de femme autre que le mère) est meilleur [49], l'incidence des allergies (surtout de l'eczéma) moindre [51]. L'incidence des affections allergiques chez le prématuré semble être plus importante que chez le nouveau-né à terme [50].

4.2.3 *Prophylaxie de l'ostéopénie du prématuré*

Définition

Déminéralisation du squelette du grand prématuré par déficit d'apports en calcium et phosphore

Pathogénie

La rétention de calcium et de phosphore chez le fœtus au 3ème trimestre est de 120-140 mg de calcium et de 65-75 mg de phosphore par kg par jour (40 mg de calcium = 1 mmol, 31 mg de phosphate = 1 mmol). L'apport par voie orale avec le lait de mère est insuffisant car le contenu en minéraux, de même que leur absorption, est réduit.

Diagnostic [14]

- Diminution généralisée de la densité osseuse (radiographies, densitométrie osseuse),
- fractures spontanées (côtes, extrémités),
- phosphatases alcalines élevées,
- taux sériques normaux pour le calcium et le phosphore,
- calciurie et phosphaturie réduite.

Prophylaxie [30, 46, 52]

Supplémentation avec du calcium et du phosphore de l'alimentation du prématuré de moins de 1 500 g jusqu'aux alentours du terme.

Lait de mère : par l'ajout de 4 g d'Eoprotin/100ml, on augmente l'apport de calcium de 30 à 81 mg/ml et l'apport de phosphore de 15 à 48 mg/ml.

Lait de nourrisson (selon législation européenne contenu : 50 mg de calcium, 25-90 mg de phosphore/100 ml) : ajout selon le contenu alimentaire. 1 ml de gluconate de calcium à 10 % correspond à 9 mg de calcium élément, 1 ml de glycérophosphate de sodium à la concentration 1 mol correspond à 31 mg de phosphore élément. En poudre, possibilité d'utilisation de glycérophosphate de calcium : 1 g contient 160 mg de calcium et 124 mg de phosphore. Augmentation de l'osmolarité au maximum à 350 mosmol/l. Le chlorure de calcium contient beaucoup plus de calcium par unité de poids (273 mg/g) ; inconvénient : apport de chlorure. Le lactate de calcium contient même plus de calcium que le gluconate et est en général bien métabolisé. *Attention* à l'acidose.

Les laits pour prématurés sont le plus souvent déjà supplémentés, à adapter individuellement.

Un enfant prématuré reçoit quotidiennement en alimentation totale à l'aide de ces procédés (180 ml/kg de poids/jour) 145 mg de calcium et 87 mg de phosphore/kg. Le calcium n'est cependant qu'absorbé à moitié, le phosphore à 80 %. Éventuellement penser à augmenter l'apport calcique !

Contrôles (toutes les 2 semaines)

Sérum : Calcium, phosphore, phosphatases alcalines [46].

Urines (échantillons) : calcium et phosphore (souhaité : calcium 40- 80 mg/l (= 1-2 mmol/l), phosphore 12-60 mg/l (= 0,4-2 mmol/l) [62].

Radiographie : seulement sur indication clinique. Observer la densité osseuse sur les radiographies de routine.

Effets secondaires

Néphrocalcinose surtout si administration simultanée de furosémide [40]. Pour cette raison, l'échographie abdominale s'impose avant la sortie ou lors du suivi de l'enfant.

4.3 Alimentation parentérale complémentaire

Mise en place lors d'une alimentation orale différée pour éviter une situation de catabolisme. Apport de liquide, lipides, acides aminés, électrolytes selon les besoins quotidiens et sous contrôle des paramètres déterminés au laboratoire. Apports liquidiens, voir tableau 4.8.

Indications

- prématurés < 2 000 g qui ne reçoivent pas assez par voie orale au 3ème jour, soit moins de 40 kcal/kg/24 h.
- nouveau-nés à terme qui, au 3ème jour, ne peuvent pas recevoir la quantité qui leur convient (voir ci-dessus).

L'alimentation parentérale se fait par une veine périphérique. La partie parentérale d'acides aminés et de lipides est augmentée selon le plan établi (tableau 4.5), sans tenir compte de la vitesse d'apport par voie orale ; éventuellement, adapter l'apport glucosé. Les apports parentéraux maximaux de glucose, d'acides aminés et de lipides sont maintenus jusqu'à ce qu'on atteigne 60 ml/kg de lait. La réduction de l'apport parentéral sera à adapter à l'augmentation de l'alimentation entérale. Tous les efforts devraient être faits afin de poursuivre l'alimentation orale, en particulier chez les très petits prématurés [17]. L'apport parentéral en lipides, en particulier chez le tout petit prématuré, est à prescrire avec précaution, en raison de l'augmentation des septicémies [29] et des pathologies pulmonaires chroniques [37, 77].

Tableau 4.5. Alimentation parentérale complémentaire

Jour de traitement	Glucose 10 %	Acides aminés 10 % (ml/kg/jour)	Émulsion lipidique 10 %	kcal/kg	Volume perfusé (ml/kg)
1	40	5	5	23	50
2	45	10	10	32	65
3	45	15	15	39	75
4	50	15	20	46	85
5	50	10	20	44	80

L'apport intraveineux de phosphore, vitamines, et oligo-éléments n'est dans l'ensemble pas nécessaire. Pas d'apport calcique en routine (risque de nécrose !), sauf s'il existe un hypoparathyroïdie secondaire (asphyxie, prématurés avec syndrome de détresse respiratoire, enfants de mère diabétique).

4.4 Alimentation parentérale totale [61, 65]

Si l'on prévoit une impossibilité prolongée d'alimentation par voie orale, augmenter progressivement tous les nutriments dans l'attente de l'adaptation de la sécrétion d'insuline et de la lipolyse. Les calories seront réparties de façon analogue à la répartition par voie orale : 40-45 % sous forme d'hydrates de carbone, 40-45 % sous forme de lipides et 15 % sous forme d'un mélange d'acides aminés-L (préparation spéciale pour nouveau-nés et prématurés). L'apport est suffisant avec 80 à 90 kcal/kg [1]. Il se réalise le plus souvent par une veine périphérique et uniquement par un cathéter central si l'indication est vitale [19, 23]. Même le cathétérisme percutané par cathéter siliconé introduit par une canule de type « Butterfly » 19 G de petit diamètre [19] (voir fig. 4.1) peut être compliqué par des infections nosocomiales [57] et des thromboses [38].

Indications

- Postopératoire après résection intestinale, gastroschisis, etc.,
- entérocolite nécrosante, iléus méconial, etc.,
- syndrome du grêle court,
- troubles de la motilité intestinale chez le prématuré de poids extrêmement faible.

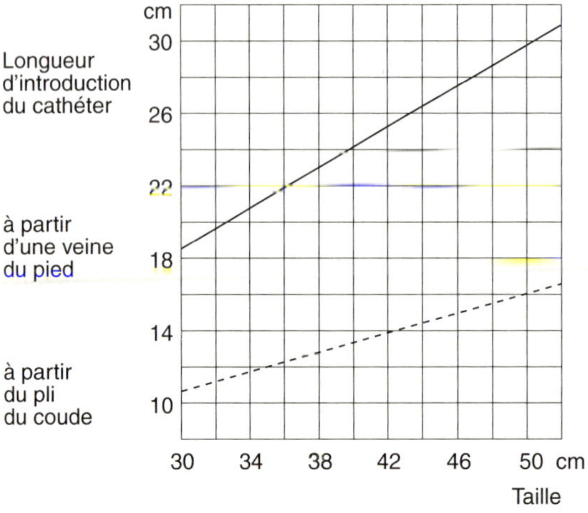

Fig. 4.1. Diagramme montrant la position correcte d'un cathéter central épicutanéocave dans l'oreillette droite à partir d'une veine du pli du coude (*ligne* ___) ou à partir d'une veine du pied (*ligne* - - - -) en relation avec la taille de l'enfant. *Important :* un contrôle radiologique de la position reste indispensable

Contre-indications [68]

- Acidose (pH < 7,25),
- cholestase (bilirubine directe > 35 µmol/l = 2 mg/100 ml),
- hyperbilirubinémie nécessitant la photothérapie,
- hyperglycémie > 150 mg/100 ml,
- troubles fonctionnels hépatiques,
- choc,
- thrombopénie (< 50 000/mm^3),
- infection aiguë débutante.

Programme de perfusion

La *progression des nutriments* se fait selon le tableau 4.6. Une solution de glucose permet de subvenir à une augmentation des besoins liquidiens.

Apport d'*électrolytes* cas par cas, après bilan et examens biologiques, environ :

NaCl :	2-4 mmol/kg/jour
KCl :	1-3 mmol/kg/jour
Gluconate de calcium : (Sandoz)	1-3 mmol/kg/jour (concentration de la solution à 10 % : 4 ml = 1 mmol)
Glucose-phosphate disodique : (Phocytan)	1-2 mmol/kg/jour (*attention :* par mole de phosphate, on apporte 2 moles de sodium)

L'apport de phosphore est prévu pour les prématurés et les nouveau-nés en croissance et peut être augmenté après contrôle de la phosphaturie [64]. Le calcium et le phosphore peuvent être mélangés dans la même solution [79]. L'utilisation d'un composé phosphoré organique (glucose 1-phosphate, glycérophosphate de sodium) empêche que la solution ne précipite.

La *perfusion de lipides* doit s'effectuer de façon séparée et être reliée à la perfusion principale par un raccord en Y. La quantité de lipides doit être perfusée sous forme de solution à 10 % sur 24 heures.

Apport de *vitamines et d'oligo-éléments* (composition de la solution voir tableau 4.7) :

Tableau 4.6. Déroulement de l'alimentation parentérale totale chez le prématuré et le nouveau-né à terme

Jour de traitement	Glucose 10 %	Acides aminés 10 % (ml/kg/jour)	Émulsion lipidique 10 %	kcal/kg	Volume perfusé (ml/kg)
1	50	5	5	27	60
2	60	10	10	38	80
3	70	15	15	49	100
4	80	20	20	60	120

Tableau 4.7. Préparations pour supplémentation dans le cadre d'une alimentation parentérale complète (contenu/ml)

Vitalipid Infant			
Vitamine A	69 µg (230 IU)		
Vitamine D_2	(1 µg) 40 IU		
Vitamine E	640 µg (0,7 IU)		
Vitamine K	20 µg		
Soluvit		*Oligoéléments (Noran) par 40 ml de solution*	
Vitamine C	3 mg	Fer	1,00 mg (0,018 mmol)
Vitamine B_1	0,12 mg	Cuivre	0,48 mg (0,007 mmol)
Vitamine B_2	0,18 mg	Manganèse	1,00 mg (0,018 mmol)
Vitamine B_6	0,2 mg	Zinc	4,00 mg (0,061 mmol)
Vitamine B_{12}	0,2 µg	Fluor	1,45 mg (0,076 mmol)
Biotine	30 µg	Cobalt	1,47 µg (0,025 µmol)
Niacine	1 mg	Sélénium	40 µg (0,507 µmol)
Acide folique	20 µg	Molybdène	25 µg (0,260 µmol)
Acide pantothénique	1 mg	Iode	1,52 µg (0,012 µmol)

1. Vitamines liposolubles : 1 ml/kg/jour (maximum 4 ml) dans la perfusion lipidique (ne se garde que 12 heures, injecter dans la perfusion). Doit être compté dans l'apport lipidique.
2. Vitamines hydrosolubles (Soluvit) : 1 ml/kg/jour, peut être rajouté directement dans la solution perfusée (en protégeant de la lumière) ou alors en perfusion courte (hyperosmolaire !).
3. Oligo-éléments : 0,5-1 ml/kg/jour dans la perfusion (attention à l'accumulation de cuivre !).
4. Perfusion d'albumine humaine 20 % de 5 ml/kg/poids si hypoprotéidémie (protéines sanguines < 35 g/l) pour augmenter la pression oncotique [33].
5. Héparine (augmente l'activité de la lipoprotéine lipase) : nous ne l'utilisons pas, car son utilité, en particulier chez le petit prématuré, n'est pas prouvée [72].

Contrôles

- Pesée journalière (parfois 2 fois par jour), examen clinique approfondi de l'enfant (la consistance de la peau, œdèmes ?).
- Bilan des urines et des selles.

Contrôles de laboratoire

- 3 fois par jour : analyse des gaz du sang et de la glycémie, uristix, densité des urines (ultérieurement 1 fois par jour).

- Au moins tous les 1-2 jours : électrolytes, NFS, plaquettes, hématocrite veineux, triglycérides, bilirubine totale et directe, albumine (plus tard 1 à 2 fois par semaine).
- Au moins une fois par semaine : transaminases, créatinine, urée, phosphates, magnésium, phosphatases alcalines, ammoniaque.

Modifications

Concentration en glucose selon la tolérance de l'enfant : hypo- et hyperglycémie (> 125-150 mg/100 ml) sont possibles chez les enfants très malades. Glucosurie, diurèse osmotique !

La *perfusion de lipides* doit être réduite si :

- hyperbilirubinémie (au maximum à 0,5-1 g/kg [1]),
- concentration des triglycérides sériques > 1,7 mmol/l à 1 g/kg/jour,
- concentration des triglycérides sériques > 2,8 mmol/l : arrêter [59].

L'*apport en acides aminés* doit être arrêté lors d'une cholestase (fréquence 30 à 50 % chez les très petits prématurés en alimentation parentérale [82]). L'apport en lipides semble jouer ici un rôle mineur, la signification d'une infection dans la pathogénie reste discutée [9]. Pour cette raison, le diagnostic d'exclusion impose la recherche d'autres causes afin de ne pas méconnaître une cholestase d'origine autre ! Le pronostic est bon lorsqu'une alimentation orale devient possible. L'amélioration est rapide lors de l'arrêt de l'alimentation parentérale, avec une alimentation orale complète.

4.5 Bilan liquidien et anomalies

Le rapport de l'eau corporelle à la masse corporelle change beaucoup chez le fœtus au cours du 3ème trimestre de la grossesse : l'eau corporelle totale et l'eau extracellulaire diminuent, ce qui se produit également en postnatal, en même temps qu'on observe une inflation du secteur intracellulaire [70]. La nature physiologique de la perte de poids postnatal du nouveau-né à terme reste discutée. Ce qui est indiscutable, c'est que le petit prématuré a un meilleur pronostic lorsqu'il perd du poids dans les premiers jours de vie [6] : 8 à 10 jusqu'à 15 % dans les premiers jours (1-5 %/jour) semblent favorables [48].

Le rein néonatal, en particulier celui du prématuré, n'a pas encore sa capacité totale de concentration urinaire, mais a la possibilité de suffisamment diluer les urines [44] ; il n'est pas encore capable de concentrer l'urine au-delà 700 mosmol/l. Pendant les premières 12 heures toute diurèse sera acceptée ; à l'âge de 12-24 h de vie la diurèse devrait atteindre 0,5 ml/kg/h, puis 1-3 ml/kg/h plus tard. Des prématurés très immatures ont une diurèse de l'ordre de 5-7 ml/kg/h [22]. Le prématuré est prédisposé à l'hyponatrémie en raison d'une capacité de réabsorption sodée limitée (immaturité du tubule proximal).

Le nouveau-né et surtout le prématuré, sont sujets à une perte insensible d'eau importante. Celle-ci se fait avant tout par la respiration et la peau et dépend étroitement des conditions d'environnement de l'enfant, de même que de l'âge gestationnel et postnatal (voir fig. 4.2).

Mesures pour limiter la perte d'eau transcutanée chez les très petits prématurés (voir fig. 4.3) :

- soins en incubateur à double paroi, chambre chaude, double vitrage, éventuellement rideaux,
- humidification correcte de l'air environnant (80-100 %),
- protection contre le froid (film en plastique, tunnel),
- graissage fréquent de la peau (vaseline),
- ventilation avec air humidifié et réchauffé.

Les besoins liquidiens pendant les premiers jours de la vie figurent sur le tableau 4.8 : il s'agit d'*estimation*. Il faut également tenir compte, surtout en cas de volumes totaux réduits, des autres apports :

- des médicaments,
- du rinçage des cathéters et des tubulures,
- des injections,
- les lavements,
- des produits sanguins, plasma, albumine.

Une adaptation individuelle est toujours nécessaire, et ce, même plusieurs fois par jour [76, 81].

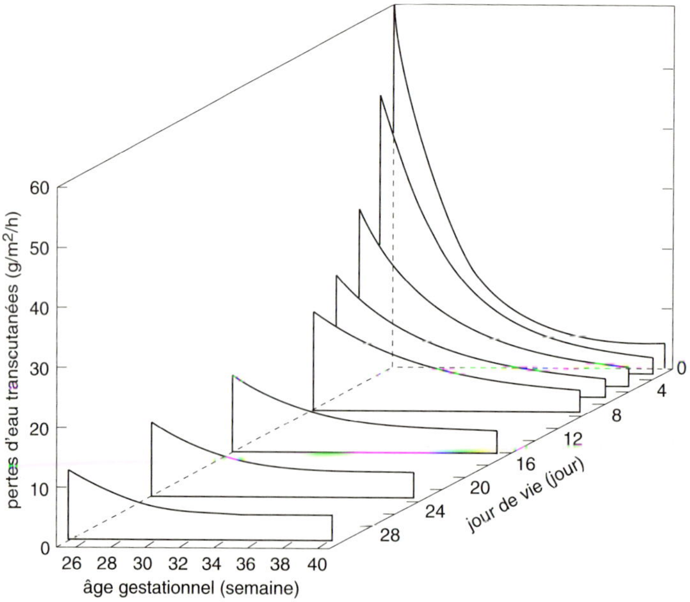

Fig. 4.2. Pertes d'eau transcutanées chez le prématuré en fonction de l'âge gestationnel et postnatal [48]

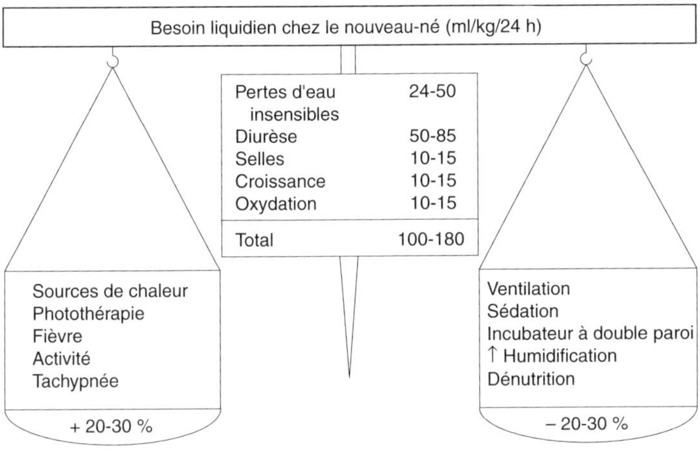

Fig. 4.3. Bilan liquidien chez le nouveau-né

Tableau 4.8. Besoins quotidiens liquidiens (en ml) chez le nouveau-né normotrophique pendant les premiers jours de vie (ml/kg/poids de naissance)

	Nouveau-né à terme	Prématurés	
		1 500-2 000 g	1 000-1 500 g
1er jour	60	60	70
2ème jour	80	80	90
3ème jour	90	100	100
4ème jour	110	110	110
5-7ème jour	130	110	130
à partir de la 2ème semaine	130-160	130-160	140-170

Le très grand prématuré

Les besoins hydriques chez des enfants prématurés nés avant 28 SA sont difficilement estimables en raison des grandes pertes insensibles et de l'immaturité importante de la fonction rénale. Les besoins hydriques peuvent se situer entre 100 et 180 ml/kg/j. Une surveillance étroite (bilan entrées / sorties, poids, électrolytes sanguins et urinaires) et une adaptation individuelle est nécessaire [32, 70].

Augmenter les apports

- Photothérapie (+ 20 %),
- diurèse augmentée (glycosurie, perte de protéines, traitement par caféine),
- suspicion d'hypovolémie (diurèse < 0,5 ml/kg/h),
- perte par sécrétions (drainage, sondes)
- perte de poids > 5 % dans les 2 premiers jours,
- perte de poids totale > 15 %,
- densité urinaire > 1 010 à 3 reprises sans signes d'hyperhydratation.

Réduire les apports

À 50 à 60 ml/kg/jour :
- après asphyxie périnatale sévère,
- si signes d'insuffisance cardiaque,
- si persistance du canal artériel (mais pas au décours d'un traitement par indométacine),
- si pas de perte de poids dans les premiers jours,
- quand la densité des urines < 1 003 sur 3 échantillons.

À 30 ml/kg/jour et le volume de la diurèse (adaptation toutes les 8 heures).
- lors d'une insuffisance rénale (sans hypovolémie),
- lors d'une suspicion de sécrétion inappropriée d'hormone antidiurétique.

4.5.1 *Déshydratation*

Les petits dérapages sont difficilement évitables dans la pratique des bilans chez le prématuré, car les besoins liquidiens reposent avant tout sur des estimations. Lors d'une déshydratation, il existe avant tout un risque de défaillance rénale. La combinaison des volumes et des électrolytes doit être très soigneuse (danger d'hémorragie cérébrale !). Surveiller de près la pression artérielle !

Symptômes

- Perte de poids importante,
- fontanelle déprimée, yeux enfoncés,
- diminution de la turgescence cutanée,
- oligurie voire anurie,
- augmentation de la densité urinaire, ou de l'osmolarité urinaire,
- natrémie augmentée ou abaissée,
- diminution de la volémie : augmentation de l'hématocrite, de la créatinine,
- acidose,
- chute de la pression artérielle.

Causes

- Apports insuffisants (erreurs de calcul, pompe de perfusion défectueuse),
- perte d'eau transépidermique excessive,
- diurèse augmentée (diurétiques, caféine, traitement par hyperosmolarité),
- polyurie après défaillance rénale,
- pertes par vomissements, diarrhées, drainages

Traitement [58]

- initial 20 ml/kg en 2 heures :
  sans acidose : sérum ou plasma, sang si hématocrite < 45 %,

- 150 à 200 ml/kg/jour :
  glucose à 5 % (selon glycémie),
  électrolytes selon les résultats du laboratoire,
  sodium apporté en partie sous forme de bicarbonate de sodium, jamais de perfusion sans sodium !
  potassium seulement après diurèse.

Contrôles

Toutes les 4 heures : glycémie, électrolytes, hématocrite, densité urinaire ou osmolalité urinaire.

4.5.2 *Insuffisance rénale aiguë*

Définition. L'insuffisance rénale aiguë est la conséquence d'une réduction aiguë de la filtration glomérulaire avec accumulation des substances destinées à l'urine. Elle se manifeste par une oligurie ou une anurie et un déséquilibre électrolytique et acido-basique.

Paramètres diagnostiques [15, 35]

- Diurèse < 1 ml/kg/h sur 24 heures (après le premier jour de vie).
- Créatinine sérique > 105 µmol/l (= 1,7 mg/100 ml) après le premier jour de vie.
- Absence de la baisse régulière de la créatinine (> 50 % de la valeur initiale du 1er au 2ème jour de vie) chez le nouveau-né à terme jusqu'à la fin de la première semaine de vie.

Étiologie

Prérénale

- Hypovolémie (hémorragie, déshydratation, suites opératoires),
- hypotension (infection, hémorragie, hypothermie, sténose de l'isthme aortique, canal artériel persistant),
- hypoxémie (asphyxie, malformations cardiaques, problèmes pulmonaires),
- insuffisance cardiaque (malformations).

Rénale

- Malformations congénitales (hypoplasie, maladie polykystique, syndrome néphrotique),
- causes vasculaires (thrombose des veines et des artères rénales (cathéter), déshydratation),
- lésions ischémiques (hypoxie, choc),
- défaillance rénale d'origine rénale mal traitée,
- lésions néphro-toxiques (indométacine, aminosides, céphalosporine).

Tableau 4.9. Différenciation entre les défaillances rénales d'origine prérénale et d'origine rénale [7, 15, 25]. Les valeurs concernent des nouveau-nés à terme ; pour les prématurés, elles varient de façon plus marquée [35, 44]

	Prérénale	Rénale
Osmolalité urinaire (mosmol/kg)	> 400	< 400
Densité urinaire	>1 015	<1 010
Sodium urinaire (mmol/l)	< 20-30 (31 ± 19)	> 30 (63 ± 35)
Créatinine urinaire/créat. plasmatique	> 15-20 (29 ± 16)	< 15 (10 ± 4)
Osmolalité urinaire/osm. plasmatique	> 1,5	< 1,0
Aspect des urines	Normal	Hématurie

Postrénale (voir ch. 12)

- Uropathies obstructives (sténose urétrale congénitale, sténose urétérale, tumeur rénale, etc.) ; vessie neurologique.

Défaillance rénale prérénale

C'est la forme la plus fréquente (75 %). Elle est de bon pronostic si un traitement précoce et adapté, permettant une normalisation de la perfusion rénale, est mis en œuvre. Les paramètres figurant sur le tableau 4.9 sont utiles pour la différencier d'une défaillance rénale d'origine rénale ; il faut cependant les prendre en considération dans leur totalité.

Traitement

- Lors d'une perte sanguine aiguë, remplissage vasculaire avec culot globulaire et plasma. Contrôle après prise de la pression veineuse centrale.
- Albumine à 5 % ou plasma : 20 ml/kg sur 30 minutes.
- Essai thérapeutique avec furosémide (Lasilix) (1-2 mg/kg IV).
  Attention : canal artériel, ototoxicité [15].

Si la diurèse ne se rétablit pas, il faut envisager une défaillance rénale d'origine rénale :
- pas d'expansion volumique supplémentaire !
- ne pas répéter la dose de furosémide !

Défaillance rénale postrénale (voir chap. 12)

Diagnostic par échographie et éventuellement radiographie consécutive. Une urographie intraveineuse est en général contre-indiquée, car le produit de contraste représente une surcharge importante lors d'une insuffisance rénale. Traitement opératoire en premier lieu, par exemple sondage.

Défaillance rénale primitive (d'origine rénale)

On ne dispose ici que d'un traitement symptomatique de la déviation métabolique menaçante et non d'un traitement causal. La mortalité est élevée selon l'étiologie de l'insuffisance rénale (14-73 %) [41].

Traitement

- Contrôle du poids toutes les 6-12 heures.
- Adaptation des doses médicamenteuses ; éviter un traitement néphrotoxique. Contrôler régulièrement les taux sanguins thérapeutiques.
- Bilan liquidien électrolytique (toutes les 4 heures, adaptation).
- Restriction liquidienne (20-30 ml/kg/jour et diurèse, dépendant de la quantité de la perspiration insensible).
- Apport en sodium : dépend de la natriurèse et peut être apporté sous forme de $NaHCO_3$; lors d'une anurie, pas de sodium.
- Restriction en potassium.
- Traitement d'une hyperkaliémie manifeste, voir 14.4.
- Acidose lors d'un pH < 7,2, correction prudente.
- Hyperphosphatémie : hydroxyde d'aluminium 16 mg/kg/jour en 3 doses orales.

Tableau 4.10. Thérapie de l'hypertension artérielle [31, 32, 66]

Principe d'action	Thérapie	Dose unitaire/ kg (mg)	Fréquence/j
Restriction hydrique diurétiques	Hydrochlorothiazide	1-2	2
	Furosémide	1	2-4
Inhibiteur d'IEC	Captopril	0,02-0,5	2-3
Vasodilatateur	ß-Hydralazine	0,2-0,5	2-3
Bêta-bloquant	Propranolol	0,25	3-4
Antagoniste de Ca	Nifédipine	0,25-0,5	à répéter
Formes graves			
Vasodilatateur	Diazoxide	2-5 mg IV	2
	Nitroprussiate de sodium	0,05-1 (-5) µg par kg/min	

Tableau 4.11. Indications de la dialyse péritonéale

- Hyperhydratation avec œdème pulmonaire et insuffisance cardiaque
- Dérèglement de l'équilibre électrolytique et acido-basique réfractaire à la thérapeutique [sodium (sang) < 120 mmol/l, potassium (sang) > 8 mmol/l, créatinine > 630 µmol/l]
- Manifestations neurologiques dues à l'urémie, encéphalopathie hypertensive
- Oligurie/anurie > 7-10 jours

- Hypocalcémie : gluconate de calcium à 10 %, 5 ml/kg/jour ; correction primaire de l'hyperphosphatémie.
- Hypomagnésiémie : aspartate de magnésium.
- Anémie : transfusion par culot globulaire.
- Nutrition hypercalorique, si possible précocement par voie orale : lait de mère enrichi en dextrine-maltose (2 à 3 g/100 ml) et en lipides (1 ml/100 ml, sous forme de triglycérides à chaîne moyenne). Restriction protidique : < 0,5 g/kg/poids/j.
- L'hypertension artérielle : chez l'enfant à terme, des valeurs tensionelles systoliques > 90 mmHg et diastoliques > 60 mmHg, nécessitent un traitement antihypertenseur, et chez le prématuré, des valeurs tensionelles systoliques > 80 mmHg et diastoliques > 45 mmHg [2]. L'augmentation des médicaments cités (tableau 4.10) se fera lentement. Le traitement intraveineux sera prescrit en cas d'urgence vitale.
- En cas d'échec de ces mesures, il faut discuter de la nécessité d'une dialyse péritonéale dans un centre de néphrologie ayant une expérience en néonatologie (tableau 4.11).

4.5.3 *Syndrome de la sécrétion inappropriée d'hormone antidiurétique (SSIHAD)*

Pathogénie

Sécrétion d'hormone antidiurétique avec rétention aqueuse secondaire ; le plus souvent après pathologie menaçante (hémorragie cérébrale, pneumothorax, méningite, asphyxie) [54].

Symptômes

- Œdèmes,
- diurèse diminuée avec densité urinaire relativement élevée et osmolalité urinaire croissante,
- hyponatrémie, hypokaliémie, chute de l'hématocrite,
- osmolalité sérique basse.

Chez les nouveau-nés comme chez les prématurés, l'osmolalité urinaire ne dépasse pas, le plus souvent, celle du plasma hypotonique, ce qui est exigé pour le diagnostic chez des enfants plus grands. Une urine qui est non diluée de façon maximale lors d'une osmolalité sérique basse est considérée comme pathologique [7].

Traitement

- Restriction liquidienne jusqu'à une perte d'eau insensible (20-30 ml/kg/jour) + diurèse.
- Apport en sodium.

Bibliographie

1. Adamkin DH (1986) Nutrition in very very low birth weight infants. Clin Perinatol 13 : 419
2. Adelman RD (1978) Neonatal hypertension. Pediatr Clin North Am 25 : 99
3. American Academy of Pediatrics, Committee on Nutrition (1985) Nutritional needs of low birth weight infants. Pediatrics 75 : 976
4. American Academy of Pediatrics, Committee on Drugs (1989) Transfer of drugs and other chemicals into human milk. Pediatrics 84 : 924
5. American Academy of Pediatrics, Committee on Drugs (1994) The transfer of drugs and other chemicals into human milk. Pediatrics 93 : 137-150
6. Aperia A, Zetterström R (1982) Renal control of fluid homeostasis in the newborn infant. Clin Perinatol 9 : 523
7. Arant BS (1981) Nonrenal factors influencing renal function during the neonatal period. Clin Perinatol 8 : 225
8. Aynsley-Green A, Adrian TE, Bloom SR (1982) Feeding and the development of enteroinsular hormone secretion in the preterm infant : Effects of continuous gastric intusions of human milk compared with intermittent boluses. Acta Paediatr Scand 71 : 379
9. Balistreri WF (1985) Neonatal Cholestasis. J Pediatr 106 : 171
10. Bernbaum JC, Pereira GR, Watkins JB, Peckham GJ (1983) Nonnutritive sucking during gavage feeding enhances growth and maturation in premature infants. Pediatrics 71 : 41
11. Blondheim o, Abbasi S, Fox WW, Bhutani VK (1993) Effect of enteral gavage feeding rate on pulmonary functions of very low birth weight infants. J Pediatr 122 : 751
12. Brans YW, Dutton EB, Andrew DS, Menchaca EM, West DL (1986) Fat emulsion tolerance in very low birth weight neonates : effect on diffusion of oxygen in the lungs and on blood pH. Pediatrics 78 : 79
13. Bremer HJ, Brooke OG, Orzalesi M, Putet G, Räihä NCR, Senterre J, Shaw JCL, Wharton BA (1987) Nutrition and feeding of preterm infants. Acta Paediatr Scand [Suppl] 336 : 3
14. Brooke OG, Luca A (1985) Metabolic bone disease in preterm infants. Arch Dis Child 60 : 682
15. Burghard R, Leititis JU, Brandis M (1987) Nierenfunktionsstörungen und akutes Nierenversagen bei Neugeborenen. Monatsschr Kinderheilkd 135 : 10
16. Calame A, Ducret S, Jaunin L, Planchere B (1983) High risk appropriate for gestational age and small for gestational age preterm infants. Helv Pediatr Acta 38 : 39
17. Chan C, Lyons A, Miller MF (1986) Parenteral nutrition : Toxic to the very, very low birthweight infants? Pediatr Res 20 : 419 (Abstract)
18. Chappell JE, Clandinin MT, Kearney-Volpe C, Reichman B, Swyer PW (1986) Fatty acid balance studies in premature infants fed human milk or formular : Effects of calcium supplementation. J Pediatr 108 : 439
19. Chathas MK, Paton JB, Fisher DE (1990) Percutaneous central venous catheterization. Acta Paediatr Scand 144 : 1246
20. Cooke RJ, Watson D, Werkman S (1992) Type of dietary protein in the very low birthweight infant : effect on lipid, mineral and trace element balance. J Pediatr 121 : 444
21. Cooke RJ, Ford A, Werkman S, Conner, Watson D (1993) Postnatal growth in infants born between 700 and 1 500 g. J Pediatr Gastroenterol 16 : 130

22. Coulthard M, Hey EM (1985) Effect of varying water intake on renal function in healthy preterm babies. Arch Dis Child 60 : 614
23. Decker MD, Edwards KM (1988) Central venous catheter infections. Pediatr Clin North Am 35 : 579
24. Dobbing J (1987) Early nutrition and later achievement. Academic Press, New York
25. Engle WD (1986) Evaluation of renal function and acute renal failure in the neonate. Pediatr Clin North Am 33 : 129
26. ESPGAN Committee on Nutrition-interim Report (1983) Proceedings of European Society of Paediatric Gastroenterology and Nutrition, Graz
27. ESPGAN Committee on Nutrition (1991) Comment on the content and composition of lipids in infant formulas. Acta Paediatr Scand 80 : 887
28. Fenton TR, McMillian DD, Sanve RS (1990) Nutrition and growth analysis of very low birth weight infants. Pediatrics 86 : 378
29. Freeman J, Goldmann DA, Smith NE, Sidebottom DG, Epstein MF, Platt R (1990) Association of intravenous lipid emulsion and coagulase-negative staphylococcal bacteremia in neonatal intensive care units. N Engl J Med 323 : 301-308
30. Giles MM, Fenton MH, Shaw B, Elton RA, Clarke M, Lang M, Hume R (1987) Sequential calcium and phosphorus balance studies in preterm infants. J Pediatr 110 : 591
31. Goble MM, Rocchini AP (1991) Neonatal hypertension. In : Donn SM, Faix RG (eds) Neonatal emergencies. Futura, Monnt Kisco/NY, p 387
32. Gomella TL (1992) Hypertension. In : Gomella TL (ed) Neonatology. Prentice Hall, Connecticut
33. Greenough A, Emery E, Hird F, Gamsu HR (1993) Randomised controlled trial of albumin intusion in ill preterm infants. Eur J Pediatr 152 : 157
34. Gross SJ, Slagle TA (1993) Feeding the low birth weight infant. Clin Perinatol 20 : 193
35. Guignard JP, John EG (1986) Renal funclion in the tiny premature infant. Clin Perinatol 13 : 377
36. Hall RT, Wheeler RE, Benson J, Harris G, Rippetoe L (1993) Feeding iron-fortified premature fomula during initial hospitalization to infants less than 1800 grams birth weight. Pediatrics 92 : 409-414
37. Hammerman C, Aramburo MJ (1988) Decreased lipid intake reduces morbidity in sick premature neonates. J Pediatr 113 : 1083-lo88
38. Harms K, Herting E, Krüger T, Compagnone D, Speer CP (1992) Perkutane Silastik-Katheter bei Neu- und Frühgeborenen. Monatsschr Kinderheilkd 140 : 464-471
39. Heird WC, Kasyap S (1989) Protein and energy requirements of low birthweight infants. Acta Paediatr Scand Suppl 351 : 13
40. Jacinto JS, Modanlou HD, Crade M, Strauss AA, Bosu SK (1988) Renal calcification incidence in very low birth weight infants. Pediatrics 81 : 31
41. Karlowicz MG, Adelman RD (1992) Acute renal failure in the neonate. Clin Perinatol 19 : 139
42. Koletzko B, Mrotzek H, Bremer J (1988) Fatty acid composition of mature human milk in Germany. Am J Clin Nutr 47 : 954
43. Kupferschmid C, Pohlandt F (1982) Eiweißbedarf von Frühgeborenen. In : Kleinberger G, Dölp R (Hrsg) Basis der parenteralen und enteralen Ernährung. Zuckschwerdt, München Bern Wien (Klinische Ernährung 10, S 215)
44. Leititis JU, Burghard R, Gordjani N, KaetUner T, Brandis M (1987) Entwicklungs-physiologische Aspekte der Volumen- und Natriumregulation bei Frühgeborenen und reifen Neugeborenen. Monatsschr Kinderheilkd 135 : 3

45. Lentze MJ (1986) Die Ernährung von Frühgeborenen unter 1 500 g : enterale Voraussetzungen. Monatsschr Kinderheilkd 134 : 502
46. Lindroth M, Westgren U, Laurin S (1986) Rickets in very low birthweight infants. Acta Paediatr Scand 75 : 927
47. Lloyd TR, Boucek MM (1986) Effect of intralipid on the neonatal pulmonary bed : an echographic study. J Pediatr 108 : 130
48. Lorenz JM, Kleinman Ll, Kotagal UR, Reller MD (1982) Water balance in very low birthweight infants : Relation to water and sodium intake and effect on outcome. J Pediatr 101 : 423
49. Lucas A, Morley R, Cole TJ, Gore SM, Davis JA, Bamford MFM, Dossetro JBF (1989) Early diet in preterm babies and developmental status in infancy. Arch Dis Child 64 : 1570
50. Lucas A, Brooke OG, Cole TJ, Morley R, Bamford MF (1990) Food and drug reactions, wheezing and eczema in preterm infants. Arch Dis Child 65 : 411
51. Lucas A, Brooke OG, Morley R, Bamford MF (1990) Early diet of preterm infants and development of allergic or atopic disease : randomised prospective study. Br Med J 300 : 837
52. Lyon AJ, Mclutosh N (1984) Calcium and phosphate balance in extremely low birthweight infants in the first six weeks of life. Arch Dis Child 59 : 1145
53. McBride MC, Danner SC (1987) Sucking disorders in neurologically impaired infants. Clin Perinatol 14 : 109
54. McIntosh N, Smith A (1985) Serial measurements of plasma arginine vasopressin in the newborn. Arch Dis Child 60 : 1031
55. Meetze WH, Valentine C, McGuigan et al (1992) Gastrointestinal priming prior to full enteral nutrition in very low birthweight in infants. J Pediatr Gastroenterol Nutr 15 : 163
56. Mitscherling K (1987) Die postnatale Fluoridaccretion im Skelett von Säuglingen und Kleinkindern. Dissertation Freie Universität Berlin Neubauer AP (1991) 250 zentralvenöse Silastic-Katheter bei Frühgeborenen unter 1 500 g. Monatsschr Kinderheilkd 139 : 810-815
58. Ostertag SG, LaGamma EF, Reisen CE, Ferrentino FL (1986) Early enteral feedings does not affect the incidence of necrotizing enterocolitis. Pediatrics 77 : 275
59. Paust H (1984) Die intravenöse Ernährung Früh- und Neugeborener mit Fettemulsionen. Untersuchungen zur Fettsäureoxydation mit dem 13C-Triolein Atemtest. Habilitationsschrift Freie Universität Berlin
60. Pohlandt F (1986) Assessment of Ca and P requirements and prevention of osteopenia in VLBW infants. Pediatr Res 20 : 416
61. Pohlandt F (1987) Empfehlungen zur parenteralen Infusions- und Ernährungstherapie im Kindesalter. Pädiatr Prax 35 : 59
62. Pohlandt F (1994) Prevention of postnatal bone demineralization in very low birthweight infants by individually monitored supplementation with calcium and phosphorus. Pediatr Res 35 : 125-129
63. Pohlberger SKT, Axelsson IA, Räihä NCR (1989) Growth of very low birthweight infants on varying amounts of human milk protein. Pediatr Res 25 : 414
64. Prestrige LL, Schanler RJ, Schulman RJ, Burns PA, Laine LL (1993) Effect of parenteral calcium and phosphorus therapy on mineral retention and bone mineral content in very low birth weight infants. J Pediatr 122 : 761
65. Putet G, Senterre J, Rigo J, Salle B (1984) Nutrient balance, energy utilization, and composition of weight gain in very-low-birth-weight infants fed pooled human milk or a preterm formula. J Pediatr 105 : 79

66. Rasoulpour M, Marinelli KA (1992) Systemic hypertension. Clin Perinatol 19 : 121
67. Rönnholm KAR, Perheentupa J, Siimes MA (1986) Supplementation with human milk protein improves growth of small premature infants fed human milk. Pediatrics 77 : 649
68. Rubaltelli FF, Carnielli V, Orzali A (1987) Parenteral nutrition of the newborn. In : Stern L (ed) Feeding the sick infant. Nestlé Nutrition Workshop 11. Ravens, New York, p 241
69. Sedin G, Hammarlund K, Nilsson GE, Strömberg B, Öberg PA (1985) Measurements of transepidermal water loss in newborn infants. Clin Perinatol 12 : 79
70. Shaffer SG, Bradt SK, Meade VM, Hall RT (1987) Extracellular fluid volume changes in very low birthweight infants during first 2 postnatal months. J Pediatr 111 : 124
71. Shaw JCL (1982) Iron absorption by the preterm infant. The effect of transfusion and iron supplements on serum ferritin levels. Acta Paediatr Scand [Suppl] 299 : 83
72. Stahl GE, Spear ML, Hamash M (1986) Intravenous administration of lipid emulsions to premature infants. Clin Perinatol 13 : 133
73. Steichen JJ, Kurg-Wispe SK, Tsang RC (1987) Breastfeeding the low birth weight preterm infant. Clin Perinatol 14 : 13l
74. Tönz O, Schobiger G (1985) Feeding of very-low-birth-weight infants with breastmilk enriched by energy, nitrogen and minerals : FM 85. Helv Paediatr Acta 40 : 235-247
75. Troche B, Harvy-Wilkes K, Nielsen HC et al (1990) Early minimal feedings promote growth in critically ill premature infants. Pediatr Res 27 : 292A
76. Tuck S (1986) Fluid and electrolyte balance in the neonate. In : Roberton NCR (ed) Textbook of neonatology. Churchill Livingstone, Edinburgh, p 162
77. Unger A, Goetzman BW, Chan C, Lyons A, Miller MF (1986) Parenteral nutrition : toxic to the very, very low birthweight infants? Pediatr Res 20 : 419 (Abstract)
78. Uraizee F, Gross SJ (1989) Improved feeding tolerance and reduced incidence of sepsis in sick very low birth weight (VLBW) infants fed maternal milk. Pediatr Res 25 : 298A
79. Venkataraman PS, Bruissie EO, Tsang RC (1983) Stability of calcium and phosphorus in neonatal parenteral nutrition solutions. J Pediatr Gastroenterol Nutr 2 : 640
80. Verma A, Ramasubbareddy D (1993) Time of first stool in extremely low birth weight (< 1 000 g) infants. J Pediatr 122 : 626
81. Versmold HT, Linderkamp O (1984) Flüssigkeitsbedarf des sehr kleinen Frühgeborenen. In : Duc G (Hrsg) Frühgeborene unter 1 000 g, Energiestoffwechsel am Krankenbett. Vieweg, Braunschweig, S 53-79
82. Vidyasagar D, Anderson M, Diaz J, Bhat R, Evans M (1987) Nutritional problems in neonatal intensive care units. In : Stern L (ed) Feeding the sick infant. Nestlé Nutrition Workshop 11. Raven, New York, p 153
83. Wharton BA (1987) Nutrition and feeding of preterm infants. Blackwell Scientific Publications, Oxford

5

Surveillance des malades

M. Obladen

Le meilleur « moniteur » est l'infirmière intelligente, engagée et compétente qui se tient auprès du lit de l'enfant malade. Elle doit être informée sur le diagnostic, la situation, l'évolution et le plan de traitement du nouveau-né dont elle s'occupe. En dehors des soins et de la mise en œuvre des traitements ordonnés, il est également de son ressort de surveiller l'enfant et de documenter les modifications de son état. Ce n'est qu'entre ses mains que les appareils électroniques décrits plus loin constitueront une aide précieuse au traitement de l'enfant malade. La quantité et la qualité du personnel soignant sont les facteurs limitants de tous les efforts des soins intensifs. Aucun moniteur ne fait quoi que ce soit spontanément : il ne dispose ni de possibilités critiques, ni d'engagement, et aucun moniteur ne permet d'économiser du personnel.

Une unité de surveillance centrale ne nous semble pas utile dans une unité de soins intensifs pédiatriques : le déclenchement des alarmes du moniteur n'est pas obligatoirement synonyme d'une aggravation de l'état du patient.

- Au moins la moitié des alarmes sont de nature technique (cris ou mouvements de l'enfant, manque de contact des électrodes, calibration insuffisante de l'appareil, etc.), de telle sorte que l'infirmière doit se rendre au lit du malade, qu'il s'agisse d'une alarme due au patient ou à l'appareillage.
- A fortiori, la réaction à une alarme vraie doit survenir au lit du malade. La seule méthode de surveillance indispensable en pédiatrie est, pour cette raison, le « monitoring » au lit du patient.

5.1 Pouls et fréquence cardiaque

Fourchette de variations : 70 à 170/min, selon l'état de repos. *Cependant :* une fréquence cardiaque < 100 est presque toujours pathologique. Sans tenir compte du niveau de fréquence absolue, chaque diminution brutale (hypoxie ?) ou augmentation (choc ?) de la fréquence cardiaque est un signe d'alarme.

Méthode d'enregistrement : analyse de l'onde R de l'ECG : la représentation continue simultanée de l'ECG sur un écran (oscilloscope spectral) est d'un grand secours pour reconnaître les artefacts dus à l'appareil, le mauvais contact des électrodes ou des fausses mesures par la prise en compte d'ondes-T positives. De plus, elle permet de reconnaître les désordres électrolytiques et les troubles du rythme cardiaque.

Meilleure position des électrodes : ondes-R très positives, ondes-T plates, en général dans la région précordiale gauche. Ce n'est que lors de problèmes cardiologiques particuliers qu'il faut utiliser les dérivations des extrémités pour la surveillance continue.

Le signal sonore a démontré également sa valeur dans notre expérience. Sans avoir besoin de regarder le moniteur, l'infirmière remarque immédiatement toute bradycardie débutante, bien avant que le seuil d'alarme du moniteur ne soit atteint.

5.2 Variabilité de la fréquence cardiaque

Dans le domaine de l'enregistrement cardio-respiratoire, la variabilité de la fréquence cardiaque, battement par battement, est une méthode éprouvée de surveillance donnant de nombreux renseignements. L'enregistrement simultané des courbes respiratoire et cardiaque permet de reconnaître les relations entre les activités cardiaque et respiratoire. En combinaison avec la mesure transcutanée de la PO_2 (oxycardiorespirogramme), il offre la possibilité de reconnaître de façon précoce presque tous les changements de l'état de l'enfant. Une variabilité limitée de la fréquence cardiaque se rencontre souvent chez des nouveau-nés malades avec acidose ou choc périphérique ou chez l'enfant prématuré [3]. Les tracés silencieux ou sinusoïdaux sont de mauvais pronostics [12], on les rencontre lors d'hémorragies cérébrales ou de décompensation cardiaque (voir 9.6).

Les moniteurs modernes pour nouveau-nés, en plus d'évaluer l'évolution de la fréquence respiratoire, du rythme cardiaque, de la saturation d'oxygène de l'enfant sur des laps de temps choisis, permettent aussi la représentation de l'enregistrement cardio-respiratoire sur écran. Ainsi peuvent être évaluées avec précision aussi bien la sévérité d'une maladie des membranes hyalines [13] que la fermeture d'un canal artériel obtenu après traitement par indométacine [12].

5.3 Respiration

Il existe trois voies essentielles de surveillance de la respiration :

1. Enregistrement du flux aérien

- Thermistance différentielle au nez (ne convient pas aux prématurés en couveuse),
- capteur préchauffé au nez (attention : risque de brûlure).

2. Enregistrement des mouvements respiratoires

- Matelas à alvéoles avec capteur de pression,
- capteur de pression avec une sonde pneumatique sur l'abdomen,
- induction par un champ magnétique (électrique),
- pneumographie d'impédance (changement de résistances).

Pour la surveillance de l'activité respiratoire des nouveau-nés, on utilisera exclusivement la *pneumographie d'impédance* ; la ligne axillaire antérieure s'est révélée être la position de choix pour les électrodes chez les prématurés. La sensibilité du moniteur est réglée de telle sorte qu'une respiration faible est encore enregistrée. Si la sensibilité est trop importante, il existe un danger lorsqu'on enregistre les mouvements thoraciques dus à l'activité cardiaque. Pour les apnées, il convient de régler la sensibilité de telle sorte qu'une alarme se déclenche quand la respiration est arrêtée pendant plus de 20 secondes.

La fréquence respiratoire normale du nouveau-né (40-60/min) varie beaucoup selon l'état de repos. Comme pour la fréquence cardiaque, c'est moins la valeur absolue de la fréquence respiratoire qui représente un signe d'alarme que ses variations rapides, et surtout son augmentation de fréquence.

3. Enregistrement de la PO_2 transcutané et de la PCO_2, ainsi qu'oxymétrie de pouls (voir 6.8)

Remarque : le débranchement de l'alarme du moniteur ne remplace pas le calibrage correct de l'appareil !

5.4 Température

Surveillance en servocontrôle

Mesure continue par une électrode cutanée qui est reliée au système de chauffage de l'incubateur ou à la lampe chauffante (voir 2.6.3).

Moniteur de température

Mesure continue par une sonde cutanée ou rectale. Une surveillance continue de la température est nécessaire chez :

- les prématurés de moins de 1 500 g, chez lesquels toute ouverture de la couveuse peut faire chuter la température corporelle,
- les nouveau-nés ayant une température labile,
- les enfants en situation postopératoire et septique,
- les enfants en état de choc.

Température rectale

Traditionnellement, la mesure de la température rectale (fourchette normale 36,6-37,3 °C, temps d'équilibre 4,1 min) se fait de façon intermittente avec un thermomètre à mercure. Cette mesure n'est pas sans danger et il existe un risque de cassure du thermomètre et de perforation rectale. Le fait qu'il existe aujourd'hui encore des thermomètres pour prématurés avec une fourchette de mesure élargie vers le bas montre à l'évidence qu'on ne s'occupe pas suffisamment de la lutte contre l'hypothermie. Des thermomètres électroniques peuvent rendre les mesures plus rapides mais sont compliqués à utiliser dans des conditions d'hygiène satisfaisantes.

Température axillaire

La température axillaire (fourchette normale 36,5-37,2 °C, temps d'équilibre 4,8 min) est facile à mesurer chez le nouveau-né [10] et est tout aussi fiable, mais moins dangereuse que la mesure de la température rectale [10, 14]. La mesure de la température rectale n'est justifiée que si la température axillaire s'écarte des normes.

Température de l'incubateur

La température de l'incubateur doit, surtout chez les prématurés et les nouveau-nés ayant des troubles respiratoires, correspondre de façon précise à la zone de neutralité thermique (voir 2.6.3) dans laquelle le nouveau-né consomme le moins d'oxygène. Elle doit être mesurée en continu et être affichée de façon visible.

5.5 Pression artérielle

La mesure de la pression artérielle dans l'unité de soins intensifs pour nouveau-nés doit être effectuée en routine :

- lors de chaque admission,
- chez les enfants en état de choc,
- quand une cardiopathie est suspectée (mesure aux membres supérieurs et inférieurs),
- lors d'apports liquidiens inhabituels,
- avant et pendant une transfusion de sang ou de plasma,
- lors d'une insuffisance cardiaque (pouls faible),
- pendant la surveillance postopératoire,
- au cours des traitements avec des médicaments à effet circulatoire comme digoxine, caféine, théophylline, dopamine, dobutamine, tolazoline, indométacine, prostaglandines, corticoïdes, etc.

La pression artérielle du nouveau-né est directement proportionnelle à l'âge gestationnel et postnatal (tableau 5.1), les enfants en syndrome de détresse respiratoire ou en asphyxie sont souvent hypotendus. Il existe plusieurs possibilités de mesures :

Mesures sanglantes

À pratiquer à l'aide d'une tête de pression électronique, en particulier quand un cathéter artériel est mis en place. Pour l'examen de routine, la surveillance de la

Tableau 5.1. Valeurs normales de pression artérielle systolique/diastolique (mmHg) chez le nouveau-né, (modifiées selon [2, 7, 8, 19])

Jour de vie	1	2	3	4	5	6	7	14	21
Prématurés 750 g, aorte	44/24								
Prématurés 1 000 g, aorte	49/26								
Prématurés < 2 000 g artère humérale	53/29	56/30	59/31	62/33	61/30	60/30	65/32	70/36	72/36
Prématurés 2 000-2 500 g artère humérale	57/28	61/31	64/32	68/37	68/36	69/34	71/37	70/34	72/31
Nouveau-nés à terme artère humérale	60/	65/	67/	69/	67/	74/	79/		
Nouveau-nés à terme artère poplité	74/	78/	80/	80/	80/	88	91/		

pression artérielle par voie sanglante n'est pas nécessaire chez le nouveau-né car les mesures indirectes sont aujourd'hui très fiables [5, 6, 15].

Mesures oscillométriques

Méthode de choix pour la mesure de la pression artérielle chez le nouveau-né, elle doit être disponible dans toute unité de soins intensifs néonatale et dans toute salle d'accouchement. Un moniteur mû par un microprocesseur insuffle un brassard automatiquement à des intervalles de temps choisi, et indique la pression systolique, diastolique et moyenne, de même que la fréquence du pouls (Dinamap néonatal). Le principe de mesure - la captation des pulsations d'origine artérielle dans le brassard - a l'avantage de ne pas nécessiter la recherche d'une artère pour y mettre une sonde. Les intervalles de temps peuvent être réglés en minutes jusqu'à 2 heures et des seuils d'alarme installés. Comme dans toutes les méthodes non invasives (brassard, méthode du flush, Doppler, etc.), ce n'est pas la pression qui est analysée, mais le changement de flux dû à la compression. La mesure oscillométrique est très bien corrélée avec les autres mesures indirectes et de façon satisfaisante avec la mesure sanglante [1, 5, 6]. Sa précision dépend beaucoup de l'utilisation d'une taille correcte de brassard. La mesure de la pression artérielle moyenne est la plus précise quand le rapport largeur du brassard/périmètre du bras est de 0,44 à 0,55 [15].

Chez le même enfant, il faut utiliser toujours la même largeur de brassard et ne pas mesurer à l'extrémité du membre où est posée une perfusion. Lors d'intervalles de mesure courts et chez le petit prématuré, il existe un risque de stase sanguine.

5.6 Pression veineuse centrale

La norme est de 3-8 cmH_2O, mais peut, selon l'état cardio-pulmonaire, fluctuer de façon notable. Pour les soins intensifs des nouveau-nés, la surveillance de la pression veineuse centrale est indiquée en cas de :
- réanimation en salle de travail, lors d'une asphyxie blanche (voir 2.5.4),
- anasarque (voir 16.6),
- malformation cardiaque décompensée et choc cardiogénique,
- surveillance postopératoire,
- avant et pendant une exsanguino-transfusion.

Mesure de la press·ion veineuse centrale chez le nouveau-né :

Cathéter veineux ombilical

L'extrémité étant dans l'oreillette droite, le cathéter est ouvert et soulevé à la main. On mesure jusqu'à quel niveau le liquide monte ou descend dans le cathéter. Prudence lors d'un choc sévère et d'une pression veineuse centrale négative : danger d'embolie gazeuse !

Mesure continue avec tête de pression électronique

En particulier en postopératoire, le contrôle régulier du niveau 0 est important ; lors de l'étalonnage, la tête de pression doit être mise au niveau du processus xiphoïde. Vérifier régulièrement l'étalonnage.

5.7 Mécanique pulmonaire

Pour la surveillance au lit du malade du volume courant (normes 5,5-6,5 ml/kg), de la compliance du système respiratoire (normes 0,6-1 $ml/cmH_2O/kg$) et de la résistance des voies aériennes (normes 60-115 $cmH_2O/l/s$) de nouveau-nés respirant spontanément [9, 18] et intubés [4, 9], la pléthysmographie, la pneumotachographie et l'anémométrie sont disponibles. La surveillance de la mécanique pulmonaire permet d'optimiser la ventilation artificielle et le sevrage du respirateur, et de reconnaître précocement les complications pulmonaires. Malgré une automatisation croissante, la majorité des appareils restent trop compliqués pour une utilisation en routine dans le service de soins intensifs néonatals. La plupart du temps, la ventilation alvéolaire et la résistance des voies aériennes peuvent être estimées par l'observation soigneuse et l'auscultation. On peut déterminer, en mettant un stéthoscope devant le nez, si la narine est libre (apnée obstructive, voir 13.6) ou s'il existe une grosse fuite par le tube (par exemple lors d'un flux gazeux trop important).

5.8 Surveillance par moniteur à domicile

La peur de la mort subite du nourrisson et la publicité lancinante des fabricants d'appareils favorisent la demande de plus en plus fréquente d'un monitoring à domicile. Il n'est pourtant pas prouvé que le monitoring à domicile diminue la fréquence de la mort subite du nourrisson (1/1 000) [16, 17]. Comme la plupart des alarmes du moniteur sont de nature technique (voir page 71) et créent chez le parents une situation de stress permanent et d'épuisement [11], les indications pour la prescription d'un moniteur à domicile doivent être très rigoureuses (voir 13.7). Si effectivement il y a indication, il faut alors qu'à la maison l'enfant soit surveillé aussi soigneusement qu'à l'hôpital. Les moniteurs bon marché, en particulier les matelas d'apnées, ne sont pas fiables [16, 17] et en cas d'apnées obstructives, d'inhalations et de convulsions, ne donneront l'alarme qu'au moment de la mort de l'enfant. Dans la plupart des cas où un moniteur est indiqué, les parents doivent également avoir à domicile un appareil d'aspiration (aspiration buccale), un ventilateur manuel et des masques, et savoir les utiliser.

Remarque : un monitoring à domicile sans entraînement sérieux des parents à la réanimation n'a pas de sens.

Bibliographie

1. Bruner JMR, Krenis LJ, Kunsman JM (1981) Comparison of direct and indirect methods of measuring arterial blood pressure. Med Instrum 15 : 182
2. Cabal LA, Larrazabal C, Siassi B (1986) Hemodynamic variables in infants weighing less than 1000 grams. Clin Perinatol 13 : 327–338
3. Clairambault J, Curzi-Dasvalova L, Kauffman F, Médigue C, Leffler C (1992) Heart rate variability in normal sleeping full-term and preterm neonates. Earl Hum Dev 28 : 169–183
4. Cunningham MD (1983) Monitoring pulmonary functions during mechanical ventilation of infants with RDS. J Pulm Techn 13 : 47–53
5. Darnall RA (1985) Noninvasive blood pressure measurement in the neonate. Clin Perinatol 12 : 31–49
6. Friesen RH, Lichtor JL (1981) Indirect measurement of blood pressure in neonates and infants utilizing an automatic noninvasive oscillometric monitor. Anesth Analg 60 : 742–746
7. Fuchshofen M, Metze H (1976) Der Blutdruck von Frühgeborenen in den ersten drei Lebenswochen. Monatsschr Kinderheilkd 124 : 596

8. Gardner RM (1981) Direct blood pressure measurement. Dynamic response requirements. Anesthesiology 54 : 227–236
9. Le Souef PN, England SJ, Bryan AC (1984) Total resistance of the respiratory system in preterm infants with and without an endotracheal tube. J Pediatr 104 : 108–111
10. Mayfield SR, Bhatia J, Nakamura KT, Rios GR, Bell EF (1984) Temperature measurement in term and preterm neonates. J Pediatr 104 : 271–275
11. McElroy E, Steinschneider A, Weinstein S (1986) Emotional and health impact of home monitoring on mothers : a controlled prospective study. Pediatrics 78 : 780–786
12. Prietsch V, Maier R, Schmitz L, Obladen M (1992) Long-term variability of heart rate increases with successful closure of patent ductus arteriosus in preterm infants. Biol Neonate 61 : 142–149
13. Ravenswaaij-Arts CMA, Hopman JCW, Kollee LAA, van Amen JPL, Stoelinga GBA, van Geijn HP (1991) The influence of respiratory distress syndrome on heart rate variablity in very preterm infants. Early Hum Dev 27 : 207–221
14. Schiffman RF (1982) Temperature monitoring in the neonate : a comparison of axillary and rectal temperatures. Nurs Res 31 : 274–279
15. Sonesson SE, Broberger (1987) Arterial blood pressure in the very low birthweight neonate : evaluation of an automatic oscillometric technique. Acto Paediatr Scand 75 : 140-147
16. Southall DP (1985) Commentary : The prevention of sudden infant death syndrome : is there a role for home monitoring? J Med Eng Technol 9 : 259–260
17. Steele AM, Lenihan BD, Eisenberg ES, Lipsitz PJ (1984) Lack of objectivity in distinguishing infants in need of home monitoring or predicting subsequent apnea. Pediatr Res 18 : 406A
18. Thomson A, Silverman M (1985) Single-breath measurement of lung mechanics in very low birthweight infants. Crit Care Med 13 : 4–8
19. Versmold HT, Kitterman J, Phibbs PH, Gregory GA, Tooley WH (1981) Aortic blood pressure during the first 12 hours of life in infants with birthweight 610 to 4220 grams. Pediatrics 67 : 607

6

Analyse des gaz du sang et oxygénothérapie

M. Obladen

6.1 Analyse des gaz du sang : méthode

L'appareil d'analyse des gaz du sang est un élément essentiel du poste de soins intensifs.

Les appareils modernes (Corning 178, AVL, Radiometer ABL 3 et 330) mesurent de façon indépendante le pH (électrode de verre), la PO_2 (électrode de Clark) et la PCO_2 (électrode de Severinghaus) ; ils évaluent le taux de bicarbonate standard, le déficit en base et la saturation en oxygène, et ils ont un affichage digital ou impriment les résultats.

Pour que cet appareil soit fonctionnel dans un service de soins néonatals, il est indispensable qu'il puisse prélever les plus petits volumes de sang (50 µl), qu'il n'ait pratiquement pas de panne et que le nettoyage et la calibration soient simples.

Le personnel de réanimation devra suffisamment connaître cet appareil pour être capable d'assurer de lui-même les petites réparations et les étalonnages. Prévoir suffisamment de pièces de rechange !

6.1.1 *Obtention des échantillons de sang*

Remarque : ne pas remplir le capillaire hépariné jusqu'à son extrémité car le contact avec le verre active la coagulation. Pas de bulles dans le capillaire ! Pas d'obturation avec la pâte à modeler ! Mesures pratiquées dans les 5 minutes. Si cela n'est pas possible, stockage du capillaire bouché dans de l'eau glacée.

6.1.2 *Sang capillaire*

Sur la face latérale du talon ou la pulpe du pouce, piquer à la lancette, faire entrer librement le sang dans le capillaire hépariné.
La PCO_2 dans ce prélèvement capillaire (sang artérialisé) est de 8-10 mmHg plus élevé que dans le sang artériel.

Remarque : la mesure de la PO_2 sur un échantillon capillaire est sans intérêt !

6.1.3 *Ponction artérielle*

Artères disponibles : l'artère radiale (si possible à droite = sang préductal), l'artère temporale ; jamais de ponction de l'artère fémorale : danger de spasme artériel et de nécrose. L'estimation des gaz du sang sur ponction artérielle n'est valable que si la durée de la ponction est < 30 secondes, car au-delà, la réaction à la douleur de même que les cris et le stress de l'enfant font chuter très rapidement la PO_2. Test d'Allen (voir 6.1.5).

6.1.4 *Cathéter artériel ombilical*

Les valeurs de PO_2 postductales sont les plus fiables. Le cathétérisme est facile pendant les premières heures de vie, plus difficile plus tard en raison d'un spasme artériel. Après le premier jour de vie, le cathétérisme reste souvent possible pendant les 4 à 5 jours suivants ; par la suite, il est difficile et comporte un risque élevé d'infection.

Localisation

Les artères ombilicales sont plus étroites que la veine ombilicale ; elles sont blanches, rondes à paroi épaisse, contractées et ont une petite lumière centrale. Elles sont situées sur la surface de section ombilicale entre 4 et 7 heures (voir 16.8.1). Élargir la lumière par introduction d'une petite sonde boutonnée ou dilater avec une petite pincette anatomique. Saisir la paroi artérielle à l'extérieur et à l'intérieur avec une petite pincette anatomique et introduire le cathéter ombilical (Argyle Ch 3,5) tenu à son extrémité avec une autre pincette. Angle d'introduction de 45 ° par rapport à l'horizontale vers le bas, avec une petite latéralisation par rapport à l'axe corporel. Le moignon ombilical étant tiré vers le haut afin de supprimer des sinuosités du trajet artériel, il faut pousser fermement mais avec prudence le cathéter. Les résistances peuvent exister :

- après 1-2 cm (tournant vers le bas),
- après 3-4 cm (fixation de l'artère à la paroi vésicale latérale),
- après 5-6 cm (jonction à l'artère iliaque interne).

Lors d'un spasme artériel, exercer une pression prudente pendant 1 à 2 minutes en tournant légèrement le cathéter. Si cela échoue, cathétériser l'autre artère ombilicale. En cas de nouvel échec, remplir le cathéter de Mépivacaïne à 1 % et le pousser encore une fois jusqu'à la résistance. Injecter un anesthésique local, attendre 2 5 minutes, tenter un nouvel essai pour faire progresser le cathéter.

La position correcte du cathéter est située au-dessus de la bifurcation aortique (L4) ou au-dessus du diaphragme (Th6), donc à distance des artères rénales. Calcul d'après le diagramme de Dunn [44] (fig. 6.1).

Après mise en place du cathéter, inspecter la région fessière, les extrémités, les membres inférieurs et palper les pouls fémoraux. Cyanose, pâleur ou absence du pouls fémoral signifient une mauvaise position (artère fessière inférieure, artère

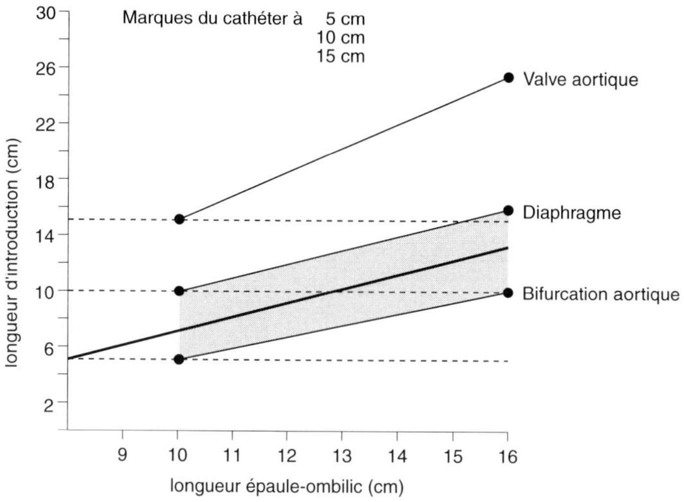

Fig. 6.1. Diagramme pour déterminer la position du cathéter artériel ombilical (d'après [44])

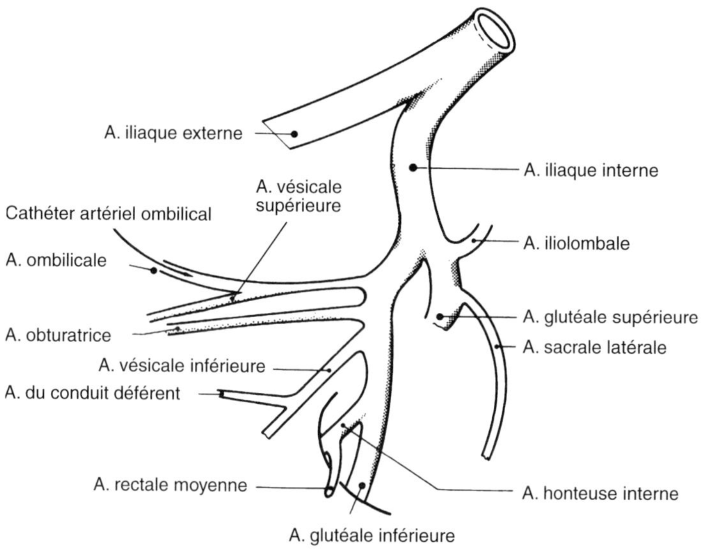

Fig. 6.2. Branches de l'artère iliaque interne

fémorale, spasme artériel) (fig. 6.2). Le cathéter artériel ombilical doit être retiré de la distance nécessaire à la disparition des symptômes. Il est important, comme pour tout autre cathéter central, de vérifier sa position par un examen radiologique. Par ailleurs, nous ajoutons une perfusion de solution glucosée 0,5-1 ml/h avec de l'héparine 1 UI/kg/h.

Complications

- Ischémie périphérique (spasme artériel),
- infection,
- perforation,

- fausse-route dans une collatérale de l'aorte abdominale,
- hémorragie accidentelle mettant en jeu le pronostic vital,
- migration intravasculaire du cathéter,
- thrombose du cathéter (occlusion),
- thrombose artérielle,
- embolie,
- embolie gazeuse,
- nécrose périphérique (médicaments irritants, solution hyperosmolaire),
- entérocolite nécrosante,
- hypertension rénovasculaire.

Ablation du cathéter

Retirer le cathéter lentement jusqu'à 2 cm de la sortie. En déconnectant à plusieurs reprises la seringue placée à l'extrémité du cathéter, surveiller l'afflux de sang artériel pulsatile. Après 2 à 5 minutes survient un spasme artériel ; il n'y a plus de pulsations dans le cathéter, ni de reflux sanguin. Le cathéter peut être enlevé sans autre manipulation. Si la contraction artérielle se fait attendre, on peut faire une bourse ou un point en Z autour du vaisseau et retirer le cathéter en même temps qu'on fait le nœud.

6.1.5 Cathétérisme de longue durée de l'artère radiale

Il s'agit d'une technique précise et fiable, qui ne comporte pas de risque majeur de complications, même après plusieurs jours de mise en place. Pour plus de sécurité, il convient avant une canulation de longue durée de l'artère radiale, de vérifier par sa compression (test d'Allen) si l'artère cubitale est capable de perfuser la main suffisamment [40]. La transillumination de l'extrémité de la main avec une lampe de poche ou avec une source de lumière froide [42] ou l'utilisation d'une sonde Doppler [25], facilite grandement la localisation de l'artère radiale.

6.2 Désordres de l'équilibre acido-basique (schématisés)

Tableau 6.1

Désordres	Dissociation	Exemple clinique	Gaz du sang au stade aigu	Mécanismes physiologiques compensateurs	Gaz du sang au stade chronique (compensé)
1. Acidose respiratoire	$\frac{(HCO_3^-)}{(CO_2)\uparrow}$	Atélectasie	pH 7,21 PCO_2 74 St. B. 22,5 BE −2 PO_2 44	Résorption de bicarbonate Hypochlorémie	pH 7,36 PCO_2 71 St. B. 33 BE +10 PO_2 46
2. Alcalose respiratoire	$\frac{(HCO_3^-)}{(CO_2)\downarrow}$	Hyperventilation iatrogène	pH 7,62 PCO_2 19 St. B. 24,5 BE +1 PO_2 92	Rétention de chlore, pertes rénales basiques	pH 7,41 PCO_2 23 St. B. 18 BE −8 PO_2 98
3. Acidose métabolique	$\frac{(HCO_3^-)\downarrow}{(CO_2)}$	Insuffisance cardiaque (acidose lactique par hypoxie)	pH 7,03 PCO_2 46 St. B. 11 BE −20 PO_2 21	Hyperventilation	pH 7,35 PCO_2 24 St. B. 17 BE −10 PO_2 20
4. Alcalose métabolique	$\frac{(HCO_3^-)\uparrow}{(CO_2)}$	Sténose du pylore	pH 7,51 PCO_2 40 St.B. 31 BE +8 PO_2 78	Hypoventilation	pH 7,42 PCO_2 58 St.B. 33 BE +10 PO_2 81

6.3 Analyse des gaz du sang : valeurs normales chez le nouveau-né (modifiées d'après Koch et Wendel [22])

Tableau 6.2

	À la naissance			Sang artériel, âge		
	Veine ombilicale	Artère ombilicale	10 min	1 h	24 h	5 j
pH	7,32	7,24	7,21	7,33	7,37	7,37
PCO_2 (mmHg)	38	49	46	36	33	35
Bicarbonate (mmol/l)	20	19	17	19	20	21
BE (mmol/l)	−4	−7	−10	−7	−5	−4
PO_2 (mmHg)	27	16	50	63	73	72

Tableau 6.3. Mécanismes compensateurs de la régulation acido-basique

Mécanismes compensateurs	Temps de réaction
Échanges ioniques intra-/extracellulaires (transminéralisation)	
Dilution (effet local)	secondes
Alcalinisation (HCO_3^-, Hb, Protéines, $H_2PO_4^-$, etc.)	minutes
Respiration (hypo-, hyperventilation)	heures
Reins (HCO_3^-, HPO_4^{2-}, anhydrase carbonique, formation de NH_4^+)	au moins un jour

6.3.1 Traitement médicamenteux des troubles de l'équilibre acido-basique

Indication

- Le traitement par bicarbonate n'est presque jamais étiologique, car l'acidose témoigne d'une pathologie sous-jacente. L'acidose respiratoire devra toujours être, dans un premier temps, traitée par la ventilation, et l'hypovolémie par le remplissage vasculaire.
- Acidose respiratoire ou mixte : apport de substances basiques seulement si une ventilation artificielle n'est pas indiquée.
- Une acidose métabolique due à une hypothermie disparaît après réchauffement seul.
- Acidose métabolique avec pH < 7,10 nécessitant un apport en bicarbonate de sodium.
- Alcalose métabolique : si pH > 7,50, apport d'hydrochlorure d'arginine.

Doses

Bicarbonate de soude à 8,4 % (1 ml = 1 mmol)

Dose : déficit de base × kg × 0,3 (facteur de correction pour volume extracellulaire) = nombre de mmol de substitution. En règle générale, diluer 1:1 avec glucose à 5 % (et non avec des électrolytes).
Effets secondaires : hypernatrémie, hyperosmolarité, lésions cérébrales.

Tampon TRIS 0,3 molaire (Trométamol)

Agit plus sur le secteur intracellulaire que sur le secteur extracellulaire, est indiqué en cas d'hypernatrémie, quand l'apport de bicarbonate de soude est contre-indiqué.

À ne donner qu'avec une solution de glucose à 10 % ! (1 ml TRIS : 2 ml de glucose à 10 %)
Dose : déficit de base × kg.
Effets secondaires : apnées, irritation locale, hypoglycémie, hypokaliémie.

Chlorhydrate d'arginine 21,06 % ou chlorhydrate de lysine 18,2 % (1 ml = 1 mmol)

Dose : excès de base × kg × 0,3 (facteur de correction pour volume extracellulaire).

Cependant, en raison du danger d'acidose iatrogène, il convient d'utiliser le chlorhydrate de lysine de façon parcimonieuse et prudente, surtout chez les enfants en insuffisance respiratoire ; nous ne rectifions dans un premier temps que pour 25 à 30 % de l'excès de base calculé.

Application

Les solutions d'alcalinisation doivent être données lentement : danger d'hémorragie cérébrale par hyperosmolarité (le bicarbonate de soude à 8,4 % a une osmolarité de 1 600 mosmol/l). Lorsqu'on dilue à 1/4 molaire, le risque d'hémorragie intraventriculaire diminue [29]. Pas d'injection en bolus ! Au mieux, perfuser avec une pompe sur une durée d'au minimum 20 minutes [39]. En cas de doses élevées, fractionner la dose en 3 à 4 doses unitaires qui sont lentement perfusées sur 15 minutes. La vitesse maximale d'apport pour le bicarbonate de soude est de 0,1 mmol/kg/min. Si on dépasse 10 mmol/kg/4 h, il faut contrôler la natrémie.

Remarque : lorsqu'un choc est soupçonné ou confirmé, un remplissage vasculaire adéquat évite souvent un traitement alcalinisant.

6.4 Dissociation de l'oxygène

La figure 6.3 représente la courbe de dissociation de l'oxygène ; elle explique les mécanismes qui, chez le nouveau-né, conduisent à son déplacement vers la gauche ou la droite. La courbe décrit la capacité de l'hémoglobine de libérer de l'oxygène lorsque la PO_2 est basse et celle de lier de l'oxygène en cas de PO_2 élevé.

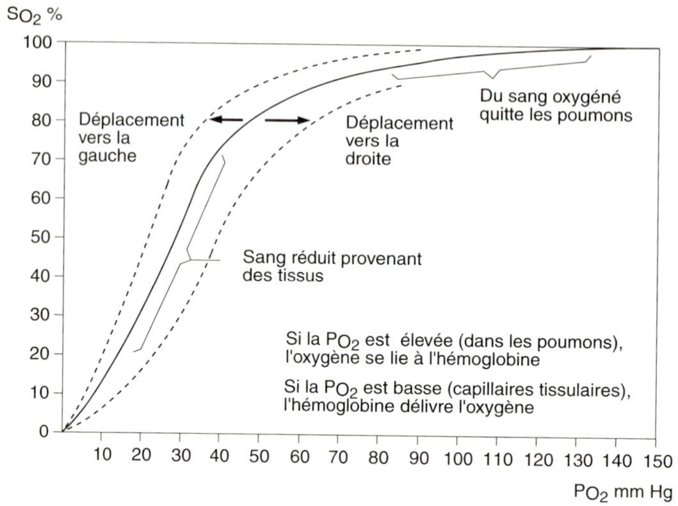

	Déplacement vers la gauche	Déplacement vers la droite
Causes	Grande prématurité (augmentation de HbF)	Exsanguinotransfusion (augmentation de HbA), transfusion
	Alcalose	Acidose
	Hypocapnie	Hypercapnie
	Hypothermie	Fièvre
	Réduction de 2,3 DPG	Élévation de 2,3 DPG
Consé-quences	Plus forte liaison de l'oxygène à l'hémoglobine : O_2 va être moins bien délivré aux tissus (seulement lors d'une PO_2 basse)	Diminution de l'affinité de l'oxygène : meilleure libération d'O_2 au niveau des tissus, car la chute de pression est plus grande

Fig. 6.3. Courbes de dissociation de l'oxygène. Signification de son déplacement vers la gauche et la droite chez le nouveau-né

La couleur de la peau chez le nouveau-né ne peut pas être prise en compte comme preuve d'une oxygénation suffisante en raison de l'augmentation rapide de la courbe de dissociation de l'oxygène dans sa zone moyenne. C'est avant tout lors d'hypothermie qu'une hypoxémie avec un aspect rose peut exister !

6.5 Causes des désordres de l'oxygénation

Troubles ventilatoires

Troubles ventilatoires centraux : méningite, infection, hémorragie cérébrale, convulsions. Centres respiratoires immatures, accès d'apnées.

Tableau 6.4. Transport critique en oxygène (Hb-F hémoglobine fœtale)

Diminution	Augmentation
Fraction d'éjection cardiaque	Shunt
PaO_2	Consommation en O_2
Hématocrite	Hb-F
Déformabilité érythrocytaire	Viscosité

Troubles de ventilation : inhalation (méconium), atélectasie.

Troubles de diffusion

Syndrome de détresse respiratoire, dysplasie bronchopulmonaire, pneumonie interstitielle, œdème pulmonaire, retard de résorption du liquide alvéolaire (PMA) (voir Chap. 8).

Troubles de perfusion

Syndrome de détresse respiratoire, shunt droit-gauche intrapulmonaire lors d'atélectasies, malformations cyanogènes avec shunt extrapulmonaire droit-gauche, persistance de la circulation fœtale après asphyxie, hypovolémie avec hypotension et shunt droit-gauche à travers le canal artériel.

Troubles de la fixation de l'oxygène

1 g Hb fixe 1,34 ml O_2. Le sang a une capacité optimale de transport en oxygène avec un hématocrite de 45 %. Si Hb = 15 g/100 ml, la capacité de transport en oxygène sera de 20 vol. % ; si Hb = 8 g/100 ml, elle est de 11 vol. %.

Transport d'oxygène critique

Toute une série de facteurs peuvent gêner le transport de l'oxygène aux tissus (en particulier au cerveau qui consomme plus de 50 % de l'oxygène). Plusieurs de ces facteurs, représentés dans le tableau 6.4, peuvent s'additionner chez le prématuré, comme en un cercle vicieux.

6.6 Indications de l'oxygénothérapie

- Seule une hypoxémie avérée, $PaO_2 < 40$ mmHg, est une indication à l'apport d'oxygène.
- Ventilation artificielle n'est pas synonyme d'oxygénothérapie.
- L'oxygène est un médicament avec des effets secondaires dangereux, qui, comme tout médicament, doit être prescrit par le médecin selon un dosage précis.

Chaque administration en oxygène peut, si la diffusion est correcte, conduire la PaO_2 à un niveau entraînant un risque de rétinopathie chez le prématuré. En cas de pathologie pulmonaire, il n'existe pas de corrélation sûre entre FiO_2 et PaO_2 Cette estimation n'est pas fiable en ventilation spontanée, a fortiori, et complètement impossible en ventilation artificielle, en particulier quand sont utilisés CPAP, PEP ou les inspirations prolongées qui peuvent augmenter fortement la PaO_2.

6.7 Utilisation pratique de l'oxygénothérapie

L'oxygène doit être humidifié et chauffé à la température de la zone de neutralité thermique (température de l'incubateur). Il faut contrôler soigneusement concentration, humidité et température. Il faut supprimer les fuites dans le mélangeur, l'humidificateur et les tuyaux ; l'humidificateur doit être changé tous les jours (risque de colonisation par *Pseudomonas aeroginosa*).

Mesures de la concentration d'oxygène dans les gaz inspirés

Les oxymètres fonctionnent aujourd'hui, dans la plupart des cas, avec une électrode directement sensible à l'oxygène. Ils doivent être étalonnés quotidiennement avec 21 % et 100 % d'oxygène et doivent afficher les limites d'alarme. La mesure continue est recommandée.

Incubateur

Le branchement de l'oxygène directement dans la couveuse permet d'obtenir une FiO_2 de 0,4. Les concentrations plus élevées baissent immédiatement dès qu'on ouvre la couveuse.

Enceinte céphalique ou cloche de Hood

Cet instrument s'est révélé très pratique pour toutes les concentrations d'oxygène $FiO_2 > 0,4$. Le flux gazeux doit être au minimum de 2 l/min afin d'éviter une accumulation de CO_2 [14]. Lorsque le flux gazeux est important, il existe un risque de réchauffement ou de refroidissement. Il est recommandé de surveiller la température dans le Hood.

Sonde nasale

Intéressante pour une oxygénothérapie à plus long terme de doses modérées d'oxygène (par ex. pour une BDP).
Avantages : mouvements de l'enfant possibles.
Inconvénients : taux de FiO_2 difficilement estimables.

Ventilation artificielle

- Régler l'O_2 au variateur d'oxygène.
- Masque en silicone (Laerdal, taille 0-1) avec ventilateur manuel Laerdal (valve de sécurité, vérifier son fonctionnement) ou ventilateur Penlon ou Ambu.
- Système de CPAP nasal (installation avec un mélangeur d'oxygène).
- Respirateur (installation avec un mélangeur d'oxygène).

6.8 Surveillance de l'oxygénothérapie

6.8.1 *Analyse des gaz du sang artériel*

(technique voir 6.1, valeurs normales voir 6.3)

La mesure de la PO_2 artérielle est la méthode standard de surveillance de l'oxygénothérapie, même si on dispose de PO_2 transcutanées ou d'oxymétrie de pouls. Tout médecin qui conduit une oxygénothérapie chez des nouveau-nés doit parfaitement maîtriser la technique des ponctions artérielles. Nous effectuons des analyses de sang artériel en même temps que des mesures transcutanées chez tout nouveau-né qui reçoit de l'oxygène pendant un certain temps (c'est-à-dire, pendant plus de 2 heures) et en particulier :

- dans les premières 24 heures de vie, à 2 reprises,
- au 2ème jour de vie, 1 fois,
- par la suite, au moins 1 fois par semaine,
- en dehors de cela, chaque fois qu'il existe un doute sur la fiabilité des valeurs de PO_2 transcutanées.

Les analyses de gaz du sang artériel doivent être inscrites en rouge dans le dossier de l'enfant. Quand on donne de l'oxygène chez le prématuré, la PaO_2 devra rester en dessous de 70 mmHg [23]. La limite est à placer plus bas encore s'il existe une déviation vers la droite de la courbe de dissociation de l'oxygène (voir fig. 6.3) comme dans le cas d'hypercapnies, en situation post-transfusionnelle, etc. De même, quand la dépense d'énergie et l'apport d'oxygène augmentent dans la période postnatale, il faut se rappeler, lors des soins aux prématurés, que le fœtus vit in utero avec une PO_2 de 25 à 35 mmHg (voir fig. 2.1).

6.8.2 *Mesure de la PO_2 transcutanée*

La méthode permet l'estimation de la pression partielle en oxygène, sans prélèvement de sang. Une électrode polarographique de type Clark, chauffée à 43-44 °C, mesure l'oxygène qui diffuse à travers la peau ; certains appareils enregistrent la quantité de chaleur nécessaire comme mesure de la perfusion cutanée. L'électrode devra être placée en préductal (sur l'hémithorax droit ou le bras droit), si on ne peut exclure l'existence d'un canal artériel ouvert. À l'endroit de la mesure, il existe un érythème dû au chauffage. Il faut déplacer l'électrode toutes les 2 heures afin d'éviter des brûlures du 2ème degré. La PO_2 mesurée de manière transcutanée est toujours plus basse que la PO_2 artérielle en raison du temps de diffusion et du temps de réponse de l'électrode [34]. Malgré cela, la corrélation avec la PO_2 artérielle pour tous les âges gestationnels pendant les premières semaines postnatales est remarquablement bonne dans la plupart des situations pathologiques, de telle sorte qu'on peut renoncer en général, à l'heure actuelle, à la surveillance continue par un cathéter artériel [7]. Chez chaque enfant, il faut cependant vérifier la corrélation individuelle par l'analyse de gaz du sang artériel (voir 6.1.3). Dans les situations pathologiques suivantes, l'utilisation de la mesure de la PO_2 transcutanée est limitée par une mauvaise corrélation avec la PO_2 artérielle :

- perturbation de la microcirculation (infection, hypotension),
- malformation cardiaque avec cyanose ou insuffisance cardiaque,
- traitement avec vasodilatateur (tolazoline),
- œdème important (en particulier hydrops fetalis),
- dysplasie bronchopulmonaire et autre affection pulmonaire au-delà du 2ème mois de vie [34].

Une information particulièrement précieuse est apportée par la combinaison de l'analyse de gaz transcutanés et de l'enregistrement de la respiration et de la fréquence cardiaque (oxycardiorespirogramme).

6.8.3 *Mesure transcutanée de la PCO_2*

La PCO_2 peut également être mesurée par voie transcutanée, avec une précision suffisante, ce qui permet de diminuer la fréquence des prélèvements de sang chez des enfants ventilés en longue durée et relativement stables. Une électrode de verre à pH de type Severinghaus, préchauffée à 43 °C, ou une électrode en métal oxydé avec une membrane perméable au CO_2, est d'abord calibrée avec deux gaz d'étalonnage et ensuite fixée à la peau de la même manière que l'électrode à PO_2 transcutanée. La difficulté réside dans le fait que cette méthode donne des valeurs de 15 à 30 mmHg trop élevées, de telle sorte qu'il faut calculer un facteur de correction pour chaque enfant. Lorsque la pression artérielle est basse en raison de la perfusion cutanée diminuée, cette différence est encore plus importante [7]. Cette électrode doit également être changée de position toutes les 2 à 4 heures pour éviter les brûlures cutanées.

Les moniteurs transcutanés modernes comportent des sondes combinées miniaturisées, qui permettent la mesure simultanée de la PO_2 et de la PCO_2 transcutanées.

6.8.4 *Oxymétrie de pouls*

Des photomètres spectraux récemment développés permettent l'enregistrement continu de la saturation en oxygène de l'hémoglobine ($SatO_2$ en %). Il faut placer entre la source de lumière et le détecteur le gros orteil, l'avant-pied ou la main de l'enfant. La différence d'absorption de la lumière entre hémoglobine réduite et oxyhémoglobine est mesurée en relation avec les pulsations artérielles, de telle sorte que la fréquence du pouls périphérique est également indiquée. L'oxymétrie de pouls se prête bien à la détection des situations d'hypoxie et a également les avantages suivants, par rapport à la mesure de la PO_2 transcutanée [9, 20] :

- temps de réponse rapide (2-3 s),
- il n'est pas nécessaire de calibrer (pratique pour la salle d'accouchement et pour le transport),
- pas de brûlure cutanée (capteur non chauffé),
- grande fiabilité même chez les nourrissons plus âgés ayant une dysplasie bronchopulmonaire [37].

Par contre, l'oxymétrie de pouls n'est pas adaptée à la détection des situations d'*hyperoxie* : dans les zones élevées de la courbe de dissociation de l'hémoglobine (voir 6.4), une petite variation de $SatO_2$ peut signifier une grande variation de PO_2 artérielle. Des valeurs de $SatO_2$ de 90 % peuvent déjà être dangereuses. La surveillance par la PO_2 transcutanée est plus sûre, en particulier chez les prématurés avec oxygénothérapie et quand la courbe de dissociation de l'hémoglobine est déviée vers la droite, c'est-à-dire quand il existe un danger de rétinopathie. Malheureusement, la plupart des appareils utilisés restent peu fiables et il est donc conseillé d'effectuer une comparaison avec les valeurs de la saturation d'oxygène de la gazométrie artérielle [10, 32].

6.9 Effets secondaires de l'oxygène

6.9.1 *Dépression ventilatoire*

Si l'on donne brutalement de l'oxygène à haute concentration à un nouveau-né plus âgé, à terme, il peut en résulter une dépression ventilatoire durant une minute [33]. En particulier lorsqu'en situation d'hypercapnie ($PCO_2 > 80$ mmHg), la ventilation est principalement stimulée par des récepteurs sensibles au manque d'oxygène : si ceux-ci sont brutalement déprimés par un apport d'oxygène, il en résulte une apnée.

6.9.2 *Toxicité de l'oxygène*

En situation d'hyperoxie, une partie de la molécule d'oxygène capte non pas 4 mais 1 à 3 électrons : il en résulte des radicaux libres réactifs, notamment la superoxydase et le peroxyde d'hydrogène, qui peuvent gêner la fonction de toutes les enzymes avec des groupes sulfhydryles [43]. La capacité diminuée du nouveau-né pour détruire ces radicaux (superoxyde dismutase, glucathion réductase, etc.) explique la particulière toxicité de l'oxygène en période néonatale [5] qui va se manifester essentiellement sur les cellules endothéliales des vaisseaux de la rétine et sur les pneumocytes de type I alvéolaires.

6.9.3 *Dysplasie bronchopulmonaire* (voir 8.6)

Cette pathologie reflète également la toxicité de l'oxygène (voir 8.6).

6.10 Rétinopathie du prématuré

Cette maladie, dans la genèse de laquelle la toxicité de l'oxygène joue un rôle central, peut se dérouler de façon très variable. Elle commence le plus souvent à l'âge de 32-36 SA. L'« épidémie » qui, dans les années 50, aux États-Unis, a rendu aveugle 10 000 enfants est la démonstration par excellence de combien peut être dangereux, en néonatologie, l'introduction non contrôlée d'une nouvelle forme de traitement [38].

6.10.1 *Pathogenèse et épidémiologie*

La morbidité de la rétinopathie dépend de l'immaturité et de la qualité de la surveillance de l'oxygénothérapie, ainsi que de l'expérience de l'ophtalmologue. L'évolution de 15 % des prématurés ayant un poids de naissance inférieur à 750 g sera compliquée par une rétinopathie nécessitant un traitement par un ophtalmologue [24]. Les prématurés avec un poids de naissance inférieur à 1 700 g n'évoluent que dans 4 % des cas vers une rétinopathie de stade III, et dans 0,4 % des cas vers une rétinopathie de stade IV. Les rétinopathies de stade I (30 %) et de stade II (15 %) régresseront sans séquelles [26].

Les valeurs critiques de FiO_2 ou de PaO_2 qui peuvent entraîner une rétinopathie sont difficiles à préciser, car outre l'oxygène d'autres *facteurs pathogènes* jouent un rôle :

- la forte immaturité (poids de naissance < 1 000 g) [41] : vascularisation centripète de la rétine de la 24ème à la 40ème SA,
- la durée de l'exposition à l'oxygène (+ 6 heures),
- $PtcO_2$ > 80 mmHg [13]
- le passage de l'hyperoxie en hypoxie (accès d'apnées),
- l'affinité de l'oxygène qui est diminuée après transfusions répétées ou exsanguino-transfusion avec du sang HbA,
- l'hypercapnie (déviation vers la droite de la courbe de dissociation de l'oxygène [4], la dilatation des vaisseaux rétiniens),
- l'éclairage (forte intensité lumineuse dans le service de soins intensifs tout au long des 24 heures [17]).

Le tableau 6.5 décrit la classification internationale de la rétinopathie du prématuré [15, 19]. Le fond d'œil est par définition partagé en trois zones concen-

Tableau 6.5. Classification de la rétinopathie du prématuré [15, 19] (le stade est marqué par le signe + quand il existe en même temps une dilatation des veines et une sinuosité des artérioles)

Stade	Phase proliférative
I	Ligne de démarcation (ligne blanche étroite, non surélevée, dans la zone de transition entre rétine vasculaire et avasculaire)
II	Bordure (ligne de démarcation surélevée)
III	Surélévation avec prolifération fibrovasculaire extrarétinienne
IVa	Décollement rétinien partiel sans atteinte de la macula
IVb	Décollement rétinien partiel avec atteinte de la macula
V	Décollement total de la rétine

triques. Les anomalies du fond d'œil sont souvent asymétriques. Le pronostic est d'autant plus mauvais que le shunt artério-veineux dépasse le bourrelet vers le centre. Les vaisseaux néoformés se déchirent facilement, ce qui entraîne des hémorragies rétiniennes. La phase de cicatrisation commence seulement des mois après la naissance.

6.10.2 Prévention

Afin d'éviter les grades avancés de la rétinopathie du prématuré et, en particulier, la fibroplasie rétrolentale aboutissant à la cécité, les mesures suivantes sont indispensables :

- bilan intermittent avec mesure de la PaO_2, tant qu'un enfant est traité par oxygène,
- surveillance continue transcutanée de tout nouveau-né recevant de l'oxygène, avec contrôle par des mesures de sang artériel,
- surveillance ophtalmologique soigneuse de tout nouveau-né après oxygénothérapie ; au moins un examen après stabilisation de l'enfant (au plus tard, avant la sortie) suivi d'un autre examen par un ophtalmologue entraîné au terme théorique calculé (par exemple 4 semaines après la sortie).

6.10.3 Examen ophtalmologique [8, 19]

Quels enfants examiner ?

- Tous les prématurés < 1 500 g de poids de naissance avec ou sans oxygène.
- Les nouveau-nés qui ont reçus une oxygénothérapie (de plus de 6 heures).
- Les nouveau-nés qui ont été ventilés au-delà d'une courte réanimation.
- Les nouveau-nés ayant eu des accès d'apnées nécessitant une ventilation au masque.

Quand examiner ?

- Selon le stade d'immaturité : 1er examen ophtalmologique à 33 SA. Toutefois : 86 % des enfants n'évolueront vers une rétinopathie que vers 34 à 42 SA [11] !
- Effectuer des examens de contrôle chez l'enfant très immature toutes les 2 semaines.
- Effectuer des examens de contrôle toutes les semaines si le résultat reste suspect ou pathologique.
- Examen de contrôle obligatoire 4 semaines après la date théorique de l'accouchement.
- Documentation des résultats de l'examen du fond d'œil selon la classification internationale [15, 19].
- Un suivi à long terme sera aussi effectué pour les atteintes modérées : risque ultérieur d'anomalies de la réfraction et strabisme [27].

6.10.4 Traitement

- Stade I et II : examen de contrôle, si doute sous anesthésie. Plus de 90 % des altérations de la phase de prolifération rétrocèdent spontanément sans traitement.
- Stade III : cryothérapie ou laser [31].

Ce traitement, s'il est mis en place à temps, permet deux fois plus de guérisons que l'évolution spontanée [8, 16].

6.10.5 Vitamine E

La vitamine E (alpha-tocophérol) a une action anti-oxydante analogue à celle de la glutathion réductase. Le passage placentaire et les stocks hépatiques du nouveau-né sont réduits, l'absorption et le niveau sérique chez le prématuré sont diminués. La vitamine E a été proposée, à des dosages variés, comme prophylaxie de la rétinopathie du prématuré [18, 30] et de la dysplasie bronchopulmonaire. L'efficacité quant à la toxicité pulmonaire n'a pas été démontrée par des études contrôlées [35]. Un traitement avec des doses élevées de 100 mg/kg/jour, s'il est commencé tôt après la naissance et poursuivi pendant plusieurs semaines, semble pouvoir diminuer la sévérité de la rétinopathie [18] ; cependant, cette efficacité est également controversée [30, 36, 38]. En dehors de cela, la vitamine E a chez le nouveau-né des effets secondaires graves : elle augmente la fréquence des infections [21], de l'entérocolite nécrosante [12] et des hémorragies cérébrales. L'injection intramusculaire entraîne des calcifications tissulaires [3]. En pesant le pour et le contre de ce traitement, nous ne sommes pas en mesure actuellement de décider de l'utilisation en routine de la vitamine E pendant l'oxygénothérapie.

Bibliographie

1. Adams JM, Rudolph AJ (1975) The use of indwelling radial artery catheters in neonates. Pediatrics 55 : 261

2. American Academy of Pediatrics (1983) Clinical considerations in the use of oxygen-Guidelines for perinatal care p 212
3. Barak M, Herschkowitz S, Montag J (1986) Soft tissue calcification : a complication of vitamin E injection. Pediatrics 77 : 382–385
4. Bossi E, Körner F (1984) Die Retinopathie des Frühgeborenen. Ophthalmologische und neonatologische Aspekte. Fischer, Stuttgart
5. Bougle D, Vert P, Reichart E, Hartemann D, Heng EL (1982) Retinal superoxide dismutase activity in newborn kittens exposed to normobaric hyperoxia. Effect of vitamin E. Pediatr Res 16 : 400–402
6. Brünstler J, Enders A, Versmold HT (1982) Skin surface PO2 monitoring in newborn infants in shock : effect of hypotension and electrode temperature. J Pediatr 100 : 454
7. Cassady G (1983) Transcutaneous monitoring in the newborn infant. J Pediatr 103 : 837
8. Cryotherapy for retinopathy of prematurity cooperative group (1988) Multicenter trial of cryotherapy for retinopathy of prematurity : Preliminary results. Pediatrics 81 : 697–706
9. Durand M, Ramanathan R (1986) Pulse oximetry for continuous oxygen monitoring in sick newborn infants. J Pediatr 109 : 1052–1056
10. Fanconi S (1989) Pulse oximetry for hypoxaemia : A warning to users and manufacturers. Intensive Care Med 15 : 540–542
11. Fielder AR, Ng YK, Levene M (1986) Retinopathy of prematurity : Age at onset. Arch Dis Child 61 : 774–778
12. Finer NN, Peters KL, Hayek Z, Merkel CL (1984) Vitamin E and necrotizing enterocolitis. Pediatrics 73 : 387–393
13. Flynn JT, Bancalari E, Snyder ES, Goldberg RN, Feuer W, Cassady J, Schiffman J, Feldman HL, Bachynski B, Buckley E, Roberts J, Gillings D (1992) A cohort study of transcutaneous oxygen tension and the incidence and severity of retinopathy of prematurity. N Engl J Med 326 : 1050–1054
14. Gale R, Redner-Carmi R, Gale J (1977) Accumulation of carbon dioxide in oxgen hoods, infant cots, and incubators. Pediatrics 60 : 453–456
15. Garner A (Committe chairman) (1984) An international classification of retinopathy of prematurity. Pediatrics 74 : 127–133
16. Gilbert, WS, Dobson V, Quinn GE, Reynolds J, Tung B, Flynn JT (1992) The correlation of visual function with posterior retinal structure in severe retinopathy of prematurity. Arch Ophthalmol 110 : 625–631
17. Glass P, Avery GB, Subramanian KNS, Keys MP, Sostek AM, Friendly DS (1985) Effect of bright light in the hospital nursery on the incidence of retinopathy of prematurity. N Engl J Med 313 : 401–404
18. Hittner H, Kretzer F (1985) Retinopathy of prematurity : Pathogenesis, prevention and treatment. In : Chiswick (ed) Recent advances in perinatal medicine, Vol 2. Churchill Livingstone, Edinburgh, pp 145–163
19. International Committee for the Classification of the Late Stages of Retinopathy of Prematurity (1988) An international classification of retinopathy of prematurity. II. The classification of retinal detachment. Pediatrics 82 : 37–43
20. Jennis MS, Peabody JL (1985) No burns, no gradient : Pulse oximetry, an alternative to transcutaneous PO2. Clin Res 33 : 139 A
21. Johnson L, Bown FJ Jr, Abbasi S et al (1985) Relationship of prolonged pharmacologic serum levels of vitamin E to incidence of sepsis and necrotizing enterocolitis in infants with birth weight 1500 grams or less. Pediatrics 75 : 619–638

22. Koch G, Wendel H (1968) Adjustment of arterial blood gases and acid base balance in the normal newborn infants during the first week of life. Biol Neonate 12 : 136
23. Lucey JF, Dangman B (1984) A reexamination of the role of oxygen in retrolental fibroplasia. Pediatrics 73 : 82
24. Mintz-Hittner HA, Prager TC, Kretzer FL (1992) Visual acuity correlates with severity of retinopathy of prematurity in untreated infants weighing 750g or less at birth. Arch Ophthalmol 110 : 1087–1091
25. Morray JP, Brandford HG, Barnes LT et al. (1984) Doppler-assisted radial artery cannulation in infants and children. Anesth Analg 63 : 346
26. Ng YK, Fielder AR, Shaw DE, Levene MI (1988) Epidemiology of retinopathy of prematurity. Lancet II : 1235–1238
27. Page JM, Schneeweiss S, Whyte HEA, Harvey P (1993) Ocular sequelae in premature infants. Pediatrics 92 : 787–790
28. Palmer EA, Flynn JT, Hardy RJ, Phelps DL, Phillips CL, Schaffer DB, Tung B (1991) The cryotherapy for retinopathy of prematurity cooperative group : Incidence and early course of retinopathy of prematurity. Opthalmology 98 : 1628–1640
29. Papile LA, Burstein J, Burstein R, Koffler H, Koops B (1978) Relationship of intravenous sodium bicarbonate infusions and cerebral intraventricular hemorrhage. J Pediatr 93 : 834
30. Phelps DL (1982) Vitamin E and retrolental fibroplasia. Pediatrics 70 : 420.
31. Phelps DL (1993) Retinopathy of prematurity. Pediatr Clin North Am 40 : 705–714
32. Poets CF, Wilken M, Seidenberg J, Southall DP, von der Hardt H (1993) The reliability of a pulse oximeter in the detection of hyperoxemia. J Pediatr 122 : 87–90
33. Rigatto R, Brady JP, de la Torre Verduzco R (1975) Chemoreceptor reflexes in preterm infants. In : The effect of gestational and postnatal age on the ventilatory response to inhalation of 100% and 15% oxygen. Pediatrics 55 : 604
34. Rome ES, Stork EK, Carlo WA, Martin RJ (1984) Limitations of transcutaneous PO2 and P_{CO2} monitoring in infants with bronchopulmonary dysplasia. Pediatrics 74 : 217
35. Saldanha RL, Cepeda EE, Poland RL (1982) The effect of vitamin E prophylaxis on the incidence and severity of bronchopulmonary dysplasia. J Pediatr 101 : 89–93
36. Schaffer DB, Johnson L, Quinn GE Etal (1988) Vitamin E and retinopathy of prematurity : The ophthalmologist's perspective. Birth Defects 74 : 219–295
37. Solimano AJ, Smyth JA, Mann TK, Albersheim SG, Lockitch G (1986) Pulse oximetry advantages in infants with bronchopulmonary dysplasia. Pediatrics 78 : 844–849
38. Silverman WA (1980) Retrolental fibroplasia : A modern parable. Grune & Stratton, New York
39. Simmons MA, Adcock EW, Bard H, Battaglia FC (1974) Hypernatremia, intracranial hemorrhage and $NaHCO_3$ administration in neonates. N Engl J Med 291 : 6
40. Todres D, Rogers MC, Shannon DC, Moylan FMB, Ryan JF (1975) Percutaneous catheterization of the radial artery in the critically ill neonate. J Pediatrics 87 : 273
41. Usher R (1987) Extreme prematurity. In : Avery GB (ed) Neonatology : Pathophysiology and management of the newborn, 3rd edn. Lippincott, Philadelphia, pp 264–298
42. Wall PM, Kulins LT (1977) Percutaneous arterial sampling using transillumination. Pediatrics 59 : 1032
43. Wispe JR, Roberts RJ (1987) Molecular basis of pulmonary oxygen toxicity. Clin Perinatol. 14 : 651–666
44. Dunn PM (1966) Localization of the umbilical catheter by postmortem measurement. Arch Dis Child 41 : 69

7

Ventilation artificielle

M. Obladen

7.1 Physiologie respiratoire – Insuffisance respiratoire

La physiologie de l'adaptation respiratoire périnatale est présentée sur le tableau 2.3. Au-delà de la période d'adaptation postnatale, la respiration du nouveau-né se différencie nettement de celle de l'adulte (tableau 7.1). Les nouveau-nés ne sachant pas, la plupart du temps, respirer par la bouche [52], une obstruction nasale (atrésie des choanes) les mettra en insuffisance respiratoire sévère ou en apnée obstructive [28].

7.1.1 *Bases de la mécanique pulmonaire*

Les constantes respiratoires les plus courantes et importantes - la compliance pulmonaire et la capacité résiduelle respiratoire - sont difficiles à mesurer et cette mesure nécessite un grand effort technique. Malgré leur valeur prédictive [49], elles ont peu d'intérêt pratique dans la ventilation du nouveau-né [2, 7, 37]. Toutefois, une connaissance profonde de ces mécanismes est indispensable pour le bon réglage des paramètres ventilatoires.

Compliance (mesure de la flexibilité du système respiratoire)

$$C = \frac{\Delta V}{\Delta P} \; (ml/cmH_2O) \qquad \frac{\text{(Volume courant)}}{\text{(Pression inspiratoire)}}$$

Les nouveau-nés ayant un syndrome de détresse respiratoire ont une compliance respiratoire très diminuée. Il est donc nécessaire de créer des pressions élevées dans les voies respiratoires pour atteindre un volume courant normal.

Résistance (mesure des résistances des voies aériennes)

$$R = \frac{\Delta P}{\Delta \dot{V}} \; (cmH_2O/l/s) \qquad \frac{\text{(Pression inspiratoire)}}{\text{(Différence des flux de gaz)}}$$

La résistance est peu augmentée pour le syndrome de détresse respiratoire ; elle peut par contre augmenter chez l'enfant intubé.

Constante de temps (mesure de la vitesse de l'aération inspiratoire ou expiratoire)

$C_T = C \times R$ (s)

La constante de temps représente le temps (en secondes) nécessaire à l'expiration des 2/3 du volume courant. Après trois constantes de temps (temps expiratoire minimal), on obtient 95 % de la ventilation alvéolaire (voir figure 7.1).

- Un temps inspiratoire trop court (< 3-5 C_T) entraîne un volume courant insuffisant.
- Un temps expiratoire trop court (< 3-5 C_T) entraîne une augmentation de la capacité fonctionnelle résiduelle et une PEP non efficace.

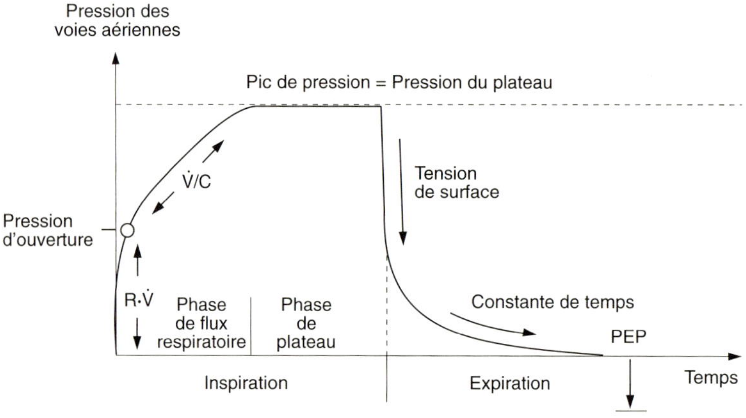

	① Poumon normal	② Syndrome de détresse respiratoire	③ Aspiration méconiale
C_{RS} (ml/cmH_2O)	5	≤ 1	3
R_L (cmH_2O/l/s)	30	60	120
C_T (s)	0,15	0,06	0,36
T_E (s)	0,45	0,18	1,0

Constante de temps $C_T = C_{RS} \cdot R_L$

Temps expiratoire $T_E = 3 \cdot C_T$

Fig. 7.1. Diagramme pression/temps au décours d'une ventilation artificielle à pression contrôlée et flux constant. La pression moyenne des voies aériennes (PMA) correspond à la fonction intégrale sous la courbe pendant le cycle respiratoire complet. Le réglage précis du temps expiratoire minimal (T_E) peut éviter une surdistension (« gas trapping ») ; elle est trois fois plus longue que la constante du temps (C_T). Elle dépend de la compliance du système respiratoire (C_{RS}) et de la résistance (R_L) du parenchyme pulmonaire. Les trois exemples donnés sont schématisés (Modifié selon Bancalari [3] et Simbruner [46])

7.1.2 *Mécanique pulmonaire chez les adultes et les nouveau-nés*

Tableau 7.1. Comparaison de la physiologie pulmonaire entre adultes et nouveau-nés

Mesures	Unité	Adultes		Nouveau-nés	
		total	par kg	total	par kg
Poids des poumons	g	800	11	50	17
Nombre d'alvéoles		300×10^6	$4{,}3 \times 10^6$	24×10^6	8×10^6
Diamètre alvéolaire	µm	200-300		50	
Surface alvéolaire totale	m^2	70	1,0	2,8	1,0
Fréquence respiratoire	par min	20		40	
Consommation d'O_2	ml/min	250	3,5	18	6,0-6,7
Compliance pulmonaire totale	ml/cmH_2O	100	1,4	4,9	1,3
Résistance des voies respiratoires	cmH_2O/l/s	5,5		68	
Volume ventilatoire/min	ml/min		90-100		200-300
Ventilation alvéolaire	ml/min	4 200	60	400	100-150
Volume courant	ml	450	7	20	6
Espace anatomique mort	ml	150	2,2	7,0	2,2
Capacité vitale fonctionnelle	ml		60		35
Capacité résiduelle fonctionnelle	ml	2 400	34	90	30
Volume résiduel	ml	1 190	17	60	20
Travail ventilatoire	kg × cm/min	25		1,5	
Capacité de diffusion du CO_2	mlCO_2/min/mmHg	20		1,5	
Capacité de diffusion de l'O_2	mlO_2/min/mmHg/m^2	16		5	
Perfusion pulmonaire	l/min/m^2	5,0		4,5	

7.1.3 *Définition de l'insuffisance respiratoire*

Définition de l'insuffisance respiratoire (après une phase d'adaptation à la vie extra-utérine) :

$PaO_2 < 50$ mmHg, $FiO_2 > 0{,}6$ ou $PCO_2 > 60$ mmHg
ou apnées récidivantes > 20 s (durée).

Les symptômes de l'insuffisance respiratoire sont les suivants : tachypnée, tachycardie, tirages inspiratoires, geignements expiratoires, battement des ailes du nez, cyanose et apnées (étiologie : voir figure 8.1).

Les avis sur les techniques optimales de ventilation artificielle chez le nouveau-né divergent considérablement d'un auteur à l'autre et il existe peu d'études scientifiques à ce sujet.

Tableau 7.2. Insuffisance respiratoire chez les nouveau-nés et indications à l'assistance respiratoire

Insuffisance respiratoire	Indications à l'assistance respiratoire
Asphyxie de la naissance ou situation d'urgence	(voir réanimation 2.5)
Désordres ventilatoires d'origine centrale, accès d'apnées	Apnées (> 20 s) non réversibles après 5 min de ventilation au masque Acidose pH < 7,25 Pas de réponse à la caféine
Syndrome de détresse respiratoire < 1 500 g	PaO_2 < 50 mmHg avec FiO_2 > 0,6 PCO_2 > 50 mmHg
Syndrome d'inhalation/Pneumonie > 2 500 g	PaO_2 < 50 mmHg avec FiO_2 > 0,8 PCO_2 > 60 mmHg
Insuffisance cardiaque, obstruction des voies aériennes supérieures	PCO_2 > 70 mmHg Dyspnée sévère avec épuisement

7.1.4 *Indication d'une aide respiratoire*

Une ventilation artificielle améliorée augmente non seulement la ventilation pulmonaire mais aussi l'oxygénation du sang par amélioration de la diffusion. Elle est indiquée chez des enfants avec insuffisance respiratoire susceptibles de guérison. Elle devra être débutée avant qu'il y ait eu des atteintes organiques par hypoxie, hypercapnie ou acidose (Tableau 7.2).

7.2 Pression positive continue dans les voies respiratoires (CPAP)

7.2.1 *Principe et indication*

Il s'agit d'augmenter la capacité résiduelle fonctionnelle et rouvrir le segment pulmonaire atélectasié, voire maintenir l'ouverture des alvéoles [22]. Le surfactant ne peut être excrété que dans les alvéoles ventilés. Grâce à la ventilation de parties pulmonaires collabées, la diffusion est améliorée et la PaO_2 augmentée.

Nous utilisons une pression de distension continue (voir aussi 2.5.2), essentiellement sous forme de CPAP nasale, avant tout dans les situations suivantes :

- accès d'apnées récidivants,
- perturbations de l'adaptation postnatale, essentiellement chez les enfants de moins de 1 500 g,
- syndrome de détresse respiratoire modérée chez les enfants de plus de 1 500 g (l'installation précoce de la CPAP nasale permet souvent d'éviter la ventilation artificielle),

- phase de sevrage après un syndrome de détresse respiratoire sévère ou après une autre ventilation artificielle de longue durée.

7.2.2 *Système de CPAP nasale*

Nous utilisons en règle générale un seul tube naso-trachéal de 2,5 ou 3 mm de diamètre, introduit dans une narine à 4 cm de profondeur ou à la distance nécessaire pour qu'il soit visible avec le laryngoscope dans l'épipharynx. En raison de l'espace mort augmenté, il est conseillé de raccourcir le tube ! Nous installons par le biais du mélangeur d'O_2 un flux minimal (le plus souvent 3 à 5 l/min) qui permet d'obtenir une pression de distension constante de 3 à 4 cmH_2O (un flux trop important conduit à une dilatation gastrique et à des troubles alimentaires). Le débit correct est celui qui permet d'obtenir dans le bocal d'eau un bullage léger et constant. Lors du syndrome de détresse respiratoire, le niveau de pression peut être monté par palier jusqu'à 6 cmH_2O. Un système simple de CPAP comporte un mélangeur d'oxygène, un débitmètre, un humidificateur chauffant, un manomètre et un bocal d'eau (fig. 7.2).

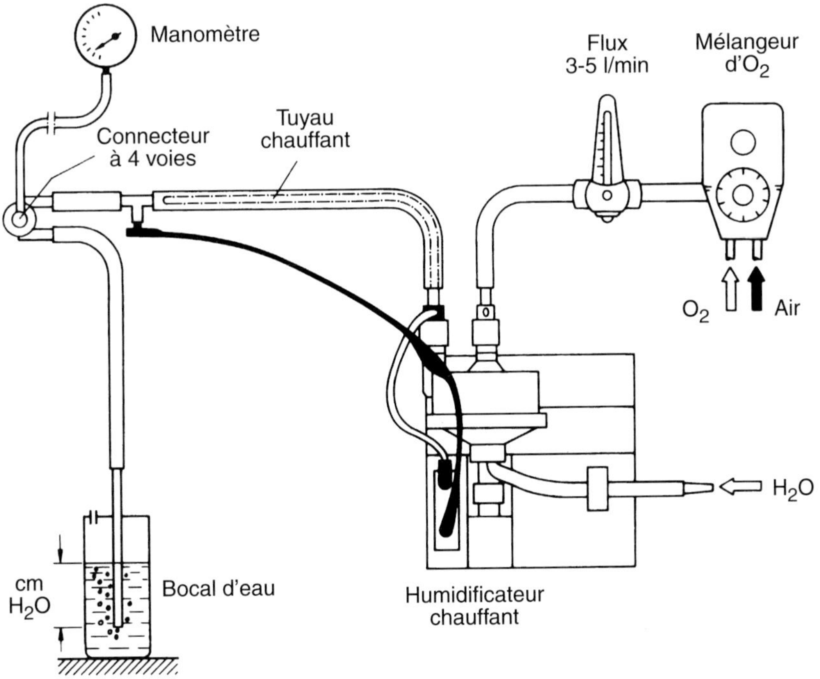

Fig. 7.2. Système de tuyaux qui permettent de maintenir une pression positive continue dans les voies aériennes (CPAP). Le système peut comporter un adaptateur pour un tube nasal ou trachéal

7.2.3 *Complications de la CPAP et effets secondaires*

- « Toxicité de la CPAP » : accumulation de CO_2 par gêne expiratoire, en particulier avec une PEP > 6 cmH_2O. Acidose respiratoire, volume respiratoire minute diminué, réduction du retour veineux, insuffisance cardiaque.
- Épanchement gazeux extra-alvéolaire (emphysème interstitiel, pneumo-médiastin, pneumothorax, pneumopéricarde, voir 8.5).
- Accumulation de sécrétions derrière le tube nasal, en particulier s'il n'est pas enfoncé assez profondément et s'il n'est pas changé au moins toutes les 12 heures. Aspirer régulièrement.
- Surdistension gastrique et intestinale surtout si le flux est grand. L'entérocolite nécrosante (voir 11.7) est une indication contre la CPAP nasale.

7.3 Types de ventilation artificielle

Il n'y pas de règle établie pour qu'une ventilation artificielle soit couronnée de succès. Le meilleur type de ventilation doit être trouvé en fonction de l'affection de l'enfant, du respirateur disponible et des compétences de l'équipe soignante. On dispose d'une certaine marge de manœuvre pour la fréquence, et l'on ventilera de telle sorte que l'enfant se sente à l'aise et ne lutte pas contre l'appareil. Les stratégies de ventilation qui vont être présentées par la suite ne représentent pas des lignes de conduite rigide (dans plusieurs services, on ventile différemment et pas plus mal pour autant) ; elles se sont cependant révélées performantes dans notre pratique quotidienne et elles pourront permettre aux débutants de s'y retrouver plus facilement face aux multiples possibilités des techniques de ventilation artificielle.

7.3.1 *Ventilation intermittente à pression positive (VIPP)*

Pendant la phase inspiratoire on pratique une insufflation d'air à flux constant et pic de pression limité. Pendant l'expiration, sans assistance respiratoire mécanique, l'air des poumons se vide sans aide grâce à la compliance des tissus pulmonaires. La pression dans les voies aériennes baisse à zéro ; la vitesse de ce cycle expiratoire dépend de plusieurs facteurs pulmonaires.

Les caractéristiques du flux inspiratoire, la pression moyenne des voies aériennes et le volume courant moyen obtenu dépendent tous du flux d'air : un flux important permet d'atteindre plus rapidement le plateau inspiratoire maximal (fig. 7.3).

7.3.2 *Inspiration prolongée*

Elle peut être considérée comme traitement de choix dans l'hypoxémie sévère ; en raison du risque accru de pneumothorax, elle peut seulement être effectuée à basses fréquences respiratoires, avec une petite PEP, et chez l'enfant calme [25, 43].

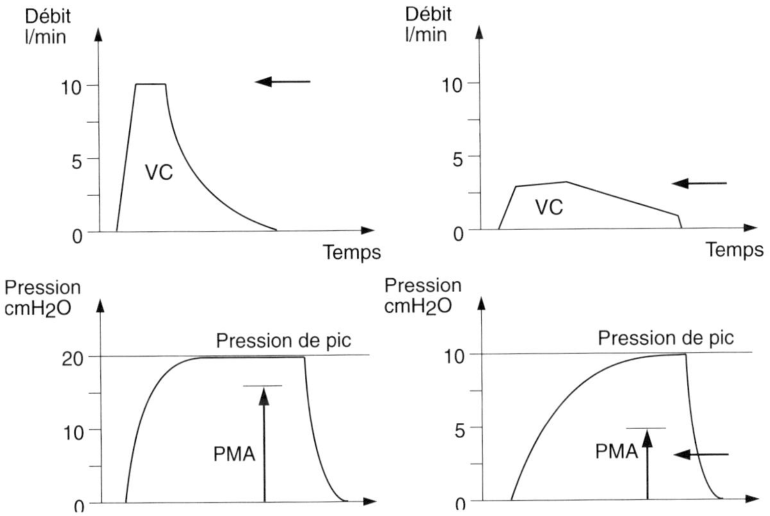

Fig. 7.3. Diagramme pression / flux inspiratoire au cours d'une ventilation intermittente à pression positive, à flux constant et limitation fixe de pression maximale. Le volume courant inspiratoire (VC) ainsi que la pression moyenne (PMA) des voies aériennes dépendent, en cas de pression inspiratoire maximale identique, du débit d'air

Un temps inspiratoire prolongé augmente la pression moyenne dans les voies aériennes [25] et permet une oxygénation améliorée avec des pics de pression plus bas. L'une des rares études contrôlées [62] montre que le temps total avec une concentration d'oxygène élevée est plus petit que lorsque l'on pratique de courtes phases inspiratoires, alors qu'il n'y a pas de différence dans les taux de mortalité et de complications.

7.3.3 *Ventilation intermittente obligatoire (VIO)*

Un des modes de ventilation particulièrement adapté aux nouveau-nés est la ventilation avec fréquence basse permettant à l'enfant de respirer spontanément entre les insufflations du respirateur. La technique peut être combinée avec une CPAP ou une PEP. La durée de ventilation spontanée peut être augmentée progressivement de telle sorte qu'un sevrage du ventilateur « en douceur » est alors possible. Une ventilation contrôlée à basse fréquence sans VIO est largement abandonnée à l'heure actuelle en raison du risque élevé de pneumothorax. « Intermittent-demand ventilation » (IDV) signifie que l'appareil n'intervient qu'en cas d'apnée.

7.3.4 *Ventilation synchronisée / assistée*

La fréquence du respirateur est ajustée à la propre respiration du nouveau-né et évite la lutte de l'enfant contre le respirateur. Cela est possible par :

- réglage en manuel : la fréquence propre est recherchée grâce à une courte déconnexion ou à une ventilation manuelle ; cette fréquence est le plus souvent inversement proportionnelle à l'âge gestationnel et se situe chez le prématuré entre 50 et 90/min [19]. La fréquence respiratoire autonome de l'enfant sera d'autant plus élevée qu'on diminuera le temps inspiratoire du respirateur [51],
- appareil permettant une respiration assistée qui utilise l'incitation inspiratoire de l'enfant pour déclencher une ventilation (« trigger ») (cela est impossible avec plusieurs respirateurs pour nouveau-nés).

La ventilation synchronisée diminue la nécessité de sédation ou de curarisation (voir 7.6.6), de même que le risque d'emphysème interstitiel et de pneumothorax [19]. La ventilation en VIO synchronisée (SIMV) signifie que le rythme de l'appareil de ventilation s'adapte à la ventilation spontanée de l'enfant, de telle sorte qu'une ventilation est seulement ajoutée en fin d'inspiration. La ventilation assistée est le traitement de choix pour un sevrage du ventilateur d'un prématuré au-delà de la 27ème SA [9].

7.3.5 *Hyperventilation*

L'hyperventilation est un objectif thérapeutique et non pas uniquement un mode de ventilation ; plusieurs techniques de ventilation permettent d'obtenir une hyperventilation. Celle-ci est utilisée lors d'une hypertension pulmonaire persistante primaire ou secondaire (syndrome de la persistance de la circulation fœtale : voir 9.10) qui peut survenir par exemple après une asphyxie périnatale sévère, une infection à streptocoque B, une inhalation méconiale, ou après une opération pour hernie diaphragmatique, et ce, malgré le fait qu'il n'existe pas de preuve formelle d'une meilleure efficacité de cette technique par rapport à d'autres [53]. Le but est d'obtenir une diminution de la résistance vasculaire pulmonaire (et donc du shunt droit-gauche) par une réduction de la PCO_2, si nécessaire même en dessous de 25 mmHg [13]. Pour cela, il est le plus souvent absolument conseillé d'utiliser des pressions inspiratoires élevées (30-40 cmH_2O) ainsi que des fréquences ventilatoires élevées. Les conditions fondamentales sont le « minimal handling » (voir 1.7) et l'analyse continue transcutanée de la PO_2 et la PCO_2 [4]. En raison du risque important (diminution de la perfusion cérébrale, pneumothorax), l'hyperventilation ne devrait pas être maintenue plus longtemps que la durée nécessaire pour obtenir une bonne oxygénation de l'enfant.

7.3.6 *Ventilation à haute fréquence (HFPPV)*

Le temps expiratoire doit être adapté aux fréquences respiratoires les plus élevées selon la constante de temps pulmonaire [16, 32] pour éviter un « trapping » (PEP alvéolaire) [46]. Le temps minimal expiratoire nécessaire est chez le prématuré avec syndrome de détresse respiratoire de 0,25 seconde, chez l'enfant à terme avec inhalation méconiale de 0,5 seconde. La figure 7.1 donne des valeurs de constantes de temps pour le calcul du temps minimal expiratoire selon la compliance et la résistance pulmonaire. La plupart des ventilateurs actuels possèdent un moniteur intégré qui permet de surveiller les valeurs de la pression moyenne des voies aériennes, le temps inspiratoire et le rapport ventilatoire ; le cas échéant, il sera nécessaire d'installer un moniteur à part. La ventilation spontanée de l'enfant est la plupart du temps inhibé par réflexe quand on utilise des fréquences ventilatoires de 60-180/min. La méthode permet une ventilation avec une pression moyenne dans les voies aériennes basses [15] et améliore l'oxygénation par une meilleure diffusion moléculaire de gaz [54]. Elle est utilisée en particulier en cas de syndrome de persistance d'hypertension artérielle pulmonaire et éventuellement lors de syndromes de détresse respiratoire chez des enfants de moins de 1 000 g, quand ils souffrent de désordres sévères de l'oxygénation ou qu'ils luttent contre le respirateur. Il convient, lors du choix du rapport des temps ventilatoires, de tenir compte de la constante de temps pulmonaire et du temps expiratoire minimal [16] (voir fig. 7.1). L'espoir initial, qui était d'éviter l'installation d'une dysplasie bronchopulmonaire (voir 8.6) avec la ventilation de haute fréquence, n'a jusqu'à présent pas été confirmé par les études contrôlées : ces études font état de risque de pneumothorax moins important lorsque l'on ventile à une fréquence de 60/min que lorsque cette fréquence est de 40/min [38, 40].

Lors d'une *ventilation jet à haute fréquence* (HFJV), on insuffle dans la trachée par l'intermédiaire d'un cathéter placé dans le tube trachéal ; les temps inspiratoires sont courts [5, 8]. Comme cette méthode entraîne souvent des lésions sévères des tissus trachéaux [6, 23, 50], il faut déconseiller actuellement son utilisation clinique.

7.3.7 *Oscillations à haute fréquence (HFO)*

C'est un type de ventilation que l'on ne peut expliquer à l'aide des connaissances actuelles de la physiologie ventilatoire : un très petit volume courant (plus petit que l'espace mort anatomique) est appliqué par l'intermédiaire d'une pompe à piston ou d'une membrane oscillante avec une fréquence de 4 à 40 Hz (240-2 400/min). Il existe une interaction complexe entre la vitesse moléculaire élevée dans le centre des voies aériennes (dispersion axiale en raison d'un profil de vitesse asymétrique) et la diffusion moléculaire augmentée au bord (diffusion radiale) ; cette dispersion de Taylor explique une partie de l'effet de la HFO [54]. La HFO, utilisée jusqu'à présent de façon isolée chez le nouveau-né [26] et sans succès révolutionnaire, doit encore être considérée comme une méthode expérimentale. Elle est probablement efficace dans le traitement de l'emphysème pulmonaire interstitiel.

7.4 Ventilation manuelle et ventilation au masque

Une ventilation avec masque et AMBU-néonatal devra pouvoir se faire dans toute salle d'accouchement et à chaque lit de réanimation néonatale. Avant sa mise en place, il est important de libérer les voies aériennes (voir chap. 2 sur la réanimation). Nous utilisons uniquement le ventilateur manuel de Laerdal (Baby-Resu) avec valve de sécurité (fig. 2.3), valve de PEP, ballon réservoir permettant une oxygénation élevée et manomètre qu'on peut brancher au connecteur à l'aide d'un adaptateur en T. Le masque rond en silicone permet d'éviter des fuites et a peu d'espace mort. La valve de sécurité du ventilateur Laerdal permet d'éviter des à-coups de pression. Le ventilateur manuel devra être utilisé avec compression des doigts et non pas avec toute la main (règle d'or : utiliser 1 doigt par kg de poids). Les mouvements thoraciques sont à surveiller.

Indications de la ventilation au masque : ventilation en salle d'accouchement, réanimation rapide, dégradation au respirateur surtout en cas de dysfonctionnement de l'appareil et dans le cadre de la tentative d'une optimisation de la ventilation surtout si le réglage du ventilateur est difficile.

Contre-indications à la ventilation au masque : malformation de la paroi abdominale (omphalocèle, gastroschisis), suspicion d'une hernie diaphragmatique (abdomen dépressible, bruit du cœur à droite), atrésie œsophagienne, emphysème pulmonaire interstitiel et/ou pneumothorax).

7.5 Intubation endotrachéale

Tous les médecins et infirmières d'une unité de soins intensifs pour nouveau-nés doivent maîtriser parfaitement l'intubation, ce qui peut être problématique dans des services où le personnel est très fluctuant. Les tubes endotrachéaux ne doivent pas être changés inutilement : l'état de l'enfant peut s'altérer de façon dramatique lors du changement de sonde ; le risque d'une sténose sous-glottique augmente avec chaque nouvelle intubation [45]. Les intubations doivent être préparées avec soins et conduites dans le calme. Il est exclu qu'un débutant pressé par le temps « s'entraîne » chez un prématuré de moins de 1 500 g en détresse respiratoire. Arrêter à temps les essais infructueux et oxygéner le nouveau-né par ventilation manuelle avec de l'oxygène ! L'intubation sous surveillance monitorée (gaz transcutanés) permet une meilleure surveillance clinique (arrêter immédiatement lors d'une bradycardie).

7.5.1 Préparation

Demander la présence d'un assistant, et se consulter sur l'organisation des manœuvres, aspirations pharyngées, vidange gastrique, courte ventilation au masque avec de l'oxygène. Contrôler le fonctionnement de l'aspiration. Les instruments suivants doivent être prêts et en état de marche :

- laryngoscope Wis-Foregger avec manche 18 mm,
- piles de remplacement,
- lames droites, tailles 0 et 1 (contrôle de la lumière !),
- pince de Magill pour nourrissons,

- tubes trachéaux Vygon 2,5/3/3,5 mm avec adaptateur,
- 2 sondes d'aspiration à usage unique avec trappe à sécrétions, Ch 8,
- ventilateur manuel Laerdal, avec raccord d'oxygène,
- masques pour ventilation, tailles 0 et 1,
- stéthoscope,
- leucoplastes, épingles de sûreté pour fixation.

7.5.2 *Intubation oro-trachéale*

Surélever légèrement les épaules avec un lange plié, la tête étant en position médiane en déflexion modérée. Prendre le laryngoscope avec le pouce, l'index et le médius de la main gauche et tenir le menton avec les 4ème et 5ème doigts. Ainsi la tête est fixée, et l'angle de la mandibule légèrement surélevé. Introduire la lame par le côté droit de la bouche et refouler la langue vers la gauche. Ne pas blesser les germes dentaires ! Faire progresser la lame jusqu'à ce que l'épiglotte entre dans le champ de vision. L'extrémité de la lame peut charger soit l'épiglotte, soit la vallécule de l'épiglotte. Exercer une pression avec le petit doigt de la main gauche sur le larynx, de telle sorte que le redressement de l'entrée du larynx soit soutenu par l'extrémité de la lame. L'épiglotte se trouve dans le champ de vision, la glotte est visible du côté dorsal (fig. 7.4). Faire progresser la sonde dans l'entrée du larynx. Les cordes vocales, peuvent faire obstacle quand elles sont en abduction.

7.5.3 *Intubation naso-trachéale*

Même position que pour l'intubation oro-trachéale. La sonde (humidifiée) (tableau 7.3) est introduite dans la partie inférieure de la narine (les cornées sont

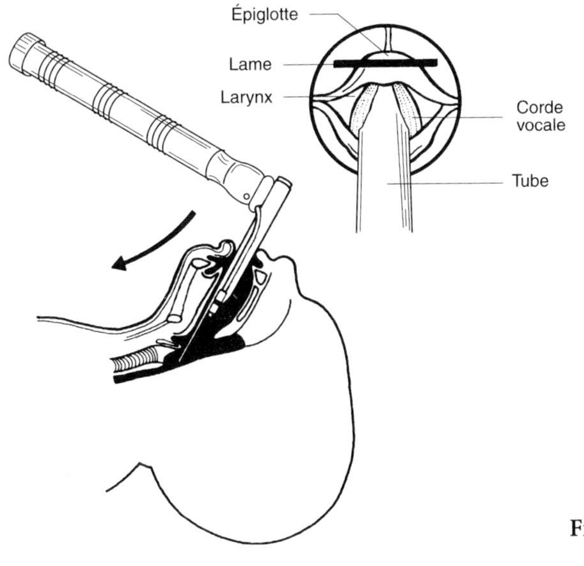

Fig. 7.4. Intubation oro-trachéale

Tableau 7.3. Dimensions et position du tube naso-trachéal

Poids (g)	Taille (cm)	Longueur du tube jusqu'à l'épingle (cm)	Diamètre du tube (mm)
500	33	7,0	2,0
750	35	7,5	(2,0)-2,5
1 000	37	8,0	2,5
1 250	39	8,5	2,5
1 500	41	9,0	2,5
1 750	43	9,5	3,0
2 000	45	10,0	3,0
2 500	48	10,5	3,0
3 000	50	11,0	3,0-(3,5)
3 500	52	11,0	3,5
4 000	54	11,5	3,5
> 4 000	> 54	12,0	3,5

situées dans la partie supérieure !). Dans des fosses nasales très étroites (en particulier chez des enfants de moins de 1 000 g), la sonde est plus facile à introduire si on la fait passer sur une sonde d'aspiration Ch 6, introduite auparavant. Avec des mouvements de rotation, on arrive la plupart du temps à vaincre des obstacles dans le passage des fosses nasales. La conduite ultérieure est la même que celle de l'intubation oro-trachéale. Lorsque le tube trachéal est visible dans le pharynx, on saisit son extrémité avec une pince de Magill nourrisson, sous contrôle laryngoscopique, et on l'introduit dans la trachée. Le tube est mis en position définitive après qu'on l'ait fait progresser à plusieurs reprises (ne pas blesser la luette !). Avantages de l'intubation naso-trachéale : fixation stable (particulièrement importante pour le transport), meilleure hygiène orale et pharyngée.

7.5.4 Contrôle de la position

Inspection : les mouvements thoraciques sont-ils symétriques ? Auscultation : la ventilation pulmonaire est-elle symétrique ? Test du miroir : y a-t-il de la buée expiratoire à l'extrémité du tube lors de la ventilation spontanée ? Palpation : la position est correcte quand l'extrémité du tube (lors de l'intubation) est palpable avec le petit doigt dans la fosse jugulaire suprasternale. Contrôle radiologique (obligatoire après chaque intubation) : position correcte entre les extrémités internes des clavicules (= milieu entre cordes vocales et éperon trachéal). La distance moyenne larynx-éperon trachéal atteint 5,7 cm chez le nouveau-né à terme.

Important : la tête et les épaules doivent être en position médiane pendant la radiographie. L'extrémité du tube peut remonter jusqu'à 2,8 cm si la tête passe d'une position complètement fléchie à une position complètement défléchie, et peut s'enfoncer jusqu'à 1,2 cm lors d'une rotation de la tête sur le côté [12]. Noter la position du tube à la narine au moment de la radiographie.

Sur la feuille de prescription de la ventilation, noter le nombre d'intubations, la longueur du tube jusqu'à la narine et la taille du tube.

7.5.5 *Fixation du tube*

Pour éviter l'enfoncement du tube : enfoncer une épingle de sûreté horizontalement et fixer à l'entrée de la narine (au ras de la lumière) afin d'éviter des problèmes lors de l'aspiration (position : voir tableau 7.3). Fixer avec un ruban de leucoplaste préalablement coupé à la bonne taille : un ruban complet sera fixé sur toute la largeur du dos du nez jusqu'à la glabelle ; la moitié d'un ruban d'une largeur maximale de 5 mm sera enroulée autour du tube puis fixée sur la peau de la joue (auparavant dégraissée à l'éther).

7.6 Réglage du ventilateur

7.6.1 *Réglage initial*

Tableau 7.4. Réglage initial du respirateur schématisé pour certaines pathologies néonatales. Les réglages sont à modifier selon l'évolution (par ex. emphysème), selon l'auscultation (immédiatement, si besoin est) et selon le résultat des gaz du sang (20 min plus tard). Règle d'or : réglage de la P_{ins} pour que le thorax se lève et pour qu'un bruit expiratoire soit audible. À l'auscultation : réglage de la fréquence juste un peu au-dessus de la fréquence respiratoire spontanée de l'enfant. Réglage du flux de façon à obtenir la P_{ins} après 1/3-1/2 du temps écoulé (selon appareil)

Pathologie et poids estimé	F_iO_2	Flux (l/min)	P_{ins} (cmH_2O)	PEP (cmH_2O)	PMA (cmH_2O)	Fréquence (/min)	Temps insp (s)
Apnées centrales 1 000 g	0,25	5	12	2	4	30	0,2
SDR 1 500 g	0,90	6	25	4	12	50	0,5
PNO 2 000 g	0,50	6	14	0	4	80	0,2
Insuffisance cardiaque 3 000 g	0,40	10	14	0	4	40	0,3
Aspiration méconiale/ SPHAP 3 500 g	1,0	15	30	2	14	60	0,3

7.6.2 Dégradation brutale de l'état d'un enfant ventilé

- Débrancher l'appareil et ventiler manuellement avec AMBU, 100 % d'O_2 ; de plus,
- ausculter l'enfant : bruits aériques ? Expiration sur tube de ventilation ? Auscultation symétrique ? Râles crépitants ? Ronchis ? Sécrétions ?
- *avant* de modifier les paramètres du ventilateur ou avant sédation de l'enfant, exclure les causes de dysfonctionnement :

1. Dysfonctionnement du respirateur ? → utiliser un autre respirateur (voir 7.14.4).
2. Poumons remplis de sécrétion ? → aspirer, éventuellement pratiquer un lavage bronchoalvéolaire (voir 7.12.2).
3. Tube d'intubation obstrué ? → aspirer, éventuellement réintuber (voir 7.11.4).
4. Tube d'intubation mal positionné ? → retirer ou réintuber correctement (voir 7.11.4).
5. Pneumothorax ? → selon tolérance clinique ponction de décharge ou drainage ; contrôler à la lumière froide et effectuer une radiographie du thorax (voir 8.5).
6. Hypotension ? → perfusion de plasmion, catécholamines.

7.6.3 Modifications du réglage du respirateur

Principe : noter chaque modification et la contrôler par une analyse des gaz sanguins dans les 20 minutes. Ne jamais changer plus d'un paramètre à la fois.

Pour les respirateurs cyclés par le temps : selon le cas, augmenter ou diminuer la pression respiratoire de 2 cmH_2O, PEP de début à régler habituellement à 3 cmH_2O, changement par étapes de 1 à 2 cm, augmenter ou diminuer la fréquence par palier de 5/min.

Les respirateurs volumétriques sont très peu utilisés chez le nouveau-né. Le calcul du volume courant tiendra compte des fuites d'air du tube d'intubation.

Pression inspiratoire

(P_{ins} ou PIP = « peak inspiratory pressure »)

Mécanisme d'action : une augmentation de la P_{ins} a pour conséquence une augmentation de la pression moyenne dans les voies aériennes (MAP = mean airway pressure) et améliore l'oxygénation par le biais d'une augmentation du volume courant. La ventilation alvéolaire augmente en conséquence et la P_{CO_2} diminue.

Risque : barotraumatisme ! Il convient de régler la P_{ins} de façon à ce qu'elle soit aussi élevée que nécessaire et aussi basse que possible en raison des risques d'atteinte pulmonaire (voir 7.12, 8.5).

Pression expiratoire positive (PEP)

Mécanisme d'action : une augmentation de la PEP augmente la pression moyenne (PMA) dans les voies aériennes et améliore l'oxygénation. L'augmentation de la

PEP est la façon la plus efficace d'augmenter la PMA : une PEP bien adaptée permet d'éviter un collapsus alvéolaire, améliore le rapport ventilation/perfusion et stimule la sécrétion de surfactant.

Risque : Une PEP élevée augmente le risque de distension pulmonaire, d'emphysème interstitiel et de pneumothorax.

Remarque : Une augmentation de la PEP sans augmentation de la P_{ins} diminue la différence de pression inspiratoire et expiratoire qui est un paramètre essentiel pour le volume respiratoire minute et donc essentiel aussi pour la ventilation alvéolaire : cela peut induire une augmentation de la PCO_2.

PMA (« Mean airway pressure » : pression moyenne des voies aériennes)

Mécanisme d'action : la PMA est directement corrélée à l'oxygénation. Une PMA augmentée correspond en principe à une meilleure oxygénation.

Exception : dans le cas de l'emphysème pulmonaire, une meilleure oxygénation sera obtenue par une baisse de la PMA.

Attention : une PMA élevée correspond à une pression intrathoracique élevée, ce qui augmente la charge cardiaque et la pression veineuse centrale, et ainsi la pression veineuse cérébrale : le risque d'hémorragie intracérébrale augmente donc considérablement (voir 13.8.4).

FiO_2

(« fraction of inspired oxygen » : concentration d'O_2 dans le gaz respiratoire)

Mécanisme d'action : une augmentation de FiO_2 augmente la PaO_2.

Risque : des taux élevés d'O_2 dans le poumon entraînent dans un premier temps des lésions réversibles, puis au plus tard après trois jours des séquelles pulmonaires irréversibles : le risque de bronchodysplasie augmente. Une oxygénothérapie non contrôlée augmente par ailleurs le risque de rétinopathie (voir 6.10).

Temps inspiratoire (T_{ins})

Mécanisme d'action : une augmentation du T_{ins} entraîne une augmentation de la PMA et donc une meilleure oxygénation.

Une diminution du T_{ins} fait chuter la PMA ; pour y remédier et garder la PMA au même niveau, il est nécessaire d'augmenter la pression et le débit.

Remarque : avec un T_{ins} long on peut garder un bas débit ; par contre le débit doit être plus élevé si le T_{ins} est court.

Fréquence de la ventilation (f)

Mécanisme d'action : une augmentation de la f augmente le volume respiratoire minute, ce qui correspond à une ventilation alvéolaire augmentée ; la PCO_2 diminue en conséquence. À l'inverse, la PCO_2 augmente si on diminue la f jusqu'au moment où la ventilation spontanée de l'enfant freine une augmentation supplémentaire.

Risque : une f élevée peut entraîner une PCO_2 basse. Une $PCO_2 < 35\text{-}30$ mmHg diminue le débit vasculaire cérébral. Des f ventilatoires plus élevées (> 60/min) peuvent également dans le cadre d'une diminution du quotient I : E entraîner une surdistension alvéolaire (« inadvertent PEP »). Si le T_{ins} est plus court et donc la f plus élevée, il est nécessaire d'augmenter le débit : les forces de cisaillement intrapulmonaires vont augmenter en parallèle.

Remarque : une f respiratoire > 60/min nécessite, par rapport au T_{ins}, un temps expiratoire relativement long pour éviter une surdistension pulmonaire.

Débit (« flux », débit de gaz/min)

Mécanisme d'action : le débit (d) détermine la vitesse de l'augmentation de la pression pendant l'inspiration. Un d élevé entraîne, suite à une augmentation de la PMA, une meilleure oxygénation.

Risque : si d augmente, les forces de cisaillement dans les voies aériennes augmentent. Le risque d'un emphysème pulmonaire interstitiel, d'un pneumothorax et d'une bronchodysplasie augmente. En cas de débit très élevé, le volume respiratoire/minute diminue suite à des turbulences dans le connecteur.

7.6.4 Amélioration de l'oxygénation

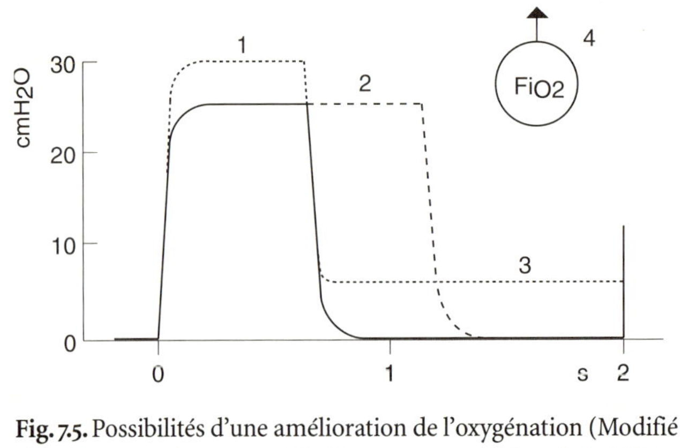

Fig. 7.5. Possibilités d'une amélioration de l'oxygénation (Modifié selon [25]). *1* Augmentation de la P_{ins}, *2* prolongement du T_{ins}, *3* augmentation de la PEP, *4* augmentation de la F_iO_2

7.6.5 *Réglage de la ventilation*

Tableau 7.5. Conduite de la ventilation. Pour simplifier, on ne tient pas compte des désordres de l'équilibre acido-basique, qui en pratique, évolue parallèlement aux modifications respiratoires

Modifications des gaz du sang	Possibilités de correction
1. Hypercapnie : PCO_2 trop élevée	Augmenter le débit gazeux Augmenter la fréquence Augmenter le volume courant ou volume ventilatoire minute Diminuer éventuellement l'espace mort
2. Hypocapnie : PCO_2 trop basse	Diminuer le flux gazeux Diminuer la fréquence Diminuer la pression respiratoire Diminuer le volume courant ou le volume ventilatoire minute Augmenter l'espace mort
3. Hyperoxémie : PaO_2 trop élevée	Diminuer FiO_2 Diminuer PEP Diminuer la pression respiratoire
4. Hypoxémie : PaO_2 trop basse	FiO_2 augmentée PEP augmentée Pression respiratoire augmentée
5. Insuffisance respiratoire globale : PCO_2 trop élevée et PaO_2 trop basse	Augmenter la pression respiratoire Augmenter la fréquence Augmenter le temps inspiratoire Augmenter le volume courant ou le volume ventilatoire minute
6. Toxicité de la CPAP : PCO_2 trop élevée et PaO_2 normale ou élevée	Diminuer PEP

7.6.6 *Traitement de la douleur, sédation, relaxation*

Des substances médicamenteuses avec une activité centrale seront à administrer au nouveau-né avec beaucoup de précaution et après mûre réflexion. Elles peuvent entraîner une histaminolibération et par la suite, des troubles respiratoires, ou augmenter ces derniers. Leur action sur les résistances pulmonaires, la thermorégulation, et la motilité digestive (risque d'iléus) est difficilement prévisible. Selon la maturité fonctionnelle de l'enfant, une accumulation toxique sera également à craindre.

Analgésiques

Péthidine (Dolosal) :	dose par prise 0,5-1 mg/kg, jusqu'à 4 ×/j
Sulfate de morphine :	dose par prise 0,1-0,15 mg/kg, jusqu'à 4 ×/j
Fentanyl :	dose par prise : 1-2 µg/kg (seulement chez l'enfant intubé)

Indications : douleurs évidentes par ex. postopératoires, péritonite ; après interventions chirurgicales courtes ; en traitement palliatif, en l'absence d'une « sédation » par une PCO_2 élevée. *Remarque :* le phénobarbital *n'est pas* un antalgique.

Sédatifs

Diazépam (Valium) :	dose par prise 0,2 mg/kg IV –3 ×/j (rapide efficacité)
Phénobarbital : (Gardénal)	dose de charge 15-20 mg/kg dose d'entretien 3-5 mg/kg/24 h (demi-vie longue, risque d'accumulation)
Sulfate de morphine :	dose par prise 0,1-0,15 mg/kg, jusqu'à 4 ×/j
Hydrate de chloral :	dose par prise 25-50 mg/kg per os ou intrarectal (dose unique)

Indications : agitation importante qui comporte un risque vital pour l'enfant et qu'on ne peut réduire par le positionnement, l'alimentation, une température idéale ou les techniques de ventilation : par ex. enfant ne se laissant pas ventiler, syndrome de sevrage d'un enfant dont la mère était toxicomane pendant la grossesse, traitement complémentaire par la relaxation. Traitement par sédatifs : exceptionnel chez l'enfant intubé, dans les cas où l'enfant est un grand nouveau-né ou est très agité.

Relaxants

Ils sont le plus souvent superflus pendant la ventilation des nouveau-nés dans la mesure où les effets de la douleur et de la maladie sont combattus de façon causale et si l'on observe le principe du « minimal handling » (voir 1.7), si l'on recherche la fréquence de ventilation optimale (ventilation synchronisée, voir 7.3.4) et si l'enfant est extubé rapidement après qu'il ait surmonté son insuffisance ventilatoire. Ce n'est que si l'on ne parvient pas par d'autres moyens à empêcher la lutte de l'enfant contre le respirateur qu'il faut relaxer l'enfant avec des médicaments, en raison du risque de pneumothorax [21].
Pancuronium : Dose de charge 40 µg/kg, à répéter si besoin.

Indications : risque de pneumothorax (« air leaks ») par ex. chez un enfant atteint d'un emphysème interstitiel, nécessité d'une inspiration prolongée chez le grand nouveau-né et chez l'enfant agité.

- Exprimer la vessie à intervalles réguliers.
- Surveiller soigneusement l'état circulatoire (danger d'hypotension et de persistance de la circulation fœtale).

Tableau 7.6. Ventilation après un traitement substitutif de surfactant

	Paramètre modifié	Observation
Au début :	FiO_2 ↓	$PtcO_2/PaO_2$
	T_{exp} ↑	Mouvements thoraciques
	T_{ins} ↓	Mouvements thoraciques
Après surfactant :	Pression inspiratoire ↓	PCO_2, radiographie du thorax
	Fréquence ↓	si > 60/min
	PEP ↓	si > 4 cmH_2O

7.7 Ventilation et traitement substitutif par surfactant

La stratégie ventilatoire optimale après traitement par surfactant est inconnue ; plusieurs études sont en cours. Chez le nouveau-né prématuré avec syndrome de détresse respiratoire, nous avons observé, quelques minutes après substitution de surfactant d'origine naturelle, les modifications suivantes :

- réduction du shunt droit - gauche,
- augmentation du volume respiratoire et de la CRF,
- augmentation de la compliance et diminution de la résistance,
- augmentation de la constante de temps,
- grand variabilité des réactions [44].

Une adaptation rapide sera nécessaire chez la plupart des enfants, en fonction des résultats de la gazométrie artérielle.

Un enregistrement percutané permanent de la PO_2 et de la PCO_2 ainsi qu'une observation attentive de l'enfant (teint, mouvements thoraciques, auscultation pulmonaire et bruit respiratoire) sont primordiaux. Nous adaptons les paramètres ventilatoires selon le tableau 7.6.

En raison de la distension pulmonaire (« inadvertent PEP ») [3, 46], nous nous efforçons après traitement par surfactant d'éviter des temps inspiratoires longs et des fréquences ventilatoires élevées. Pour le surfactant artificiel, ces changements se feront plus lentement. Par ailleurs, les réactions sont différentes dans le cadre d'une pneumopathie autre (par ex. SDRA, pneumonie). La ventilation avec surfactant nécessite une grande expérience et sera donc uniquement possible dans une unité de soins intensifs néonatale.

7.8 Sevrage

Le sevrage de l'appareil de ventilation devra être envisagé le plus tôt possible quand le nouveau-né a un syndrome de détresse respiratoire, et :

- a besoin d'une $FiO_2 < 0{,}5$,
- respire contre le ventilateur avec de bonnes valeurs des gaz du sang,
- supporte l'aspiration sans altération de son état général.

Conduire le sevrage progressivement ; ne jamais changer plus d'un paramètre ventilatoire à la fois ; analyser les gaz du sang après chaque modification ; observer la PO_2 et la PCO_2 transcutanée ou effectuer une gazométrie artérielle 15 minutes après chaque changement.

En mode ventilatoire IMV et CPAP, ventiler à la main après chaque aspiration en raison du danger d'atélectasie et d'épuisement (voir 7.12.2).

Les modes de sevrage suivants se sont révélés efficaces dans notre pratique :

Enfant de plus de 1 500 g, syndrome de détresse respiratoire, $FiO_2 > 0{,}6$:

- d'abord diminuer la pression inspiratoire, le minimum étant de 12 cmH_2O (danger d'atélectasie),
- diminuer ensuite FiO_2 jusqu'à environ 0,4,
- diminuer ensuite le T_{ins},
- diminuer ensuite la fréquence,
- passer d'IMV en CPAP.

Prématuré de plus de 27 SA sous ventilation assistée :

- ne pas modifier la fréquence,
- diminuer la P_{ins} par palier de 2 cmH_2O, au minimum 12 cmH_2O,
- diminuer le T_{ins}, au minimum 0,2 s,
- après extubation, ventiler par CPAP nasale.

Prématuré de moins de 1 500 g, $FiO_2 < 0{,}4$:

- sevrage assisté par administration de caféine (voir 7.3.3),
- fréquence en IMV pas inférieure à 5-10/min (résistance de la sonde trachéale),
- pas de CPAP trachéale,
- extubation → début de CPAP nasale,
- ouverture intermittente du circuit expiratoire.

Persistance de l'hypertension pulmonaire (persistance de la circulation fœtale) :

- arrêt de l'hyperventilation quand $FiO_2 < 0{,}6$,
- diminuer pression inspiratoire, puis,
- laisser monter lentement la PCO_2 jusqu'à 35 mmHg.

Dysplasie bronchopulmonaire, $FiO_2 < 0{,}6$:

- diminuer la pression inspiratoire minimale à 20 cmH_2O,
- diminuer ensuite la fréquence,
- accepter une PCO_2 jusqu'à 70 mmHg,
- pas de CPAP trachéale,
- oxygène par sonde nasale, FiO_2 0,6.

7.9 Extubation

- L'extubation devra être envisagée le plus tôt possible : réduction de complications de ventilation et de DBP
- Normalement : après 2 à 3 heures de ventilation spontanée efficace, tube en place.
- Chez les prématurés de moins de 1 500 g, débuter le traitement par caféine/théophylline [14] déjà pendant la ventilation obligatoire intermittente, car pour eux le tube trachéal représente un espace mort important (voir 7.3).
- Choisir le moment favorable pour l'extubation : en principe pas de nuit et si possible, pas juste avant un changement d'équipe.
- Immédiatement avant l'extubation : à nouveau aspirations gastriques, orales et naso-pharyngées.

Hyperventilation soigneuse avec le ventilateur manuel, poursuivie pendant qu'on retire le tube. Une atélectasie peut être évitée au mieux quand le tube est « exsufflé » par insufflation avec ventilateur manuel.

- Immédiatement après l'extubation : position ventrale, auscultation pulmonaire.
- Après 15 minutes : analyse des gaz du sang.
- En cas de stridor : prednisone 2 mg/kg IV toutes les 6 heures pendant les 24 heures suivantes (effets incertains [10]), certains auteurs proposent des aérosols d'adrénaline et célestène.
- Arrêt alimentaire pendant 6 heures.
- Physiothérapie toutes les heures et traitement postural. Veillez à la bonne humidification des gaz inhalés !

7.10 Exemples de ventilation artificielle

Des exemples typiques de ventilation avec analyse des gaz du sang et réglage du respirateur sont décrits dans le paragraphe suivant (tableaux 7.7-7.10). Les flèches indiquent les changements de réglage du respirateur opérés à la suite de l'analyse des gaz du sang. Les valeurs de PO_2 artérielle sont <u>soulignées</u>.

Tableau 7.7. Ventilation lors d'apnées récidivantes par immaturité (880 g, 28 SA) du 2ème-3ème jour de vie

Jour de vie / heure	Gaz du sang				Saturation en O_2		Modifications du réglage du respirateur dans les 15 min								Évolution
	pH	PCO_2	PO_2	BE	$PtcO_2$	$PtcCO_2$	FiO_2	Flux	P_{ins}	PMA	PEP	Fréquence	I/E	Temps inspiratoire	
2, 15.00	7,30	55	31	–1	67	58	0,30	5	16	7	2	45	1:1,5	0,52	
17.00	7,38	41	68	–1	70				→ 15						
19.50	7,51	30	29	0	56	27			→ 13						
					64	26						→ 40	→1:2	0,50	Caféine
21.00	7,45	34	33	0	51	32			→ 12				→1:3	0.34	↓
					50	33			→ 11						
3, 2.00	7,42	33	37	–2	52	30						→ 35	1:4	0,34	
4.00	7,44	33	32	–1	50	29		→ 4	→ 10			→ 30	1:5	0,34	
5.00					54	31						→ 25	1:6		
6.00					61	30						→ 20			
7.30	7,44	34	79	–4	70	30	→ 0,26					→ 15	1:10		
10.00					68	32			10		2	→ 5	1:10		
11.00															Extubation

Tableau 7.8. Syndrome de détresse respiratoire, stade III (1 420 g, 29 SA), admission à 1 heure de vie, stabilisation de l'oxygène par inspiration prolongée

Jour de vie / heure	Gaz du sang				Saturation en O_2		Modifications du réglage du respirateur dans les 15 min								Évolution
	pH	PCO_2	PO_2	BE	$PtcO_2$	$PtcCO_2$	FiO_2	Flux	P_{ins}	PMA	PEP	Fréquence	I/E	Temps inspiratoire	
1, 11.30						Transport:	0,80	6	18	11	2	50	1:1	0,52	
11.45	7,19	62	33	–9			→ 0.90		→ 20	12	2	50	1:1,5		
12.10	7,27	45	36	–4	42	32	→ 1,00								
					31	49			→ 22	14					
12.45	7,34	44	43	–2					→ 22	15		→ 45	1:1	→ 0,70	Inspiration
13.40	7,35	36	54	–3			→ 0,90		→ 21				→ 1,1:1	0,75	prolongée
14.30	7,30	41	71	–5			→ 0,80		→ 20	13			→ 1,2:1	0,84	↓
19.00	7,32	41	42	–5	67		→ 0,75		20	10			→ 1:1	0,61	
2, 3.00	7,31	44	60	–5	57		→ 0,60								
12.00					62	34		→ 4	→ 18	8	2				
19.00					73	40							→ 1:1,2	0,50	
3, 12.00	7,40	36	71	–2	68	41						→ 50			
19.00					55	34			→ 16						
23.00					72	38							→ 1:2	0,40	

Tableau 7.9. Syndrome de détresse respiratoire, stade IV (1 130 g, 32 SA), phase de sevrage typique du 3ème au 6ème jour de vie : la pression inspiratoire est baissée en premier lieu, puis la fréquence de ventilation est ralentie par passage en IMV

Jour de vie / heure	Gaz du sang				Saturation en O_2		Modifications du réglage du respirateur dans les 15 min								Évolution
	pH	PCO_2	PO_2	BE	$PtcO_2$	$PtcCO_2$	FiO_2	Flux	P_{ins}	PMA	PEP	Fréquence	I/E	Temps inspiratoire	
3, 12.00	7,30	48	35	–3	42	61	0,75	6	26	13	3	68	1:1	0,44	
16.30					43	57	→ 0.70								
22.00					62	51	→ 0,65								
4, 16.30	7,37	35	51	–4	74	47			→ 24		2	60	1:1,3	0,42	
18.20					71	41			→ 22						
21.00					64	45			→ 20						
23.40	7,34	39	49	–4	58	44	→ 0,55		→ 18						
5, 3.15	7,31	41	38	–5	64	46	→ 0,50	→ 4	→ 16						
22.00					81	49	→ 0,45		→ 14		2	60	1:1,3	0,42	
6, 4.00	7,33	38	52	–3			→ 0,40					→ 50			
8.00	7,35	40	41	–3	51	40						→ 40	1:2		IMV
12.00					84	39	→ 0,35					→ 20	1:3	0,40	
16.00	7,37	37	55	–2	61	42					→ 3	→ 0			CPAP

Tableau 7.10. Infection à streptocoque B avec syndrome de persistance de la circulation fœtale (PCF) (3 950 g, 40 SA), admission à 4 heures de vie. Diminution de la résistance vasculaire pulmonaire par hyperventilation

Jour de vie / heure	Gaz du sang				Saturation en O_2		Modifications du réglage du respirateur dans les 15 min								Conduite à tenir
	pH	PCO_2	PO_2	BE	$PtcO_2$	$PtcCO_2$	FiO_2	Flux	P_{ins}	PMA	PEP	Fréquence	I/E	Temps inspiratoire	
2, 0.15	7,20	66	35	−7	71		0,80	10	22	10	2	57	1:1,6	0,40	
0.30	7,31	49	28	−3	38		→ 0.90		→ 23	11					
1.00					25		→ 1,00								
1.30	7,34	39	20	−5	18	36			→ 26	14	2	77	1:0,9	0,40	
2.00	7,41	32	31	−4	35	27									
5.00	7,43	30	29	−3	71	25						→ 60	1:0,9	0,53	
8.50	7,46	26	86	−4	92	19	→ 0,90								Hyper-ventilation et apport de bicarbonate
9.00					78	24	→ 0,85								
9.10					102	23	→ 0,70		→ 24			→ 50	1:0,9	0,62	
9.40					87	25	→ 0,60		→ 22						
12.00	7,44	34	32	0	74	28			→ 20	9		→ 46	1:1	0,62	
3, 11.00	7,38	35	47	−1	58	29	→ 0,50		→ 17						
15.00					72	31	→ 0,45		→ 15	→ 8		→ 40	1:1,3	0,62	
17.00					64	30			→ 13	5		→ 30		0,59	

7.11 Complications de la ventilation artificielle

La ventilation artificielle, en particulier s'il s'agit d'une ventilation au long cours, est accompagnée d'une quantité de complications aiguës ou chroniques qui peuvent conduire à la mort ou à des handicaps définitifs. Pour cette raison, une ventilation artificielle de longue durée ne doit être conduite que dans un service de soins intensifs dans lequel sont présents, 24 heures sur 24, des médecins et infirmières compétents, susceptibles de maîtriser les complications énumérées dans le chapitre suivant.

7.11.1 Hypoxie

Causes : rapide installation de l'hypoxie chez le nouveau-né ventilé présentant des troubles de la fonction respiratoire, par ex. dans le cas d'une hypoventilation, d'une pression respiratoire trop faible, d'un pneumothorax, d'une surveillance insuffisante pendant l'aspiration, d'une obstruction du tube, d'une déconnexion, d'une anomalie technique du respirateur, d'un défaut de calibration de l'électrode de la PO_2/PCO_2, d'une hypotension, d'une anémie sévère, etc.

Effets secondaires : lésions cérébrales, rénales et digestives hypoxie-ischémiques, etc. (voir séquence asphyxique 2.4).

7.11.2 Hyperoxie

Causes : surveillance insuffisante avec augmentation de la FiO_2 pendant l'aspiration, pendant la ventilation manuelle, etc. Contrôles gazométriques trop rares, confiance « aveugle » dans l'oxymétrie de pouls.

Effets secondaires : Broncho-dysplasie (BDP) en raison de la potentialisation de la toxicité d'O_2 et du barotraumatisme (voir 8.6), rétinopathie (voir 6.10).

7.11.3 Hypocapnie

Causes : hyperventilation, pression ventilatoire ou fréquence trop élevée, confusion entre un trouble respiratoire pulmonaire et central (souvent pendant un transport), ventilation manuelle trop rapide, défaut de calibration de l'électrode de transport de la PCO_2, contrôles gazométriques trop rares.

Certaines unités néonatales tardent à réagir dans le cas d'une PCO_2 basse et sont plus sensible à une PCO_2 élevée.

Effets secondaires : tétanie, convulsions (hyperréactivité neuromusculaire, voir 14.5), hypoperfusion cérébrale (lésions cérébrales hypoxie-ischémiques) et leurs conséquences (voir 13.9).

7.11.4 *Obstruction du tube trachéal*

Peut survenir par flexion ou engorgement.

Symptômes : Aggravation brutale, cyanose, respiration contre le ventilateur, mouvements thoraciques non synchrones avec le respirateur. Forte rétraction jugulaire et thoracique. À l'auscultation, pas de murmure vésiculaire.

- Test au miroir négatif : un miroir placé devant l'ouverture du tube trachéal ne se recouvre pas de buée à l'expiration.
- Lors d'un essai immédiat d'aspiration, on ne parvient pas à retirer de sécrétions.
- Le cathéter d'aspiration n'arrive pas à passer par le tube.

Traitement : Enlever le tube trachéal, laisser récupérer l'enfant avec un ventilateur manuel et de l'oxygène, puis réintuber.

Prophylaxie : Il n'existe pratiquement pas d'obstruction du tube si l'on ventile avec des gaz correctement réchauffés et humidifiés, et si l'on pratique une toilette trachéale régulière (voir 7.12.2) !

7.11.5 *Déplacement du tube trachéal*

La déconnexion et la sortie du tube trachéal sont certainement les complications les plus fréquentes de la ventilation [55]. Elles devront être reconnues immédiatement grâce à l'alarme de fuite du moniteur du respirateur ; dans le cas contraire, on observe les symptômes suivants :

- aggravation brutale,
- mouvements thoraciques non synchrones au respirateur,
- le murmure vésiculaire est affaibli (ce symptôme n'est pas fiable chez les très petits prématurés).

Déplacement dans l'hypopharynx : le gaz ventilatoire sort à l'inspiration par la bouche. Auscultation : murmure avec bruits aigus et gros râles bulleux, surtout audibles devant le cou.

Déplacement dans l'œsophage : abdomen ballonné, insufflation audible dans l'épigastre, test au miroir négatif.

Déplacement dans une bronche souche : ventilation diminuée d'un côté (non fiable). Cette complication conduit facilement au pneumothorax. Elle est pratiquement toujours évitée si on utilise la fixation avec une épingle de sûreté (décrite 7.5.5)

Traitement : lors de la suspicion, effectuer immédiatement le test du miroir ; s'il est négatif, laryngoscopie directe, éventuellement réintubation immédiate.

Prophylaxie : excellente fixation du tube nasotrachéal. Le tube doit être mesuré avant intubation. Contrôle radiologique après chaque intubation.

7.11.6 *Lésions de compression*

On peut observer des lésions de nécrose du nez dues au tube trachéal ou à sa fixation : orifice narinaire élargi, déviation de la cloison, sténose du vestibule, nez fendu [18]. Au larynx : lésions des cordes vocales, voix rauque, sténose sous-glottique [55]. Au palais : déformation du palais ou fente palatine. À l'arrière-tête : déformation occipitale, hémorragie cérébelleuse. La gravité des lésions est directement proportionnelle à la durée de l'intubation [45]. En général les déformations évoluent parfaitement vers la guérison.

Prophylaxie

- Suspendre le système de tuyaux de façon à ce qu'il n'existe pas de contrainte de poids au niveau du nez.
- Connecter le tube trachéal en tournant.
- Lors de toute réintubation : utiliser l'autre narine.

Des granulomes et des sténoses sous-glottiques peuvent survenir après une ventilation de longue durée et des changements fréquents du tube ou après l'utilisation d'un tube trop grand [45]. De même, des flexions et extensions brutales du cou (prise de radio) peuvent, à la suite de déplacements de l'extrémité du tube dans la trachée, être à l'origine de lésions muqueuses [12, 36]. Nous ne changeons pas systématiquement les tubes trachéaux. Nous ne pratiquons pas de trachéotomie, même lors de ventilation de longue durée sur plusieurs semaines : le pronostic d'un nourrisson trachéotomisé est mauvais. Dans de nombreuses circonstances, le traitement d'un granulome sous-glottique par laser sous endoscopie permet l'extubation définitive.

7.11.7 *Infections nosocomiales (voir chapitre 17)*

Malgré les plus grands soins, une colonisation du tube trachéal par des germes chez l'enfant ventilé en longue durée est fréquente.

7.11.8 *Épanchements gazeux extra-alvéolaires*

Ils surviennent de façon spontanée chez environ 1 % des nouveau-nés et comme complication de toute ventilation artificielle.

Différents types d'épanchements gazeux extra-alvéolaires :
- emphysème interstitiel,
- emphysème médiastinal,
- pneumothorax (voir 8.5),
- pneumopéricarde (voir 8.5),
- pneumopéritoine,
- embolie gazeuse.

Pathogénie (voir 8.5). Souvent un pneumothorax est à l'origine d'une hémorragie intraventriculaire [27] (voir 13.8.4). Les situations ventilatoires suivantes conduisent particulièrement souvent à des épanchements gazeux extra-alvéolaires :

- inspiration prolongée lors de fréquence ventilatoire basse [24],
- hyperventilation avec pression inspiratoire élevée (voir 7.3),
- PEP élevée ou CPAP [55],
- réanimation en situation aiguë avec ventilation au masque forcée,
- sédation insuffisante d'un nouveau-né qui lutte fortement contre le respirateur [21],
- mauvaise technique d'aspiration (voir 7.8.2),
- inhalation méconiale (voir 8.3),
- poumons hypoplasiques (syndrome de Potter, hernie diaphragmatique).

7.11.9 Trachéobronchite nécrosante

Il s'agit de lésions graves des tissus trachéaux survenant surtout après jet ventilation à haute fréquence [6, 23] et autres méthodes de ventilation semblables [56], dans le cas d'une humidification insuffisante ou éventuellement après blessure trachéale par endoscopie ou autre type de manipulation [35]. Nécrose profonde : striction cicatricielle circulaire, sténose diffuse de la trachée et des bronches. Symptômes : stridor inspiratoire et expiratoire sévère par sténose trachéale, le plus souvent quelques semaines après la naissance. Poumons emphysémateux (air trappé), diagnostic par trachéographie ou endoscopie.

7.11.10 Dysplasie bronchopulmonaire (DBP) (voir 8.6)

Les forces ciliaires ainsi que les baro-traumatismes dues à la ventilation jouent un rôle important dans la pathogenèse de la DBP (pour l'évolution de la maladie, voir 8.6).

7.12 Soins aux nouveau-nés ventilés

L'installation d'une ventilation artificielle ne résout pratiquement jamais un problème clinique, mais est au contraire le prélude à une série de nouveaux problèmes. Tout nouveau-né en ventilation artificielle doit être surveillé de façon continue et nécessite en permanence :

- une infirmière qui, si possible, n'a pas la responsabilité d'un autre enfant en même temps,
- un monitoring des fonctions vitales, en particulier du cœur, de la ventilation et des gaz transcutanés,

- un moniteur pour le respirateur, pour surveiller les fonctions techniques de l'appareil de ventilation,
- une feuille de surveillance sur laquelle toutes les recommandations du médecin sont notées et où elles sont cochées après réalisation par l'infirmière,
- une feuille d'évolution de 24 heures sur laquelle sont notées toutes les données diagnostiques et thérapeutiques, de même que les modifications de l'état clinique,
- un protocole de ventilation qui contient toutes les analyses de gaz du sang, les réglages du respirateur et ses modifications, de même que les mesures fonctionnelles pulmonaires [20, 29] et les valeurs des PO_2 et PCO_2 transcutanées.

7.12.1 Surveillance

Toutes les 1à 2 heures surveillance par l'infirmière de :

- couleur de la peau,
- perfusion périphérique,
- température corporelle,
- fréquence cardiaque (bradycardie lors de l'aspiration ?),
- fréquence respiratoire, tirage,
- mouvements thoraciques : sont-ils synchrones au respirateur ?,
- auscultation pulmonaire (position du tube trachéal, flux ventilatoire, efficacité de la PEP, pneumothorax),
- pression artérielle,
- activité,
- motilité spontanée,
- réglage du respirateur (voir 7.6).

Toutes les 12 heures, examen complet par un médecin avec au minimum :

- auscultation pulmonaire,
- auscultation cardiaque (arrêter brièvement le respirateur ou la CPAP),
- auscultation de l'abdomen,
- taille du foie,
- palpation de l'abdomen,
- pouls fémoraux,
- fontanelle,
- turgescence de la peau (muqueuses !),
- microcirculation (temps de recoloration cutanée !).

Selon indications cliniques :

- radiographie du thorax,
- mesure fonctionnelle pulmonaire,
- échographie cérébrale,
- échocardiographie.

7.12.2 Aspirations de la sonde trachéale

Fréquence : Selon les données cliniques (quantité de sécrétions, données auscultatoires). Dans le syndrome de détresse respiratoire, il n'existe, la plupart du temps, dans les premières 24 heures, que très peu de sécrétions (déficit en surfactant) chez les enfants ventilés longtemps et la quantité de sécrétions augmente après des aspirations trop fréquentes. Dans certains cas, on peut observer un bronchospasme. L'aspiration modifie l'oxygénation cérébrale, et le débit vasculaire cérébral augmente selon la PCO_2 ; il est par contre indépendant de la PO_2 [47].

Les aspirations routinières toutes les 2 heures ont été abandonnées. La fréquence de la toilette trachéale est déterminée individuellement à chaque visite et les voies aériennes sont contrôlées au stéthoscope par l'infirmière, au minimum toutes les heures.

Exigences et surveillance : la présence de deux infirmières permet une aspiration atraumatique qui est contrôlée par un enregistrement transcutané de la PO_2. Il faut veiller au partage des tâches : une infirmière aspire, l'autre hyperventile avec le ventilateur manuel et surveille soigneusement l'enfant.

Conduite pratique

1. Manipulations stériles.
2. Auscultation pulmonaire bilatérale préalable.
3. Régler la source d'aspiration (limiter la dépression à 200 cmH_2O).
4. Raccorder la sonde d'aspiration (tableau 7.11) avec obturation au doigt à la source de vide.
5. Hyperventilation : 5-10 ventilations avec le ventilateur manuel (contrôle au manomètre de pression) ; chez les enfants très instables, éventuellement avec de l'oxygène.
6. Mettre la tête d'un côté (la bronche souche opposée est présentée).
7. Instillation de 0,5 à 1 ml de solution salée à 0,9 % préchauffée dans la trachée.
8. Ventilation à la main pendant 15 à 30 secondes avec la même concentration d'oxygène (ou raccord au respirateur).

Tableau 7.11. Taille du cathéter d'aspiration. La sonde d'aspiration ne doit pas obturer la lumière du tube trachéal : danger d'atélectasie

Tube trachéal Ø (mm) (portex ligne bleue ou Vygon nasal)	Cathéter d'aspiration (Charrière) (pharmaplaste avec extrémités arrondies et 2 œillets latéraux)
2,5	5
3	6
3,5	8
Aspirations orales	8

9. Introduire la sonde d'aspiration avec un gant stérile à usage unique sans aspirer, jusqu'à perception d'une résistance. Retirer de 0,5 cm, ensuite retirer le cathéter sous aspiration avec un mouvement tournant. L'aspiration ne devra pas durer plus de 10 secondes et être interrompue immédiatement dès l'apparition d'une bradycardie ou d'une chute de la PO_2transcutanée. Surveiller l'enregistrement de la $PtCO_2$: il ne doit pas survenir d'hypoxémie lors d'une aspiration atraumatique et rapide.
10. Nouvelle ventilation manuelle pendant 1 minute.
11. Mettre la tête de l'autre côté. Répéter l'instillation de NaCl.
12. Aspirer l'autre côté, comme décrit sous 8-10.
13. Raccorder à nouveau au respirateur. Aspirations soigneuses du nez et du pharynx (prudence lors de l'aspiration de l'estomac et du pharynx, en particulier dans des situations postasphyxiques : stimulations vagales, danger d'asystole).
14. Pratiquer nouvelle auscultation pulmonaire (changement de position de la sonde trachéale ? atélectasie ?).

7.12.3 Réchauffement, humidification et nébulisation

Une nébulisation systématique dans les gaz ventilatoires n'est pas indispensable ; elle augmente le risque d'infection pulmonaire (un nébulisateur ultrasonique envoie après plusieurs heures d'utilisation une quantité importante de *Pseudomonas aeroginosa*).

Les gaz ventilatoires doivent toujours être chauffés, ce qui a pour conséquence une augmentation de la saturation en vapeur d'eau et permet d'éviter la paralysie de l'épithélium ciliaire bronchique. Les nouveau-nés et les nourrissons subissent une sous-ventilation longue, des pertes accrues en H_2O et des pertes caloriques. Ces pertes peuvent être compensées par un réchauffement du gaz inspiré à la température de 32-33 °C et une humidité relative de 85 % (physiologiquement en ventilation nasale : 95 %). Un contrôle régulier de la température du gaz est indispensable en raison du risque de surchauffe en cas d'appareil défectueux.

La saturation en H_2O est faible sans nébulisateur chauffant, ce qui augmente le risque d'obstruction du tube trachéal.

7.12.4 Physiothérapie

La physiothérapie est une mesure agressive qui, dans des mains exercées, permet l'évacuation efficace des sécrétions bronchiques [33]. Son utilité chez les nouveau-nés ventilés artificiellement est controversée, des améliorations et des altérations de l'oxygénation ayant été décrites ; d'autre part, le déclenchement d'une hémorragie intracérébrale est possible [42]. Après arrêt de la ventilation, une physiothérapie systématique et un traitement postural permettent d'éviter la survenue

d'atélectasies « migrantes ». Nous l'utilisons au-delà de la première semaine de vie dans les cas suivants :
- dysplasie bronchopulmonaire,
- pneumonies d'inhalation,
- hypoplasies et atélectasies pulmonaires,
- après extubation succédant à une ventilation de longue durée.

Dans le syndrome de détresse respiratoire et le SPHAP, la physiothérapie serait contraire au principe du « minimal handling » (voir 1.7) et est, par conséquent, contre-indiquée.

Médication : les broncho-dilatateurs sont rarement utilisés dans le jeune âge, car la fonction des bêta-récepteurs n'est pas encore mature [34]. Une lyse des sécrétions peut être tentée avec l'ambroxol qui augmente la clairance mucociliaire chez le nouveau-né.

Percussion : la percussion avec les doigts, un petit récipient ou l'aspirateur [33] permet la mobilisation des sécrétions en périphérie. Elle doit être pratiquée avec précaution, en particulier dans la dysplasie bronchopulmonaire, car il existe un risque de fracture de côte en raison de l'ostéopénie [41, 49].

Vibrations : elles sont réalisées au mieux avec une brosse à dents électrique pulsée ; il suffit d'exercer les vibrations sur les deux côtés du thorax, avec des mouvements rotatifs de la périphérie du poumons vers les hiles en exerçant une légère pression pendant l'expiration [33]. Si l'on projette d'effectuer la physiothérapie (atélectasie, etc.) sur une région pulmonaire, il faudra discuter avec l'infirmière et le kinésithérapeute à l'aide de la radiographie thoracique.

Une aspiration atraumatique du tube trachéal doit succéder aux percussions et aux vibrations (voir 7.12.2). Chez l'enfant extubé, on obtient une aspiration oropharyngée après stimulation de la toux.

7.12.5 Traitement postural

En général, les nouveau-nés en détresse respiratoire doivent être soignés en position légèrement surélevée, de telle sorte que l'apesanteur aide au déplissement alvéolaire. En position ventrale, la compliance et l'oxygénation sont améliorées par rapport à la position dorsale [52].

Pendant les ventilations de longue durée, il convient de changer régulièrement de posture, environ toutes les 2 heures :
- sur le dos avec surélévation des épaules,
- sur le côté droit,
- à plat ventre,
- sur le côté gauche.

Lorsqu'il existe des atélectasies, on adaptera la position de l'enfant à leur localisation (voir tableau 7.12).

Si le traitement postural échoue, il convient, après 48 heures, de faire une aspiration intratrachéale sélective et de tenter un lavage bronchique.

Tableau 7.12. Traitement postural en cas d'atélectasie

Localisation de l'atélectasie	Position
Lobe supérieur	
Segment apical	Position fortement surélevée et presque assise
Segment antérieur	À plat dos
Segment postérieur droit	À plat ventre, épaule droite surélevée
Segment postérieur gauche	Assis, épaule gauche haute
Lobe moyen à droite	Tête basse, côté gauche
Lingula à gauche	Tête basse, côté droit
Lobe inférieur	
Segment antérieur	Sur le dos, tête basse
Segment latéral droit	Côté gauche, tête basse
Segment latéral gauche	Côté droit, tête basse
Segment postérieur	À plat ventre, tête basse
Segment supérieur	À plat ventre

7.13 Conditions techniques et hygiène

7.13.1 Mesures anti-infectieuses

Le risque d'infection nosocomiale pendant la ventilation artificielle est particulièrement élevé. Les mains du personnel soignant représentent la voie de contamination pratiquement exclusive. Les mesures adaptées pour éviter l'infection sont les suivantes :

- Désinfection régulière des mains et des avant-bras.
- Travailler en asepsie stricte ! Ne toucher le connecteur du tube endotrachéal qu'avec des gants stériles.
- Désinfection et changement régulier des appareils et des systèmes de tuyauterie.
- Kinésithérapie régulière et changement de position (voir 7.12.4) sont une prophylaxie infectieuse efficace.
- Surveillance bactériologique de l'enfant par l'étude et la surveillance de sa flore bactérienne, par prélèvements dans le pharynx et le tube trachéal, 2 fois par semaine. La croissance de germes en provenance de la sonde trachéale (souvent des pseudomonas) ne constitue pas à elle seule une indication au traitement antibiotique, mais facilite un traitement antibiotique adapté en cas de signes cliniques manifestes d'infection.
- Motivation et éducation du personnel de l'unité de réanimation et recherche des failles par des infirmières d'hygiène spécialement formées. Au moins une fois par an, examen complet de l'ensemble du service par l'institut d'hygiène.

Strictement interdits : port d'anneaux et montres, utilisation de vernis à ongles.

7.13.2 *Désinfection cutanée chez le nouveau-né*

- Pour un prélèvement de sang, désinfecter avec des compresses imbibées d'alcool.
- Lors d'incisions, de ponctions lombaires, de soins des cathéters centraux, de prélèvements d'hémoculture, désinfecter avec un spray antiseptique (Kodan) (temps d'efficacité 2 min). Les désinfectants iodés ne doivent pas être utilisés : danger d'hypothyroïdie due à la résorption d'iode par une thyroïde immature [17].

Stéthoscope. On attribue à chaque enfant un stéthoscope qui reste suspendu à l'emplacement des soins et qui est désinfecté au minimum tous les 2 jours ou lors d'un changement pour un autre enfant.

Pour toutes les méthodes : les instruments doivent être emballés stérilement après désinfection ; l'idéal est de choisir une enveloppe transparente.

7.14 Principes techniques

7.14.1 *Montage des tuyaux du respirateur*

Le système de tuyauterie et d'humidificateur est le « point faible » dans la ventilation du nouveau-né. L'humidification est souvent insuffisante (stagnation des sécrétions, activité ciliaire diminuée, danger d'infection) ou trop importante (eau de condensation, hyperhydratation de l'enfant, danger d'inhalation). Il y a surtout de nombreuses connexions, ce qui facilite les erreurs de montage et les fuites ; souvent les fonctions importantes ne sont pas affichées (température proximale, humidité). Il faut qu'il y ait au moins deux exemplaires de tout système de tuyaux utilisés dans le service de réanimation, prêts à fonctionner et désinfectés :

- système de tuyaux de respirateur avec humidificateur chauffant, sonde thermique et tubulure pour la mesure de la pression proximale (fig. 7.6),
- système de CPAP avec humidificateur chauffant, récipient d'eau pour la contre-pression et tubulure pour la mesure de la pression proximale (voir fig. 7.2).

Il est commode, même si des respirateurs sont différents, de se servir des mêmes systèmes d'humidification et de tuyaux afin de réduire les stocks de réserves et les erreurs de montage et d'utilisation. Le système de Bear VH 820 que nous utilisons dans notre service (fig. 7.6) a les avantages suivants :

- un humidificateur très performant (100 % d'humidité) avec une compliance minimale,
- un chauffage étalonnable stable ; la température est mesurée à deux endroits du système et est affichée de façon digitale,
- seulement 12 (!) points de connexion, ce qui minimise le risque d'erreurs,
- une longueur de tuyaux identique en tous lieux de soins (lit et incubateur) ce qui rend la compliance identique pour tous les systèmes,

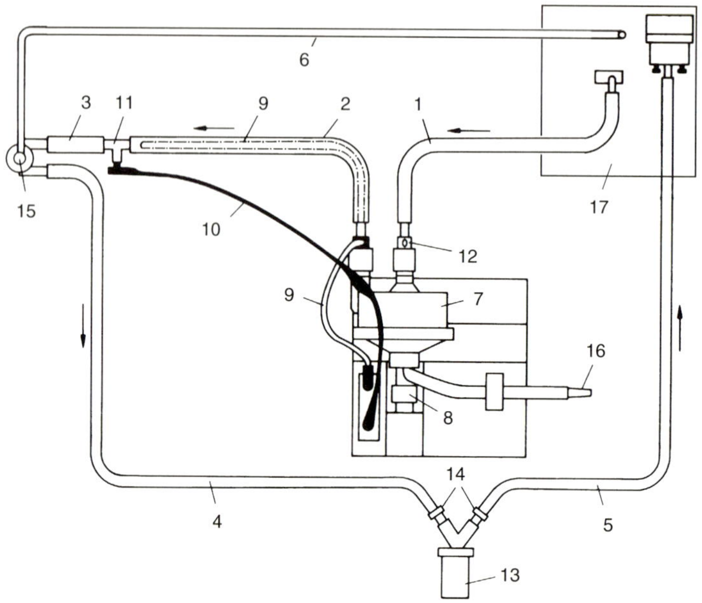

Fig. 7.6. Montage schématique d'un système d'humidification avec des tuyaux de respirateur chauffant (Bear VH 820). *1* Tuyau en silicone 10 × 2,5, *2* tuyau en silicone 10 × 2,5, *3* tuyau en silicone 10 × 2,5, *4* tuyau en silicone 10 × 2,5, *5* tuyau en silicone 10 × 2,5, *6* tuyau en silicone 5 × 1,5, *7* chambre à eau, *8* élément chauffant, *9* chauffage du tuyau, *10* sonde thermique, *11* adaptateur pour sonde thermique, *12* connecteur, *13* piège à eau (« Bird »), *14* adaptateur de tuyau, *15* connecteurs à 4 voies, *16* apport d'eau distillée, *17* respirateur

- un fil chauffant dans le système inspiratoire qui diminue l'eau de condensation et le risque d'inhalation d'eau.

Remarque : Le capteur thermique du système tubulaire doit être fixé *à l'extérieur* de la couveuse. Sinon, l'on risque de ventiler l'enfant à l'air froid. Ne jamais chauffer sans débit d'air : risque de surchauffe !

7.14.2 Vérification du fonctionnement du respirateur

- au moins une fois par semaine,
- à chaque montage,
- avant chaque admission.

Technique

Le mieux est d'utiliser le modèle de poumon artificiel, volume 10 à 20 ml (1 doigtier en caoutchouc). Vérifier :

- les prises murales,
- si le système de tuyaux est complet,

- quand il a été désinfecté,
- si la valve additionnelle est correcte,
- si le système de PEP ou d'IMV est correctement monté (essai de fonctionnement du respirateur pendant 5 minutes),
- la fonction de contrôle et d'alarme : moniteur de respirateur ?
- si le mélangeur d'oxygène fonctionne correctement et si le manomètre de contrôle est étalonné.

Réglages de bases d'un respirateur pour nouveau-né

- Fréquence 50/min
- Pression 20/3 cmH_2O
- Temps inspiratoire 0,6 s
- rapport I/E = 1/1
- FiO_2 0,6

7.14.3 Recherche des fautes techniques

Principes. Lors de problèmes techniques, ne jamais essayer de réparer un respirateur défectueux ou fonctionnant mal pendant que l'enfant est ventilé avec cet appareil ! Mettre en place un nouvel appareil, stabiliser l'enfant, vérifier ensuite l'appareil défectueux.

Lors d'utilisations d'appareils cyclés par le temps

- Si la pression inspiratoire désirée n'est pas atteinte malgré un flux suffisant, il y a fuite. Celle-ci se trouve souvent au niveau de l'humidificateur, des anneaux d'étanchéité ou de la trappe à eau.
- Si une brutale augmentation de pression ne diminue plus à l'expiration, la valve expiratoire est sale ou comprimée.

Lors d'utilisations en CPAP et PEP. Si la pression expiratoire vue sur le manomètre dévie beaucoup de la hauteur de la colonne d'eau dans le bocal, le flux est trop réduit ou trop important, ou bien les tuyaux sont coudés.

Sécurité des appareils. Pour chaque appareil de ventilation, il faut tenir à jour un livre dans lequel sont reportés les modalités d'utilisation, ainsi que les protocoles sur l'apprentissage, les modifications et les défauts relevés. Chaque collaborateur doit pouvoir fournir une preuve de son apprentissage du maniement de tous les appareils de ventilation de l'unité (prescription d'utilisation des appareils médicaux, voir 18.5.3).

7.14.4 Défauts de l'appareillage

Particulièrement fréquents et graves sont les pannes :

- du laryngoscope (pile déchargée, ampoule mal vissée),

- du respirateur (panne de l'alimentation électrique ou en oxygène, défaut de l'appareil),
- du système de tuyaux (déconnexion, fuite, panne de chauffage),
- de l'appareil d'analyse des gaz du sang (nouvelle calibration après panne de courant),
- de la source d'aspiration (Venturi mal installée, fuite d'un tuyau),
- du chauffage de la couveuse (défaut d'installation, alarme coupée).

Une panne d'appareil ayant une importance vitale peut conduire à des situations d'hypoxie (séquence asphyxique, voir 2.4) et à des lésions cérébrales hypoxi-ischémiques (voir 13.9). Des contrôles réguliers du fonctionnement sont nécessaires (législation : MedGV, voir 18.5.3). En dehors de cela, doivent être disponibles près de chaque lit de réanimation :

- une bouteille de réserve d'oxygène avec un débitmètre et des tuyaux,
- un ventilateur manuel avec masque,
- un tube endotrachéal de taille correcte pour l'enfant,
- un laryngoscope de rechange avec deux lames de tailles 0 et 1,
- un appareil d'aspirations à usage unique, avec trappe à sécrétions.

7.15 Respirateurs et leur utilisation

7.15.1 Classification de quelques respirateurs convenant aux nouveau-nés

Les appareils de ventilation sont des pompes à air améliorées. Conformément à leur principe de fonctionnement, ils insufflent à l'inspiration « dans » les patients, l'expiration suit en raison de la force de rétraction pulmonaire. La plupart des appareils sont actuellement des générateurs de flux constant et fonctionnent cyclés par le temps, ce qui veut dire que l'inspiration se termine après un temps déterminé, indépendant du volume ou de la pression atteints (qui peut être réduit dans tous les appareils).

Afin que les appareils de ventilation soient des instruments de traitement valables, les médecins et les infirmières doivent en connaître les caractéristiques techniques et en maîtriser parfaitement le fonctionnement. Un respirateur pour nouveau-nés doit avoir une petite compliance interne (< 1 ml/cmH_2O) et permettre de régler de la façon la plus simple les paramètres suivants, indépendamment les uns des autres :

- mode de fonctionnement : pression positive intermittente, IMV, CPAP,
- fréquence respiratoire 1 à 120/min,
- rapport inspiration / expiration 4/1 jusqu'à 1/4,
- flux gazeux 4-20 l/min,
- pression inspiratoire 10-50 cmH_2O,

- pression expiratoire 0-10 cmH_2O,
- FiO_2 0,21 à 1,
- chauffage de l'humidificateur.

Le type de respirateur est moins important que la *maîtrise de l'appareil par le personnel.* C'est pourquoi il est dérisoire de discuter longuement des mérites respectifs de l'appareil relaxateur de volume, de l'appareil relaxateur de pression ou de la ventilation assistée contrôlée ; il n'y a pas de différence entre les types de respirateurs quant au taux de survie ou à la fréquence des complications. Dans un même service, il est préférable de ne pas diversifier le type de matériel, de façon à en maîtriser au mieux le fonctionnement et à limiter les risques d'erreur.

7.15.2 *Sechrist IV-100-B* (fig. 7.7)

Un respirateur cyclé par le temps, réglé par microprocesseurs, génère un flux gazeux constant avec limite de pression. Ce réglage très simple, avec affichage digital, permet de régler avec une grande précision, aussi bien les temps inspiratoire et expiratoire que la fréquence respiratoire. Il peut être utilisé en ventilation de haute fréquence lors de désordres d'oxygénation sévères (voir 7.3.6). La possibilité de fonctionnement sur pile permet son utilisation également pour les transports. Inconvénients : chauffage de l'humidificateur difficile à régler ; le montage de la valve expiratoire en position basse rend possible l'accumulation d'eau, ce qui perturbe le réglage.

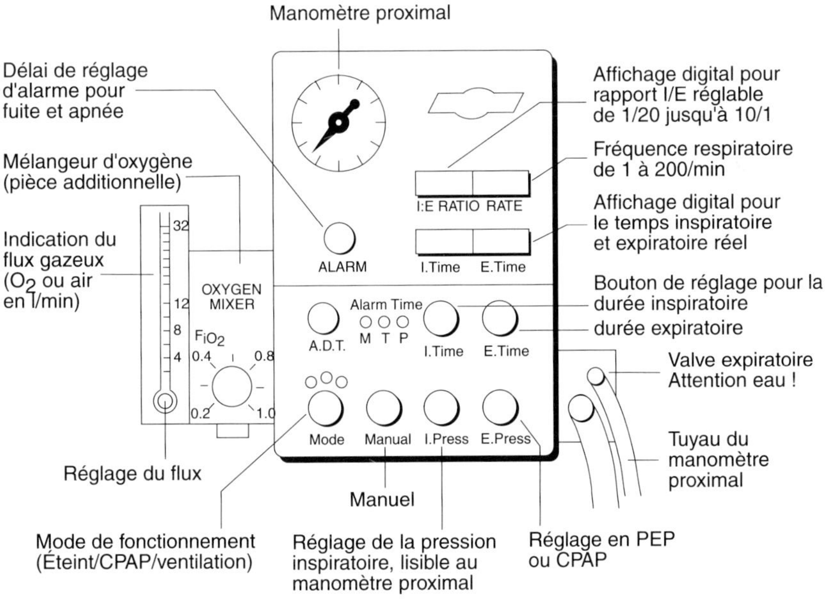

Fig. 7.7. Schéma d'utilisation du Sechrist IV-100-B

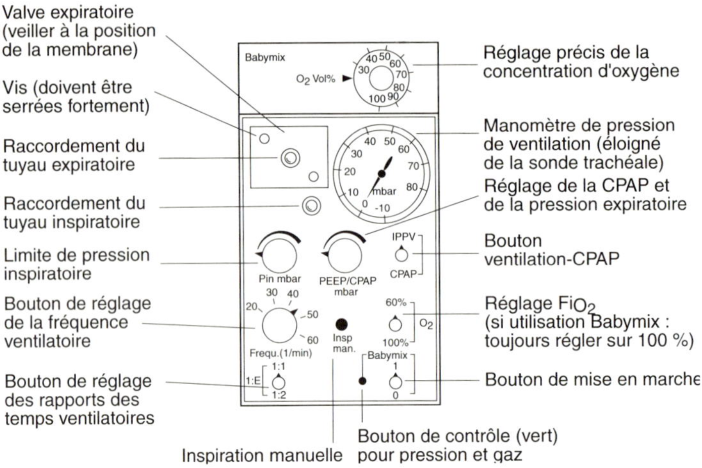

Fig. 7.8. Schéma d'utilisation du respirateur de transport Draeger Babylog 2

7.15.3 Respirateur de transport Draeger Babylog 2 (fig. 7.8)

Alors qu'au service d'obstétrique, en réanimation et la salle de travail, nous nous servons exclusivement de ventilateurs manuels (ventilateur manuel de Laerdal), nous utilisons pour le transport de nouveau-nés ventilés le Babylog 2 avec mélangeur de gaz Babymix 2. Le respirateur est cyclé par le temps, fonctionne sur la pression des gaz et consomme lors d'une ventilation à 100 % d'oxygène 5 l/min, de telle sorte qu'une bouteille d'oxygène de 3 l (150 atmosphères) dure 90 minutes. Comme le temps inspiratoire n'est ni limité, ni indiqué, il faut constamment calculer le temps inspiratoire à partir de la fréquence et du rapport des temps ventilatoires ! Serrer fortement les vis de la valve expiratoire et veiller à la bonne position de la membrane, pour éviter les fuites (pas de pression inspiratoire suffisante). L'appareil n'est pas adapté pour des ventilations de longue durée. Des jumeaux peuvent être ventilés simultanément pendant un transport en utilisant un 2ème connecteur dans le système des tuyaux.

7.15.4 Babylog 8 000 (fig. 7.9)

Ce respirateur cyclé par le temps avec limite de pression de type flux constant est réglé par des microprocesseurs. Il permet une ventilation assistée, synchronisée et intermittente à la demande ainsi que la ventilation à haute fréquence. L'oscillation à haute fréquence est générée par une membrane oscillante entre 5-20 Hz et peut être combinée en phase expiratoire à une ventilation assistée ou contrôlée. L'amplitude de l'oscillation est moins grande avec cette technique. L'écran graphique intégré est utilisé pour la surveillance de la pression ventilatoire, du débit et des volumes ventilés (représentation en graphiques). Le débit et le volume respiratoire sont mesurés par un anémomètre au connecteur du tube. Ce mode d'af-

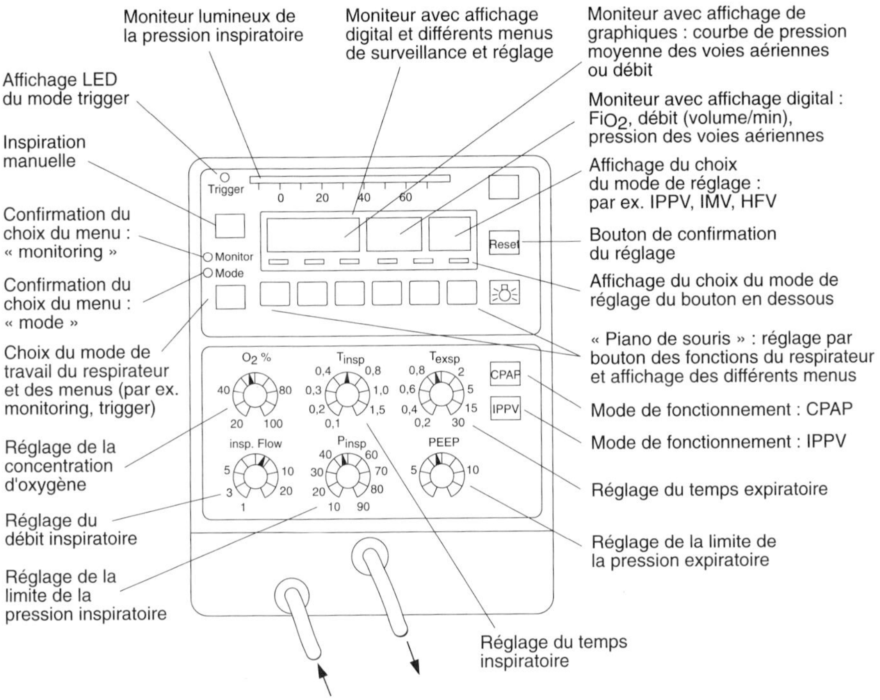

Fig. 7.9. Schéma du respirateur Draeger Babylog 8 000

fichage sera également nécessaire pour les réglages du respirateur. Avantages : utilisation polyvalente et possibilité de mesurer des paramètres pulmonaires. Inconvénients : réglage difficile en raison du mode d'affichage à plusieurs fonctions ; des connaissances en informatique sont nécessaires. En raison de l'absence d'une pile de secours, il est impossible d'effectuer des transports, même très courts.

7.15.5 Servo-ventilateur 900 C (fig. 7.10)

C'est un ventilateur réglé électroniquement avec des multiples possibilités de ventilation qui permet, en particulier lors de ventilations de longue durée, une adaptation individuelle de la courbe ventilatoire à chaque petit patient. L'installation de débitmètres inspiratoire et expiratoire permet la mesure des volumes courants et des volumes ventilatoires minute, de même que la détection d'une fuite éventuelle au niveau de la sonde trachéale. Les pressions et volumes inspiratoires et expiratoires, de même que la pression moyenne des voies aériennes, la FiO_2 et la fréquence ventilatoire peuvent être affichées en mode digital. Le passage en ventilation manuelle permet l'utilisation pendant l'anesthésie. Parmi les huit différentes possibilités ventilatoires qu'offre l'appareil, nous utiliserons pour les soins intensifs du nouveau-né surtout la ventilation contrôlée à volume constant et la ventilation contrôlée par la pression (ventilation artificielle classique du nouveau-

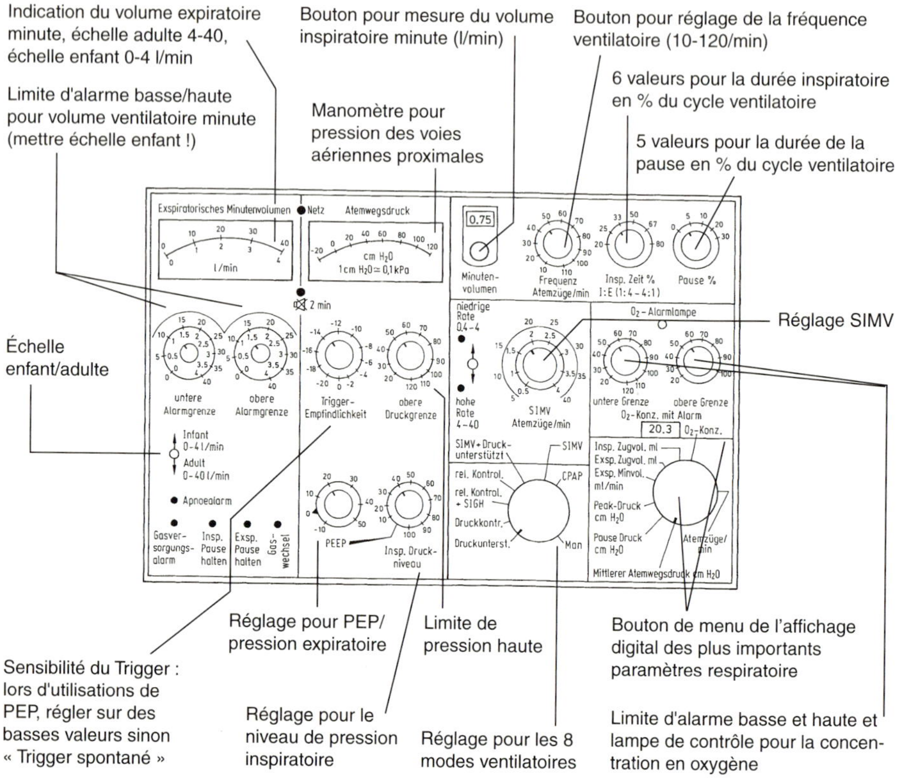

Fig. 7.10. Schéma d'utilisation du Servo-ventilateur 900 C

né). La ventilation assistée avec ou sans ventilation intermittente synchronisée est avantageuse, en particulier chez les enfants plus grands ayant une activité ventilatoire spontanée suffisante, chez les nourrissons qui respirent contre le ventilateur en ventilation contrôlée et dans les cas de dysplasies bronchopulmonaires avec troubles graves de la ventilation.

Dans la ventilation assistée, l'enfant peut contrôler sa respiration tandis que le respirateur lui épargne le travail ventilatoire. Le sevrage se fait par réduction des cycles ventilatoires de la SIMV et raccourcissement progressif des plateaux de pression inspiratoire.

Le rapport des temps ventilatoires ne peut pas être lu mais doit être calculé à partir des temps inspiratoires et de pause. L'humidificateur « Cascade » livré avec l'appareil a pour le nouveau-né un volume interne trop élevé et un chauffage imprécis. Nous utilisons donc également, en combinaison avec le Servo-ventilateur, l'humidificateur Bourns VH 820.

Le Servo-ventilateur 900 C n'est pas simple à manipuler et nécessite une éducation et un entraînement constant ; il ne peut pas être conseillé comme respirateur standard pour les petits services de soins intensifs ou pour les services avec un personnel très fluctuant.

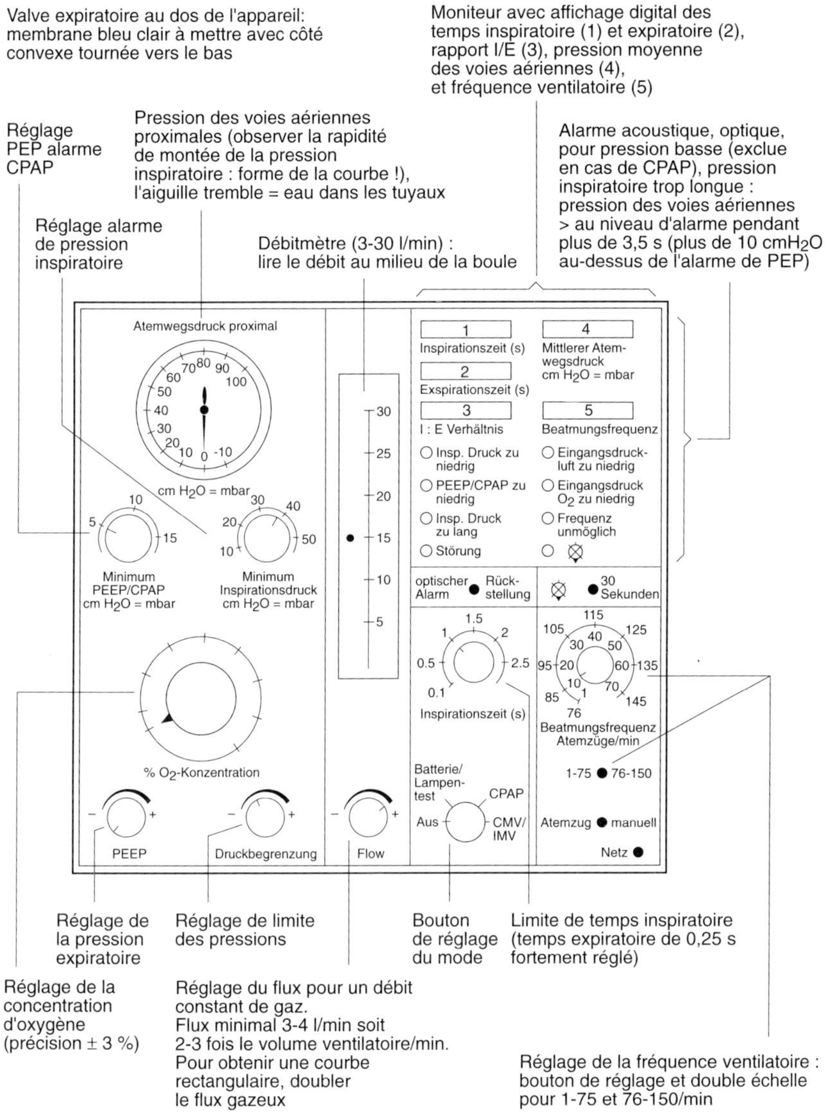

Fig. 7.11. Schéma d'utilisation du Bear CUB

7.15.6 Bear CUB 2 001 (fig. 7.11)

Cyclé par le temps, avec limite de pression, ce respirateur est conçu pour nouveau-nés et nourrissons ayant une fréquence de ventilation de 1 à 150/min et il offre la possibilité de ventiler en mode CPAP et d'IMV. Le volume courant maximal possible est de 300 ml. Un moniteur incorporé permet de lire la fréquence, les temps inspiratoire et expiratoire et le rapport ventilatoire pour chaque ventilation, et il montre la pression moyenne des voies aériennes estimée sur 20 secondes. Un rap-

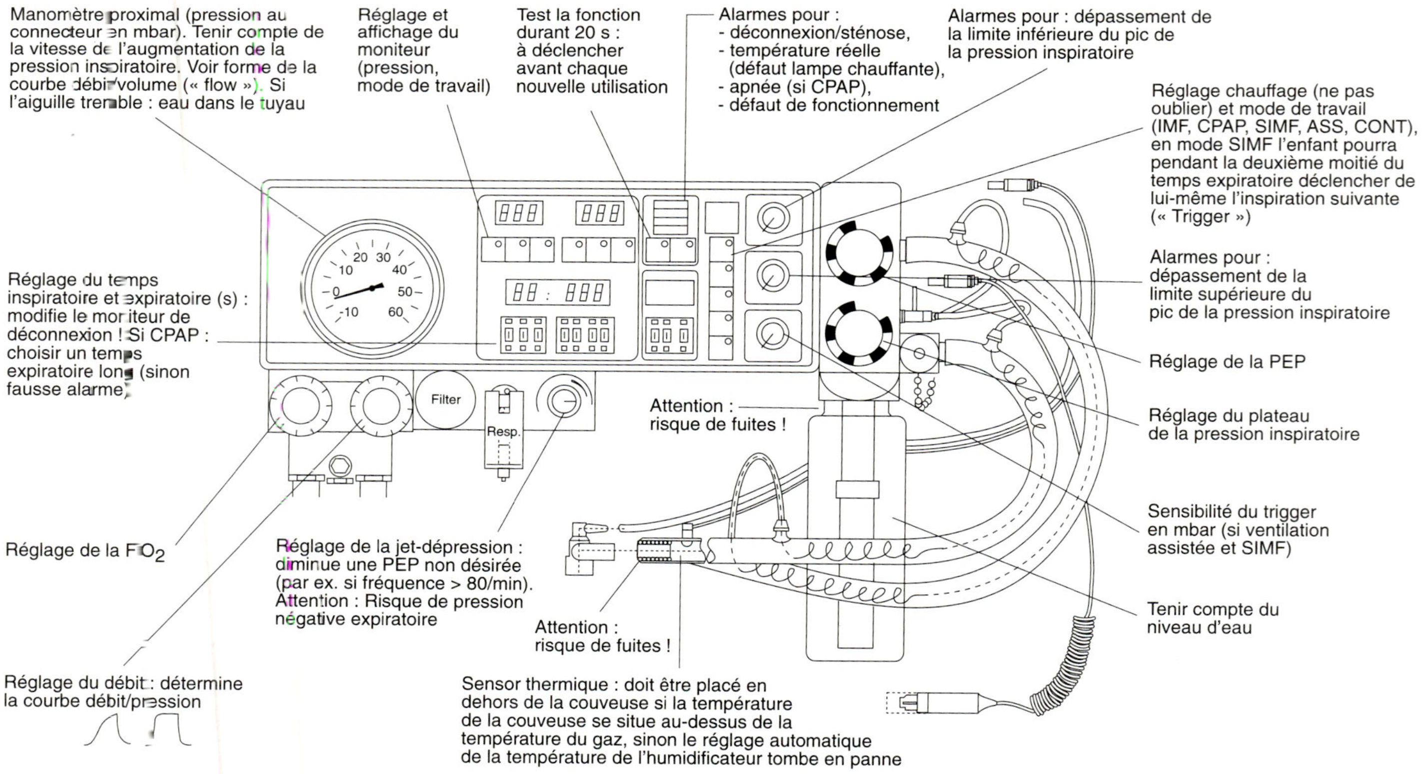

Fig. 7.12. Schéma d'utilisation du respirateur moniteur Stephan HF 300 SIMV

port inspiration/expiration qui serait de plus 3/1 (noté 1/0,3) est à éviter en raison du danger de surinflation ; il est signalé par l'alarme. Les autres alarmes alertent par exemple lorsque le temps inspiratoire prévu et la fréquence respiratoire ne sont pas compatibles avec le temps expiratoire minimal de 0,25 secondes. L'appareil ne peut pas fournir une ventilation assistée et intermittente synchronisée. En raison de sa simplicité, nous utilisons cet appareil pour la plupart des situations de ventilation chez le nourrisson et l'améliorons éventuellement par un moniteur de volume ventilatoire NVM 1. Si pour un débit de 5 l/min et une P_{ins} de 20 cmH_2O le bouton de réglage de la limite de la pression a dû être tourné de deux tours ou plus, il faut rechercher une fuite. Éventuellement, il faut raccourcir le système de montage de l'appareil afin d'être sûr que l'humidificateur se trouve en dessous du patient.

7.15.7 Moniteur respiratoire Stephan HF 300 SIMV (fig. 7.12)

Respirateur pour nouveau-né et nourrisson, cyclé par le temps, avec limite de pression, il y génère un flux de gaz constant à travers des valves réglées électroniquement. En ventilation contrôlée, il détecte une fuite de gaz ou une déconnexion. En ventilation IMV, il surveille les apnées dépassant 10 secondes par déclenchement d'une insufflation contrôlée et le cas échéant, par passage en ventilation contrôlée. *Avantages :* la ventilation en IMV synchronisée diminue la lutte contre le respirateur et facilite le sevrage. Lors de débits faibles, l'appareil peut également produire une pression inspiratoire très rapide. La pression de ventilation est calculée et affichée sur écran digital. Un appareil complémentaire permet une ventilation à haute fréquence avec oscillation. Une spirale chauffante dans le système de tuyauterie permet un bon réchauffement, diminue ainsi la formation d'eau de condensation et rend inutile un piège à eau.

Inconvénients : le système électronique et les lampes de contrôle sont sujets à des pannes. Le rapport des temps ventilatoires est influencé par trois éléments de réglage. La pression inspiratoire < 15 mbar est très difficilement réglable, au-dessous de 12 mbar le réglage est impossible.

Bibliographie

1. Arnold JH, Truog RD (1992) Sedation in neonatal and pediatric intensive care. J Intensive Care Med 7 : 244–260
2. Balsan MJ, Jones JG, Watchko JF, Guthrie RD (1990) Measurements of pulmonary mechanics prior to the elective extubation of neonates. Pediatr Pulmonol 9 : 238–243
3. Bancalari E (1986) Inadvertent positive end expiratory pressure during mechanical ventilation. J Pediatr 108 : 567–569
4. Beachy P, Powers LK (1984) Nursing care of the infant with persistent pulmonary hypertension of the newborn. Clin Perinatol 11 : 681–692
5. Boros SR, Mammel MC, Coleman JM, Lewallen PK, Gordon MJ, Bing DR, Ophoven JP (1985) Neonatal high-frequency jet ventilation : Four years' experience. Pediatrics 75 : 657–663

6. Boros SJ, Mammel MC, Lewallen PK, Coleman JM, Gordon MJ, Ophoven J (1986) Necrotizing tracheobronchitis : a complication of high-frequency ventilation. J Pediatr 109 : 95–100
7. Bose C, Wood B, Bose G, Doulou D, Friedman M (1990) Pulmonary function following positive pressure ventilation initiated immediately after birth in infants with respiratory distress syndrome. Pediatr Pulmonol 9 : 244–250
8. Carlo WA, Chatburn RL, Martin RJ (1987) Randomized trial of high-frequency jet ventilation versus conventional ventilation in respiratory distress syndrome. J Pediatr 110 : 275–282
9. Chan V, Greenough A (1993) Randomised controlled trial of weaning by patient triggered ventilation or conventional ventilation. Eur J Pediatr 152 : 51–54
10. Courtney SE, Weber KE, Gumo SS, Spohn WA, Bender CV, Malin SW (1989) Randomized trial of dexamethasone for prevention of laryngeal edema following extubation. Pediatr Res 25 : 34A
11. Daschner F (1983) Dräger Aseptor : Hohe Formaldehydbelastung in Inkubatoren. Monatsschr Kinderheilkd 131 : 473
12. Donn SM, Kuhns LR (1980) Mechanism of endotracheal tube movement with change of head position in the neonate. Pediatr Radiol 9 : 37–40
13. Duara S, Gewitz MH, Fox WW (1984) Use of mechanical ventilation for clinical management of persistent pulmonary hypertension of the newborn. Clin Perinatol 11 : 641–652
14. Durand DJ, Goodman A, Ray P, Ballard RA, Clyman RI (1987) Theophylline treatment in the extubation of infants weighting less than 1250 grams : a controlled trial. Pediatrics 80 : 684–688
15. Eyal FG, Arad ID, Goddr K, Robinson MJ (1984) High frequency positive-pressure ventilation in neonates. Crit Care Med 12 : 793–797
16. Field DJ, Milner AD, Hopkin IE (1985) Inspiratory time and tidal volume during intermittent positive pressure ventilation. Arch Dis Child 60 : 259–261
17. Fisher DA, Klein AH (1981) Thyroid development and disorders of thyroid function in the newborn. N Engl J Med 304 : 702–712
18. Gowder K, Bull MJ, Schreiner RL (1980) Nasal deformities in neonates. Am J Dis Child 134 : 954
19. Greenough A, Greenall F, Gamsu H (1987) Synchronous respiration : which ventilator rate is best? Acta Paediatr Scand 76 : 713–718
20. Greenough A, Morley CJ (1982) Oesophageal pressure measurements in ventilated preterm babies. Arch Dis Child 57 : 851
21. Greenough A, Wood S, Morley CJ, Davis JA (1984) Pancuronium prevents pneumothoraces in ventilated premature babies who actively expire against positive pressure ventilation. Lancet I : 1–4
22. Gregory GA, Kitterman JA, Phibbs RH, Tooley WH, Hamilton WK (1971) Treatment of the idiopathic respiratory distress syndrome with continuous positive airway pressure. N Engl J Med 284 : 1334
23. Harris TR, Gouch W III, Wilson JF (1984) Necrotizing tracheobronchitis associated with high frequency jet ventilation in neonates. Clin Res 32 : 132
24. Heicher DA, Kasting DS, Harrod JR (1981) Prospective clinical comparison of two methods for mechanical ventilation of neonates : rapid rate and short inspiratory versus slow rate and long inspiratory time. J Pediatr 98 : 957–961
25. Herman S, Reynolds EOR (1973) Methods for improving oxygenation in infants mechanically ventilated for severe hyaline membrane disease. Arch Dis Child 48 : 612

26. HIFI Study Group (1989) High frequency oscillatory ventilation compared with conventional mechanical ventilation in the treatment of respiratory failure in preterm infants. N Engl J Med 320 : 88–93
27. Hill A, Perlman JM, Volpe JJ (1982) Relationship of pneumothorax to occurrence of intraventricular hemorrhage in the premature newborn. Pediatrics 69 : 144–149
28. Kahn A, Blum D, Waterschoot P, Engelman E, Smets P (1982) Effect of obstructive apneas on transcutaneous oxygen pressure in control infants, siblings of sudden infant death victims, and near-miss infants : comparison with the effects of central sleep apneas. Pediatrics 70 : 852–857
29. Kisling JA, Schreiner RL, Liechty EA (1982) Mechanical ventilation in the newborn. In : Schreiner RL, Kisling JA (eds) Practical neonatal respiratory care. Raven, New York, pp 329–350
30. Kohelet D, Goldberg A, Goldberg M (1982) Depth of endotracheal tube placement in neonates. J Pediatr 101 : 157
31. Kuhns LR, Bednarek FJ, Wyanan ML, Roloff DW, Borer RC (1975) Diagnosis of pneumothorax or pneumomediastinum in the neonate by transillumination. Pediatrics 56 : 355
32. Le Souef PN, England SJ, Bryan AC (1984) Total resistance of the respiratory system in preterm infants with and without an endotracheal tube. J Pediatr 104 : 108
33. Meyer CL (1982) Pulmonary physiotherapy. In : Schreiner RL, Kisling JA (eds) Practical neonatal respiratory care. Raven, New York, pp 375–390
34. Milner AD, Martin RJ (1985) Neonatal and pediatric respiratory medicine. Butterworths, London
35. Mimouni F, Ballard JL, Ballard ET, Cotton RT (1986) Necrotizing tracheobronchitis : case report. Pediatrics 77 : 366–368
36. Morrissey MSC, Bailey CM (1990) Diagnosis and management of subglottic stenosis after neonatal ventilation. Arch Dis Child 65 : 1103–1104
37. Muramatsu K, Yukitaku K, Oda T (1992) Variability of respiratory system compliance in mechanically ventilated infants. Pediatr Pumonol 12 : 140–145
38. OCTAVE Study Group (1991) Multicentre randomized controlled trial of high against low frequency positive pressure ventilation. Arch Dis Child 66 : 770–775
39. Palme C, Nystrom B, Tunnel R (1985) An evaluation of face masks in the resuscitation of newborn infants. Lancet I : 207–210
40. Pohlandt F, Saule H, Schröder H et al. (1992) Decreased incidence of extra-alveolar air-leakage or death prior to air-leakage in high versus low rate positive pressure ventilation : results of a randomised seven-centre trial on preterm infants. Eur J Pediatr 151 : 904–909
41. Purohrt DM, Caldwell C, Levkoff A (1975) Multiple rib fractures due to physiotherapy in a neonate with HMD. Am J Dis Child 129 : 1103
42. Raval D, Yeh TF, Mora A, Cuevas D, Pyati S, Pildes RS (1987) Chest physiotherapy in preterm infants with RDS in the first 24 hours of life. J Perinatol 7 : 301–304
43. Reynolds EOR (1974) Pressure waveform and ventilator settings for mechanical ventilation in severe hyaline membrane disease. Int Anesthesiol Clin 12 : 259
44. Segerer H, Stevens P, Schadow B et al. (1991) Surfactant substitution in ventilated very low birth weight infants. Factors related to response types. Pediatr Res 30 : 591–596
45. Sherman JM, Lowitt S, Stephenson C, Ironson G (1986) Factors influencing acquired subglottic stenosis in infants. J Pediatr 109 : 322–327

46. Simbruner G (1986) Inadvertent positive end-expiratory pressure in mechanically ventilated newborn infants : detection and effect on lung mechanics and gas exchange. J Pediatr 108 : 589–595
47. Skov L, Ryching J, Pryds O, Greisen G (1992) Changes in cerebral oxygention and cerebral blood volume during endotracheal suctioning in ventilated neonates. Acta Paediatr 81 : 389–393
48. Spahr RC, Kellin AM, Brown DR, McDonald HM, Holzmann IR (1980) Hyaline membrane disease. A controlled study of inspiratory to exspiratory ratio in its management by ventilator. Am J Dis Child 134 : 373
49. Tarnow-Mordi WO, Wilkie RA (1994) Static respiratory compliance in the newborn. I. A clinical and prognostic index for mechanically ventilated infants. Arch Dis Child 70 : F11–F15
50. Tolkin J, Kirpalani H, Fitzhardinge P (1984) Necrotizing tracheobronchitis : a new complication of neonatal mechanical ventilation. Pediatr Res 18 : 391
51. Upton CJ, Milner AD, Stokes GM (1990) The effect of changes in inspiratory time on neonatal triggered ventilation. Eur J Pediatr 149 : 648–650
52. Wagaman MJ, Shutack JG, Moomijan AS, Schwartz JG, Shaffer TH, Fox WW (1979) Improved oxygenation and lung compliance with prone positioning of neonates. J Pediatr 94 : 787–791
53. Walsh-Sukys M (1993) Persistent pulmonary hypertension of the newborn : The black box revisited. Clin Perinatol 20 : 127–143
54. Wetzel RC, Gioia FR (1987) High frequency ventilation. Ped Clin North Am 34 : 15–38
55. Wilcox JC, Schreiner RL (1982) Complications of ventilator therapy. In : Schreiner RL, Kisling JA (eds) Practical neonatal respiratory care. Raven, New York, pp 391–397

8

Affections pulmonaires

M. Obladen

8.1 Diagnostic différentiel

La plupart des affections pulmonaires du nouveau-né (voir aussi 6.5) se manifestent par une détresse respiratoire :

- tachypnée > 60/min (maintien d'un volume ventilatoire normal malgré une résistance importante des voies aériennes),
- rétraction sternale (force de rétraction pulmonaire augmentée par tension superficielle élevée sur un squelette thoracique relativement mou),
- geignements expiratoires (permettant de meilleurs échanges gazeux en évitant le collapsus alvéolaire),
- battements des ailes du nez (mise en route des muscles respiratoires accessoires).

Quelques affections pulmonaires se manifestant par une détresse respiratoire sont énumérées dans la figure 8.1. Autrefois, toutes ces affections étaient dénommées « syndrome de détresse respiratoire », une dénomination qui n'est plus utilisée aujourd'hui que pour le déficit en surfactant. Une classification précise et fiable pour les maladies pulmonaires aiguës les plus importantes du nouveau-né existe depuis 1981 [39] et a permis de mener pour la première fois des études épidémiologiques et des comparaisons internationales (tableau 8.1).

8.2 Syndrome de détresse respiratoire (SDR) (déficit en surfactant)

8.2.1 *Épidémiologie et pathophysiologie*

Sont touchés 1 % de tous les nouveau-nés, près de 10 % de tous les prématurés, près de 50 % des prématurés nés avant 30 semaines [39, 82]. La fréquence du syndrome de détresse respiratoire a baissé ces dernières années, l'affection est cependant encore maintenant la cause de plus du tiers des morts néonatales.

Tableau 8.1. Classification des affections pulmonaires néonatales aiguës [3, 39, 68]. Symptomatologie commune : tachypnée, geignements expiratoires, tirage inspiratoire

Dénomination allemande	Syndrome postasphyxique	Syndrome du retard de résorption du liquide alvéolaire	Syndrome d'inhalation méconiale	Persistance de l'hypertension artérielle pulmonaire	Syndrome de détresse respiratoire	Poumons immatures	Pneumonie congénitale
Sigle international	MRD	PMA	MAS	SPHAP	RDS	PIP	INF
Dénomination anglaise	Mild respiratory disturbancy	Pulmonary maladaptation	Meconium aspiration syndrome	« Persistent pulmonary hypertension »	« Respiratory distress syndrom »	« Pulmonary insufficiency of prematurity »	« Pulmonary infection »
Âge gestationnel	Tous	Tous	≥ 39 semaines	39-40 semaines	< 35 semaines	< 28 semaines	Tous
Anamnèse périnatale	Asphyxie légère	Souvent césarienne	Asphyxie intra-utérine	Asphyxie sévère	Souvent césarienne, souvent choc	Pas typique	Rupture prématurée des membranes
Données radiologiques	Normales	Transparence diminuée ou bronchogramme aérien	Infiltrats floconneux étendus bilatéraux	Non typiques	Aspect réticulo-granité, bronchogramme aérien	Normales ou diminution de transparence	Non typiques, normales jusqu'à infiltration massive
État clinique	Normal après quelques heures	Pas d'infection	Liquide amniotique verdâtre, peau teintée	Shunt droit-gauche	Pas d'infection, symptômes dès les premières heures de vie	Pas d'infection, pas de détresse respiratoire	Culture positive, déviation à gauche de la formule leucocytaire, CRP > 1 mg/dl
Besoins en O_2	-	±	++	++	++	<	±
Évolution/24 h[a]	>	>	≤	≤	<	+	Variable
Pronostic	Bon	Bon	Sévère	Mauvais	Sévère	Mauvais	Sévère

[a] > Sévérité de la maladie diminue, < Sévérité de la maladie augmente

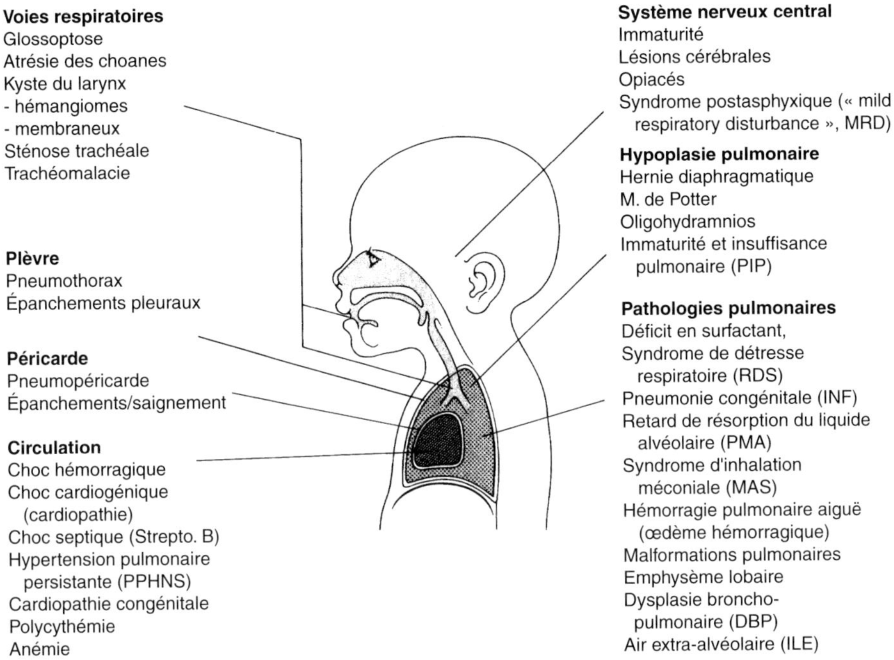

Fig. 8.1. Causes des détresses respiratoires chez le nouveau-né [67]

Pathogénie et prédisposition

Le surfactant pulmonaire diminue la force de tension superficielle à l'interface air-eau et évite ainsi le collapsus alvéolaire expiratoire. Son absence diminue la stabilité alvéolaire et est le facteur essentiel de la pathogénie du syndrome de détresse respiratoire. Le syndrome de détresse respiratoire est caractérisé par une diminution quantitative du composant principal du surfactant dipalmitoyl-phosphatidylcholine (lécithine) et par une absence complète du composant accessoire phosphatidylglycérol ainsi que par l'absence d'apoprotéines spécifiques (fig. 8.2).

En dehors de la maturation enzymatique qui n'est complète qu'à partir de la 35ème semaine de gestation, il existe des facteurs prénatals qui favorisent ou s'opposent au développement de la maladie (voir fig. 8.2). La maturation pulmonaire est retardée chez les enfants de mère diabétique et lors d'érythroblastoses sévères. Elle est stimulée en cas de souffrance fœtale chronique par rupture prématurée des membranes, infection amniotique ou tocolyse [49], ces facteurs n'accélérant la maturation pulmonaire que chez les fœtus de sexe féminin [60, 76].

Physiopathologie

- Compliance pulmonaire abaissée,
- ventilation alvéolaire diminuée (micro-atélectasies),
- capacité résiduelle diminuée [12],

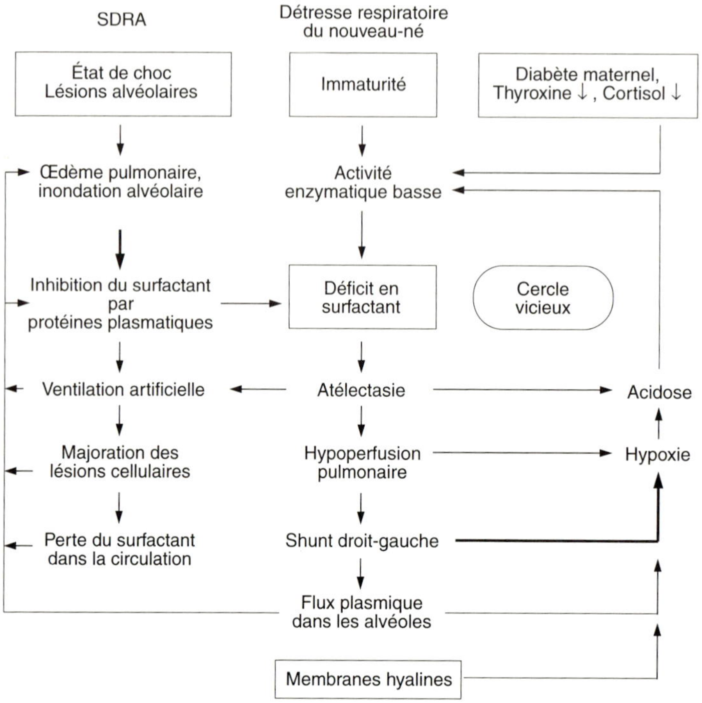

Fig. 8.2. Pathogénie et facteurs qui peuvent influencer l'évolution du syndrome de détresse respiratoire. À gauche syndrojme de détresse respiratoire aiguë « adulte » (SDRA), à droite forme du nouveau-né ; les deux pathologies peuvent se rencontrer chez le nouveau-né (d'après [69])

- shunt intrapulmonaire augmenté,
- shunt droit-gauche cardiaque (foramen ovale, canal artériel),
- perfusion capillaire diminuée.

Ces modifications conduisent à une réduction de l'apport d'oxygène et au développement d'un gradient alvéolo-artériel élevé pour l'oxygène ($AaDO_2$) et pour le dioxyde de carbone. L'acidose et l'hypoxie perturbent la synthèse des phospholipides et créent un cercle vicieux. Les membranes hyalines se développent à la suite de l'hypoperfusion pulmonaire et de l'augmentation de la perméabilité vasculaire.

8.2.2 *Clinique : symptomatologie et diagnostic*

Les symptômes se manifestent immédiatement après la naissance ou dans les 6 premières heures par :
- tachypnée > 60/min,
- battements des ailes du nez,
- tirage sternal et intercostal,
- geignements expiratoires,
- murmure vésiculaire diminué,

- peau de couleur gris pâle,
- cyanose (il s'agit plutôt d'un signe de traitement insuffisant !).

Acmé de la maladie au 2ème-3ème jour de vie, ensuite amélioration progressive. L'analyse des gaz du sang est indispensable pour le diagnostic et la surveillance de l'évolution (voir 6.3). Le diagnostic est confirmé par la radiographie. Diagnostic différentiel voir fig. 8.2.

Classification en stades radiologiques [28]

I. Fin granité dans les champs pulmonaires.
II. I + bronchogramme aérien visible en dehors de la silhouette cardiaque.
III. II + flou ou effacement partiel des contours du cœur ou du diaphragme.
IV. « Poumons blancs ».

La classification radiologique est possible après la 6ème heure de vie : auparavant, la présence de liquide pulmonaire peut évoquer un syndrome de détresse respiratoire ou un stade plus sévère, ou (autre hypothèse) le syndrome de détresse respiratoire n'est pas encore bien visible car les membranes hyalines et les micro-atélectasies ne sont pas encore formées. L'aspect radiologique peut s'améliorer si l'on applique une pression transpulmonaire élevée et après la substitution du surfactant.

- La radiographie du thorax est indispensable chez tous les nouveau-nés en détresse respiratoire.
- Chez le nouveau-né à terme, le syndrome de détresse respiratoire est extrêmement rare et devra être un diagnostic d'exclusion.
- Une infection à streptocoque B peut simuler parfaitement un syndrome de détresse respiratoire chez le prématuré comme chez le nouveau-né à terme, sur les plans clinique et radiologique !

8.2.3 *Traitement symptomatique*

(Il s'agit d'un résumé car plusieurs chapitres de ce livre traitent de la prise en charge de cette affection).

1. « Minimal handling » (voir 1.7) : éviter au maximum les contraintes chez un enfant en détresse respiratoire ! Chaque effort et chaque tentative de cris peut augmenter le shunt droit gauche et conduire à la décompensation respiratoire [50]. Les mesures systématiquement pratiquées à l'admission dans le service (pesée, mensurations, examens, radiographies, prélèvements bactériologiques et sanguins, ponction artérielle, etc.) doivent être effectuées avec prudence et douceur en tenant compte de l'état de l'enfant [30]. En urgence, nous évaluons dès l'admission au service : les gaz du sang, l'hématocrite et le Dextrostix sur un échantillon capillaire. Tout le reste peut attendre !

Puisque les sécrétions pulmonaires sont diminuées dans le syndrome de détresse respiratoire, il suffit d'aspirer en endotrachéal au cours des 24 premières heures toutes les 4-6 heures (voir 7.12.2). Pendant les 3 heures suivant la substitution en surfactant il ne faut aspirer le tube que si cela s'avère indispensable.

2. *Surveillance* soigneuse, auscultation régulière, contrôle de la pression artérielle d'abord toutes les heures ; la pression systolique doit être maintenue au-dessus de 45 mmHg (sinon apport de plasma ou de sang).
3. *Contrôle régulier de la température* de l'enfant, de l'incubateur et des gaz ventilatoires (noter les constantes !) : rester dans la zone de neutralité thermique (épargne d'oxygène, voir 2.6).
4. *Analyse des gaz du sang :* sonde à PO_2 ou combinée, à mettre en place *immédiatement*, de telle sorte qu'on puisse apprécier l'effet des premiers soins. Ponction artérielle, voir 6.8.1. Les gaz du sang capillaire sont à faire d'abord toutes les demi-heures, puis après une stabilisation primaire, toutes les 2 heures (dans la mesure où une surveillance continue transcutanée n'est pas possible), cela afin de juger du :
   - réglage du respirateur
   - des besoins en FiO_2 (but : PaO_2 40-70 mmHg).
5. *Apport d'oxygène* (voir 6.6) par une boîte céphalique (lorsque le syndrome de détresse respiratoire est modéré ou chez un gros enfant), CPAP nasale ou respirateur. Réduction prudente dès que $PaO_2 > 70$ mmHg : danger de cyanose brutale par vasoconstriction pulmonaire et shunt droit gauche.
6. *CPAP nasale* (voir 7.2.2) dès que les besoins en $FiO_2 > 0{,}4$. Une CPAP installée précocement permet d'économiser le surfactant, diminue le recours au respirateur de même que les complications pulmonaires, et améliore le pronostic global [5, 19].
7. *Ventilation artificielle* (voir page 7.1.4), dès que les besoins en $FiO_2 > 0{,}6$ ou $PCO_2 > 50\text{-}60$ mmHg (selon la situation, surtout s'il y a une prédisposition à l'hémorragie intraventriculaire). Réglage initial du respirateur (voir 7.6.1), ventilation après substitution de surfactant (voir 7.7), sevrage (voir 7.8).
8. *Traitement antibiotique,* si une infection ne peut être exclue (en particulier à streptocoque B). Nous traitons avec ampicilline et gentamicine mais arrêtons ce traitement après 5 jours si les prélèvements initiaux étaient stériles.
9. *Apports en protides :* 0,5-1,0 g/kg/24 h en 4 perfusions d'albumine humaine à 20 %, car la formation des membranes hyalines entraîne une consommation importante et rapide de protides.
10. *Équilibre hydrique* soigneux (voir 4.5) afin d'éviter la persistance de la perméabilité du canal artériel [7] ainsi qu'une insuffisance rénale prérénale. Un apport liquidien de 70 ml/kg est le plus souvent adéquat dans les premières 24 heures.
11. *Alcalinisation :* avec la plus grande réserve (attention à l'hémorragie cérébrale). Une température optimale, une bonne oxygénation, une ventilation correcte, un traitement conséquent du choc et une transfusion précoce, rendent le plus souvent l'alcalinisation inutile dans le syndrome de détresse respiratoire.
12. *Canal artériel :* complication du syndrome de détresse respiratoire, en particulier chez les très petits prématurés de moins de 1 500 g. Suspecté lors d'une

nouvelle aggravation après le 3ème jour de vie s'il y a évolution atypique biphasique du syndrome ou impossibilité de sevrer l'enfant du respirateur après le 5ème jour. Symptômes et traitement, voir 9.9.

13. *Contrôles de laboratoire :*
   - glycémie 3 fois/jour + Dextrostix 3 fois/jour,
   - hématocrite 1 fois/jour,
   - électrolytes 1 fois/jour,
   - protides totaux 1 fois/jour,
   - NFS 1 fois/jour (anémie, signes d'infection),
   - urines 1 fois/jour. Bilan, pH, osmolalité, densité.

8.2.4 Thérapie causale : substitution en surfactant

Les médicaments de surfactant sont extraits de porcins (Curosurf) ou de poumons de bovins (Sufenta, Alvéofact). Il peut s'agir aussi d'un traitement synthétique contenant des facteurs actifs en surface (Exosurf). L'efficacité de la substitution par du surfactant pour le traitement du syndrome de détresse respiratoire est établie par toute une série d'études contrôlées [87]. Normalement, la préparation est instillée dans les voies aériennes en quelques minutes par un cathéter d'aspiration dans le tube trachéal.

Les *effets* suivants ont été prouvés :
- la mortalité du syndrome respiratoire aigu diminue,
- les prématurés avec un syndrome respiratoire aigu survivent souvent sans BDP,
- la complication du pneumothorax est plus rare.

Les effets secondaires suivants ont été rapportés :
- obstruction du tube trachéal ou des tubes du ventilateur,
- chute tensionelle transitoire,
- dépression de l'EEG [37],
- variations dans la vitesse des flux sanguins cérébraux,
- hémorragie pulmonaire aiguë (peut-être suite au shunt gauche-droit dû à un canal artériel persistant [77].

Les indications retenues pour le traitement par surfactant sont les suivantes :
- thérapie d'un syndrome respiratoire aigu certain [32, 68, 88],
- traitement préventif chez les prématurés très immatures : discuté actuellement [46, 56, 72].

Après traitement substitutif par surfactant, trois *réactions* ont été observées :
- rapide et persistante amélioration de l'oxygénation,
- récidive avec réaugmentation des besoins en oxygène après 6-18 h,
- résistance au traitement, hypoxémie réfractaire, sévère.

La réaction après traitement substitutif par surfactant dépend plus de la maladie pulmonaire sous-jacente que de l'immaturité du système de surfactant endogène [82]. Il convient de rappeler que beaucoup de troubles respiratoires néonatals ne sont pas dus à un déficit en surfactant (voir fig. 8.1).

L'amélioration de l'oxygénation survient immédiatement après quelques minutes pour le surfactant d'origine naturelle, mais seulement 6-24 h après instillation d'un surfactant synthétique.

Un traitement complémentaire au traitement anténatal par stéroïdes et au traitement postnatal par surfactant induisant la synthèse endogène du surfactant pourrait être le traitement oral par Inositol, un substrat de la synthèse ; ce traitement peut cependant être mis en relation avec un nombre accru de rétinopathies [34].

Voici quelques *particularités* du traitement par surfactant :

- dose initiale du surfactant d'origine naturelle : environ 100 mg/kg,
- possibilité d'une deuxième et troisième dose en cas d'augmentation des besoins d'oxgène après 6-12 h,
- un traitement (préventif) précoce est plus efficace qu'un traitement tardif, en raison de la formation de membranes hyalines étendues qui empêchent la distension alvéolaire. Ce traitement préventif concerne surtout les enfants < 27 SA et a prouvé son efficacité [32, 72]. Pour le traitement substitutif par surfactant, nous n'attendons pas d'avoir la certitude d'un syndrome respiratoire aigu, mais il convient de vérifier la bonne position du tube trachéal par radiographie du thorax,
- pour la ventilation après surfactant, voir 7.7.

Les résultats d'un traitement par surfactant sont encore mal connus et il faudra répondre au moyen d'études contrôlées aux questions suivantes :

- l'efficacité est-elle identique pour le surfactant naturel que pour le surfactant synthétique ?
- les hémorragies cérébrales sont-elles moins importantes pour le surfactant synthétique que pour le surfactant naturel ?
- y a-t-il efficacité dans d'autres pathologies pulmonaires que le syndrome respiratoire aigu ?
- y a-t-il efficacité lors d'une infection pulmonaire [85] ?

Remarque : Le traitement substitutif par surfactant remplace le déficit en surfactant endogène et complémente le système tensio-actif du poumon défaillant dans le syndrome respiratoire aigu, mais il n'est pas moins indispensable de connaître parfaitement la ventilation artificielle.

8.2.5 Prévention et pronostic

La prophylaxie par l'administration de dexa- ou bêtaméthasone à la mère 24 à 72 heures avant la naissance agit par induction enzymatique. Elle est efficace à partir de la 24ème semaine [22, 23, 44, 49] et diminue la fréquence et la gravité du syndrome de détresse respiratoire. Un traitement anténatal par TRH semble augmenter la résistance pulmonaire aux radicaux libres d'oxygène, et semble diminuer le risque d'une bronchodysplasie [6]. La conduite atraumatique de l'accouchement du prématuré (éventuellement par césarienne élective) avec une réanimation primaire faite par les néonatologistes diminue l'asphyxie perpartum et le risque de syndrome de détresse respiratoire.

Pronostic

Les prématurés de 27-30 semaines ayant un syndrome de détresse respiratoire ont aujourd'hui une chance de survie de plus de 80 % [93] ; cependant, il existe chez plus de 20 % des survivants des séquelles durables (dysplasie bronchopulmonaire, hémorragie intraventriculaire). On peut légitimement espérer que le pronostic sera encore meilleur à l'avenir avec le perfectionnement de la substitution par surfactant.

8.3 Syndrome d'inhalation méconiale

Fréquence

Un à deux pourcent de tous les nouveau-nés [33]. Sont avant tout touchés les hypotrophiques et les postmatures (insuffisance respiratoire placentaire). Signes fréquents d'alarme :

- souffrance fœtale (bradycardie, CTG silencieux, œstriol diminué),
- accouchement prolongé et compliqué,
- liquide amniotique méconial (survient dans 10-20 % des naissances) [9, 78].

Physiopathologie

L'hypoxie fœtale induit une vasoconstriction mésentérique et une ischémie intestinale. Il s'en suit une période transitoire d'hyperpéristaltisme qui, associée à une atonie du sphincter anal, entraîne la libération de méconium. Des particules de méconium sont aspirées dans les bronches lors des premières inspirations. Il en résulte des atélectasies subsegmentaires et des territoires avec emphysème obstructif, de même qu'une pneumonie chimique. Ces modifications ont pour conséquence un shunt intrapulmonaire augmenté, une capacité de diffusion réduite, une résistance augmentée et une diminution de la compliance pulmonaire.

Clinique

À la naissance, l'enfant est recouvert de méconium ; la peau, les ongles, le cordon, sont de coloration jaune verdâtre. On observe : une dépression respiratoire sévère, des gasps, de gros râles, une bradycardie, une hypotonie, des symptômes de choc, une asphyxie bleue ou blanche.

Lors de la reprise de la ventilation spontanée : tachypnée, dyspnée, tirage intercostal, geignements expiratoires, cyanose. L'asphyxie sévère peut conduire à une perturbation de l'adaptation cardio-vasculaire avec shunt droit gauche, persistance de la circulation fœtale, cardiomégalie (insuffisance cardiaque : hypoxie, cœur pulmonaire) et hypoperfusion périphérique (centralisation).

Radiologie

Des infiltrats pulmonaires sont répartis de façon symétrique, denses, floconneux, en partie nodulaires. Les poumons sont en hyperaération, avec coupole diaphragmatique aplatie et éventuellement petit épanchement pleural.

Évolution

Après une convalescence de 7-10 jours, l'amélioration est notable, le plus souvent après 24 à 72 heures ; mortalité < 10 % [39]. Les cas sévères évoluent vers un SPHAP (syndrome de la persistance de l'hypertension artérielle pulmonaire, voir 9.10) ou vers la mort dans les 24 premières heures. En cas de survie, l'amélioration est lente.

Prévention

Achever rapidement l'accouchement lors d'une hypoxie fœtale persistante ! L'élimination de liquide amniotique méconial doit être interprétée comme un signe d'alarme ; il faut tout faire pour débarrasser les voies aériennes de la quasi-totalité du méconium avant la première inspiration ! Les efforts de l'équipe obstétricale et néonatologique doivent concorder en tout point [104]. Prévoir la réanimation en salle d'accouchement lors d'une inhalation méconiale (voir 2.5.3).

Traitement symptomatique

1. La *ventilation artificielle* peut être très difficile à appliquer quand il y a inhalation méconiale. Réglage du respirateur, voir 7.6.1. Dans la plupart des cas, des pressions inspiratoires élevées et une PEP basse sont nécessaires. Il convient de trouver la fréquence où l'enfant ne lutte pas contre le respirateur (ventilation synchronisée, voir 7.3.4).
2. Un *pneumothorax* doit être diagnostiqué tôt et drainé (voir 8.5).
3. *Physiothérapie* active et soigneuse (contre-indiquée lors d'un pneumothorax et d'un SPHAP !) et traitement postural (voir 7.12.5). Aspirations trachéales fréquentes après instillation d'une solution de NaCl à 0,9 % ou de N-acétylcystéine.
4. Antibiothérapie indiquée en raison de la pneumopathie bactérienne secondaire constante.
5. D'autres *traitements médicamenteux* sont souvent nécessaires.
   - Par exemple, sédation ou relaxation musculaire (voir 7.6.6).
   - Si l'hyperventilation (voir 7.3.4) ne réussit pas lors d'une persistance de la circulation fœtale à la suite d'une inhalation méconiale, il est justifié de tenter un traitement par tolazoline en vue de faire baisser la résistance vasculaire pulmonaire (voir 9.10).
   - Les corticoïdes ne sont pas justifiés.
6. Un *traitement ventilatoire par NO* n'a pas prouvé son efficacité [15] dans cette indication.

8.4 Syndrome du retard de résorption du liquide alvéolaire

Définition. Maladaptation pulmonaire en rapport avec une résorption de liquide pulmonaire retardée. Fréquence = 1 %, bon pronostic.

Pathogénie et facteurs prédisposants

Le poumon fœtal est rempli de 40 ml/kg de liquide contenant du surfactant et du liquide amniotique qui est mobilisé lors de la respiration intra-utérine. Il ne peut donc exister d'« inhalation » de liquide amniotique. La moitié du liquide est exprimé à la naissance et l'autre moitié est résorbé dans les lymphatiques pulmonaires. Lors d'une naissance rapide ou d'une pression hydrostatique élevée, le mécanisme de résorption peut être perturbé ou évoluer de façon ralentie, ce qui conduit à l'accumulation d'une quantité accrue de liquide, tout d'abord dans les alvéoles, puis dans l'interstitium. Sont prédisposés, les enfants nés après :

- césarienne,
- présentation du siège,
- asphyxie périnatale,
- apports liquidiens excessifs chez la mère.

Symptômes

- tachypnée commençant immédiatement après la naissance,
- battements des ailes du nez,
- tirage sternal,
- geignements,
- cyanose, oxygénodépendance.

Les symptômes ont toujours tendance à régresser après 24 heures.

Diagnostic

Le diagnostic de « maladaptation pulmonaire » est souvent posé rétrospectivement, car la clinique et les données radiologiques (voir tableau 8.1) ne sont pas très significatifs au début d'un syndrome de détresse respiratoire (voir 8.2) ou d'une pneumonie à streptocoque B (voir 17.4). Seule la normalisation clinique et radiologique vers l'âge de 24 heures, permet de poser clairement le diagnostic.

Traitement symptomatique

- Mise en couveuse, oxygène réchauffé, humidifié, éventuellement sous boîte céphalique.
- Surveillance par mesure de la PO_2 transcutanée et par ponction artérielle.
- Antibiothérapie (car une pneumonie ne peut jamais être exclue).
- Sédation prudente si l'enfant est agité.

8.5 Pneumothorax

Fréquence

Spontané 1-2 % [3], sous CPAP ou ventilation avec PEP 5-20 % [16].

Remarque : nécessité d'un contrôle du protocole de ventilation artificielle et du mode de ventilation pour chaque cas de pneumothorax !

Facteurs prédisposants

- CPAP ou PEP,
- ventilation contrôlée,
- réanimation excessive,
- mauvaise technique d'aspiration,
- temps expiratoire trop court
- syndrome de détresse respiratoire,
- syndrome d'inhalation méconiale,
- pneumonie à streptocoque B,
- hernie diaphragmatique congénitale (controlatérale),
- hypoplasie pulmonaire.

Pathogénie

Une distension alvéolaire puis une rupture, surviennent facilement lors d'une pression alvéolaire excessive. L'air s'infiltre le long des espaces périvasculaires dans l'interstitium *(emphysème interstitiel)* les accumulations d'air *(pseudokystes)* peuvent s'installer dans le parenchyme pulmonaire. Si la fuite alvéolaire persiste, l'air progresse le long des espaces péribronchiques et vasculaires de l'interstitium, à travers la plèvre viscérale jusque dans le médiastin *(pneumomédiastin)*. Les plèvres viscérales et médiastinales se rompent facilement de telle sorte que l'air fait irruption dans la cavité pleurale et crée un pneumothorax. Le développement d'un emphysème cervical est possible. L'atteinte peut être uni- ou bilatérale, avec prédominance pour le côté droit. Si l'air se propage le long des gros vaisseaux dans l'espace rétropéritonéal, un *pneumopéritoine* se développe (diagnostic différentiel : perforation gastro-intestinale). Si l'air gagne le sac cardiaque par les replis péricardiques, il s'ensuit un *pneumopéricarde*. *L'embolie gazeuse* par passage d'air dans les capillaires, les veines pulmonaires ou les vaisseaux lymphatiques est rare.

Clinique

- Détresse respiratoire d'installation brutale,
- cyanose,
- développement de signes de choc,
- mouvements thoraciques asymétriques,
- éventuellement emphysème sous-cutané,

- bradycardie, asystolie (pneumopéricarde),
- souvent baisse de la fréquence cardiaque et respiratoire, baisse de la pression artérielle et réduction de l'amplitude du pouls,
- développement rapide d'une acidose respiratoire. Si on enregistre l'oxycardio-respirogramme en continu, des modifications brutales de l'impédance transthoracique et une chute rapide de la $PtCO_2$ peuvent être le signe d'un pneumothorax.

En dehors de l'aggravation rapide de la ventilation et de la circulation, le pneumothorax entraîne un risque cérébral important : il peut induire une hémorragie intracérébrale par l'augmentation rapide de la pression veineuse et de la perfusion cérébrale [38].

Diagnostic

- Dans le doute, éliminer rapidement une obstruction du tube trachéal par un test au miroir.
- Auscultation : absence ou diminution du murmure vésiculaire. Chez le petit prématuré, un pneumothorax suffoquant menaçant le pronostic vital peut passer inaperçu à l'auscultation ! Déplacement des bruits du cœur (lors d'un pneumothorax gauche).
- Diaphanoscopie thoracique : diffusion lumineuse accrue du côté atteint ; source de lumière froide de 5 mm de diamètre avec rallonge (lumière froide « Storz »).
- Ponction diagnostique, et en même temps, traitement d'urgence par réduction de l'hyperpression.
- On se permettra d'attendre une radiographie du thorax seulement si la situation ne présente aucun danger.

Données radiologiques

Pneumothorax de la grande cavité ou suffocant : le poumon est collabé du côté atteint et séparé de la paroi latérale thoracique. En règle générale, le pneumothorax est limité par le bord latéral du poumon ; les accumulations d'air peuvent cependant se situer dans différents sillons interlobaires ou à la base. Le diaphragme est abaissé, les espaces intercostaux sont élargis, la plèvre pariétale est saillante. Dans les formes extrêmes, hernie médiastinale avec déplacement des gros vaisseaux et du cœur sur le côté opposé.

Diagnostic différentiel : emphysème lobaire, kyste pulmonaire géant.

Prévention

- Traitement substitutif en surfactant en cas de syndrome de détresse respiratoire (voir 8.2.4).
- Sédation/relaxation si ventilation difficile (soit si l'enfant «lutte contre l'appareil ») (voir 7.6.6).
- Ne pas utiliser une fréquence de ventilation basse et une ventilation à inspiration prolongée (voir 7.3.2).

Traitement

Emphysème interstitiel, pneumomédiastin. Pas d'intervention active. Si l'enfant est ventilé, essayer de réduire la PEP, le pic de pression inspiratoire, ou le temps inspiratoire prolongé. Éviter la lutte contre le respirateur, éventuellement faire une sédation. Si atteinte unilatérale, positionnement sur le côté concerné. Indication éventuellement d'HFO (High Frequency Oscillation) (voir 7.3.7).

Petit pneumothorax avec détresse respiratoire modérée. Sédation, surveillance soigneuse, contrôles des gaz du sang répétés. Éviter les cris et les manipulations inutiles. La résorption d'un pneumothorax peut être nettement accélérée en augmentant l'apport d'oxygène (FiO_2). Cette mesure est cependant dangereuse car elle peut créer une hyperoxie avec un risque de fibroplasie rétrolentale ; surveillance avec une sonde transcutanée combinée.

Pneumothorax suffocant (urgence vitale !). Le succès du traitement dépend du diagnostic immédiat et d'un travail coordonné de l'équipe : *ponction diagnostique* avec une seringue de 5 ml et une aiguille Butterfly 19 G, faite dans le 2ème-3ème espace intercostal sur la ligne médio-claviculaire. Mettre l'extrémité du tuyau de la Butterfly sous l'eau : l'apparition de bulles confirme le diagnostic. Ne pas enlever tout l'air avec la seringue car le retour du poumon vers la paroi est possible. Il existe alors un risque de blessure de la plèvre viscérale lorsque l'on fait la ponction pleurale avec un trocart ! Après la ponction diagnostique, l'état de l'enfant se stabilise le plus souvent rapidement, et le cathéter pleural peut alors être mis en place dans le calme et dans des conditions stériles.

Set à pneumothorax

- 1 scalpel à usage unique, n° 11 (Feather Industries),
- 1 petite pincette anatomique, longueur 13 cm,
- 1 petite pincette chirurgicale, longueur 13 cm,
- 1 paire de petits ciseaux courbes à extrémités mousses, longueur 12 cm,
- 2 clamps à tuyaux, longueur 14 cm,
- 1 porte aiguille (Boynton), longueur 12,5 cm,
- matériel de suture (Mersilène 3-0),
- 2 cathéter trocard Vygon, Ch 8, Ch 10,
- 1 robinet à 3 voies Luer,
- 1 tuyau de drainage avec adaptateur Luer,
- 4 compresses fendues, 5 × 5 cm,
- 1 Tegaderme,
- anesthésique local (mépivacaïne 1 % ou Xylocaïne).

Technique du drainage pleural

Immobiliser l'enfant. Fixer les bras en position haute. Désinfecter et placer un champ troué stérile. Ponctionner au *4ème-5ème espace intercostal* sur la ligne axillaire antérieure car c'est là que l'air s'accumule au maximum en position dorsale. Depuis peu, l'accès par le 2ème-3ème espace intercostal sur la ligne médio-claviculaire est préféré, en raison d'une efficacité plus grande. Après anesthésie locale avec au maximum 0,4 ml/kg de mépivacaïne 1 %, faire une incision de 4 mm au bord supérieur de la côte inférieure de l'espace intercostal. Saisir le cathéter de drainage (Trocard cathéter Vygon, Ch 10) à 2 cm de sa pointe et l'introduire dans l'espace intercostal en s'aidant de la main comme tuteur (*attention* aux blessures d'organes par traversée brutale de la musculature intercostale).

Enlever le trocard immédiatement après l'entrée dans la cavité thoracique. Pousser le cathéter derrière la paroi thoracique antérieure en direction du sternum et de la coupole diaphragmatique. Raccorder au drainage continu et fixer le cathéter par point cutané, puis contrôler sa position radiologique. Un réglage très précis de l'aspiration est possible grâce à un manomètre à eau. Réglage -20 cmH_2O. S'il n'y a pas de grosse fuite pulmonaire, une dépression de drainage de -3 à -5 cmH_2O suffit pour la réexpansion pulmonaire et conduit à une moindre fuite protidique par transsudation.

Des caillots de sang, des sécrétions pleurales riches en protéine, un colmatage par la plèvre peuvent conduire à une récidive malgré la position correcte du cathéter. Un nouveau pneumothorax est possible ! Un deuxième drainage peut être éventuellement nécessaire.

En ventilation spontanée, on peut s'attendre à une réparation de la rupture alvéolaire après 24 heures, mais seulement après quelques jours en ventilation contrôlée. Le drainage pleural peut être enlevé si l'expansion pulmonaire contrôlée radiologiquement persiste, même après 6 heures de clampage du cathéter.

Complications

- Position sous-cutanée,
- position postérieure (souvent inefficace lors d'un pneumothorax antérieur),
- perforation (poumons, diaphragme, médiastin, œsophage, foie, pharynx, péricarde) en particulier si on utilise un cathéter de Mathys [57].

Drainage d'un pneumopéricarde

Par voie sous-xiphoïdienne, après désinfection de l'épigastre, ponctionner avec un Abbocath 26 G.

L'introduire sous le sternum en direction de l'épaule gauche, dans l'angle entre le processus xiphoïde et la jonction costo-sternale droite [75]. Enlever le mandrin et le cathéter peut encore être enfoncé d'un cm. La ponction péricardique est réussie si on note une amélioration immédiate de la bradycardie et des symptômes de choc, un rosissement de l'enfant et la disparition du bas-voltage sur l'écran du moniteur. Contrôler radiologiquement la position. En ventilation artificielle, il convient de laisser en place un drainage de pneumopéricarde pendant plusieurs jours. Son ablation est possible après clampage préalable (contrôle radiologique). Dépression -5 cmH_2O.

8.6 Dysplasie bronchopulmonaire (DBP)

Définition. Cette affection iatrogène sévère, pour la première fois décrite en 1967 [66] et aujourd'hui courante dans tout service de soins intensifs pour nouveau-nés, est le prix à payer pour améliorer continuellement le taux de survie chez les grands prématurés. Il s'agit d'une affection chronique des voies aériennes avec des signes radiologiques typiques et une oxygénodépendance et/ou une ventilation artificielle nécessaire au-delà du 28ème jour de vie [5, 8, 92]. La définition de Shennan et al. [83] a une meilleure valeur de prédiction puisqu'elle tient compte du degré d'immaturité ; elle se base sur une oxygénodépendance de l'enfant né avec un âge gestationnel de 36 SA.

Fréquence

15 % des enfants ayant un syndrome de détresse respiratoire, ventilés plus de 3 jours [8], 20-50 % des prématurés de moins de 1 000 g de poids de naissance - fréquences très variables selon les services [5]. La nécessité ventilatoire au-delà des 28 jours existe chez 68 % des nouveau-nés avec un poids de naissance de 500-750 g, chez 29 % des nouveau-nés avec un poids de naissance de 751-1 000 g et chez 4 % des nouveau-nés avec un poids de naissance de 1 001-1 500 g [31].

Pathogénie et facteurs de prédisposition

La DBP est le résultat de l'effet combiné de l'immaturité fonctionnelle et structurelle des poumons, du barotraumatisme et de la toxicité de l'oxygène (voir 6.9). Il est possible que le déficit en superoxyde dismutase explique la grande susceptibilité du prématuré à l'oxygène. Les autres facteurs de prédisposition sont :
- âge gestationnel < 28 semaines,
- insuffisance respiratoire et ventilation artificielle,
- barotraumatisme, en particulier emphysème interstitiel et pneumothorax [64],
- persistance du canal artériel [13],
- apports parentéraux de lipides [35],
- infections à *Ureaplasma urealyticum* [42, 71],
- atteinte asthmatique familiale [10],
- risques génétiques : beaucoup des enfants avec DBP sont HLA-A2 positifs [18].

Physiopathologie

Au stade précoce, réaction exsudative avec œdème pulmonaire, intriqué avec les modifications du syndrome de détresse respiratoire. Plus tard, modifications de reconstruction et de prolifération des alvéoles, des canaux alvéolaires, des septums et des bronchioles. Les modifications prolifératives sont d'autant plus importantes que la DBP évolue plus longtemps. La ventilation pulmonaire est d'abord réduite (résistance des voies aériennes augmentée), le travail ventilatoire est augmenté, la compliance diminue. Au stade de la guérison, c'est d'abord la compliance qui remonte ; la résistance des voies aériennes ne baisse que plus tard [58]. Au cours de la DBP, il peut survenir dès la période néonatale une constriction bronchique, signe d'hyperréactivité bronchique [92]. La résistance des vaisseaux pulmonaires est toujours augmentée, ce qui s'ajoute à l'hypoxie et peut conduire au cœur pulmonaire [1].

Signes diagnostiques

- Dépendance prolongée vis-à-vis du respirateur et de l'oxygène,
- hypercapnie chronique,
- dyspnée, rétraction, râles bulleux,
- sécrétions muqueuses augmentées,
- accès de bronchospasmes,
- infection pulmonaire, bronchiolite, atélectasie,
- cœur pulmonaire, insuffisance cardiaque,
- rachitisme, fracture de côte,
- mort subite du nourrisson plus fréquente [101],
- développement perturbé [53].

Le diagnostic est difficile dans les deux premières semaines de vie car la DBP débutante est cliniquement et radiologiquement difficile à distinguer du syndrome de détresse respiratoire et de ses stades de guérison.

Degré de gravité

Une oxygénodépendance [106] et la nécessité de ventilation artificielle [86] permettent, dès la fin de la première semaine de vie, de prévoir une évolution vers une DBP.

Les différentes classification de gravité cliniques, radiologiques et histologiques de la dysplasie bronchopulmonaire ne concordent souvent pas, si bien que l'Institut National de la Santé aux États-Unis a proposé un « score » pour leur classification clinique et radiologique [92]. Ces données sont rapportées dans le tableau 8.2 ; un enfant peut avoir un maximum de 15 points d'après les signes cliniques, et de 10 points d'après les signes radiologiques. Ces deux catégories de points étant à ajouter pour l'estimation du degré de gravité de la DBP.

Prévention

- Mise en place précoce d'une CPAP nasale au lieu d'une ventilation artificielle [4],
- traitement substitutif par surfactant pour le syndrome de détresse respiratoire,
- ventilation atraumatique en évitant les pics de pression élevés (> 30 cmH_2O) et les fréquences élevées,
- sevrage précoce du respirateur ; une hypercapnie pourrait être toléré au-delà de l'âge d'une semaine,
- empêcher la survenue d'un canal artériel hémodynamiquement significatif par son éventuelle fermeture précoce (voir 9.9),

Tableau 8.2. Classification de la dysplasie bronchopulmonaire selon le degré de gravité [93]

NIH - Classification clinique de la DBP

Points (0-15)	0 normal	1 léger	2 moyen	3 sévère
Fréquence respiratoire/min	< 40	40-60	61-80	> 80
Dyspnée (tirage)	0	léger	moyen	sévère
FiO_2 (pour PaO_2 50-70 mmHg)	21	22-30	31-50	> 50
PCO_2 mmHg	< 45	46-55	56-70	> 70
Croissance g/j.	> 25	15-24	5-14	< 5

Si l'enfant est ventilé artificiellement, un score clinique total de 15 points est attribué.

Classification radiologique de la DBP [24]

Points (0-10)	0	1	2
Anomalies cardio-vasculaires	Aucune	Cardiomégalie	Cardiomégalie marquée
Hyperaération pulmonaire (= somme des côtes postérieures et antérieures situées au-dessus de la coupole diaphragmatique droite)	< 14	14,5-16	> 16
Emphysème	Pas d'hyper-expansion focale	Petit territoire hyperaéré disséminé	1 ou plusieurs grosses bulles
Fibrose/anomalies interstitielles	Aucune	Quelques traînées, densité augmentée	Plusieurs, traînées, bandes épaisses
Impression d'ensemble	Pas de modifications	Modifications modérées	Modifications sévères

- une prophylaxie par un traitement par les vitamines A ou E n'a pas fait preuve d'efficacité [74, 98].

Traitement

Le traitement de la dysplasie bronchopulmonaire est long et difficile. Il demande de la part du médecin et des infirmières beaucoup de patience et, en particulier, la capacité de dialoguer avec les parents de ces enfants chroniquement et sévèrement touchés. Il est utile que certaines personnes de l'équipe soignante coordonnent soins et entretiens pour l'enfant et ses parents. La ventilation et le sevrage des enfants ayant une DBP peuvent être extrêmement difficiles. Il n'existe pas de règle rigide et l'on doit souvent essayer de nombreuses techniques de ventilation. Nous essayons d'éviter les pressions élevées et les inspirations prolongées afin de ne pas aggraver la distension pulmonaire toujours présente. Si l'enfant est sevré et s'il a atteint le terme prévu, il convient de rechercher la possibilité d'un traitement à domicile (même s'il est encore sous oxygénothérapie) car les enfants avec une DBP se développent plus vite et mieux à la maison qu'à l'hôpital [47, 58].

Les mesures suivantes sont utilisées pour le traitement des DBP (avec des variations selon les cas) :

1. *Oxygène :* une oxygénation adéquate est indispensable pour la guérison et la croissance. Des épisodes d'hypoxie, tels qu'ils peuvent survenir en particulier pendant le sommeil, entraînent des spasmes bronchiques [91] et augmentent la résistance vasculaire pulmonaire [1]. Alors qu'on peut accepter une certaine hypercapnie chez l'enfant avec une DBP en ventilation spontanée avec un pH normal, il convient de maintenir absolument la PaO_2 au-dessus de 50 mmHg ! L'oxygénothérapie avec une cloche de Hood n'est pas pratique chez un enfant qui devient de plus en plus actif. L'apport d'oxygène (réchauffé, humidifié) avec un débit faible, par l'intermédiaire du tuyau placé immédiatement devant le nez et ne pénétrant pas dans la narine, a fait ses preuves [1, 47]. La surveillance de l'oxygénation par une PO_2 transcutanée n'est pas fiable pour la DBP (voir 6.8.3), l'oxymétrie de pouls est l'instrument de choix.
2. *Nutrition :* un apport calorique suffisant est indispensable pour la croissance et la guérison ; en raison du travail ventilatoire augmenté, il doit être de 130-150 kcal/jour. Cela ne peut être réalisé le plus souvent qu'au moyen de régimes particuliers car un enfant avec une DBP nécessite aussi :
3. Une *restriction liquidienne* à 120 ml/kg/24 h.
4. Les *diurétiques* améliorent la fonction pulmonaire à court terme mais ont des effets secondaires importants s'ils sont administrés sur une longue durée : ostéopénie [2, 86], néphrocalcinose [41], ototoxicité [22]. Nous utilisons une combinaison de furosémide à faible dose et de spironolactone en surveillant soigneusement les électrolytes dans le sang et les urines.
5. *Dilatateurs bronchiques :* isoprotérénol, méthylxanthine, salbutamol [102], et terbutaline ont une certaine action dans la DBP. Nous utilisons la théophylline (au maximum 5 mg/kg/jour) afin de faire baisser la résistance des voies aériennes [79] ; contrôle sérique ! Actuellement en étude : aérosols de bronchodilatateurs.
6. La *physiothérapie* (voir 7.12.4) est une des mesures essentielles de traitement de la dysplasie bronchopulmonaire ; elle doit être conduite avec prudence, car il existe un risque de fracture de côtes chez ces prématurés souffrant souvent d'une ostéopénie. La physiothérapie peut être renforcée par de l'ambroxol à faible dose dans le but de fluidifier les sécrétions. Le traitement intratrachéal par N-acétylcystéine (Mucomyst) n'a pas donné la preuve de son efficacité ; il augmente même la résistance des voies aériennes et pourrait déclencher des accès de cyanose [11].
7. *Antibiotiques :* traitement immédiat et suffisant des infections pulmonaires (contrôle régulier des leucocytes, de la NFS et de la CRP) ; cependant pas de traitement prophylactique long. Si mise en évidence d'*Ureaplasma urealyticum*, éventuellement cure d'antibiotique par érythromycine pendant 14 jours [97].
8. Les *digitaliques* sont indiqués dans certaines formes d'insuffisance cardiaque (voir 9.6.2) mais ne sont pas efficaces dans le cœur pulmonaire.

9. La *dexaméthasone* a été l'objet de plusieurs études, et a montré son efficacité chez un certain nombre d'enfants dépendant du respirateur, atteints de dysplasie bronchopulmonaire [3, 20, 51]. Il est certain qu'elle raccourcit la durée de la ventilation.
   - Dose au début : 0,6 mg/kg/j, puis réduction par paliers de 2 jours de 0,2 mg/kg/j ; souvent l'extubation devient possible après 2-3 jours.
   - Durée du traitement : 8-10 jours.
   - Ne pas l'utiliser chez l'enfant non intubé.
   - Effets secondaires sévères : hypertension ; hémorragies digestives [61, 71] ; intolérance glucidique et hyperglycémie ; catabolisme protéidique ; freinage hormonal : hypophysaire, surrénalien ; immunodépression ; hypertrophie myocardique [25, 99]. En raison de ses effets secondaires importants, nous ne l'utilisons pas dans notre service dans les deux premières semaines.
10. Des *transfusions* de concentré de globules rouges peuvent être nécessaires ; une anémie normochrome hyporégénérative accompagne souvent la DBP : anémie iatrogène (prélèvements sanguins), déficit en érythropoïétine (production endogène insuffisante). Il convient de maintenir l'hémoglobine, porteur d'oxygène, à un taux de 11-14 g/dl [17] pour ne pas majorer les effets d'hypoxémie de la DBP.
11. Une *endoscopie* trachéo-bronchique associée éventuellement à un traitement de granulome par laser est indiquée chez tout enfant qui n'a pas pu être sevré du respirateur au bout de 14 jours.
12. Les accès de dyspnée par *trachéomalacie* peuvent éventuellement être atténués par une aortopexie [54].

Pronostic

La mortalité est de 10 à 25 % [47], la plupart des morts survenant au-delà de la période néonatale, ces enfants encourent un risque accru de mort subite du nourrisson [101]. Le monitoring à domicile est à considérer (voir 5.8). Le pronostic des cas particuliers est difficile à établir. Nous avons vu guérir des enfants qui avaient dû être ventilés durant plusieurs mois avec de hautes concentrations en oxygène. Une hyperréactivité bronchique et une prédisposition à l'asthme persistent jusqu'à l'âge adulte [10, 64]. Par rapport à des prématurés qui ont survécu à un syndrome de détresse respiratoire dépourvu de complications, les enfants atteints de DBP accusent un retard de croissance et de développement psychomoteur jusqu'à la 2ème année de vie, voire au-delà [55].

8.7 Emphysème lobaire

Hyperaération d'un ou plusieurs lobes pulmonaires par fermeture à clapet d'une bronche segmentaire ou lobaire. Les causes sont variées (troubles dans la formation de la paroi bronchique, repli muqueux, sécrétions épaisses, compression par des vaisseaux anormaux, kystes, etc.). L'air peut entrer mais ne peut suffisamment sortir. Il se développe une dyspnée avec expiration difficile et rétraction intercostale. La symptomatologie débute au cours de la 2ème à la 4ème semaine de vie, rarement dans les premiers jours de vie. Les segments pulmonaires touchés - le plus souvent le lobe supérieur gauche et le lobe inférieur droit - se distendent de plus en plus et compriment aussi bien les segments pulmonaires adjacents que le poumon controlatéral. Aplatissement des coupoles diaphragmatiques, déplacement médiastinal, élargissement des espaces intercostaux en sont le résultat [36].

La certitude diagnostique se fait radiologiquement par la mise en évidence du segment en hyperaération. Il n'y a pas systématiquement hyperaération dans les premiers jours, car les segments touchés sont remplis de liquide amniotique (voir 8.4). Une angiographie est indiquée pour le diagnostic différentiel. Il convient d'éliminer les obstructions bronchiques par inhalation et compression (kystes, tumeurs, malformations vasculaires), la malformation kystique adénomatoïde pulmonaire [62], et avant tout l'emphysème vicariant par atélectasie des segments pulmonaires adjacents. La TDM permet parfois un diagnostic précis [52]. Il convient parfois aussi d'enlever chirurgicalement un emphysème lobaire acquis « après ventilation artificielle » [21], si des territoires hyperaérés compriment le poumon restant.

Bibliographie

1. Abman SH, Wolfe RR, Accurso FJ, Koops BL, Bowman M, Wiggins JW (1985) Pulmonary vascular response to oxygen in infants with severe bronchopulmonary dysplasia. Pediatrics 75 : 80–87
2. Albersheim SG, Solimano AJ, Sharma AK, Smyth JA, Rothschild A, Wood BJ, Sheps SB (1989) Randomized, double-blind, controlled trial of long-term diuretic therapy for broncho-pulmonary dysplasia. J Pediatr 115 : 615–620
3. Avery ME, Fletcher BD (1981) The lung and its disorders in the newborn infant, 4th edn. Saunders, Philadelphia
4. Avery GB, Fletcher AB, Kaplan M, Brudno DS (1985) Controlled trial of dexamethasone in respirator-dependent infants with bronchopulmonary dysplasia. Pediatrics 75 : 106–111
5. Avery ME, Tooley WH, Keller JB et al. (1987) Is chronic lung disease in low birth weight infants preventable? A survey of eight centers. Pediatrics 79 : 16–30
6. Ballard RA, Ballard PL, Creasy RK et al (1992) Respiratory disease in very-low-birth-weight infants after prenatal thyreotropin-releasing hormone and glucocorticoid. Lancet 339 : 510–515
7. Bell EF, Warburton D, Stonestreet BS, Oh W (1980) Effect of fluid administration on the development of symptomatic patent ductus arteriosus and congestive heart failure in premature infants. N Engl J Med 302 : 598–604
8. Bancalari E, Abdenour GE, Feller R, Gannon J (1979) Bronchopulmonary dysplasia : clinical presentation. J Pediatr 95 : 819
9. Bent RC, Wiswell TE, Chang A (1992) Removing meconium from infant tracheae. What works best? Am J Dis Child 146 : 1085–1089

10. Bertrand J, Riley SP, Popkin J et al. (1985) The long-term pulmonary sequelae of prematurity : the rate of familial airway hyperreactivity and the respiratory distress syndrome. N Engl J Med 312 : 742–745
11. Bibi H, Seifert B, Oulette M, Belik J (1992) Intratracheal N-acetylcysteine use in infants with chronic lung disease. Acta Paediatr Scand 81 : 335–339
12. Bose C, Wood M, Bose G, Donlon D, Friedman M (1990) Pulmonary function following positive pressure ventilation initiated immediately after birth in infants with respiratory distress syndrome. Pediatr Pulmonol 9 : 244–250
13. Brown ER (1979) Increased risk of bronchopulmonary dysplasia in infants with patent ductus arteriosus. J Pediatr 95 : 865
14. Brundage KL, Mohsini KG, Froese AB, Walker CR, Fisher JT (1992) Dexamethasone therapy for bronchopulmonary dysplasia : Improved respiratory mechanics without adrenal suppression. Pediatr Pulmonol 12 : 162–169
15. Bührer C, Merker G, Falke KJ, Versmold H, Obladen M (1995) Dose-response to inhaled nitric oxide in acute hypoxemic respiratory failure of newborn infants : a preliminary report. Pediatr Pulmonol 19 : 291-298
16. Chan V, Greenough A, Gamsu HR (1992) Neonatal complications of extreme prematurity in mechanically ventilated infants. Eur J Pediatr 151 : 693–696
17. Christensen RD, Hunter DD, Goodell H, Rothstein G (1992) Evaluation of the mechanism causing anemia in infants with bronchopulmonary dysplasia. J Pediatr 120 : 593–598
18. Clark DA (1982) HLA-A2 and chronic lung disease in neonates. JAMA 248 : 1868
19. Cohen RS, Stevenson DK, Malachowski N et al. (1982) Favourable results of neonatal intensive care for very low birthweight infants. Pediatrics 69 : 621–625.
20. Collaborative Dexamethasone Trial Group (1991) Dexamethasone therapy in neonatal chronic lung disease : an international placebo-controlled trial. Pediatrics 88 : 421–427
21. Cooney DR, Menke JA, Allen RE (1977) « Acquired » lobar emphysema : a complication of respiratory distress in premature infants. J Pediatr Surg 12 : 897
22. De Vito JM et al. (1983) Furosemide-associated ototoxicity. Clin Pharm 2 : 507–508
23. Doyle LW, Kitchen WH, Ford GW, Rickards AL, Lissendew JV, Ryan MM (1986) Effects of antenatal steroid therapy on mortality and morbidity in very low birth weight infants. J Pediatr 108 : 287–292
24. Edwards DK, Colby TY, Northway WH (1979) Radiographic-pathologic correlation in bronchopulmonary dysplasia. J Pediatr 95 : 834
25. Evans N (1994) Cardiovascular effects of dexamethasone in the preterm infant. Arch Dis Child 70 : F25–F30
26. Frank L, Anton AP, Roberts RJ (1977) Oxygen therapy and hyaline membrane disease : the effect of hyperoxia on pulmonary superoxide dismutase activity and the mediating role of plasma or serum. J Pediatr 90 : 105
27. Fujiwara T, Chida S, Watabe Y, Maeta H, Morita T, Abe T (1980) Artificial surfactant therapy in hyaline membrane disease. Lancet I : 55
28. Giedion A, Haeflinger H, Dangel P (1973) Acute pulmonary x-ray changes in hyaline membrane disease treated with artificial ventilation and positive endexpiratory pressure. Pediatric Radiol 1 : 145
29. Gitlin JD, Soll RF, Parad RB et al. (1987) Randomized controlled trial of exogenous surfactant for the treatment of hyaline membrane disease. Pediatrics 79 : 31–37
30. Gottfried AW, Gaiter JL (1985) Infant stress under intensive care. University Park Press, Baltimore

31. Hack H, Horbar JD, Malloy MH, Tyson JE, Wright E, Wright L (1991) Very low birth weight outcomes of the National Institute of Child Health and human development neonatal network. Pediatrics 87 : 587–597
32. Halliday HL, Tarnow-Mordi WO, Corcoran JD, Patterson CC (1993) Multicentre randomised trial comparing high and low dose surfactant regimes for the treatment of respiratory distress syndrome (the Curosurf 4 trial). Arch Dis Child 69 : 276–280
33. Hallman M, Merritt TA, Jarvenpää AL, et al (1985) Exogenous human surfactant for the treatment of severe respiratory distress syndrome : a randomized, prospective clinical trial. J Pediatr 106 : 963–969
34. Hallman M, Bry K, Hoppu K, Lappi M, Pohjavuori M (1992) Inositol supplementation in premature infants with respiratory distress syndrome. N Engl J Med 326 : 1233–1239
35. Hammerman C, Aramburo MJ (1988) Decreased lipid intake reduces morbidity in sick premature neonates. J Pediatr 113 : 1083–1088
36. Hatch DJ, Sumner E (1986) Neonatal anesthesia and perioperative care, 2nd edn. Arnold, London, pp 161–163
37. Hellström-Westas L, Bell AH, Skov L, Greisen G, Svenningsen NW (1992) Cerebroelectrical depression following surfactant treatment in preterm neonates. Pediatrics 89 : 643–647
38. Hill A, Perlman JM, Volpe JJ (1982) Relationship of pneumothorax to occurrence of intraventricular hemorrhage in the premature newborn. Pediatrics 69 : 144
39. Hjalmarson O (1981) Epidemiology and classification of acute neonatal respiratory disorders. A prospective study. Acta Paediatr Scand 70 : 773–783
40. Hodgman JE, Gonzalez F, Hoppenbrouwers T, et al (1990) Apnea, transient episodes of bradycardia, and periodic breathing in preterm infants. Am J Dis Child 144 : 54–57
41. Hufnagle KG, Khan SN, Penn D, et al (1982) Renal calcifications : a complication of long-term furosemide therapy in preterm infants. Pediatrics 70 : 360–363
42. Izraeli S, Samra Z, Sirota L, Merlob P, Davidson (1991) Genital mycoplasmas in preterm infants : prevalence and clinical significance. Eur J Pediatr 150 : 804–807
43. Kao LC, Warburton D, Cheng MH, Cedeno C, Platzker ACG, Keens TG (1984) Effect of oral diuretics on pulmonary mechanics in infants with chronic bronchopulmonary dysplasia : results of a double-blind crossover sequential trial. Pediatrics 74 : 37–44
44. Kattner E, Metze B, Waiß E, Obladen M (1992) Accelerated lung maturation following maternal steroid treatment in infants born before 30 weeks gestation. J Perinat Med 20 : 449–457
45. Katz VL, Bowes WA (1992) Meconium aspiration syndrome : Reflections on a murky subject. Am J Obstet Gynecol 166 : 171–183
46. Kendig JW, Notter RH, Cox Ch, Reubens LJ, Davis JM, Maniscalo WM, Sinkin RA, Bartoletti A (1991) A comparison of surfactant as immediate prophylaxis and as rescue therapy in newborns of less than 30 weeks gestation. N Engl J Med 324 : 865–871
47. Koops BL, Abman SH, Accurso FJ (1984) Outpatient management and follow-up of bronchopulmonary dysplasia. Clin Perinatol 11 : 101–122
48. Kuhns LR, Bednarek FJ, Wyman ML, et al (1975) Diagnosis of pneumothorax or pneumomediastinum in the neonate by transillumination. Pediatrics 56 : 355
49. Kwong MS, Egan EA (1986) Reduced incidence of hyaline membrane disease in extremely premature infants following delay of delivery in mothers with premature labor : use of Ritodrine and Betamethasone. Pediatrics 78 : 767–774
50. Long JG, Philip AGS, Lucey JF (1980) Excessive handling as a cause of hypoxemia. Pediatrics 65 : 203

51. Mammel MC, Green TP, Johnson DE, Thompson TR (1983) Controlled trial of dexamethasone therapy in infants with bronchopulmonary dysplasia. Lancet I : 1356–1358
52. Markowitz RI, Mercurio MR, Vahjen GA, Gross I, Touloukian RJ (1989) Congenital lobar emphysema : The role of CT and V/Q scan. Clin Pediatr 28 : 19–23
53. Mayes L, Perke HE, Stahlman MT (1983) Severe bronchopulmonary dysplasia : a retrospective review. Acta Paediatr Scand 72 : 225
54. McCoy KS, Bagwell E, Wagner M, Sallent J, O'Keefe M, Kosch PC (1992) Spirometric and endoscopic evaluation of airway collapse in infants with bronchopulmonary dysplasia. Pediatr Pulmonol 14 : 23–27
55. Meisels SJ, Plunkett JW, Roloff DW, Pasick PL, Stiefel GS (1986) Growth and development of preterm infants with respiratory distress syndrome and bronchopulmonary dysplasia. Pediatrics 77 : 345–352
56. Merritt TA, Hallman M, Berry Ch, Pohjavouri M, et al (1991) Randomized, placebo-controlled trial of human surfactant given at birth versus rescue administration in very-low-birthweight infants with lung immaturity. Pediatrics 118 : 581–594
57. Meyer E, Obladen M (1986) Unbeabsichtigte Pericardpunktion mit einem Mathys-Katheter. Pädiatr Prax 33 : 121–123
58. Monin P, Vert P (1987) The management of bronchopulmonary dysplasia. Clin Perinatol 14 : 531–549
59. Morley CJ (1987) The Cambridge experience of artificial surfactant. In : Walters DV, Strong LB, Geubelle G (eds) Physiology of the fetal and neonatal lung. MTP Press, Lancaster, pp 255–274
60. Nelson LH, Meis PJ, Hatjis CG, et al (1985) Premature rupture of membranes : a prospective randomized evaluation of steroids, latent phase, and expectant management. Obstet Gynecol 66 : 55–58
61. Ng PC, Brownlee KG, Dear PRF (1991) Gastroduodenal perforation in Preterm Babies Treated with Dexamethasone for Bronchopulmonary Dysplasia. Arch Dis Child 66 : 1164–1166.
62. Nishibayashi SW, Andrassy RJ, Wolley MM (1981) Congenital cystic adenomatoid malformation : a 30 year experience. J Pediatr Surg 16 : 704
63. Noack G, Berggren P, Curstedt T, et al (1987) Severe neonatal respiratory distress syndrome treated with the isolated phospholipid fraction of natural surfactant. Acta Paediatr Scand 76 : 697–705
64. Northway WH (1990) Bronchopulmonary dysplasia : then and now. Arch Dis Child 65 : 1076–1081
65. Northway WH, Rosan RC, Porter DY (1967) Pulmonary disease following respirator therapy of hyaline membrane disease : bronchopulmonary dysplasia. N Engl J Med 276 : 357
66. Northway WH, Moss RB, Carlisle, et al (1990) Late pulmonary sequelae of bronchopulmonary dysplasia. N Engl J Med 323 : 1793– 1799
67. Obladen M (1994) Versorgung des Neugeborenen mit gestörter Adaptation. In : Dudenhausen JW, Schneider HPG (Hrsg) Frauenheilkunde und Geburtshilfe. De Gruyter, Berlin New York
68. Obladen M, Maier RF (1993) Respiratory disorders of the neonate. Current Opinion in Pediatrics 5 : 156–161
69. Obladen M, Segerer H (1991) Surfactant-Substitution beim sehr kleinen Frühgeborenen. Monatsschr Kinderheilkd 139 : 2–15
70. Obladen M, Stevens P, Kattner E (1988) Rapid response of oxygenation, slow response of compliance after liposomal phospholipid substitution in RDS. In :

Lachmann B (ed) Surfactant replacement therapy in neonatal and adult respiratory distress syndrome. Springer, Berlin Heidelberg New York
71. Ollikainen J, Hiekkaniemi H, Korppi M, Sarkkinen H, Heinonen K (1993) Ureaplasma urealyticum infection associated with acute respiratory insufficiency and death in premature infants. J Pediatr 122 : 756–760
72. O'Neil EA, Chwals WJ, O'Shea MD, Turner CS (1991) Dexamethasone Treatment During Ventilator Dependency : Possible Life Threatening Gastrointestinal Complication. Arch Dis Child 67 : 10–11
73. Osiris Collaborative Group (open study of infants at high risk of or with respiratory insuffiency – the role of surfactant) (1991) Early versus delayed neonatal administration of a synthetic surfactant – the judgement of OSIRIS. Lancet 340 : 1363–1369
74. Pearson E, Bose C, Snidow T, Ransom L, Young T, Bose G, Stiles A (1992) Trial of vitamin A supplementation in very low birthweight infants at risk for bronchopulmonary dysplasia. J Pediatr 121 : 420–427
75. Pfenninger J, Bossi E, Biesoldy J, Blumberg A (1982) Treatment of pneumothorax, pneumopericardium and pneumomediastinum. Helv Paediatr Acta 37 : 353
76. Perelman RH, Palta M, Kirby R, Farrell PM (1986) Discordance between male and female deaths due to the respiratory distress syndrome. Pediatrics 78 : 238–244
77. Rayu TNK, Langenberg P (1993) Pulmonary hemorrhage and exogenous surfactant therapy : A metaanalysis. Pediatrics 123 : 603–610
78. Rey M, Bührer C, Obladen M (1992) (Dick-)Grünes Fruchtwasser und das Mekoniumaspirationssyndrom. Anmerkungen zur Pathophysiologie und zum Management. Perinat Med 4 : 17–20
79. Robertson B, Van Golde LMG, Batenburg JJ (eds) (1992) Pulmonary surfactant : From molecular biology to clinical practice. Elsevier, Amsterdam
80. Rooklin AR, Moomijan AS, Shutack JG, Schwartz JG, Fox WW (1979) Theophylline therapy in bronchopulmonary dysplasia. J Pediatr 95 : 882
81. Scanlon JEM, Chin KC, Morgan MEI, Durbin GM, Hale KA, Brown SS (1992) Caffeine or theophylline for neonatal apnoea? Arch Dis Child 67 : 425–428
82. Schmidt PL, Sims ME, Strassner NT, et al (1984) Effect of antepartum glucocorticoid administration upon neonatal respiratory distress syndrome and perinatal infection. Am J Obstet Gynecol 148 : 178–186
83. Segerer H, Stevens P, Schadow B, et al (1991) Surfactant substitution in ventilated very-low-birthweight infants : Factors related to response types. Pediatr Res 30 : 591–596
84. Shennan AT, Dunn MS, Ohlsson A, Lennox K, Hoskins EM (1988) Abnormal pulmonary outcomes in premature infants : Prediction from oxygen requirement in the neonatal period. Pediatrics 82 : 527–532
85. Sherman E, Aeberhard E, Barrett C (1988) Surfactant treatment of newborn rabbits impedes intrapulmonary phagocytic killing of inhaled group B streptococci. In : Lachmann B (ed) Surfactant replacement therapy in neonatal and adult respiratory distress syndrome. Springer, Berlin Heidelberg New York
86. Sinkin RA, Cox C, Phelps DL (1990) Predicting risk for bronchopulmonary dysplasia : Selection criteria for clinical trials. Pediatrics 86 : 728–736
87. Soll RF, McQueen MC (1992) Respiratory distress syndrome. In : Sinclair JC, Bracken MB (eds) Effective care of the newborn infant. Oxford Univ. Press, Oxford, pp 325–358
88. Southall DP, Samuels MP (1990) Bronchopulmonary dysplasia : A new look at management. Arch Dis Child 65 : 1089–1095

89. Speer CP, Robertson B, Curstedt T, et al (1992) Randomized European multicenter trial of surfactant replacement therapy for severe neonatal respiratory distress syndrome : Single versus multiple doses of Curosurf. Pediatrics 89 : 13–20
90. Strayer DS, Merritt TA, Lwebuga-Mukasa J, Hallman M (1986) Surfactant-anti-surfactant immune complexes in infants with respiratory distress syndrome. Am J Pathol 122 : 353-362
91. Taeusch HW, Keough KMW, Williams M, et al (1986) Characterization of bovine surfactant for infants with respiratory distress syndrome. Pediatrics 77 : 572–581
92. Teaque WG, Heldt GP, Tooley WH (1986) Hypoxia causes bronchoconstriction in infants with chronic lung disease. Pediatric Res 20 : 443
93. Toce SS, Farell PM, Leavitt LA, Samuels DP, Edwards DK (1984) Clinical and roentgenographic scoring systems for assessing bronchopulmonary dysplasia. Am J Dis Child 138 : 581–585
94. Usher R (1987) Extreme prematurity. In : Avery GB (ed) Neonatology. Pathophysiology and management of the newborn, 3rd edn. Lippincott, Philadelphia, pp 264–298
95. Van Goudoever JB, Wattimena JDL, Carnielli VP, et al (1994) Effect of dexamethasone on protein metabolism in infants with bronchopulmonary dysplasia. J Pediatr 124 : 112–118
96. Van Marter L, Pagano M, Allred EN, et al (1992) Rate of bronchopulmonary dysplasia as a function of neonatal intensive care practices. J Pediatr 120 : 938–946
97. Waites KB, Crouse DT, Cassell GH (1992) Antibiotic susceptibilities and therapeutic options for Ureaplasma urealyticum infections in neonates. Pediatr Infect Dis J 11 : 23–29
98. Watts JL, Milner R, Zipurski A, et al (1991) Failure of supplementation with Vitamin E to prevent bronchopulmonary dysplasia in infants <1500g birth weight. Eur Respir J 4 : 188–190
99. Webber S, Wilkinson AR, Lindsell D, Hope PL, Dobson SRM, Isaacs D (1990) Neonatal pneumonia. Arch Dis Child 65 : 207–211
100. Werner JC, Sicard RE, Hansen TWR, Solomon E, Cowett RM, Oh W (1992) Hypertrophic Cardiomyopathy Associated with Dexamethasone Therapy for Bronchopulmonary Disease. J Pediatr 120 : 286–291
101. Werthammer J, Brown ER, Neff RK, Taeusch HW (1982) Sudden infant death syndrome in infants with bronchopulmonary dysplasia. Pediatrics 69 : 301
102. Wilkie RA, Bryan MH (1987) Effect of bronchodilators on airway resistance in ventilator-dependent neonates with chronic lung disease. J Pediatr 111 : 278–282
103. Wilkie RA, Bryan MH, Tarnow-Mordi WO (1994) Static respiratory compliance in the newborn. II : Its potential for improving the selection of infants for early surfactant treatment. Arch Dis Child 70 : F16–F18
104. Wiswell TE, Tuggle JM, Turner BS (1990) Meconium aspiration syndrome : Have we made a difference? Pediatrics 85 : 715–721
105. Wood AJJ (1993) Drug therapy. N Engl J Med 328 : 861–868
106. Yuksel B, Greenough A, Karani J (1993) Prediction of chronic lung disease from the chest radiograph appearance at seven days of age. Acta Paediatr 82 : 944–947

9

Affections cardiaques

G. Bein

La circulation est soumise à de grandes modifications au cours de la période postnatale. Ainsi des malformations cardiaques congénitales bien tolérées in utero peuvent devenir symptomatiques immédiatement après la naissance. Il faut souligner aussi que physiologiquement, le cœur du nouveau-né travaille avec un volume télédiastolique élevé [48]. De plus, la concentration en catécholamines du myocarde est particulièrement basse dans les premiers jours de vie [29], et le métabolisme des acides gras à longues chaînes est plus bas que chez l'adulte [19].

Il n'est donc pas étonnant que les affections cardiaques du nouveau-né puissent représenter un risque vital. Six à 20 % des cas de mortalité dans le premier mois de vie ont pour origine des affections cardiaques [13, 41]. Environ 10 % des malformations cardiaques congénitales sont appelées critiques, ce qui signifie qu'elles représentent un risque vital pour le nouveau-né et le tout petit nourrisson [36]. Les affections cardiaques qui peuvent ainsi mettre en jeu le pronostic vital sont :

- les malformations cardiaques congénitales,
- les affections myocardiques :
  - cardite,
  - cardiomyopathie,
- les troubles du rythme cardiaque.

9.1 Symptomatologie

Autant un souffle chez le nourrisson plus âgé et chez l'enfant attire l'attention sur une malformation cardiaque, autant cette découverte n'est ni caractéristique, ni fiable chez le nouveau-né. En fait, ce sont essentiellement deux symptômes qui occupent le premier plan : la cyanose et/ou l'insuffisance cardiaque. L'insuffisance cardiaque peut aller jusqu'au choc cardiaque. Les troubles du rythme peuvent révéler une autre affection cardiaque ou s'imposer comme une affection autonome, comme c'est le cas par exemple pour la plupart des tachycardies paroxystiques supraventriculaires du nouveau-né [17].

9.2 Diagnostic

Les démarches suivantes sont à envisager lorsqu'on soupçonne une affection cardiaque.

9.2.1 *Anamnèse et examen clinique*

Anamnèse. Conduite alimentaire, évolution pondérale, sueurs, vomissements, malformations cardiaques dans la famille.

Inspection. Cyanose (généralisée, dissociée, acrocyanose) ? Dyspnée ou tachypnée ? Pâleur ? Sueurs ? Stridor ? Autres malformations visibles ? Pulsations précordiales ?

Palpation. Palper les pouls à toutes les extrémités et au cou. Apprécier l'activité précordiale. Frémissement précordial ? Estimer la taille du foie et de la rate (voir tableau 9.1). Œdèmes ? Mesure de la pression artérielle aux bras *et* aux jambes.

Auscultation. Il convient d'ausculter non seulement le cœur et les poumons mais également l'abdomen et le crâne (fistule artério-veineuse ?). Œdème pulmonaire ?

Électrocardiogramme. Outre les dérivations des 6 extrémités et des 6 précordiales habituelles, il est intéressant d'enregistrer les dérivations précordiales droites (V_{3r}, V_{4r}, V_{6r}). On pourra juger avant tout du rythme cardiaque, de sa fréquence, de la présence de signes d'hypertrophie ou de troubles myocardiques, voire d'anomalies électrolytiques.

Phonocardiogramme. On ne peut enregistrer que ce que l'on entend ! Toutefois la concordance temporelle entre les différents bruits et l'activité cardiaque est appréciée de façon plus précise avec le phonocardiogramme que par l'auscultation.

Radiographie thoracique. Elle sera faite de préférence debout. On s'intéressera surtout à : position du cœur, taille du cœur, forme du cœur, vascularisation pul-

Tableau 9.1. Diagnostic étiologique devant une « hépatosplénomégalie »

Causes	Examens importants
Maladies hémolytiques	Laboratoire voir 16.5
Infections	voir tableau 9.2 (choc septique)
Maladies métaboliques	voir 14.10.3
Fistules artérioveineuses	Auscultation précise (avant tout abdomen et crâne)
Fœtopathies diabétiques	Anamnèse, échocardiogramme, voir 14.8
Hypothyroïdie	Clinique, laboratoire
Insuffisance cardiaque	Clinique, échocardiographie, radiographie du thorax

Tableau 9.2. Diagnostic étiologique lors du symptôme « cyanose »

Causes	Examens importants
Cardiaques	Échocardiographie
Respiratoires	Radiographie du thorax, test d'hyperoxie
Méthémoglobinémie	Analyse des gaz du sang (PaO_2 normale) dosage de la méthémoglobine
Polyglobulie	NFS, hématocrite
Cyanose périphérique lors d'un choc septique	NFS, plaquettes, CRP, hémoculture, LCR, urines, prélèvements
SPHAP	Échocardiographie, test à la tolazoline

monaire, position des organes du haut abdomen, modifications de la colonne vertébrale ou des côtes. En cas de stridor, il est utile d'avoir une radiographie centrée sur la trachée et une opacification œsophagienne par ex. pour reconnaître une compression vasculaire.

Échocardiographie. Au cours des dernières années, elle a révolutionné le diagnostic cardiologique, en particulier chez les nouveau-nés. La technique de coupe bidimensionnelle permet de bien représenter l'anatomie cardiaque ; néanmoins, il faut avoir de grandes connaissances et beaucoup d'expérience pour apprécier correctement les malformations complexes ou les anomalies de position. L'échocardiographie associée au Doppler couleur augmente encore considérablement les possibilités de diagnostic. L'échocardiographie permet de reconnaître rapidement, avec certitude et de façon non invasive pratiquement toutes les malformations cardiaques pouvant se révéler à la période néonatale. Il est tout aussi important de diagnostiquer les malformations cardiaques que de les exclure, dans la mesure où les données cliniques ouvrent de grandes possibilités de diagnostics (voir tableaux 9.1 et 9.2). L'exclusion d'une malformation permet d'orienter le diagnostic dans une autre direction et de mener le traitement de façon plus rapide et plus orientée. Les exemples classiques sont : choc cardiogénique ou infectieux, cyanose, transposition des gros vaisseaux ou persistance de l'hypertension pulmonaire du nouveau-né ?

Test d'hyperoxie. Lors d'une cyanose d'origine respiratoire, la PO_2 artérielle augmente nettement après administration de 100 % d'oxygène pendant au moins une dizaine de minutes, alors qu'elle ne varie pas du tout ou à peine lors d'une cyanose d'origine cardiaque ; des valeurs en dessous de 35 mmHg après administration d'oxygène indiquent très vraisemblablement une malformation cardiaque. On peut renoncer au test d'hyperoxie, qui n'est pas totalement fiable, si on a la possibilité de pratiquer une échocardiographie ; de plus, un apport augmenté d'oxygène peut entraîner la constriction d'un canal artériel vicariant ou encore ouvrir la vascularisation pulmonaire, de telle sorte qu'il en résulte une défaillance cardiaque.

Cathétérisme cardiaque et angiocardiographie. Cette technique invasive comporte surtout, pendant les deux premières semaines de la vie, des risques vitaux importants [47]. Par conséquent : le cathétérisme cardiaque ne doit être entrepris que sur des *indications très restrictives*. L'échocardiographie doit, au préalable, avoir éclairci la situation, pour que le cathétérisme soit le plus court possible.

Selon nous, le cathétérisme cardiaque néonatal ne doit être pratiqué que :
- pour déterminer si pour un nouveau-né très malade, une opération cardiaque palliative ou curative est immédiatement possible,
- pour planifier en détails le déroulement de l'intervention,
- pour guider un geste invasif associé au cathétérisme cardiaque (par exemple une atrioseptostomie par ballonnet (selon Rashkind) dans la transposition des gros vaisseaux ou une valvuloplastie par ballonnet s'il s'agit d'une sténose pulmonaire ou aortique serrée [42]).

S'il est d'emblée clair qu'il n'y a pas d'intervention possible ou s'il est établi qu'une intervention chirurgicale est praticable selon un schéma classique (par exemple pour la pathologie du canal artériel persistant du prématuré), le cathétérisme cardiaque *n'est pas* indiqué.

9.3 Malformations cardiaques congénitales

Le tableau 9.3 montre que le spectre des malformations cardiaques de grande importance dans les premiers mois de vie se distingue nettement de la répartition globale des malformations congénitales. Ainsi la CIV isolée qui est la plus fréquente des malformations congénitales ne joue pas de rôle significatif à la

Tableau 9.3. Fréquence des malformations cardiaques significatives dans le premier mois de la vie en comparaison avec la répartition globale en % (canal artériel du prématuré exclu)

Malformations cardiaques [25]	1er mois de vie*	Répartition globale
Hypoplasie du cœur gauche	47	12
d-transposition des gros vaisseaux	32	5
Obstruction sur la voie droite	18	20
Retour veineux pulmonaire anormal	1,5	15 (Retour veineux pulmonaire anormal + Autres)
Autres	1,5	
CIV	-	28
Canal artériel	-	10
CIA II	-	10
Total	100	100

* données personnelles

Tableau 9.4. Schéma des possibilités diagnostiques pour un nouveau-né chez qui l'on évoque une malformation cardiaque congénitale (HCG : hypoplasie du cœur gauche, SIA : sténose isthmique de l'aorte, HVD : hypertrophie ventriculaire droite, HVG hypertrophie ventriculaire gauche, TGV : transposition des gros vaisseaux, CIV : communication interventriculaire1)

Diagnostic	Données cliniques				Échocardiographie	ECG	Radiographie du thorax
	Cyanose	Pouls	Insuffisance cardiaque	Auscultation			
TGV	Oui	∅	À partir du 2ème-3ème jour	∅	+++	∅	(+)
HCG	(Oui)	Faible	Oui	∅	+++	(HVD)	+ (cardiomégalie)
SIA	Non	Différence bras/jambe	Oui	∅	+++	(HVD/HVG)	+ (cardiomégalie)
Sténose aortique	Non	∅	Oui	+	+++	(HVD/HVG)	+ (cardiomégalie)
Atrésie pulmonaire sans CIV	Oui	∅	Oui	+	+++	(HVD/HVG)	+ (cardiomégalie) poumons clairs
Fallot	Oui	∅	Non	++	+++	± (HVD)	+ diminution de la vascularisation pulmonaire
Retour veineux pulmonaire anormal total	Légère	∅	(Oui)	∅	+++	+ (HVD)	+ (cardiomégalie) augmentation de la vascularisation pulmonaire
Arc vasculaire	Non	∅	Non	∅	++	∅	++ transit baryté

∅ = sans valeur ou manque, (+) = valeur modérée, + = valeur positive ou présente, ++ = valeur marquée, +++ = valeur diagnostique sûre.

période néonatale, car même si l'anomalie est grave, un shunt significatif ne se manifestera qu'après baisse de la résistance vasculaire pulmonaire, c'est-à-dire en règle générale après la période néonatale.

Les malformations les plus fréquentes pour la période néonatale ainsi que leur diagnostic différentiel sont résumés dans le tableau 9.4. Nous n'envisagerons que ces cardiopathies.

9.3.1 *d-Transposition des gros vaisseaux (d-TGV)*

Définition et physiopathologie : transposition des gros vaisseaux signifie que l'aorte et l'artère pulmonaire ne partent pas du bon ventricule : du ventricule droit part l'aorte, du ventricule gauche part l'artère pulmonaire ; il y a alors discordance ventriculo-artérielle. L'aorte est située le plus souvent à droite de l'artère pulmonaire (d-Transposition = d-TGV), les gros vaisseaux ne se croisent pas. Les deux circulations ne sont pas branchées en série (fig. 9.1), elles fonctionnent côte à côte, de façon séparée. La TGV ne s'exprime pas in utero ; les enfants naissent avec un poids normal, ont rarement des malformations extracardiaques et n'expriment pas de grande anomalie tant que le canal artériel et le foramen ovale sont bien perméables. On peut observer éventuellement dans les premières heures de vie une discrète cyanose. Alors qu'il existe rarement des malformations extracardiaques associées à la TGV, d'autres anomalies cardiaques sont relativement fréquentes, comme par exemple une CIV, dans 40 % des cas [27]. Ces enfants deviennent symptomatiques un peu plus tard et plus que la cyanose, c'est l'insuffisance cardiaque qui occupe le premier plan.

Clinique. L'état des enfants se détériore rapidement au 3ème-4ème jour de vie lorsque le canal artériel et le foramen ovale sont fermés ; elle s'accompagne d'une cyanose, d'une dyspnée marquée et plus tard, d'une insuffisance cardiaque et d'une acidose métabolique.

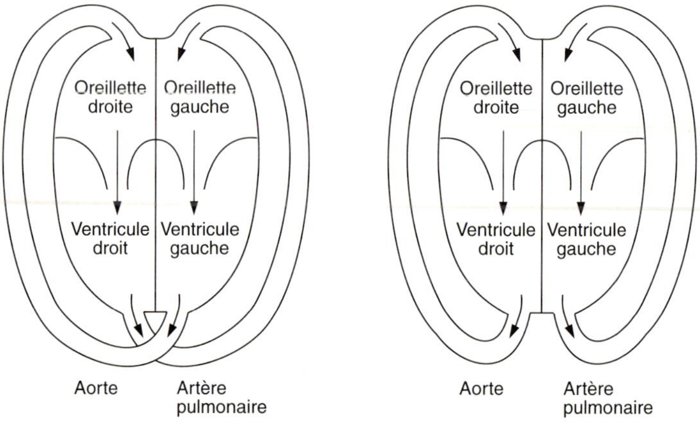

Fig. 9.1. Circulation normale (*à gauche*). Circulation dans la d-transposition des gros vaisseaux (*à droite*)

Diagnostic. En dehors de la cyanose, le nouveau-né atteint de TGV présente peu de symptômes. Il n'y a pas de souffle cardiaque ou bien celui-ci est non caractéristique. L'ECG est le plus souvent conforme à l'âge, la radiographie du thorax peut montrer un cœur en forme d'œuf et un pédicule vasculaire étroit avec une augmentation de la vascularisation pulmonaire ; il n'est pas rare cependant que la radiographie du thorax soit normale. Moins un nouveau-né cyanosé présente d'anomalies cliniques, électrocardiographiques et radiologiques, plus l'existence d'une d-TGV est vraisemblable.

Mais l'instrument de diagnostic essentiel est l'échocardiographie qui permet de reconnaître dans le grand axe parasternal la situation parallèle des deux grosses artères. L'artère pulmonaire qui sort dorsalement du ventricule gauche est visible sur la coupe juste au-dessus du niveau des valves, alors que l'aorte qui sort du ventricule droit se dirige vers le crâne dans une large courbe (coupe apicale et subxiphoïdienne des 4 cavités). Dans l'axe court parasternal, les deux vaisseaux se présentent comme des cercles.

Conduite à tenir ultérieurement. Le traitement ultérieur n'est possible que dans le service de cardiologie pédiatrique. Il est conseillé, après diagnostic sûr, de débuter un traitement par prostaglandines. Le traitement chirurgical de choix est la correction anatomique (switch artériel) dans la première ou deuxième semaine de vie, quand la masse musculaire du cœur gauche est encore importante [15]. Après discussion avec le chirurgien cardiaque, on effectuera soit une atrioseptostomie au ballonnet (technique de Rashkind-Miller) soit un traitement par perfusions de prostaglandines E1 visant à garder le canal artériel ouvert (voir 9.8).

Des malformations cardiaques associées peuvent imposer une modification de la conduite opératoire.

9.3.2 *Malformations cardiaques avec obstruction du cœur gauche*

Ces malformations forment, dans notre clinique, le groupe le plus important de cardiopathies graves du nouveau-né (voir tableau 9.3). Il s'agit avant tout de sténose de l'isthme de l'aorte, de sténose aortique et d'hypoplasie du cœur gauche. Le symptôme commun à ces malformations est souvent un tableau clinique de choc, de telle sorte que l'on pense souvent, à tort, à une infection. On rencontre régulièrement des enfants qui allaient parfaitement bien pendant plusieurs jours, mais dont l'état s'altère brutalement pour aboutir à une situation de choc cardiogénique.

Sténose de l'isthme de l'aorte (SIA)

Selon la situation de la sténose par rapport à l'abouchement du canal artériel, on peut en distinguer trois types :

Sténose préductale : elle est souvent associée à une hypoplasie de la crosse aortique, ce qui rend la correction plus difficile. L'apport de sang à l'aorte descendante se fait par le canal artériel. Il ne se développe pas de circulation collatérale au cours de la période fœtale. La fermeture du canal artériel conduit donc à une brutale diminution de perfusion dans l'aorte descendante, avec un tableau clinique d'insuffisance cardiaque et rénale. Cette évolution se passe en règle générale pendant la période néonatale, et c'est pourquoi autrefois la sténose préductale était appelée forme infantile de la coarctation de l'aorte.

Sténose postductale : dans cette forme de sténose, des collatérales vers l'aorte descendante se développent déjà in utero. La fermeture du canal artériel sera donc, en général, bien tolérée ; l'état de l'enfant peut même éventuellement s'améliorer car le shunt gauche-droit au niveau pulmonaire est interrompu. Cependant, on peut aussi observer pour ce type de sténose des situations cliniques graves. Il peut exister en effet des formes de transition entre coarctation pré- et postductale.

Sténose juxtaductale : pour cette forme intermédiaire, la sténose est située en face de l'abouchement du canal. Cliniquement, c'est elle qui ressemble le plus à la sténose préductale.

Pour toutes les formes décrites, il peut exister des malformations cardiaques associées (par exemple CIV, sténose aortique).

Tableau clinique. La sténose isthmique de l'aorte se manifeste par une insuffisance cardiaque d'installation brutale, voire par un tableau complet de choc cardiogénique. Les pouls ne sont pas palpables, ni aux membres supérieurs, ni aux membres inférieurs. La pression artérielle est à peine prenable. Le tableau typique de sténose de l'isthme de l'aorte ne sera reconnu qu'après les mesures de réanimation. Si dans les formes préductales, le canal artériel se rouvre, les fémorales sont bien entendu palpables ! L'auscultation n'est pas caractéristique. À l'ECG, on trouve fréquemment une hypertrophie ventriculaire droite. La radiographie thoracique montre un gros cœur et une vascularisation pulmonaire augmentée. À l'échocardiographie, le ventricule gauche est le plus souvent très dilaté et hypokinétique. En cas d'insuffisance cardiaque sévère, la mobilité des valves aortiques et mitrales est réduite. La sténose isthmique peut souvent être bien vue par la voie suprasternale.

Conduite à tenir ultérieurement. L'insuffisance cardiaque massive nécessite des mesures de soins intensifs immédiates (voir 9.6.2). La perfusion de prostaglandines est efficace, avant tout dans les formes préductales. Après recompensation, le cathétérisme cardiaque et l'angiographie sont indiqués.

Ce type de sténose de l'isthme de l'aorte comporte une indication opératoire absolue, même si le risque de resténose après une telle intervention précoce est de 8 à 39 % [44] plus important que lorsque l'intervention est plus tardive. Les modalités de déroulement opératoire dépendent de la forme anatomique et des anomalies associées.

Rétrécissement aortique

Il est plus rare que la sténose de l'isthme de l'aorte ; les deux affections se ressemblent sur le plan clinique. À l'ECG, on note une hypertrophie du ventricule gauche, éventuellement du droit, ou même une hypertrophie biventriculaire. Le diagnostic est posé par l'échocardiographie dont l'information essentielle est la taille de l'anneau valvulaire aortique. L'indication d'un éventuel diagnostic par voie invasive doit être discutée avec le chirurgien cardiaque.

La sténose aortique critique est une indication à la commissurotomie. Les premiers résultats de dilatation par ballonnet (par le cœur gauche) ont été publiés récemment et semblent très prometteurs [42]. Le plus souvent, il persiste une sténose résiduelle, et relativement souvent, il se développe une insuffisance valvulaire. Les possibilités opératoires dans les premières semaines et les premiers mois sont extrêmement réduites si l'anneau valvulaire aortique est très étroit.

Syndrome d'hypoplasie du cœur gauche

Le syndrome d'hypoplasie du cœur gauche est caractérisé par l'association d'une sténose/atrésie mitrale et d'une sténose/atrésie aortique, avec une hypoplasie de l'aorte ascendante prenant la crosse de l'aorte éventuellement jusqu'à l'abouchement du canal artériel, et souvent un sous-développement marqué du ventricule gauche. Lorsqu'il existe en même temps une CIV, le ventricule gauche peut être de taille pratiquement normale ! L'apport de sang à la circulation systémique se fait exclusivement par le canal artériel, en cas de valve aortique atrésique, et presque exclusivement en cas de sténose sévère, si bien que sa fermeture comporte un risque mortel. Cependant, le pronostic est mauvais même en cas de persistance du canal artériel, surtout parce que les coronaires reçoivent du sang mêlé sous faible pression par voie rétrograde (baisse de pression dans l'aorte descendante sténosée).

Clinique. Une détérioration rapide de l'état général s'installe le plus souvent dans la première semaine de vie avec un tableau clinique d'insuffisance cardiaque. Très souvent le diagnostic de choc septique est évoqué à tort.

Diagnostic. L'enfant présente un tableau d'insuffisance cardiaque globale. Les pouls sont absents ou faiblement palpables, la pression artérielle est très abaissée ou impossible à mesurer. Il n'y a souvent pas de souffle cardiaque. L'ECG montre le plus souvent une hypertrophie ventriculaire droite avec des troubles de la repolarisation. À la radiographie, on observe une cardiomégalie massive avec stase pulmonaire. L'échocardiographie est déterminante. Elle permet le diagnostic anatomique précis avec appréciation de la taille du ventricule gauche et de l'aorte, de même que l'étude de la fonction valvulaire. Un diagnostic anténatal comme pour d'autres malformations par échographie du fœtus est possible ; lorsqu'il existe des antécédents familiaux, une recherche échographique est particulièrement indiquée.

Conduite à tenir ultérieurement. Devant le tableau de l'hypoplasie du cœur gauche, une correction anatomique n'est pas possible. L'intervention palliative selon Norwood est devenue une perspective intéressante pour ces enfants.

9.3.3 *Malformations cardiaques avec obstruction du cœur droit*

Il s'agit avant tout d'atrésie pulmonaire avec ou sans CIV, de sténose pulmonaire sévère, de formes extrêmes de tétralogie de Fallot, d'atrésie tricuspidienne et d'anomalie d'Ebstein. Cependant la plupart des patients ayant une tétralogie de Fallot ou une atteinte de la valve, ne présentent pas un tableau très alarmant. L'importance de l'hypoperfusion pulmonaire est déterminante et peut devenir menaçante lors de la fermeture du canal artériel.

Tableau clinique. La cyanose est au premier plan. L'auscultation n'est pas déterminante. Les poumons sont « clairs » à la radio. Dans les formes extrêmes de tétralogie de Fallot, comme dans l'atrésie pulmonaire avec CIV, le cœur n'a pas augmenté de volume, alors que dans l'atrésie pulmonaire sans CIV et dans l'anomalie d'Ebstein, il est souvent très gros (oreillette droite très proéminente). L'apport de l'ECG dans l'atrésie tricuspidienne peut être intéressant (type gauche, P pulmonaire ou cardiaque, hypertrophie gauche) ; dans la tétralogie de Fallot, il peut montrer une hypertrophie droite supérieure à ce qu'elle devrait être pour l'âge, dans l'atrésie pulmonaire sans CIV, une hypertrophie droite, biventriculaire, plus rarement une hypertrophie ventriculaire gauche. L'échocardiographie bidimensionnelle est à nouveau déterminante pour le diagnostic différentiel, ses performances pouvant encore être augmentées par l'adjonction du Doppler et du Doppler couleur.

Conduite à tenir ultérieurement. Il est possible d'améliorer rapidement la perfusion pulmonaire par la perfusion de prostaglandines E. Le cathétérisme cardiaque peut être réalisé de façon plus sûre grâce à cette perfusion. Chez la plupart des patients concernés, une intervention palliative sous forme d'un shunt systémo-pulmonaire est possible (par exemple, anastomose de Blalock-Taussig). Dans l'atrésie pulmonaire comme dans la sténose pulmonaire sévère avec un ventricule droit de taille normale, la valvulotomie est possible. Dans les sténoses pulmonaires qui se présentent favorablement sur le plan anatomique, on peut aussi, à l'heure actuelle, tenter la valvuloplastie par ballon [21].

9.3.4 *Autres malformations cardiaques sévères*

Retour veineux pulmonaire anormal total

On distingue quatre formes :

- l'abouchement supracardial (45 %),

- l'abouchement intracardial (26 %),
- l'abouchement infracardial (24 %),
- les formes mixtes (5 %).

Clinique. L'insuffisance cardiaque est le symptôme primordial, puisque la cyanose n'est en général pas très marquée. S'il existe en plus une obstruction veineuse pulmonaire, la dyspnée peut être au premier plan en raison de la stase pulmonaire. L'auscultation à la période néonatale n'est pas très caractéristique. L'activité précordiale ventriculaire droite est augmentée. À l'ECG, il existe des signes d'une hypertrophie droite. La radiographie peut être très variable et faire croire à une pneumonie. L'image typique en « bonhomme de neige » du cœur correspondant à l'abouchement supracardial n'est pratiquement jamais présente chez le nouveau-né. L'échocardiographie est ici encore d'un grand secours. Cependant ce n'est qu'au cours du cathétérisme cardiaque avec angiographie que le diagnostic exact peut être établi.

Arc vasculaire

Un double arc aortique ou une artère pulmonaire gauche naissant de l'artère pulmonaire droite peuvent être à l'origine d'une compression trachéale menaçante, bien que le cas se présente rarement chez le nouveau-né.

Clinique. Le symptôme majeur est le stridor inspiratoire qui peut éventuellement nécessiter une intubation trachéale d'urgence. En cas de double arc aortique, les œsophagogrammes montrent une compression typique de l'œsophage.

Les anomalies vasculaires sont souvent détectées à l'échocardiographie, mais l'angiographie est incontournable pour planifier exactement l'intervention. La trachéoscopie n'est pas utile. Il faut opérer rapidement lorsque la situation est menaçante, surtout lorsqu'une intubation a été nécessaire. La paroi trachéale est dans ce cas comprimée de façon rythmique, entre le vaisseau pulsatile et le tube trachéal, et peut être le siège d'une lésion ischémique. Après l'intervention, la symptomatologie persiste souvent dans un premier temps, car les anneaux trachéaux sont mal développés à l'endroit de la compression. L'intubation peut encore être indispensable pendant plusieurs semaines !

Fistule artério-veineuse périphérique

De grosses fistules artério-veineuses périphériques conduisent à une insuffisance cardiaque. Si on ne trouve pas de cause cardiaque directe à une asystolie (malformations, troubles du rythme, myocardite), il faut impérativement penser à un shunt artério-veineux périphérique. Le pouls y est particulièrement rapide et ample. Une auscultation soigneuse, du crâne et de l'abdomen en particulier, peut orienter le diagnostic. Une échographie et une angiographie (éventuellement angiographie digitale avec soustraction) sont indiquées.

9.4 Affections myocardiques

Myocardite

Elle a un pic de fréquence à la période néonatale. En général, elle est d'origine infectieuse (virus Cosackie du groupe B, ECHO-virus, v. influenza, v. de la rubéole, v. varicelle-zona, et autres virus).

Myocardiopathies

Elles sont isolées, idiopathiques et peuvent accompagner une maladie causale ou lui succéder (par exemple, des troubles métaboliques ou mitochondriales comme la glycogénose de type II). La fibroélastose endomyocardique est pratiquement la seule qui joue un rôle pour la période néonatale. Il s'agit d'un épaississement cicatriciel de l'endocarde avec pénétration de tractus fibreux dans le myocarde. La contraction et la décontraction ventriculaire - en général c'est surtout le cœur gauche qui est atteint - sont limitées dans le « Panzerherz interne ».

Clinique. Les affections myocardiques se manifestent par une asystolie. L'électrocardiogramme montre pratiquement toujours des troubles de la repolarisation, un allongement de PQ et des troubles du rythme, et pour la fibroélastose endocardiaque, en général une importante hypertrophie gauche. La radiographie montre un gros cœur et une stase veineuse pulmonaire. L'échocardiogramme démontre remarquablement l'atteinte fonctionnelle du cœur, la plupart du temps du ventricule gauche. Souvent, la distinction entre une myocardite et une myocardiopathie dilatée n'est pas possible au premier abord. Les données biologiques peuvent parfois faciliter le diagnostic : par exemple la créatinekinase et son isoenzyme spécifique du myocarde (CKMB) ainsi que la sérologie virale. Les formes de passages sont fréquentes ; actuellement de nombreuses formes de fibroélastose de l'endocarde sont considérées comme des formes terminales d'une cardite intra-utérine.

Conduite à tenir ultérieurement. Une technique de diagnostic invasive est contre-indiquée dans la myocardite ; elle n'apporte pas plus que l'échocardiographie dans la fibroélastose de l'endocarde. Le pronostic de la fibroélastose de l'endocarde à la période néonatale est défavorable, même lors du traitement intensif de l'insuffisance cardiaque ; la mortalité de la myocardite est de 50 à 75 % [2].

9.5 Troubles du rythme cardiaque

9.5.1 *Clinique*

Les troubles du rythme cardiaque sont déjà reconnus fréquemment avant la naissance grâce à la cardiotocographie et à l'échographie, et après la naissance par la palpation du pouls, l'auscultation ou la surveillance par moniteur. L'électrocardiogramme est l'examen complémentaire le plus performant dans ce domaine, un électrocardiogramme au long cours pouvant être intéressant pour planifier le traitement et pour la surveillance. La plupart des troubles du rythme cardiaque chez le nouveau-né sont bénins, surtout quand ils ne sont pas l'expression d'une maladie cardiaque sous-jacente. Les extrasystoles font partie des troubles du rythme bénin. Dans la plupart des cas, elles sont d'origine supraventriculaire chez le nouveau-né. Elles peuvent être déformées avec bloc de branches s'il existe des troubles de la conduction intraventriculaire et faire penser à des extrasystoles ventriculaires. L'influx est souvent bloqué dans le nœud atrioventriculaire de telle sorte qu'on ne reconnaît sur l'ECG qu'une onde P déformée représentant le stimulus auriculaire ; le complexe QRS, quant à lui, fait défaut. Si les extrasystoles bloquées se succèdent, il en résulte une bradycardie.

Dans le sommeil profond, une bradycardie sinusale peut évoluer vers un « wandering pacemaker » ou une interférence atrioventriculaire simple, deux arythmies en général sans importance. De même, les *blocs atrio-ventriculaires*, stade I et II, ne sont pas menaçants. Ils nécessitent cependant une surveillance précise ; ils peuvent par exemple traduire l'existence d'une myocardite, d'un trouble électrolytique (par ex. hyperkaliémie) ou d'un surdosage digitalique. Si un bloc atrioventriculaire du premier degré est observé dans le cadre d'un traitement digitalique et si l'insuffisance cardiaque est toujours présente, la dose de digitalique peut être maintenue. Mais il convient alors de surveiller très précisément l'allongement de PQ. Des blocs de degrés plus importants nécessitent une réduction, voire l'arrêt du traitement digitalique.

Le bloc atrio-ventriculaire du 3ème degré en tant que trouble du rythme idiopathique, est la plupart du temps bien toléré par le nouveau-né ; la fréquence ventilatoire à cet âge est de l'ordre de 60 à 80/min [17]. Cependant, si le bloc atrioventriculaire du 3ème degré accompagne une malformation cardiaque, une myocardite, un traitement digitalique ou une hypoxie, il représente alors un risque vital. La fréquence ventriculaire peut alors baisser nettement en dessous de 60/min.

Dans l'*asystolie*, il n'y a plus d'influx formé dans le nœud sinusal où la conduction de l'influx est totalement bloquée sans qu'il y ait un rythme de remplacement. Dans les *tachycardies ventriculaires* (fréquence 200-300/min) et avant tout dans la *fibrillation ventriculaire* (fréquence > 350/min), il n'y a plus de contractions ventriculaires efficaces. La situation ressemble à une asystolie sur le plan fonctionnel.

La *fibrillation* et le *flutter ventriculaires* sont bien tolérés, tant que la fréquence ventriculaire reste dans une fourchette normale en raison d'un bloc atrioventriculaire partiel. Si le bloc est moins important, c'est-à-dire si la fréquence ventriculaire est trop élevée, il existe un risque d'évolution vers une insuffisance cardiaque. Il convient de freiner la conduction atrio-ventriculaire par électroconversion (1-4 Ws/kg), puis de traiter par digitaliques et/ou bêta-bloquant [17].

Alors que fibrillation et flutter auriculaires sont rares chez le nouveau-né, on rencontre relativement fréquemment la *tachycardie paroxystique supraventriculaire* dans le premier mois de la vie. La fréquence cardiaque se situe entre 250 et

350/min ; à l'ECG, on met en évidence des complexes QRS fins. Des troubles de la conduction intraventriculaire conduisent éventuellement à un élargissement du QRS, ce qui peut mener à un diagnostic erroné de « tachycardie ventriculaire ». Si le trouble du rythme est idiopathique, le pronostic à long terme est bon, mais il est problématique s'il s'agit d'un symptôme d'accompagnement d'une myocardite. Si une tachycardie paroxystique supraventriculaire dure plusieurs heures, elle conduit à une insuffisance cardiaque grave en raison du manque de repos compensateur diastolique.

9.5.2 *Traitement*

On n'envisagera que les principes thérapeutiques les plus significatifs pour la période néonatale.

Traitement des arrêts circulatoires par arythmie (accès de Morgagni-Adams-Stokes) [34]

Un traitement urgent s'impose :
- massage cardiaque externe,
- intubation et ventilation,
- compensation de l'acidose.

Il convient d'abord de réanimer sans tenir compte de la maladie causale ou du trouble du rythme sous-jacent !

Le choix du traitement anti-arythmique adapté se fait à partir de l'analyse électrocardiographique. Il faut ainsi distinguer :

les formes avec bradycardie :
- bloc atrio-ventriculaire de stade III avec rythme de remplacement insuffisant,
- pause sinusale avec rythme de remplacement insuffisant,

Tableau 9.5. Traitement des accès de Morgagni-Adams-Stokes

Forme avec bradycardie	Forme avec tachycardie
Adrénaline intratrachéale [38] 0,01-0,03 mg, éventuellement la même dose en intracardiaque	Lidocaïne IV 1-2 mg/kg, peut être répétée après 10 minutes perfusion IV continue : 1-2 mg/kg/h
Orciprénaline (Alupent) idem adrénaline	Défibrillation électrique avec
Atropine 0,01 mg/kg IV	2-4 Watts/kg
Gluconate de calcium à 10 % 1-2 ml/kg IV ou intracardiaque	
Pacemaker mis en place par voie périphérique	

- bloc sinu-atrial de degré III avec rythme de remplacement inadéquat,

les formes avec tachycardie :
- tachycardie ventriculaire,
- fibrillation ventriculaire,
- formes mixtes.

La conduite du traitement est résumée dans le tableau 9.5.

Remarque : le massage cardiaque externe doit être poursuivi jusqu'à ce que le traitement adapté soit couronné de succès.

Traitement de la tachycardie paroxystique supraventriculaire

1. Stimulation vagale :
   - pression du sinus carotidien unilatéral,
   - vessie de glace placée sur le visage,
   - appui avec la lame du laryngoscope sur la base de la langue,
   - compression oculaire bilatérale (attention danger d'hémorragie rétinienne ou de l'humeur vitrée).
2. Traitement médicamenteux :
   Vérapamil IV (Isoptine) : dose chez le nouveau-né : 0,1-0,3 (–0,6) mg/kg. Vitesse d'injection : moins de 1 mg/min (contrôle par moniteur et ECG obligatoire !). Durée de l'injection : injecter jusqu'à ce que la fréquence cardiaque ait baissé de 10 à 20 % par rapport aux valeurs de départ. Le rythme pathologique existe alors encore, le passage au rythme sinusal suit, en général, 1-3 minutes plus tard. Maintenir une digitalisation prophylactique jusqu'à la fin de la première année de vie.

Si on utilise le vérapamil, il est absolument impératif d'arrêter l'injection lorsque la fréquence cardiaque a diminué de 10 à 20 % par rapport aux valeurs de départ. Si par erreur on injecte jusqu'au passage en rythme sinusal, il existe un danger d'arrêt cardiaque [28] !

Propranol IV (Avlocardyl) : depuis peu de temps le propranol est préféré au vérapamil en raison de ses effets secondaires moindres : injection de 0,1 mg/kg IV sur 10-15 min [18].

Adénosine : nouveau traitement intéressant : dose à injecter = 30-250 µg/kg en IV directe (bolus) [9, 31]

Si le rythme sinusal s'installe après l'interruption de la tachycardie, il s'agit alors le plus vraisemblablement d'une forme idiopathique de tachycardie paroxystique supraventriculaire. Mais s'il existe par ailleurs d'autres troubles du rythme, il y a alors une forte suspicion d'affection myocardique sous-jacente.

Troubles du rythme en rapport avec une hyperkaliémie (voir 14.4)
À l'ECG, on note d'abord un raccourcissement de QT, ensuite un élargissement du complexe QRS. Cela entraîne sur le plan fonctionnel une diminution de la contractilité myocardique. Il convient de normaliser rapidement le rapport potassium intracellulaire/extracellulaire au cours duquel le potassium sérique ne baisse que modérément. Traitement, voir 14.4.

9.6 Insuffisance cardiaque

9.6.1 *Clinique et diagnostic*

Les signes cliniques consistent en : inappétence, succion faible avec dyspnée, tachypnée et sueurs. Cependant, une prise de poids est possible par rétention hydrique. Alors que l'hépatomégalie est présente très tôt, les œdèmes de la face et prétibiaux ne sont visibles et palpables que plus tard. La peau est souvent très pâle et froide, le pouls est faible. On peut éventuellement entendre un bruit de galop et des râles de stase au niveau pulmonaire. En théorie, on peut distinguer une défaillance cardiaque droite d'une défaillance gauche. Cependant, chez le nouveau-né, la défaillance cardiaque est presque toujours droite ou globale.

Le diagnostic d'insuffisance cardiaque est basé sur les données de l'examen clinique. L'échocardiographie apporte des renseignements complémentaires sur la contractilité, la radiographie, la taille du cœur et sur une éventuelle stase pulmonaire. L'ECG n'est pas très performant dans l'appréciation de l'insuffisance cardiaque.

9.6.2 *Traitement*

Dans l'insuffisance cardiaque, le myocarde n'est plus capable de répondre aux besoins de l'organisme. Il s'en suit que le traitement de l'insuffisance cardiaque comporte deux exigences :
- améliorer la performance cardiaque,
- réduire le travail cardiaque.

Amélioration de la performance cardiaque

Digitaliques

Des voix se sont élevées ces dernières années contre l'utilisation inconsidérée des digitaliques. Chez le prématuré, l'analyse du rapport utilité/risques *n'est pas en faveur* de l'administration de digitaliques. Les récepteurs des digitaliques ne sont pas complètement matures chez le nouveau-né [26], de sorte qu'on ne peut obtenir un effet inotrope positif marqué. Par contre, un certain nombre d'effets secondaires sont à craindre. Il faut donc absolument, pour les prématurés, faire appel à d'autres substances inotropes. Chez le nouveau-né ou chez les prématurés plus âgés (à partir de la 36ème semaine ou de la 3ème-4ème semaine de vie), les digitaliques gardent comme précédemment leur place dans le traitement de l'insuffisance cardiaque.

On utilise en pédiatrie plutôt la digoxine, par exemple bêta-acétyldigoxine ou bêta-méthyldigoxine, en raison de sa demi-vie plus courte que celle de la digitoxine. Ces deux produits sont résorbés par voie entérale à 90 %. Cependant, la résorption au cours de l'insuffisance cardiaque n'est pas fiable en raison de la stase gastro-intestinale, si bien qu'il convient de la donner en intraveineux lors de la phase aiguë.

Tableau 9.6. Doses de digoxine (μg/kg) par voie intraveineuse

	Dose d'attaque répartie en 3 doses/24 heures	Dose d'entretien par jour
Prématurés	20	5
Nouveau-nés à terme	30	5-10
Nourrissons	40	10

La digoxine est excrétée par voie rénale ; une insuffisance rénale ou une immaturité rénale du nouveau-né nécessite donc une réduction de la dose par rapport au nourrisson plus âgé. La fourchette thérapeutique de tous les digitaliques est réduite ; les doses inefficaces et toxiques sont proches. Il est indispensable de surveiller cliniquement aussi bien l'efficacité du traitement - régression des signes d'insuffisance cardiaque -, que tout signe de surdosage.

Les signes de *surdosage* sont : malaise, vomissements, troubles de la conduction atrio-ventriculaire, extrasystoles. Les troubles simples de la repolarisation à l'ECG, isolés, ne constituent pas un signe de surdosage. Il convient de pratiquer un ECG avant le début du traitement afin de posséder des valeurs de départ de l'espace PQ. Le niveau sérique de digitaliques doit être situé entre 1,5 et 2 ng/ml, 8 à 12 heures après la dernière dose. Des effets secondaires sont hautement probables avec des concentrations supérieures à 3,5 ng/ml.

Les propositions de dosage rapportées sur le tableau 9.6 ne constituent qu'une ligne de conduite grossière. La dose doit être parfois augmentée, parfois diminuée (surtout en cas d'insuffisance rénale).

Il existe des situations au cours desquelles le myocarde est particulièrement sensible aux digitaliques :

- myocardite,
- immédiatement après opération cardiaque,
- lors d'hypoxies,
- lors de troubles électrolytiques, avant tout hypokaliémie,
- chez les prématurés,
- lors d'insuffisances rénales (la digoxine est éliminée par voie rénale).

Catécholamines

Les plus utilisées dans la pratique à l'heure actuelle sont la dopamine et la dobutamine ; l'orciprénaline et l'adrénaline ont été en partie reléguées à l'arrière-plan. Le tableau 9.7 renseigne sur le mode d'action variable des principales catécholamines.

La dopamine administrée à de faibles doses (2-5 μg/kg/min) a un effet de stimulant rénal direct ; à doses élevées, par contre, la stimulation des α-récepteurs entraîne une vasoconstriction ayant pour conséquence une réduction de la per-

Tableau 9.7. Modes d'action des catécholamines

	α-récepteurs ; vasoconstriction	β_1-récepteurs ; inotropie positive	β_2-récepteurs ; vasodilatation	Effet rénal direct
Dopamine	++	++	(+)	+++
Dobutamine	-	+++	+	-
Orciprénaline	-	+	++	-
Adrénaline	++	+	++	-

fusion rénale et donc une réduction de la fonction rénale [46]. C'est pourquoi il faudra administrer la dopamine à doses faibles afin d'améliorer la performance rénale, et à doses élevées (4-10 µg/kg/min) afin d'agir sur la pression artérielle. Le plus souvent, on l'utilise en association avec la dobutamine (2-10 µg/kg/min) qui a un effet inotrope positif direct sur le myocarde, sans pour autant qu'il fasse augmenter la fréquence cardiaque et la résistance vasculaire périphérique ; la résistance systémique chute même quelque peu.

Si toutefois ce traitement échoue, on peut essayer l'adrénaline à une dose de réanimation entre 0,01-0,03 mg/kg en intraveineux (ou éventuellement en perfusion continue : 0,05-1 µg/kg/min).

Diurétiques

Les diurétiques renforcent le traitement inotrope positif. Ils diminuent la précharge cardiaque par réduction du volume sanguin circulant, ils réduisent ainsi une dilatation myocardique en fin de diastole trop élevée et peuvent de ce fait optimiser le degré de dilatation selon la loi de Frank Starling.

C'est surtout le furosémide (Lasilix) qui est utilisé : il a un effet rapide à une dose unique de 0,5-5 mg/kg, la dose quotidienne pouvant atteindre jusqu'à 10 mg/kg. À cause de la liaison du furosémide à l'albumine, il faut prendre en considération une hyperbilirubinémie concomitante [52].

Les pertes de potassium importantes sous furosémide peuvent être évitées par l'apport simultané de spironolactone. Dose d'attaque : 5 mg/kg/jour IV ou orale, dose d'entretien : 3 mg/kg/jour IV ou per os.

La prescription intraveineuse de spironolactone (Aldactone) doit cependant être très réduite en raison de son effet cancérigène (métabolite de l'aldactone : canrénone). Le spironolactone a, outre son effet diurétique et épargneur de potassium, un effet inotrope positif sur le myocarde [43]. Cependant, chez le nouveau-né, l'association de furosémide et de spironolactone peut entraîner de sévères désordres électrolytiques. Une surveillance électrolytique précise est indispensable. Le traitement à long terme par hydrochlorothiazide (Esidrex) est préférable au traitement par furosémide.

Diminution du travail cardiaque

Des soins de bases et des médicaments peuvent diminuer le travail cardiaque.

Soins de bases

- Position surélevée.
- Repas fractionnés afin d'éviter une surcharge gastrique et une surélévation diaphragmatique.
- Gavage afin de supprimer le travail de succion.
- Réduction liquidienne à environ 10 % du poids du corps par jour (environ 100 ml/kg/j).
- Surveillance du bilan liquidien, le plus simple étant de peser l'enfant 2 fois/jour.
- Sédation, par exemple avec phénobarbital, lors d'agitations ; la prométhazine doit être écartée à cause de son effet inotrope négatif.
- En cas de dyspnée marquée, ventilation artificielle afin de supprimer le travail ventilatoire.
- Compensation de l'acidose ; l'acidose peut entraîner une vasoconstriction au niveau de la circulation pulmonaire. De plus, elle gêne l'efficacité de plusieurs médicaments, par exemple celle des catécholamines.
- Compensation d'une anémie : les besoins en oxygène sont augmentés en cas d'insuffisance cardiaque, le taux d'hémoglobine chez le nouveau-né en insuffisance cardiaque ne doit pas être en dessous de 14 g/100 ml.
- Oxygénothérapie : elle peut être utile s'il existe des troubles de la diffusion pulmonaire. On peut aussi rechercher un effet de chute de la résistance vasculaire pulmonaire.

Médicaments réduisant la postcharge cardiaque

- Dihydralazine (Népressol) : dose d'attaque : 0,5 mg/kg/jour en 3 doses, dose maximale : 7 mg/kg/jour ! L'effet devra être vérifié, si possible directement (pendant le cathétérisme cardiaque ou l'échocardiographie). Les effets secondaires dose-dépendants sont avant tout la tachycardie et l'hypotension artérielle [4, 7].
- Orciprénaline (Alupent) : elle entraîne une vasodilatation périphérique par β_2-stimulation. Dose : 0,1-1 µg/kg/min IV.
- Inhibiteur de l'enzyme de conversion par ex. captopril (Lopril) (pour les doses voir tableau 4.10)

S'il existe une *insuffisance cardiaque droite gauche* avec œdème pulmonaire, il se pose un problème thérapeutique particulier. Les mesures à prendre immédiatement dans cette situation sont :

- diurétiques (furosémide jusqu'à 10 mg/kg/jour),
- sédation (éventuellement morphine : 0,05 mg/kg en IM ou IV, en dose unique),
- position semi-assise,
- augmenter l'apport d'oxygène (prudence lors d'un shunt gauche-droit, le shunt peut augmenter),
- ventilation avec PEP,
- substances inotropes positives ; cependant, celles-ci sont contre-indiquées dans le cas d'obstacles au retour veineux pulmonaire dans le cœur gauche (sténose des veines pulmonaires, sténose mitrale, cœur triatrial).

Élimination de l'affection causale

Aujourd'hui, une intervention curative ou palliative est possible à la période néonatale pour toute une série de malformations cardiaques congénitales graves, par exemple la sténose isthmique de l'aorte ou la sténose pulmonaire.

9.7 Crises de cyanose-dyspnée

Elles surviennent occasionnellement dans les malformations du type tétralogie de Fallot et sont en rapport avec une brusque augmentation de la sténose pulmonaire infundibulaire. Ces crises sont très rares à la période néonatale. Elles se traduisent par une dyspnée grave, une agitation et une accentuation de la cyanose. Le souffle dû à la sténose pulmonaire diminue d'intensité ; il peut même disparaître complètement.

Traitement d'urgence

- Augmentation de l'apport d'oxygène jusqu'à 100 %.
- Sédation et lutte contre le « spasme infundibulaire ». Nous avons fait des expériences probantes avec la péthidine (Dolosal) (1 mg/kg IM ou en IV lente).

Chez les patients déjà inconscients, il convient d'éviter les dérivés morphiniques ; dans ce cas, on peut utiliser des substances inotropes négatives, par exemple le propranolol (Avlocardyl) en une dose de 0,01-0,1 mg/kg en IV lente. Il est indispensable de contrôler la pression artérielle, la fréquence cardiaque et l'électrocardiogramme. La réapparition ou l'accentuation du souffle de sténose pulmonaire indique la fin de la crise.

Maintenir une prophylaxie au long cours lors d'accès de cyanose-accès de dyspnée : propanolol en une dose journalière de 3-5 mg/kg par voie orale.

9.8 Malformations cardiaques ducto-dépendantes

La persistance du canal artériel est vitale dans certaines cardiopathies congénitales. On peut ainsi distinguer quatre formes :

1. Le canal artériel est nécessaire pour le maintien de la circulation systémique
   - lors d'une atrésie aortique ou d'une sténose aortique critique,
   - lors de la sténose isthmique de l'aorte préductale,
   - lors d'une interruption de la crosse aortique.

2. Le canal artériel est nécessaire pour le maintien de la perfusion pulmonaire [24]
   - lors d'une atrésie pulmonaire avec ou sans CIV,
   - lors d'une sténose pulmonaire critique,
   - lors d'une anomalie d'Ebstein sévère,
   - lors de multiples formes d'atrésie tricuspidienne.
3. Parfois la situation clinique du nouveau-né se détériore quand le canal artériel se ferme en cas de lit vasculaire pulmonaire incomplètement ouvert, par ex. immédiatement après une intervention pour atrésie pulmonaire.
4. Lors de la transposition des grandes artères, il est important de garder ouvert le canal artériel jusqu'à l'intervention chirurgicale par « Switch » vasculaire.

Le canal artériel doit donc être maintenu ouvert par des médicaments afin d'avoir le temps de parvenir au diagnostic invasif ou à l'intervention ou encore à une ouverture complète du lit vasculaire pulmonaire. Les prostaglandines du groupe E [33, 49] ont acquis ici une importance décisive. Un traitement sur plusieurs semaines est possible ; cependant plus le traitement sera long, plus il y aura de risques d'effets secondaires chroniques : des modifications des vaisseaux pulmonaires avec amincissement de la paroi et une hyperostose corticale sont possibles [33]. Pour les nouveau-nés, la prostaglandine E_1 est disponible en dosage pédiatrique.

Effets secondaires aigus du traitement par la prostaglandine E

- Vasodilatation de la peau avec formation d'œdèmes,
- troubles du rythme cardiaque,
- chute de la pression artérielle,
- manifestation nerveuse centrale (16 %) avec tendance aux convulsions, léthargie et augmentation de la température,
- insuffisance respiratoire (12 %) avec hypoventilation pouvant aller jusqu'à l'apnée,
- cicatrisation retardée des plaies [14],
- diarrhées,
- tendance aux saignements.

L'indication des prostaglandines E doit être établie avec rigueur. Les signes de fermeture du canal dans les malformations cardiaques ducto-dépendantes et par conséquent, les indications au traitement par prostaglandines E sont les suivantes :
- dans les cardiopathies cyanogènes : augmentation de la cyanose et de la dyspnée avec $PaO_2 < 30$ mmHg.
- Dans la sténose isthmique de l'aorte et dans l'interruption de la crosse aortique : pouls non palpable et pression artérielle non prenable aux extrémités inférieures, insuffisance rénale, choc.
- Dans l'atrésie valvulaire aortique : situation de choc.
- Dans toutes les cardiopathies ducto-dépendantes : $pH < 7{,}25$.

En raison des nombreux effets secondaires, il convient de vérifier avant le début du traitement :

- la fréquence cardiaque,
- la fréquence du pouls,
- la pression artérielle aux bras et aux jambes,
- les gaz du sang,
- la température rectale,
- NFS, plaquettes,
- électrolytes, glycémie, créatinine et transaminases,
- excrétion urinaire et analyse des urines.

La prostaglandine E_1 peut être délivrée directement à la jonction du canal artériel par l'intermédiaire d'un cathéter artériel ombilical. L'administration intraveineuse, même par une veine périphérique, est possible et efficace. Il convient de préconiser une perfusion particulière en raison du dosage difficile.

Dosage : commencer avec 0,05 µg/kg/min ; si besoin est, on peut aller jusqu'à 0,2 µg/kg/min. En cas de succès (PO_2 à 40 mmHg), il faut tenter une réduction de la dose par moitié et par palier, éventuellement jusqu'à 0,002 µg/kg/min.

Remarque : en raison du danger d'apnée, le matériel d'intubation doit être prêt. Le traitement doit toujours être débuté dans le service de réanimation et si possible, y être poursuivi. Contrôles pendant le traitement (si possible de façon continue) :

- fréquence respiratoire,
- fréquence cardiaque,
- ECG,
- pression artérielle,
- PO_2 transcutanée,
- température rectale.

En raison des nombreux effets secondaires dose-dépendants, il faut suivre le principe suivant : baisser la dose lorsque l'effet est obtenu.

Signes cliniques de l'efficacité du traitement par prostaglandines E_1

- En cas de perfusion pulmonaire ducto-dépendante : augmentation de la saturation d'oxygène ; il est possible que le pic d'efficacité soit seulement évident 30 minutes plus tard ;
- en cas de perfusion systémique ducto-dépendante : meilleure qualité du pouls, augmentation de la pression artérielle, amélioration de la fonction rénale ; l'effet est plus tardif que le précédent, parfois seulement deux à trois heures après administration du médicament.
- la prostaglandine E_1 agit de façon fiable essentiellement dans les premiers jours de la vie. On peut cependant s'attendre à une action favorable chez les nouveau-nés plus âgés étant donné que la fermeture spontanée du canal débutante montre la réactivité du canal ainsi que les mécanismes de fermeture encore fonctionnels.

9.9 Canal artériel persistant du prématuré

Le canal artériel persistant (CA) du prématuré n'a acquis une importance clinique qu'au cours des dernières années avec l'amélioration des chances de survie des très petits prématurés. Plus un nouveau-né est immature, plus la musculature du canal artériel est immature. Elle réagit moins vigoureusement aux stimulus de contraction postnatals, d'où la probabilité beaucoup plus grande que le canal artériel du prématuré reste plus longtemps ouvert que celui du nouveau-né à terme.

Le cœur du nouveau-né, et encore plus celui du prématuré, travaille avec un haut niveau de remplissage en fin de diastole. Une petite surcharge volumique peut pousser la performance myocardique dans la partie descendante de la courbe de la loi de Frank Starling. Sur le plan clinique, il se développe une insuffisance cardiaque. Une surcharge volumique supplémentaire du cœur survient quand, du 3ème au 6ème jour de vie, la résistance vasculaire pulmonaire diminue et que s'installe un shunt gauche droit à travers la communication aorto-pulmonaire. Le risque du CA consiste en une hypoperfusion des organes (en particulier : perfusion du tube digestif et du mésentère). Cette évolution ne s'exprime pas toujours cliniquement chez le prématuré. Seul le CA symptomatique nécessite un traitement chez le prématuré.

Chez tout prématuré avant la 32ème semaine de gestation, il faut penser à la possibilité du développement d'un CA symptomatique. Le tableau 9.8 donne un aperçu des possibilités diagnostiques pouvant être mises en œuvre quand on soupçonne la présence d'un canal artériel persistant chez le prématuré.

L'apport le plus important est l'électrocardiographie qui permet le diagnostic, en particulier grâce la technique du Doppler et du Doppler couleur.

Le rapport échographique des diamètres oreillette gauche/aorte n'est pas suffisamment fiable chez le prématuré, il dépend de l'apport liquidien. Il n'est intéressant en réalité qu'en cas de valeur positive, lorsqu'il est supérieur à 1,3. Lorsque le diagnostic de CA est posé, il est extrêmement important d'exclure l'association d'une malformation cardiaque ducto-dépendante (voir 9.8).

L'indication de la fermeture du canal artériel est posée dans les cas symptomatiques après certitude du diagnostic et exclusion d'une malformation ducto-dépendante et/ou s'il y a mise en évidence à l'échographie-Doppler d'une hypoperfusion cérébrale [5].

Un CA du prématuré est symptomatique quand :

- le prématuré reste dépendant du ventilateur au-delà du 5ème jour malgré les mesures habituelles (voir plus bas),
- les paramètres ventilatoires s'altèrent à nouveau,
- un prématuré doit (à nouveau) être ventilé,
- une insuffisance cardiaque se manifeste.

Tableau 9.8. Canal artériel persistant chez le prématuré

Suspicion clinique	Détérioration de la situation respiratoire (nécessité d'une reventilation, augmentation des paramètres ventilatoires, ventilation primitive du 2ème au 5ème jour de vie, voire plus tard)
Souffle cardiaque	Vérifier plusieurs fois par jour. Le plus souvent systolique, rarement continu, peut manquer
Pouls	À contrôler plusieurs fois par jour. Pouls ample et rapide, perceptible à la main, tachycardie
Hépatomégalie	À vérifier plusieurs fois par jour
Radiographie du thorax	Souvent cardiomégalie avec vascularisation pulmonaire augmentée, voire œdèmes pulmonaires. L'interprétation est cependant difficile car il existe souvent une affection pulmonaire sous-jacente
Échocardiogramme	Fait la preuve du canal artériel (surtout par technique Doppler). Exclut une malformation ductodépendante. Mesure du flux diastolique dans les vaisseaux provenant de l'artère pulmonaire ; mesure par Doppler du flux sanguin de l'artère cérébrale antérieure, l'artère cœliaque ou l'artère rénale
ECG	Pas d'aspect caractéristique
Cathétérisme cardiaque	En règle générale, contre-indiqué

Un traitement non spécifique réussit assez souvent à fermer le CA du prématuré :

- Restriction liquidienne (si créatinine sérique normale) pour nouveau-né de :
  < 1 000 g : → 100 ml/kg/j,
  1 001-1 500 g : → 80 ml/kg/j,
  > 1 500 g : → 60 ml/kg/j
  Attention : une hypoperfusion des organes parenchymateux peut entraîner une leucomalacie périventriculaire, une insuffisance rénale et/ou une entérocolite nécrosante.
- L'apport peut encore être réduit davantage en cas d'œdèmes. L'indication du traitement par furosémide (dose unique 1 mg/kg) doit être posée avec rigueur, car ce diurétique peut stimuler la synthèse des prostaglandines [20].
- Amélioration de l'oxygénation (l'hypoxie favorise la production de prostaglandines).
- Éventuellement transfusion de sang, si hématocrite < 45 % [11].

S'il n'y a pas d'amélioration sensible en un ou deux jours, le canal doit être fermé d'une autre façon. S'offrent alors deux possibilités :

1. traitement par inhibiteur de la synthèse des prostaglandines ; il s'agit avant tout de l'indométacine (Indocid),
2. fermeture chirurgicale.

Traitement du canal artériel par indométacine (Indocid)

Indication : CA symptomatique du prématuré (voir plus haut).

Contre-indications [11]

- Insuffisance rénale (voir 4.5),
- thrombopénie < 80 000/mm^3,
- saignements et en particulier hémorragie digestive,
- hémorragie intraventriculaire évolutive,
- hémorragie cérébrale récente,
- entérocolite nécrosante,
- hyperbilirubinémie à la limite de l'exsanguino-transfusion.

Pour l'indométacine, il faut citer les effets secondaires suivants [11] :

- insuffisance rénale transitoire,
- diminution de l'agrégabilité des plaquettes,
- compétition dans la liaison avec l'albumine,
- problèmes intestinaux, entérocolite nécrosante [32],
- dysfonction myocardique diastolique [3].

Dosage : 3 × 0,2 mg/kg IM (ou en perfusion IV lente) par intervalles de 12 heures. Le taux sérique déterminé immédiatement avant la dose suivante doit être située aux environs de 1 µg/ml.

Comme la fermeture est d'abord fonctionnelle, le canal peut se rouvrir assez fréquemment lorsque le stimulus à la contraction diminue, d'où la nécessité d'un traitement d'entretien de 5 jours [22]. Celui-ci n'est cependant à entreprendre que s'il est possible de vérifier les niveaux sériques d'indométacine et s'il n'existe pas d'atteinte de la fonction rénale. Pas de restriction liquidienne pendant le traitement à l'indométacine ! Traitement d'entretien : 0,1 mg/kg/24 h IM.

Niveau sérique d'indométacine : 0,5 µg/ml (niveau de vallée).

Le *taux de réussite* (environ 60 %) dépend de l'âge gestationnel et postnatal. Il diminue rapidement après la 4ème semaine de vie [1]. Il est également nettement moins important chez les prématurés de moins de 1 000 g que chez les prématurés plus matures [10].

Les signes de succès thérapeutique sont :

- amélioration des paramètres ventilatoires,
- disparition du souffle du canal,
- normalisation de la qualité du pouls,
- normalisation du profil de flux à l'échocardiographie Doppler,
- amélioration de la radiographie.

Si le CA ne se ferme pas dans les 24 heures après le début du traitement ou s'il se rouvre, il convient d'entreprendre rapidement un traitement chirurgical (ligature), au mieux directement sur place, au service de Réanimation néonatale.

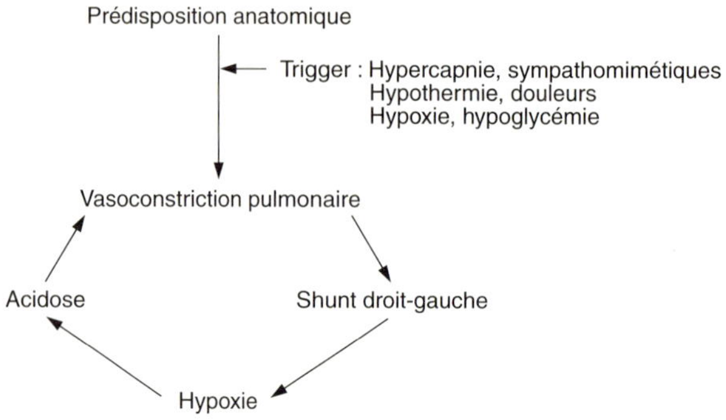

Fig. 9.2. Pathogénie de la persistance de l'hypertension artérielle pulmonaire (SPHAP)

9.10 Syndrome de la persistance de l'hypertension artérielle pulmonaire (SPHAP)

Physiopathologie

Normalement la résistance vasculaire pulmonaire diminue rapidement après la naissance. Les shunts fœtaux - canal artériel, foramen ovale et canal veineux d'Arantius - se ferment (fermeture uniquement fonctionnelle du foramen ovale). Si ce processus de maturation cardiopulmonaire n'a pas lieu, on obtiendra alors le tableau de la persistance de la circulation fœtale ou de l'hypertension pulmonaire persistante du nouveau-né, : la pression et la résistance de l'artère pulmonaire restent élevées, le sang veineux se mélange au sang artériel par le foramen ovale, par le canal artériel et avant tout par de nombreux shunts intrapulmonaires. Comme le montre la figure 9.2, le sang de l'aorte ascendante et des vaisseaux de la crosse est moyennement désaturé et celui de l'aorte descendante fortement désaturé. Cliniquement, il peut en résulter une cyanose différentielle.

Le SPHAP est un syndrome hétérogène. On peut distinguer les deux formes suivantes [35] :

- forme primitive ou idiopathique,
- forme secondaire ou symptomatique.

Plusieurs facteurs favorisants sont connus pour la forme secondaire [45] :

- asphyxie/hypoxie (surtout ante- et per-partum),
- aspiration méconiale,
- syndrome de détresse respiratoire,
- hypoglycémie,
- polyglobulie,
- anarsaque fœto-placentaire,
- infections sévères (forme précoce d'infection à streptocoque B),
- hypoplasie pulmonaire,
- hernie diaphragmatique [voir 11.1].

Les causes suivantes sont incriminées [23, 35] :
- hypoplasie pulmonaire,
- anomalies congénitales des vaisseaux pulmonaires,
- maladaptation postnatale des artères pulmonaires.

Une vasoconstriction survient dans la petite circulation sous l'effet de plusieurs mécanismes, qui aboutit alors à un cercle vicieux (voir fig. 9.2).

On parle de SPHAP *simple* aussi longtemps que la performance cardiaque se maintient, et de forme *compliquée* s'il existe en plus une altération de la fonction myocardique.

Clinique

Ce sont surtout les nouveau-nés à terme qui sont atteints, probablement parce que la musculeuse des vaisseaux pulmonaires est mieux développée chez eux que chez le prématuré. Immédiatement après la naissance ou dans les premières heures de vie, les enfants présentent une cyanose marquée et une tachypnée. Tirage et geignements sont rarement présents [45]. Assez souvent, il existe un souffle systolique. Dans le SPHAP simple, pression artérielle et pouls sont normaux. Avec ces signes, le SPHAP peut faire suspecter une malformation cyanogène, comme par exemple une transposition complète des gros vaisseaux. S'il s'agit d'un SPHAP compliquée, le danger de confusion avec une malformation est encore plus grand.

Alors que le pronostic de la forme simple est en général bon, la forme compliquée aboutit souvent au décès (15 à 20 % de mortalité) [35, 45].

Conduite du diagnostic

Il faut avant tout éliminer :
- des affections pulmonaires aiguës (voir 8.1),
- des malformations cardiaques, et plus rarement :
- une méthémoglobinémie,
- une infection,
- une infection du système nerveux central.

Mesure de la PO_2 transcutanée au membre supérieur droit et au membre inférieur : en présence d'un shunt droit-gauche du canal artériel persistant, la valeur obtenue sera plus élevée au membre supérieur qu'au membre inférieur.

Les étapes diagnostiques les plus importantes sont [12, 35] :

Radiographie. Dans le SPHAP simple, le cœur a un volume normal, la vascularisation pulmonaire est normale ou diminuée. S'il existe une maladie pulmonaire sous-jacente, par exemple une inhalation méconiale ou des complications myocardiaques, on détectera à la radio les altérations cardiaques correspondantes.

Échocardiographie. Elle joue un rôle décisif pour éliminer les malformations cardiaques. On peut reconnaître à l'échographie pratiquement toutes les malformations cyanogènes et également les sténoses isthmiques de l'aorte sévères comme l'interruption de la crosse aortique.

De plus, l'échocardiographie peut apporter les preuves directes ou indirectes de l'existence d'un SPHAP : ventricule droit dilaté, contractilité éventuellement réduite, artères pulmonaires dilatées, septum interatrial faisant saillie vers la gauche, shunt droit gauche au niveau ductal et au niveau du septum interatrial, très bien mis en évidence par l'échocardiographie Doppler couleur. L'échocardiographie permet aussi une estimation du niveau de la pression artérielle pulmonaire, par exemple à partir du décalage temporel entre la fermeture de la valve tricuspidienne et l'ouverture de la valve pulmonaire.

Une échographie normale n'exclut pas un SPHAP car les shunts droit-gauche intrapulmonaires ne sont pas visibles. En outre, les données échocardiographiques peuvent varier fortement avec le temps.

Les *autres méthodes d'exploration* (ECG, phonocardiogramme, NFS, gaz du sang) ne jouent qu'un rôle mineur dans le diagnostic :

- Le cathétérisme cardiaque et l'angiographie sont contre-indiqués en raison de leur taux élevé de mortalité dans le SPHAP.
- *Test à la tolazoline (Priscol) :* la tolazoline est un bloquant des alpha-récepteurs. Elle dilate les artères, non seulement dans la petite mais aussi dans la grande circulation. Contre-indications :
  - pression artérielle systolique < 60 mmHg : danger d'accentuation de cette hypotension,
  - valeurs de PaO_2 > 60 mmHg au test d'hyperoxie,
  - insuffisance cardiaque, surtout si traitement simultané par catécholamines.

Conduite à tenir : 1 mg/kg d'une solution diluée de tolazoline est injecté dans une veine de la moitié supérieure du corps (30 secondes). On choisit ce site d'injection, car si on injecte dans le territoire de la veine cave inférieure, la dose test passera par le foramen ovale directement dans la grande et non dans la petite circulation. Le test est positif si la PO_2 augmente de plus de 15 mmHg aux extrémités inférieures. Pendant le test, il faut contrôler la pression artérielle en continu.

Traitement (voir aussi 11.1.3)

Il n'existe pas encore d'études contrôlées concernant ce traitement. La *prophylaxie* est certainement le meilleur traitement. Elle est d'autant plus indispensable [37, 51].

La qualité de la ventilation de première intention est essentielle étant donné que le SPHAP est souvent la complication d'une autre affection respiratoire. Toute gêne inutile est à proscrire.

L'hyperventilation semble donner de bons résultats pour le SPHAP [12, 45]. La PCO_2 doit se situer à 25-30 mmHg (exemple 7.11.3), la PO_2 à 90-100 mmHg. Une sédation de l'enfant peut être nécessaire pour atteindre ces résultats.

Une compensation de l'acidose, par ex. par alcalinisation avec bicarbonate de sodium ou TRIS, ainsi qu'une normalisation du volume sanguin circulant, sont indispensables [23].

Traitement par la tolazoline (Priscol)

La tolazoline ne doit être utilisée que si l'on n'obtient pas d'amélioration marquée par le traitement ventilatoire. Mêmes contre-indications que pour le test à la tolazoline (voir 9.10).

Dose : 0,5-2 (–10) mg/kg/h [8, 37].

Examens de surveillance importants :

- pression artérielle,
- gaz du sang, un contrôle transcutané continu de la PO_2 à l'extrémité inférieure est particulièrement important.

Complications du traitement par tolazoline :

- chute de la pression artérielle : remplissage vasculaire, pas de sympathomimétiques (vasoconstriction des vaisseaux pulmonaires),
- oligurie,
- hémorragie gastro-intestinale par effet histaminique de la tolazoline.

Dans le SPHAP compliqué, le pronostic est sérieux, en particulier si l'hypoxie dure plus d'une semaine [45].

Dans certains cas isolés où le risque de mortalité sera estimé (estimation par ex. à partir de la différence alvéolo-artérielle d'oxygénation) à plus que 80 % malgré le traitement maximal, une oxygénation extracorporelle par membrane (AREC voir 11.1.5) sera à discuter [6, 37, 50].

Des essais thérapeutiques avec utilisation de NO (monoxyde d'azote) laissent entrevoir une amélioration pour ce traitement du SPHAP [16, 39, 40].

Bibliographie

1. Achanti B, Yeh TF, Pildes RS (1986) Indomethacin therapy in infants with advanced postnatal age and patent ductus arteriosus. Clin Invest Med 9 : 250–253
2. Anthony CL, Arnon RG, Fitch CW (1979) Pediatric cardiology. Huber, Bern, p 423
3. Appleton RS, Graham TP Jr, Cotton RB, Moreau GA, Boucek RJ Jr (1988) Decreased early diastolic function after indomethacin administration in premature infants. J Pediatr 112 : 447–451
4. Artman M, Graham TP Jr (1987) Guidelines for vasodilator therapy of congestive heart failure in infants and children. Am Heart J 113 : 994–1005
5. Bada HS, et al (1989) Indomethacin therapy reduces the risks of severe intraventricular hemorrhage. J Pediatr 115 : 631
6. Bancalari E, Sinclair JC (1992) Mechanical ventilation. In : Sinclair JC, Bracken MB (eds) Effective care of the newborn infant. Oxford Univ Press, Oxford, pp 214–215
7. Beekman RH, Rocchini AP, Dick IM, Crowley DC, Rosenthal A (1984) Vasodilator therapy in children : Acute and chronic effects in children with left ventricular dysfunction or mitral regurgitation. Pediatrics 73 : 43–51
8. Bloss RS, Turmen T, Beardmore HE, Aranda JV (1980) Tolazoline therapy for persistent pulmonary hypertension after congenital diaphragmatic hernia. J Pediatr 97 : 984–988

9. Camm AJ, Garratt CJ (1991) Adenosin and supraventricular tachycardia. N Engl J Med 325 : 1621–1627
10. Cooke RWI, Pickering D (1979) Poor response to oral indomethacin therapy for persistent ductus arteriosus in very low birthweight infants. Br Heart J 41 : 301–303
11. Dooley KJ (1984) Management of the premature infant with a patent ductus arteriosus. Pediatr Clin North Am 31 : 1159–1174
12. Duara S, Gewitz MA, Fox WW (1984) Use of mechanical ventilation for clinical management of persistent pulmonary hypertension of the newborn. Clin Perinatol 11 : 641–652
13. Esscher E, Michaelsson M, Smedy B (1975) Cardiovascular malformation in infant death. Br Heart J 37 : 824–829
14. Fleming WH, Sarafian LB, Kobayashi RH (1984) Prostaglandin E1 therapy; is it associated with a higher incidence of wound infection in the cyanotic neonate? Chest 85 : 241–243
15. Freedom RM, Smallhorn JF, Trusler JA (1992) Transposition of the great arteries. In : Freedom RM, Benson LN, Smallhorn JF (eds) Neonatal heart disease. Springer, Berlin Heidelberg New York Tokyo, pp 179–212
16. Frostell CG, Fratacci MD, Wain JC, Jones R, Zapol WM (1991) Inhaled nitric oxide : A selective pulmonary vasodilator reversing hypoxic pulmonary vasoconstriction. Circulation 83 : 2083–2047
17. Garson A Jr (1984) Arrhythmias in pediatric patients. Med Clin North Am 68 : 1187–1195
18. Gillette PC, Ross BA, Fyfe DA, Dudeles D, Zeigler V, Harold M (1988) Neonatal cardiac arrhythmias and their potential role in sudden infant death syndrome. Clin Perinat 15 : 699–712
19. Gingell RL (1992) Developmental biology of mammalian myocardium. In : Freedom RM, Benson LN, Smallhorn JF (eds) Neonatal heart disease. Springer, Berlin Heidelberg New York Tokyo, pp 35–44
20. Green TP, Thompson TR, Johnson DE, Lock JE (1983) Furosemide promotes patent ductus arteriosus in premature infants with the respiratory distress syndrome. N Engl J Med 308 : 743–748
21. Hagel KJ, Rautenburg HW (1987) Ballondilatation bei angeborenen Pulmonalstenosen im Kindesalter. Herz/Kreisl 19 : 343–347
22. Hammerman C, Aramburo MJ (1990) Prolonged indomethacin therapy for the prevention of recurrence of patent ductus arteriosus. J Pediatr 117 : 771–776
23. Hammerman C, Yousefzadeh D, Choi J-H, Bui K-C (1989) Persistent pulmonary hypertension of the newborn. Clin Perinatol 16 : 137–156
24. Haworth SG, Sauer U, Bühlmeyer K (1980) Effect of prostaglandin E1 on pulmonary circulation in pulmonary atresia. A quantitative morphometric study. Br Heart J 43 : 306–314
25. Izukawa T, Lightfoot NE (1992) Trends in neonatal congenital heart disease. The Toronto experience. In : Freedom RM, Benson LN, Smallhorn JF (eds) Neonatal heart disease. Springer, Berlin Heidelberg New York Tokyo, pp 31–34
26. Kelley JG (1986) Digoxin receptors in the neonate. In : Doyle EF, Engle MA, Gersony WM, Rashkind WJ, Talner NS (eds) Pediatric cardiology. Springer, Berlin Heidelberg New York Tokyo, pp 1233 ff
27. Kidd BSL (1978) Complete transposition of the great arteries. In : Keith JD, Rowe RJ, Vlad P (eds) Heart disease in infancy and childhood, 3rd edn. Macmillan, New York, p 628

28. Kirk CR, Gibbs JL, Thomas R, Radley-Smith R, Quershi SA (1987) Cardiovascular collapse after Verapamil in supraventricular tachycardia. Arch Dis Child 62 : 1265–1266
29. Klopfenstein HS, Rudolph AM (1978) Postnatal changes in the circulation and response to volume overload in sheep. Circ Res 42 : 839–845
30. Kramer HH, Krian A, Rammos S, et al (1987) Anatomische Korrektur der D-TGA beim Neugeborenen. Prä- und postoperativer Verlauf und hämodynamische Ergebnisse. Herz/Kreisl 19 : 58
31. Krogmann ON, Rammos S, Heusch A, Bourgeois, M (1992) Rhythmusstörungen im Kindesalter. Monatsschr Kinderheilkd 140 : F83–F97
32. Kühl G, Wille L, Bolkenius M, Seiberth HW (1985) Intestinal perforation associated with indomethacin treatment in premature infants. Eur J Pediatr 143 : 213–216
33. Lewis AB, Freed MD, Heymann MA, Roehl SL, Kensey RC (1981) Side effects of therapy with prostaglandin E1 in infants with critical congenital heart disease. Circulation 64 : 893–898
34. Lindner KH, Ahnefeld FW (1987) Soforttherapie bei Kreislaufstillstand. Krankenhausarzt 60 : 232–237
35. Long WA (1990) Persistent pulmonary hypertension of the newborn syndrome (PPHNS). In : Long WA (ed) Fetal and neonatal cardiology. Saunders, Philadelphia, pp 627–655
36. Netz H (1982) Kritische angeborene Herzfehler : klinische Zeichen und Diagnostik. Diagn Intensivmed 7 : 17–23
37. Philips JB III (1990) Treatment of PPHNS. In : Long WA (ed) Fetal and neonatal cardiology. Saunders, Philadelphia, pp 691–701
38. Quinton DN, O'Byrne G, Aitkenhead AR (1987) Comparison of endotracheal and peripheral intravenous adrenalin in cardiac arrest. Lancet I : 828–829
39. Roberts JD, Polaner DM, Lang P, Zapol WM (1992) Inhaled nitric oxide in persistent pulmonary hypertension of the newborn. Lancet 340 : 818–819
40. Rossaint R, Falke KJ, López F, Slama K, Pison U, Zapol WM (1993) Inhaled nitric oxide for the adult respiratory distress syndrome. N Engl J Med 328 : 399–405
41. Samánek M, Goetzová J, Benesova D (1986) Causes of death in neonates with a heart malformation. Int J Cardiol 11 : 63–74
42. Schneider M, Kampmann C, Schulze-Neick I, Hausdorf G, Lange PE (1993) Antegrade Ballonvalvuloplastie einer kritischen Aortenstenose bei einem 1820g schweren Säugling. Z Kardiol 82 : 131–134
43. Schröder R, Ramdohr B, Hüttemann U, Schüren KP (1972) Direkte positiv-inotrope Herzwirkung von Aldactone. Dtsch Med Wochenschr 97 : 1535–1538
44. Schumacher G, Bühlmeyer K (1980) Diagnostik angeborener Herzfehler. Straube, Erlangen
45. Stahlman MT (1987) Persistent pulmonary hypertension of the newborn. In : Avery GB (ed) Neonatology, 3rd edn. Lippincott, Philadelphia, pp 422–424
46. Steinhoff HH (1987) Einfluß von Dopamin und Dobutamin auf die Nierenfunktion, Krankenhausarzt 60 : 362–365
47. Stoermer J, Hentrich F, Galal O, Trede S (1984) Risiko der Herzkatheterisierung und Angiokardiographie im Säuglings- und Kindesalter. Klin Pädiatr 196 : 191–194
48. Talner NS (1986) Some new approaches to the management of congestive heart failure. In : Doyle EF, Engle MA, Gersony WM, Rashkind WJ, Talner NS (eds) Pediatric cardiology. Springer, Berlin Heidelberg New York Tokyo, pp 1227 ff.
49. Thanapoulos BD, Andreon A, Frunos C (1987) Prostaglandin E2 administration in infants with ductus-dependent cyanotic heart disease. J Pediatr 146 : 279–282

10

Problèmes chirurgicaux chez le nouveau-né

J. Waldschmidt

10.1 Réflexions préopératoires

Le pronostic d'un nouveau-né opéré dépend largement des soins péri-opératoires. Ceux-ci doivent tenir compte des besoins particuliers du nouveau-né immature et hypotrophique pour lesquels de l'intuition, de la sensibilité, une grande habileté et de la minutie ainsi qu'une connaissance exhaustive de la pathologie sont nécessaires. Il faut prêter attention aux données suivantes :

- La dynamique et la problématique spécifiques de la plupart des affections congénitales, avec leur cortège de lésions secondaires ayant déjà débuté à la période prénatale : hypoplasie pulmonaire pour les anomalies diaphragmatiques, nécrose intestinale pour le gastroschisis, atrophie rénale pour les stases urinaires intra-utérines prolongées, atrophie cérébrale pour les perturbations de la circulation du liquide céphalo-rachidien, insuffisance surrénalienne pour les hémorragies bilatérales surrénaliennes, etc.
- L'immaturité des fonctions vitales.
- Le retard de croissance intra-utérin.
- La complexité des malformations (atrésies multiples, malformations cloacales, syndrome de régression caudale, atrésie duodénale avec pancréas annulaire et malrotation).
- L'incidence élevée (50 %) de 2 ou 3 malformations associées dans le cadre d'anomalies chromosomiques.
- La fréquence d'affections doubles ou qui se succèdent comme le syndrome de détresse respiratoire, le syndrome de PHAP, l'inhalation, l'infection amniotique, la septicémie, l'hémorragie cérébrale, etc.

Le traitement des malformations mettant en jeu le pronostic vital et déjà connues in utero représente un défi particulier :

- Indication d'une interruption de grossesse ?

- Naissance prématurée afin de diminuer les lésions secondaires lors de troubles de la circulation du liquide céphalo-rachidien, strangulation lors de gastroschisis ou de péritonite fœtale, lésions intestinales dans l'atrésie, hypoplasie pulmonaire pour les malformations diaphragmatiques et chylo- ou sérothorax ?
- Naissance par césarienne ?
- Soulagement prénatal par ponction ?
- Intervention chirurgicale sur le fœtus ?
- Transport de la mère dans un centre périnatal ?

10.2 Préparation à l'intervention

La préparation d'un nouveau-né à l'intervention doit être menée avec de grandes précautions et doit être réduite à l'indispensable, surtout quand un traitement urgent est nécessaire à cause d'une strangulation intestinale ou d'une perforation intestinale à la suite d'une péritonite. Des mesures particulières sont à prendre s'il s'agit d'une malformation diaphragmatique (voir 11.1).

La préparation comporte :

1. Diagnostic de l'affection essentielle

Échographie : en présence d'un gros abdomen, recherche d'une ascite ou d'autres épanchements, de tumeurs ou de kystes avec effet de masse, d'hydronéphrose, de mégavessie, d'un abaissement du diaphragme, d'épanchement pleural.

Radiographie : thorax et abdomen doivent être vus ; éventuellement prise d'un seul cliché :
- en position couchée avec rayons horizontaux lors d'une suspicion de perforation gastro-intestinale,
- abdomen de face, debout, lors d'une suspicion d'iléus,
- suspendu selon Wangensteen-Rees lors d'une atrésie anale (radio de profil, tête en bas, avec marque sur la région anale),
- urographie mictionnelle avec cliché précoce,
- transit gastro-intestinal (à l'Isovist) lors d'une suspicion de volvulus,
- lavement par produit de contraste (Isovist ou Gastrograffine) lors d'une occlusion basse pour exclure une perforation, pour confirmer un volvulus, pour classifier une malrotation.

2. Diagnostic des affections associées

Selon les résultats de l'examen clinique, discussion avec les cardiologues, neurologues et généticiens. Éventuellement échographie cérébrale, échocardiographie, ECG, radiographie du squelette, échographie rénale.

3. Enquête pour l'anesthésie et la surveillance péri-opératoire

Données concernant poids, taille, âge gestationnel, score d'Apgar, affections maternelles anténatales et effets transplacentaires de l'alcool, la nicotine, les médicaments ou drogues.

Laboratoire : hématocrite, plaquettes, sodium, potassium, calcium, protides totaux, glycémie, groupe sanguin. Exploration des voies de la coagulation, créatinine, osmolalité sérique, éventuellement prélèvement de sang pour test de compatibilité [13].

4. Soins préopératoires

- Réchauffement par incubateur, radiateurs, matelas chauffants.
- Pour les malformations diaphragmatiques, position couchée sur le côté atteint.
- Dans les malformations de la paroi abdominale, position couchée sur le côté droit.
- Pour l'*atrésie* de l'œsophage, position couchée sur le côté gauche ou sur le ventre.
- Pour l'*iléus*, position couchée sur le côté gauche ou sur le dos.
- Sonde d'aspiration gastrique : décompression du tractus gastro-intestinal avec une sonde de gros calibre et munie de plusieurs orifices, aspiration continue pour prévenir l'inhalation, éviter l'ascension diaphragmatique lors de l'occlusion, contrôles des quantités aspirées. Contrôles réguliers de la position de la sonde par insufflation de 3-5 ml d'air et poursuite de l'aspiration.
- Vidange intestinale : uniquement à l'aide d'une sonde, éventuellement en provoquant le réflexe anal. Pas de lavement.
- Relevé des résidus gastriques, de la vidange de méconium, du volume urinaire, de la température du corps, du pouls, de la pression artérielle, de la respiration.
- Lors de troubles de la déglutition par atrésie de l'œsophage, fente palatine ou paralysie du voile du palais : aspiration continue avec sonde de Replogle.

5. Préparation médicamenteuse

- Vitamine K1 (1 mg/kg, sous-cutanée).
- Remplissage vasculaire (10-15 ml/kg) plasma, apport de sang chez le nouveau-né dans le premier jour de vie si la valeur d'hémoglobine < 14 g/100 ml.
- Le cas échéant, correction prudente d'une acidose (prudence car le plus souvent acidose respiratoire).
- Selon les cas : digitaliques, antibiotiques.

6. Ventilation

Selon les indications habituelles (voir 7.1.4). Pour les malformations diaphragmatiques, intubation précoce et ventilation avec une pression basse et une fréquence élevée - FiO_2 1,0 ; ne pas ventiler au masque.

7. Mesures spécifiques

Voir les chapitres selon les affections particulières.

8. Entretien avec les parents

Explication des mesures indispensables à prendre dans ce cas, en insistant en particulier sur la mise en place de stomies (gastrostomie, anus contre nature, stomie d'alimentation), de sondes et de drains. Exposer les problèmes postopératoires concernant l'alimentation parentérale, les cathéters veineux centraux, l'apport de nutriments, les suites ventilatoires, éventuellement la pratique de dilatation, les soins de drains intestinaux, urogénitaux et autres sondes. Nécessité d'un accord parental préalable pour une intervention chirurgicale et une anesthésie générale après explications concernant les suites interventionelles et les complications postopératoires éventuelles.

10.3 Anesthésie

L'arrêt alimentaire et la prémédication sont de moindre importance. Le réchauffement, le remplissage vasculaire, la libération des voies aériennes et une décompression soigneuse du tractus gastro-intestinal par une sonde d'aspiration de gros calibre sont plus déterminants. Il convient de renoncer en préopératoire aux sédatifs, aux analgésiques et à l'atropine [7, 10, 15].

Lors d'une ventilation préopératoire, il convient de faire une sédation précoce (par exemple par fentanyl 0,001 mg/kg) et éventuellement une relaxation musculaire afin de maintenir des pressions de ventilation basses (voir 7.6.6). L'anesthésie se fait essentiellement par inhalation. Une anesthésie avec fentanyl, protoxyde d'azote et oxygène, et avec relaxation musculaire, est plus avantageuse si l'on prévoit une ventilation postopératoire (en cas d'immaturité, de malformation diaphragmatique ou d'anomalies de la paroi abdominale). Il faut surtout considérer la possibilité d'un ictère lors d'une insuffisance hépatique, d'une infection, d'une insuffisance cardiaque, d'une insuffisance rénale, de troubles de la coagulation ainsi que la menace du syndrome de PHAP en cas d'acidose ou de ventilation inadéquate.

L'intubation naso-trachéale s'effectuera avec un tube sans ballonnet. Un accès veineux central n'est en général pas indispensable. Deux accès veineux périphériques sûrs sont nécessaires dont l'un doit être situé dans le territoire visible (veine du scalp, veine du dos de la main) ; éventuellement canulation de l'artère radiale. Le cathéter veineux central est obligatoire si l'on prévoit une alimentation parentérale de longue durée (par ex. dans les pathologies suivantes : gastroschisis, grêle court, pseudo-obstruction intestinale chronique, aganglionose totale). Nous préconisons la ponction percutanée de la veine innominée et la dénudation de la veine brachiale ou de la veine saphène avec une longue tunnelisation sous-cutanée. Le cathétérisme percutané d'une veine basiliaire selon Shaw (voir fig. 4.1) sera encore mieux toléré. Ces techniques peuvent toutes être réalisées sous anesthésie locale.

10.4 Surveillance peropératoire [2, 3, 6]

- Moniteur d'ECG,
- oxymètre de pouls,
- PO_2 transcutanée,
- PCO_2 transcutanée,
- FiO_2 par capteur
- CO_2 de fin d'expiration,
- stéthoscope précordial ou œsophagien,
- pression artérielle,
- sonde de température rectale,
- hématocrite, gaz du sang
- éventuellement pression de l'artère pulmonaire,
- calcium, sodium, potassium dans le sérum,
- osmolarité du sérum.

Perfusions

Perfusion péri-opératoire. Voir alimentation parentérale (voir 4.4). Les pertes complémentaires par sonde d'aspiration et drainage, et les pertes dans le 3ème secteur doivent être prises en considération [9,12].

Perfusion de base peropératoire. Utiliser des solutions de glucose à 5 % sans potassium, avec du sodium (70 mmol/l) 5 à 10 ml/kg/h, réduire à 2-4 ml/kg/h en cas d'oligurie ou anurie, éventuellement rajouter du plasma.

Perfusion postopératoire. En période postopératoire, les régulations métaboliques sont marquées par le syndrome postagression, encore plus présent chez le prématuré. Le danger de déséquilibre est particulièrement grand à la phase aiguë (durée 24-36 heures postopératoires). Il faut renoncer à une alimentation parentérale ; tout apport de glucose à un pourcentage élevé (glycémie maximale 150 mg/100 ml), ainsi que les graisses et les acides aminés sont à éviter ; ce serait une erreur de vouloir réaliser un apport calorique.

Dans la phase transitoire du métabolisme postagression, l'insuline peut à nouveau être stimulée, les hormones anti-insuline ont encore un taux élevé (durée : 2 à 5 jours). On peut commencer un apport progressif de lipides, d'acides aminés et de glucose par palier, sous contrôle continu du taux des triglycérides et du glucose dans le sang.

À la 3ème phase, la phase de réparation anabolique, il convient d'assurer un apport énergétique complet en suivant les règles de l'alimentation parentérale (voir chap. 4). Des modifications sont cependant apportées en cas de catabolisme important (infection, choc, réintervention) [1, 4, 5]. On peut recommander de suivre en pratique ce principe : une alimentation parentérale postopératoire ne doit pas être pratiquée tant que, pour un apport glucosé d'environ 5 g/kg/24 h (= 100 ml de glucose à 5 %/kg/jour), la glycémie reste supérieure à 150-200 mg/100 ml.

Indication pour l'administration per et postopératoire de sang et de plasma. Dans la chirurgie néonatale (atrésie de l'œsophage, hernie diaphragmatique, atrésie intestinale, mise en place d'une entérostomie ou d'une colostomie, ligature du canal artériel, chirurgie trachéale, dérivation urinaire, etc.) les transfusions ne sont souvent pas nécessaires. Il est même souhaitable de baisser la viscosité sanguine par l'apport de plasma. Néanmoins, lors de toute intervention chez le nouveau-né, le groupe sanguin doit être connu, et du sang testé doit être gardé en réserve, sauf en cas d'urgences comme les strangulations intestinales (volvulus), les malformations diaphragmatiques ou trachéales où l'on n'a pas le temps, en général, d'attendre les résultats des tests transfusionnels.

Il faut s'attendre à des pertes de sang peropératoires qui doivent être compensées par une transfusion dans les pathologies suivantes :

- l'omphalocèle, le gastroschisis,
- l'extrophie vésicale,
- la fistule vésico-intestinale,
- la maladie de Hirschsprung,
- l'entérocolite nécrosante,
- la péritonite,
- les interventions sur le foie, la rate, le pancréas et les reins,
- les myélo-méningocèles,
- la résection pulmonaire,
- les interventions cardiaques,
- une réintervention,
- le déplacement postérieur d'un anus artificiel.

La quantité initiale de concentré de globules rouges, à donner dès l'incision cutanée, est de 8-10 ml/kg/h, et ce jusqu'à la fin de l'opération. En cas d'hypotension artérielle, de tachycardie et même de bradycardie, l'apport de sang sera adapté selon l'estimation des pertes et doit aussitôt être augmenté s'il le faut. Si l'utilisation de sang n'est pas nécessaire, il faudra appliquer les mêmes règles pour l'apport de plasma, (10-15 ml/kg/h pendant la durée de l'intervention). Pendant les 12 premières heures postopératoires, il faut prendre en compte les pertes de colloïdes par exsudation dans les organes creux et les pertes par drainage, estimées globalement à environ 10 à 15 ml/kg. Elles doivent être compensées en trois fois, 1 h, 5 h et 10 h après la fermeture cutanée. Il convient d'équilibrer des pertes de sang ou de plasma ultérieures (drainage aspiratif thoracique, drainage abdominal) sous contrôle quotidien de l'hémoglobine, des électrolytes et des protides totaux dans le sérum.

10.5 Soins postopératoires

Sondes

Elles ont des fonctions très variées et doivent donc être adaptées à leur utilisation.

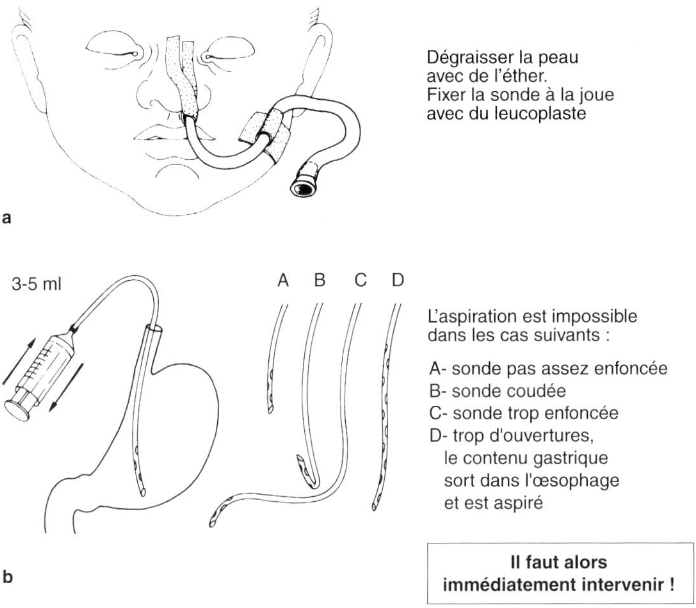

Fig. 10.1 a, b. Fixation (**a**) et contrôle (**b**) de la position de la sonde d'aspiration gastrique pour décomprimer le tractus gastro-intestinal

Sondes de décharge (fig. 10.1)

Pour décomprimer l'estomac et les intestins :
- éviter ou supprimer une surélévation diaphragmatique,
- éviter les vomissements,
- éviter une pneumonie d'inhalation,
- contrôler les quantités aspirées et les pertes électrolytiques,
- traiter l'atonie gastrique intestinale,
- éviter la rupture des anastomoses.

Les sondes d'aspiration doivent être de gros calibre et comporter plusieurs perforations à leur extrémité. Pour jouer le rôle de siphon, elles doivent être longues et toujours remplies de liquide. Comme cela n'est en pratique pas possible en raison de la poche à air gastrique, la décompression et la vidange gastrique doivent être assurées par des aspirations toutes les heures ou par une aspiration continue intermittente (Pompe de Pemko). Lors de changement de position, il existe un risque de pneumonie par inhalation, de rupture d'anastomose et de survenue d'une atonie intestinale [9]. En raison de leur longueur et de leur calibre, les sondes de décharge ne doivent pas servir pour une alimentation gastrique !

Sondes de nutrition

Les sondes de nutrition sont courtes et de petit calibre. Elles ne doivent pas contenir de restes nutritifs qui représentent des milieux de culture pour les bactéries.

Après chaque apport alimentaire, il convient de les purger avec 0,5 ml de soluté stérile de NaCl à 0,9 % ou d'air, ou bien apporter les aliments de façon continue avec un perfuseur. Le changement quotidien de la sonde est souhaitable. Un seul orifice est utile à l'extrémité de la sonde de façon à ce qu'en cas de malposition, les aliments ne soit pas déversés dans la trachée, le pharynx ou l'œsophage. Si l'on envisage une utilisation de longue durée, il convient de mettre en place une gastrostomie ou une jéjunostomie.

Sondes de drainage

Le drainage intestinal se fera par sondes molles munies de multiples ouvertures latérales. Ces sondes servent en même temps à la décompression et à la protection des anastomoses, de l'œsophage, du duodénum et de l'intestin grêle. Par ailleurs, elles font fonction de drain lors d'adhérences postopératoires importantes dans l'abdomen, avec décompression récidivante de l'intestin. Elles restent en place pendant 2 à 3 semaines et ne doivent pas être changées de position. Pour de meilleurs soins et une fixation sans changement de position, il est préférable de les introduire par une gastrostomie et de les faire sortir par une appendicostomie.

Les drains œsophagiens peuvent, sans intervention chirurgicale, être mis en place au niveau de la paroi abdominale sous endoscopie (gastrostomie percutanée sous endoscopie).

Un drain urétéral est introduit sur un fil sans fin.

Le soin des drains se limite au nettoyage régulier et à la désinfection de l'entrée et de la sortie, de même qu'au contrôle de la suture de fixation.

Stomies intestinales artificielles (voir fig. 10.2)

Œsophagostomie

En général, il s'agit d'un geste inutile. L'aspiration de la salive lors d'une obstruction œsophagienne peut aussi bien être réalisée avec une double sonde de Replogle.

Gastrostomie

Indiquée en cas d'atrésie étendue de l'œsophage, d'alimentation entérale de longue durée avec court-circuit de l'œsophage (une jéjunostomie est meilleure) et également pour une décompression plus efficace du tractus digestif en cas de gastroschisis et d'omphalocèle. Après 4-5 jours, une gastrostomie peut être changée sans problème. La fermeture se fait spontanément dans les 24 heures, après ablation de la sonde.

Entérostomie

Les ouvertures sur l'intestin grêle sont mises en place de façon terminale ou en cheminée (anastomose de Chimney selon Santulli ou Bishop-Koop). Les indications en sont les pathologies comme l'iléus méconial de la mucoviscidose et la

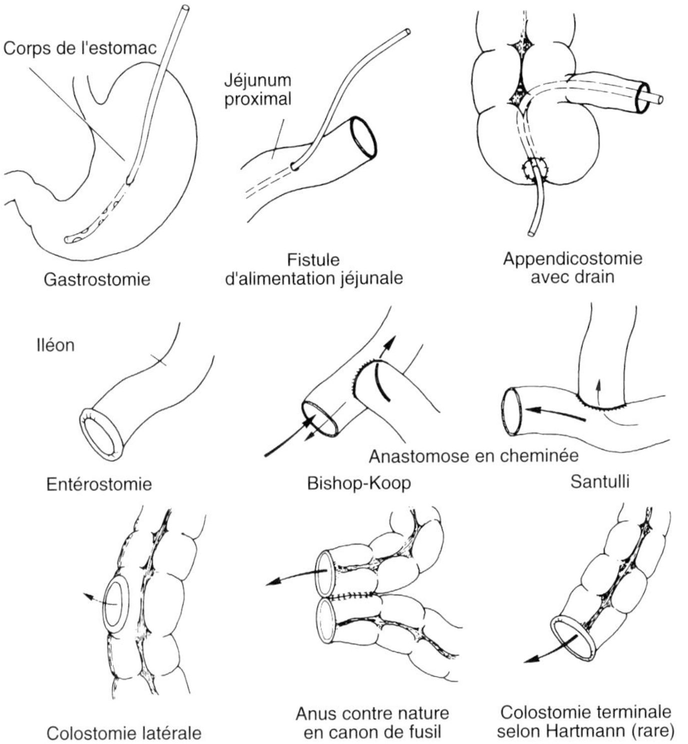

Fig. 10.2. Représentation schématique des stomies intestinales artificielles les plus utilisées en chirurgie pédiatrique

protection des anastomoses dans les entérocolites nécrosantes sévères ou les atrésies intestinales difficiles à anastomoser.

Elles devront être évitées dans la mesure du possible, en raison des pertes importantes de liquide et d'électrolytes et de la difficulté de leurs soins. Même avec la plus grande attention (plaque adhésive pour stomies), la peau autour de l'orifice sera toujours très endommagée, en raison de la richesse enzymatique du contenu intestinal. Une fermeture précoce est toujours à promouvoir. Dans les anastomoses en cheminée (Chimney), une fermeture spontanée survient fréquemment si bien qu'une réintervention n'est plus nécessaire.

Colostomie

Les plus connues sont les anus artificiels terminaux et les anus en canon de fusil. Quand l'intervention en une seule étape n'est pas possible en raison de l'immaturité du nouveau-né ou d'autres affections dont il peut être atteint, comme la maladie de Hirschsprung, ils sont mis en place sur le côlon sigmoïde et dans l'atrésie rectale, sur le côlon transverse. Dans l'anus artificiel en « canon de fusil », la paroi postérieure du côlon est amenée jusqu'au niveau cutané abdominal par l'installation d'une attelle en silastique. On garantit de la sorte une dérivation sûre des selles, avec une exclusion absolue du côlon distal (fistule vers le tractus urinaire en cas d'atrésie rectale). Ce segment de côlon exclu doit être régulièrement rincé avec du sérum physiologique afin d'éviter un syndrome d'espace mort.

On peut éventuellement se limiter à la mise en place d'une colostomie latérale pour soulager le patient en cas d'entérocolite sévère ou de colite associée à la maladie de Hirschsprung. Son avantage est la fermeture spontanée après quelques semaines. Une fermeture opératoire n'est la plupart du temps pas nécessaire lors de colostomies latérales.

Les soins d'un anus artificiel sur le côlon sont simples. Il n'y a pas de mesures particulières nécessaires. Dans les premiers jours postopératoires, il faut s'assurer que l'ouverture ne se couvre pas de croûtes, ce qu'on évite par l'attouchement de la muqueuse avec du soluté de NaCl à 0,9 %, toutes les 3-4 heures. Les colostomies proximales (cæcostomie, appendicostomie) peuvent poser les mêmes problèmes qu'une iléostomie.

Traitement des plaies

En général, il n'y a pas de problèmes pour le traitement des plaies chez le nouveau-né car les retards de cicatrisation sont rares. La désinfection ne doit se faire, chez le prématuré, qu'avec des préparations sans iode. Dans le cas contraire, il faut faire des dosages de T3, T4 et TSH après 3, 7 et 20 jours, pour détecter une hypothyroïdie nécessitant un traitement. Pour les plaies étendues (fermeture cutanée incomplète dans les défects de la paroi abdominale, retard de cicatrisation, plaie vieillissante, aplasie cutanée congénitale) ainsi que pour les plaies cavitaires et les trajets fistuleux, le traitement sera avant tout local à l'aide de solutions hypertoniques (NaCl à 10 % ou glucose à 40 %, mais douloureux !) ou avec de l'oxoferrine, ou encore du Dextranomer en filets ou granulés.

Toute application locale d'antibiotique, quelle qu'en soit la forme, doit et peut être évitée en raison du risque de sélection des germes et de candidose.

Drainage

Il est rare que les drainages soient nécessaires en chirurgie néonatale. On distingue les drainages d'aspiration, les drains de passage et les drains pour rinçage.

Drainages d'aspiration

Ils doivent être utilisés en cas d'intervention intrapleurale. Ils sont cependant superflus dans l'abord extrapleural de l'atrésie de l'œsophage. Leur utilité dans la hernie diaphragmatique est discutée ; pour des raisons de sécurité, il est préférable de les mettre en place. L'aspiration devrait être aussi faible que possible et ne devrait guère dépasser 12 cmH_2O. Les drains doivent rester en place le moins de temps possible : premier essai de clampage après 24 heures, radiographie quatre heures plus tard et éventuellement ablation. Ce n'est qu'en cas d'importantes sécrétions après des saignements ou une infection intrapleurale que ces durées sont dépassées et prolongées ensuite de façon individuelle.

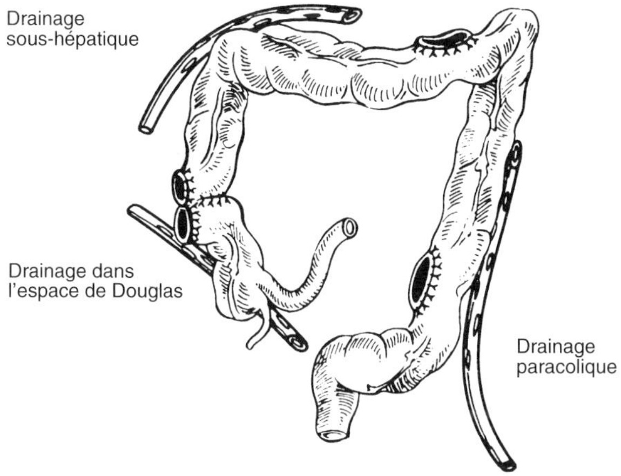

Fig. 10.3. Positions de drains de passage

Drains de passage (fig. 10,3)

Ils servent à éliminer les sécrétions et restent longtemps en place afin de maintenir un chenal ouvert pour éventuellement appréhender avec des instruments une plaie opératoire à risques. Ils sont placés à l'endroit de l'anastomose comme dans les interventions sur le pancréas et sur les voies biliaires. Un rinçage n'est pas indiqué, leur lumière s'obstrue le plus souvent après un jour. Quand on enlève le drain 4-5 jours plus tard, le canal restant peut servir pour sonder ou pour rincer.

Drains de rinçage

Quand un rinçage est prévu lors d'une péritonite ou d'une pancréatite très évoluée, nous utilisons plusieurs drains. Quatre gros drains avec de multiples ouvertures sont mis en place à droite dans la région sous-hépatique, à gauche dans la région sous-phrénique, à droite dans l'espace de Douglas et à gauche dans la région para-sigmoïdienne ; on doit prendre en compte l'élimination de liquides et de sécrétions. L'apport du liquide de rinçage se fait par un autre tuyau fin, mis en place dans la région épigastrique. Des rinçages péritonéaux sur plusieurs jours (ainsi dans le cas de péritonite fécale par ex.) permettent en même temps une dialyse péritonéale par utilisation de liquide de dialyse lors d'une anurie.

Selles

Le péristaltisme se met toujours spontanément en route lorsque la paroi intestinale est saine. Il faut renoncer chez le nouveau-né aux purgatifs et médicaments aux substances péristaltogènes, car on en maîtrise mal les effets secondaires.

De même, les lavements ne sont pas indiqués. Un sondage prudent de l'anus avec une grosse sonde rectale ou avec le petit doigt (exclusivement de l'opérateur) est possible. Une décompression complète de l'estomac et de tout l'intestin représente cependant un préalable à la reprise du péristaltisme. Cette décompression doit à tout prix être maintenue lors de toute survenue d'atonie, le cas échéant en effectuant une réintervention pour réaliser une décompression manuelle et la mise en place d'un drain intestinal. Exception faite de l'atonie chronique avec lésions sévères de la paroi intestinale par strangulation lors d'un gastroschisis, pour lequel le péristaltisme ne se réinstalle spontanément qu'après 3-4 semaines. La condition préalable est ici encore une bonne décompression intestinale et une alimentation parentérale suffisamment riche en calories. Il faut savoir que ces réflexions sont également valables pour les mesures à prendre dans le traitement des pseudo-obstructions intestinales chroniques.

Apport nutritionnel postopératoire

Il est à adapter individuellement. Le principe consiste en une alimentation qui peut être commencée quand l'aspiration gastrique n'est plus teintée de vert et quand la quantité d'aspirations est inférieure à 2 ml/kg/h. C'est le cas pour les interventions intrathoraciques et rétropéritonéales, le plus souvent après 24 heures, pour les résections du gros intestin après 2 à 3 jours, et pour les résections du grêle, après 4-5 jours postopératoires. Les nouveau-nés avec gastroschisis, syndrome du grêle court, pseudo-obstruction fonctionnelle et entérocolite nécrosante représentent des exceptions.

Apport nutritif entéral : commencer avec 12 × 1 ml de soluté glucosé à 5 % ou tisane/kg de poids/jour ; si cela est bien toléré après 4 à 6 repas, on double la quantité et on ajoute du lait de mère ou une diète semi-élémentaire (par exemple lait Alfaré, voir tableau 4.3), d'abord à 10 % puis on monte la concentration à 13,6 %, et même jusqu'à 15 %. Pour les grêles courts, l'entérocolite nécrosante et gastroschisis, commencer avec une concentration d'Alfaré de 5 ou 7,5 %.

Dans les cas particuliers, une conduite adaptée à l'individu est nécessaire ainsi qu'une combinaison de facteurs élémentaires. La règle ancienne - d'abord vidange intestinale, ensuite début de l'alimentation - n'est plus valable. La ligne de conduite est la tolérance de l'apport alimentaire, mesurable par les résidus gastriques.

Bibliographie

1. Ahnefeld FD, Altemeyer KH, Fösel T, Kraus GB, Rügheimer E (1989) Anästhesie bei Früh- und Neugeborenen. Springer, Berlin, Heidelberg
2. Binda RE, Mestad PH (1993) Anesthetic Considerations. In : Ashcraft, KW, Holder TM (eds) Pediatric surgery, 2nd edn, Saunders, Philadelphia, pp 42–49
3. Coran AG (1993) Nutritional Support. In : Ashcraft KW, Holder TM (eds) Pediatric Surgery, 2nd edn, Saunders, Philadelphia, pp 19–41
4. Downes JJ, Raphaely RC (1979) Anesthesia and intensive care. In : Ravitch MM, Welch KJ, Benson CD, Aberdeen E, Randolph JG (eds) Pediatric surgery, 3rd edn, Vol 1. Year Book Med Publ, Chicago, pp 12–38
5. Easton LB, Halata MS, Dweck HS (1982) Parenteral nutrition in the newborn : a practical guide. Pediatr Clin North Am 29 : 1171–1190
6. Eichhorn JH (1989) Prevention of intraoperative anesthesia accidents and related severe injury through safety monitoring. Anesthesiology 70 : 572–577

7. Hatch DJ, Sumner E (1986) Neonatal anaesthesia and perioperative care, 2nd edn. Arnold, London, pp 73–79; 226–236
8. Holzgreve W (1984) Management of the fetus with nonimmune hydrops. In : Harrison MR, Golbus MS, Filly RA (eds) The unborn patient. Grune & Stratton, Orlando, pp 193–216
9. Jones PG (1976) The care of the newborns before and after surgery. In : Jones PG (ed) Clinical pediatric surgery. Diagnosis and management, 2nd edn. Blackwell, Oxford, pp 26–34
10. Lenard HG (1986) Anästhesie bei Früh- und Neugeborenen. Dtsch Med Wochenschr 111 : 1747–1749
11. Lloyd-Thomas AR (1990) Pain management in paediatric patients. Br J Anaesth 64 : 85–104
12. Pohlandt F (1987) Empfehlungen zur parenteralen Infusions und Ernährungstherapie im Kindesalter. Deutsche Arbeitsgemeinschaft für künstliche Ernährung (DAKE) und Österreichische Arbeitsgemeinschaft für künstliche Ernährung (AKE). Pädiatr Prax 35 : 59–63
13. Roizen MF (1989) Preoperative laboratory testing – what is necessary? International Anesthesia Research Society Review Course lectures, pp 29–35
14. Schlarp K (1986) Punktion der Vena brachiocephalica. Anaesthesist 35 : 563–566
15. Smith RM (1982) Anesthesia. In : Welch KJ (ed) Complications of pediatric surgery. Saunders, Philadelphia, pp 3–13

11

Malformations et affections du tractus digestif

J. Waldschmidt

11.1 Malformations diaphragmatiques

Il s'agit d'un défect dans le diaphragme, situé à gauche dans 80 % des cas, avec déplacements des organes abdominaux dans le thorax. Incidence 1/3 000. Pour l'éventration, il manque un sac herniaire ; en revanche pour la hernie, la plèvre et le péritoine forment un sac herniaire souple. Lors de défects gauches, le grêle et le gros intestin, l'estomac, le lobe gauche du foie et la rate sont déplacés, et plus rarement les reins et les surrénales, et lors de défects droits, le foie et le côlon.

Le pronostic dépend essentiellement de l'importance des défauts du développement des poumons et des malformations associées (environ 50 %) du cœur, du système nerveux central ou de l'arc aortique ; il est un peu moins tributaire des anomalies intra-abdominales (malrotation, atrésie intestinale) ou d'une séquestration pulmonaire. Les malformations associées les plus importantes surviennent en cas de défect pleuro-péritonéal et de hernie de Bochdalek (voir fig. 11.1). Le pronostic dépend par ailleurs d'une prise en charge optimale de l'enfant à commencer in utero, et qui comprend un diagnostic anténatal complet, un accouchement dans un centre compétent et une assistance médicale intensive par les néonatologues immédiatement à la naissance.

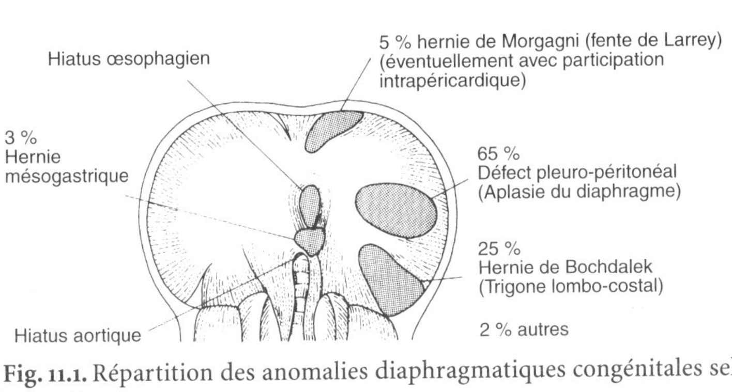

Fig. 11.1. Répartition des anomalies diaphragmatiques congénitales selon la fréquence et la localisation

11.1.1 Aperçu clinique

Les anomalies diaphragmatiques entraînent des troubles cardio-respiratoires sévères dus à la compression pulmonaire, au déplacement du cœur et au syndrome de SHAP (voir 9.10).

Symptômes

- Détresse respiratoire avec respiration paradoxale [14] (fig. 11.2),
- cyanose débutant quelques minutes après la naissance, augmentant avec chaque respiration par l'aération de l'intestin,
- symptômes de choc,
- déplacement du cœur,
- abdomen rétracté,
- murmure vésiculaire absent d'un côté, tympanisme,
- mouvements respiratoires unilatéraux,
- éventuellement bruits intestinaux dans le thorax, avec plus tard des signes d'occlusion.

Un pneumothorax controlatéral non décelé peut être immédiatement létal.

Selon Breaux et al [6], trois formes évolutives sont à distinguer :

Groupe A : Les enfants sont asymptomatiques ou paucisymptomatiques ou bien encore une stabilisation ($PaO_2 > 60$ mmHg, $PCO_2 < 40$ mmHg) de leur état clinique sera facilement obtenue par un traitement conventionnel. L'intervention chirurgicale sera programmée, après stabilisation suffisante (12 h ou plus), pour le premier ou le deuxième jour de vie.

Groupe B : Les enfants ne sont pas suffisamment oxygénés, toutefois sans hypercapnie ($PaO_2 < 60$ mmHg, $PCO_2 < 40$ mmHg). Une stabilisation de l'état clinique sera obtenue par un traitement intensif. S'il échoue, un traitement chirurgical sera à effectuer ou une AREC (assistance respiratoire extracorporelle) à envisager.

Groupe C : Les enfants ne sont pas suffisamment oxygénés, et l'hypercapnie ne peut pas être corrigée ($PaO_2 < 60$ mmHg, $PCO_2 > 40$ mmHg). Si une stabilisation de l'état clinique est obtenue après un traitement intensif, envisager un traitement

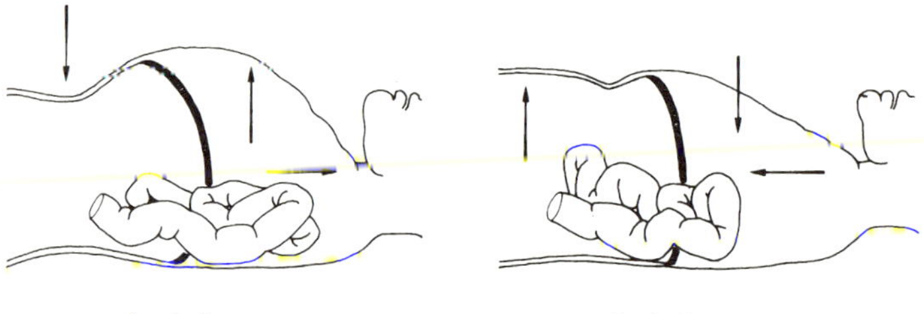

Fig. 11.2. Respiration paradoxale. Les parois abdominale et thoracique se déplacent en sens contraire. À l'inspiration, le foie, l'intestin et la rate sont aspirés dans le thorax ; à l'expiration, ils sont repoussés dans la cavité abdominale

chirurgical ou une AREC (voir Groupe B). Si une stabilisation de l'état clinique ne peut pas être obtenue malgré un traitement intensif, une AREC préoperative est indiquée ; s'il existe une contre-indication, un traitement chirurgical sera à prendre en considération.

11.1.2 *Diagnostic*

Le diagnostic anténatale (hydramnios, échographie fœtale) et la radiographie en salle d'accouchement sont déterminantes.

Attention aux erreurs à ne pas commettre : ventilation au masque, administration de produit de contraste par voie orale et ponction pleurale ipsilatérale !

Diagnostic différentiel. Il faut éliminer : épanchements pleuraux, chylothorax, pneumothorax, kystes, tumeurs congénitales et gangrènes pulmonaires.

Pour ce diagnostic différentiel sont utiles : transillumination, échographie, radiographie du thorax chez les enfants du groupe B et C, éventuellement angiographie et lavement avec produit de contraste.

11.1.3 *Traitement*

Le but chirurgical et pédiatrique est de supprimer le plus rapidement possible l'entérothorax afin de soulager les poumons. Même chez les nouveau-nés traités de façon optimale (sans aération de l'entérothorax prolabé, sans HAPP, et chez l'enfant « stable »), la suppression opératoire de l'entérothorax doit être réalisée le plus tôt possible afin de permettre le déplissement des poumons.

Conditionnement préopératoire (voir 9.10)
[2, 3, 5, 6, 16, 18, 26, 30, 36, 39, 43, 46]

- En cas de diagnostic anténatal sûr, transport de la mère au centre médico-chirurgical pédiatrique.
- Information immédiate par téléphone du néonatologue et du chirurgien pédiatre.
- Mise en place d'une sonde œsophagienne (sonde d'aspiration de Replogle) pour évacuer l'air inhalé, position couchée sur le côté atteint, moitié supérieure du corps surélevée.
- Le monitoring est indispensable : analyse des gaz du sang artériel (bras droit = préductal, veine ombilicale = postductal) et saturométrie de pouls préductal et postductal, ECG, stéthoscope précordial fixé, échocardiographie bidimensionnelle, sonde thermique, pression artérielle par Dinamap.
- Intubation nasotrachéale nécessaire, ne pas ventiler au masque : ventilation conventionnelle à haute fréquence (60-120/min) ; choisir un temps respiratoire court, une FiO_2 initiale à 100 % et une pression ventilatoire qui permette un mouvement thoracique encore tout juste visible. Parfois, des pressions inspiratoires élevées sont nécessaires.

- Relaxation musculaire avec du pancuronium : 40 µg/kg en dose unique, à renouveler si nécessaire (activité musculaire) toutes les 2-3 heures.
- Analgésie avec du fentanyl : 1 µg/kg, puis 0,5-5 µg/kg/h.
- Correction de l'acidose et alcalinisation à pH 7,55.
- Hyperventilation, bicarbonate de sodium / TRIS (1-2 mmol/kg, THAM).
- Traitement du SPHAP (voir aussi 9.10) :
  - tolazoline (initialement 1mg/kg, puis 1-2 mg/kg/h),
  - prostacyclines (10-150 ng/kg/min),
  - dopamine (5-15 µg/kg/min),
  - éventuellement dobutamine ; éventuellement AREC (voir 11.1.5).
- Traitement de l'hypotension artérielle :
  - plasma frais congelé ou albumine humaine à 5 % (10 ml/kg).
  - noradrénaline (0,5-4 µg/kg/min).
  - dobutamine (2-20 µg/kg/min).

11.1.4 Indications pour une intervention chirurgicale

Les indications pour l'intervention chirurgicale dans le cadre d'une hernie diaphragmatique sont à poser avec beaucoup de précautions : il ne s'agit pas d'une intervention effectuée en urgence.

Groupe A : un enfant possédant suffisamment de parenchyme pulmonaire et n'évoluant pas vers un SPHAP peut, en règle générale, être ventilé et oxygéné par ventilation conventionnelle. La correction chirurgicale peut se faire après une phase de stabilisation de 12-24 heures.

Un enfant possédant suffisamment de parenchyme pulmonaire et évoluant vers une HAPP nécessite habituellement une phase de stabilisation de plusieurs jours. Pendant ce temps, il est nécessaire de traiter le SPHAP avec succès : relaxation musculaire, alcalinisation, hyperventilation modérée, tentative d'un traitement médicamenteux, stabilisation de la pression artérielle, éventuellement ventilation à haute fréquence (HFO), éventuellement ventilation avec monoxyde d'azote (NO). Une phase de « lune de miel » témoigne de l'interruption du cycle du SPHAP. Après stabilisation pendant 4-6 heures l'enfant pourra être transféré au Service de Chirurgie Infantile pour correction chirurgicale.

Groupe B : un enfant possédant suffisamment de parenchyme pulmonaire, et pour lequel le SPHAP est passée par une phase de « lune de miel », mais qui par la suite n'atteindrait plus des PaO_2 préductales supérieures à 100 mmHg, devra être transféré vers un centre de traitement par AREC. L'enfant pourra être transféré au Service de Chirurgie Infantile pour correction chirurgicale après traitement par AREC.

Groupe C : si malgré un traitement optimal, une ventilation suffisante ne peut être atteinte, il sera difficile de décider de la suite du traitement. Souvent, l'hypoplasie pulmonaire dont sont atteints ces enfants ne permet pas la survie. Si malgré cela, un traitement par AREC est entrepris, la poursuite du traitement dépendra des résultats du sevrage de l'AREC. On peut affirmer qu'il est à l'heure actuelle peu probable qu'un enfant qui n'a jamais pu être suffisamment oxygéné après réanimation adéquate en salle d'accouchement et traitement conventionnel optimal, survive à une correction chirurgicale de la hernie diaphragmatique.

11.1.5 *Critères d'AREC pour enfants avec anomalie diaphragmatique*

Actuellement il n'existe pas encore de consensus chez les réanimateurs néonatologues concernant les indications précises pour une AREC. Pour notre part, nous effectuons une AREC en présence d'une des indications suivantes :

- $AaDO_2$ > 610 mmHg pendant 8 heures,
- P_{ins} > 38 cmH_2O et $AaDO_2$ > 605 mmHg pendant 4 heures,
- Index d'oxygénation (IO = FiO_2 × 100 % × pression moyenne des voies aériques/PaO_2) > 40 pendant plus de 2 heures ou valeur IO > 65.
- Dégradation aiguë de l'état de santé : pH < 7,15 et/ou PaO_2 < 40 mmHg pendant au moins 2 h,
- $PaCO_2$ > 40 mmHg pendant 2 h,
- Pas de stabilisation malgré traitement optimal : PaO_2 < 55 mmHg pendant 3 h.
- Index de barotraumatisme (au moins 4 critères) :
  - emphysème interstitiel,
  - pneumothorax,
  - pneumopéricarde,
  - emphysème sous-cutané,
  - fistule bronchique pendant plus de 24 h.
  - pression moyenne des voies aériennes > 15 cmH_2O.
- Au minimum, *une* courte phase de « lune de miel ».

Contre-indications à l'AREC

- hémorragie intracrânienne de grade II ou plus,
- malformations cardiaques complexes,
- immaturité (< 34 SA ou/et poids de naissance < 2 000 g),
- anomalies chromosomiques, troubles neurologiques, ou éventuellement autres malformations graves,
- nécessité d'une ventilation postopératoire > 10 jours (absence d'une phase de « lune de miel »).

11.2 Atrésie de l'œsophage

Interruption congénitale de l'œsophage avec ou sans fistule trachéale par perturbation du clivage trachéo-œsophagien. L'incidence est de 1/3 000 à 1/4 000, un tiers sont des prématurés. On retrouve parfois des antécédents familiaux.

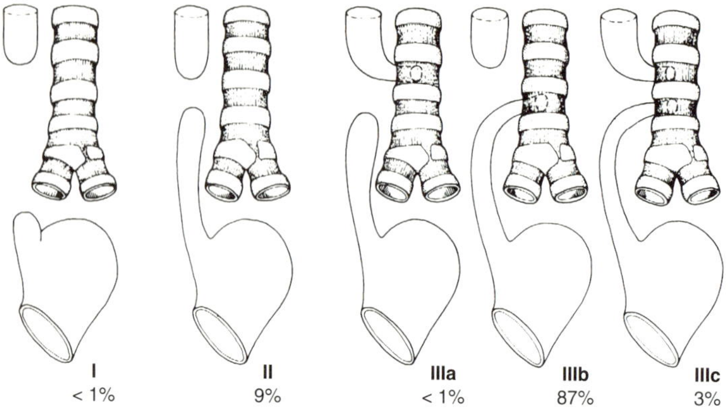

Fig. 11.3. Répartition selon la fréquence et le type de l'atrésie de l'œsophage

Dans environ 90 % des cas, il existe une fistule entre la trachée et l'œsophage, presque toujours au segment œsophagien distal. On peut distinguer différents types : le type IIIb est le plus fréquent dans la classification de Vogt (fig. 11.3).

Symptômes précoces

- Hydramnios,
- impossibilité de passer la sonde dans l'œsophage en salle d'accouchement (voir tableau 2.9),
- écoulement salivaire exagéré,
- accumulation de liquide amniotique spumeux dans le nez et le pharynx,
- toux et éternuements.

Symptômes tardifs

- Inhalation alimentaire avec accès d'étouffement,
- pneumonie.

Chez près de 30 % des enfants, il existe d'autres malformations (malformations cardiaques, des voies aériennes, du tractus gastro-intestinal, du système uro-génital, de la colonne vertébrale et l'association malformative « VACTERL »).

11.2.1 *Diagnostic*

- Échographie fœtale : absence de poche gastrique, cul-de-sac supérieur.
- Sonde œsophagienne : arrêt à 10-12 cm des gencives. Il faut utiliser une sonde rigide, épaisse qui ne s'enroule pas. En salle d'accouchement, tout nouveau-né doit subir l'épreuve de la sonde.
- Test Éléphant : insufflation d'air dans le cul-de-sac supérieur. Cela entraîne des gargouillements par le nez, audibles sur le cou et entre les omoplates (attention au risque d'inhalation de liquide !).

- Radiographie après mise en place d'une sonde rigide, opaque aux rayons X (10 Ch), insufflation de 10 ml d'air ou instillation de 0,5 ml d'un produit de contraste non ionique aqueux, prise de la radiographie. Thorax et abdomen doivent être pris simultanément sur le cliché afin de ne pas passer à côté d'une seconde atrésie dans l'abdomen. S'il existe une fistule inférieure (types IIIb et IIIc), il y a de l'air dans l'estomac. Sur le cliché de profil, le cul-de-sac supérieur est encore mieux visible.

Diagnostic différentiel. Si l'œsophage ne peut pas être sondé, le diagnostic est facile. Il faut écarter les autres causes de troubles de la déglutition : troubles fonctionnels par atteinte du système nerveux central, sténose membraneuse, sténose intramurale, striction et rétrécissement de l'œsophage par arc vasculaire (associé à un stridor inspiratoire), kystes et duplication.

11.2.2 *Traitement*

Préparation au transport

- Corps à moitié surélevé (45 °) et incliné sur le côté gauche ou couché sur le ventre, afin d'éviter le reflux gastrique,
- aspiration salivaire continue à l'aide d'une sonde de Replogle,
- diminuer les sécrétions salivaires par administration unique de 0,02 mg/kg d'atropine avant le transport *(attention aux effets secondaires :* tachycardie, hyperthermie, épaississement des sécrétions bronchiques).

Cure chirurgicale

Le but de l'intervention est la fermeture de la fistule et l'anastomose primitive termino-terminale de l'œsophage dans les premières heures de vie par thoracotomie droite, si possible extrapleurale, sans aspirations et sans gastrostomie. Une sonde d'alimentation traversant l'anastomose dans l'estomac permet le début de l'alimentation après 36 heures avec de la tisane. Au 10ème jour postopératoire, effectuer un transit œsophagien et éventuellement un bougirage de l'anastomose.

En cas d'atrésie étendue, mettre en place une fistule d'alimentation gastrique et bougirage d'allongement de l'œsophage. L'aspiration s'évite par aspiration continue de la salive du cul-de-sac supérieur avec la sonde à double lumière de Replogle.

En cas de forte immaturité et de présence d'autres malformations, limiter le plus possible l'intervention, renoncer à la thoracotomie ; mettre en place une gastrostomie d'alimentation et une obturation intra-abdominale de l'œsophage [15, 47].

Complications postopératoires

Précoces : pneumonie, atélectasie, anastomose incontinente, pneumothorax, sérothorax, médiastinite.

Tardives : réouverture de la fistule, striction de l'œsophage, diverticule trachéal, granulome trachéal, trachéomalacie, troubles kinétiques de l'œsophage avec inhalation, brachy-œsophage avec chalasie et reflux gastro-œsophagien.

Pronostic [12, 41]

Mortalité :	nouveau-né > 2 500 g, sans autre anomalie :	1 à 2 %
	nouveau-né 1 800-2 500 g ou nouveau-né > 2 500 g avec pneumonie :	10-15 %
	nouveau-né < 1 800 g :	30-40 %
Mortalité globale :		15-20 %

11.3 Malformations de la paroi abdominale

11.3.1 Omphalocèle

Il s'agit d'une anomalie du développement de la paroi abdominale avec présence de l'intestin dans le cordon ombilical secondaire, en raison d'une régression incomplète de la hernie ombilicale physiologique (début dans la 10ème semaine de gestation). En cas de survenue précoce, le foie peut aussi se trouver dans la hernie et d'autres malformations peuvent être associées. Incidence : 1/3 000 à 1/4 000, 10 % sont des prématurés.

Aspect clinique

Il existe une hernie de la paroi abdominale ; l'orifice herniaire est l'anneau ombilical, le sac herniaire est représenté par les tissus du cordon. Dans le sac herniaire se trouvent l'intestin grêle et le côlon, une partie du foie, plus rarement d'autres organes abdominaux (fig. 11.4). La présence du foie dans la hernie est signe de mauvais pronostic, car environ 40 à 50 % de ces enfants ont eu une perturbation précoce du développement embryonnaire et d'autres malformations sévères (cœur, système urogénital, système nerveux central, tractus gastro-intestinal, diaphragme, squelette). Il faut considérer la possibilité d'une trisomie [14, 19], d'un syndrome associant omphalocèle, macroglossie, gigantisme et d'éventuelles associations

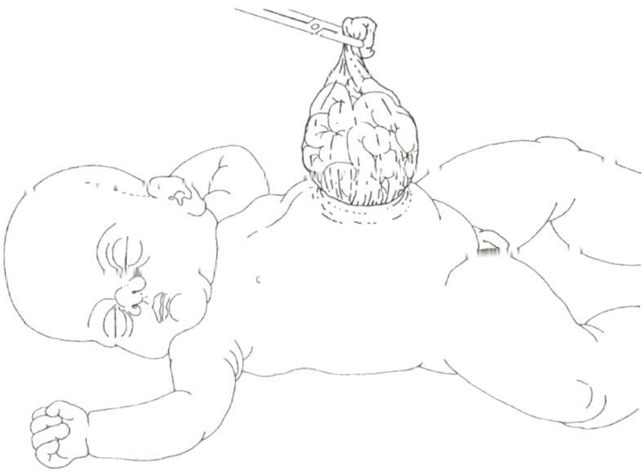

Fig. 11.4. Omphalocèle. Le sac herniaire est constitué par les tissus du cordon

d'autres troubles du développement de la paroi abdominale (exstrophie vésicale, fissure vésico-intestinale, ectopie cardiaque).

Diagnostic prénatal

Un diagnostic précoce est possible au cours de la grossesse grâce à l'échographie fœtale (à partir de la 12ème semaine) : il faut effectuer une césarienne itérative.

Traitement

Fermeture chirurgical précoce de la paroi abdominale. L'hypothermie et l'état de choc du nouveau-né doivent être évités à tout prix par une préparation soigneuse.

Mesures préopératoires

- Envelopper le corps de l'enfant dans un sac en plastique stérile pour une protection thermique,
- le placer en décubitus latéral en raison du prolapsus hépatique avec coudure de la veine cave inférieure (syndrome de bas-débit, choc cardiogénique),
- mettre en place une sonde d'aspiration gastrique,
- exclure d'autres malformations (échographies, etc.).

Intervention

Les omphalocèles de petite taille peuvent être traitées par expression du cordon et ligature à la base. Si l'omphalocèle est plus grande, il convient d'agrandir la cavité abdominale à l'aide d'un matériel artificiel (silicone, etc.), par exemple en utilisant un sac en Silastic, de la dure-mère lyophilisée ou du péricarde hétérologue, qui sont suturés en forme de cupule à la paroi abdominale. Les implants sont recouverts avec la peau mobilisée. Le sac en Silastic doit être cependant réduit progressivement et enlevé au 12ème-14ème jour de vie après fermeture complète de la paroi abdominale.

Surveillance postopératoire

Une ventilation peut être nécessaire en postopératoire quand le diaphragme est surélevé malgré l'élargissement de la paroi abdominale. Une acidose métabolique peut traduire une compression de la veine cave inférieure suite à une pression abdominale élevée.

11.3.2 *Gastroschisis*

Défect paraombilical droit de la paroi abdominale, plus rarement gauche, à côté de l'insertion normale du cordon, secondaire à une atteinte vasculaire par obstruction prématurée de l'artère vitelline droite. Incidence : 1/8 000 à 1/10 000, les filles sont plus souvent touchées que les garçons, 2/3 sont des prématurés.

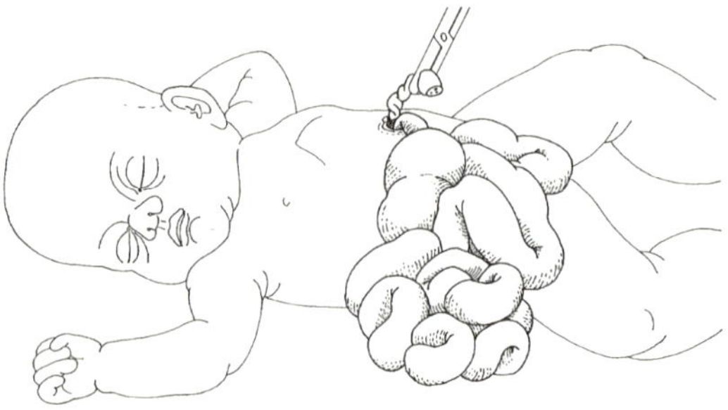

Fig. 11.5. Défect paraombilical de la paroi abdominale : gastroschisis. Le collet herniaire, situé en général à droite de l'ombilic, est le plus souvent étroit. Il n'y a pas de sac herniaire protecteur. L'intestin prolabé est étranglé et plus ou moins épaissi par une péritonite bactérienne

Aspect clinique

Le défect est généralement petit et il n'y a pas de sac herniaire. Les anses intestinales prolabées sont strangulées, gonflées d'œdèmes et accolées en agglomérat par une péritonite fibrineuse (fig. 11.5). L'intestin grêle et le côlon sont prolabés, le plus souvent avec le duodénum, l'estomac, la vessie et également les organes génitaux internes chez les filles. Des malformations associées sont rares (10 %) et se limitent à l'intestin : sténose, atrésie, aganglionose et grêle court, à la suite d'une strangulation serrée par le collet herniaire étroit. L'intestin extériorisé est la plupart du temps en torsion et sévèrement lésé par une péritonite chimique.

Diagnostic différentiel

Il faut éliminer d'emblée les omphalocèles rompues au début de la période embryonnaire (collet herniaire dans l'anneau ombilical), les fissures vésico-intestinales, la persistance de la vésicule allantoïdienne et l'exstrophie vésicale.

Le gastroschisis, déjà mis en évidence par l'échographie fœtale, est reconnaissable à l'absence de sac herniaire et aux modifications importantes des anses intestinales avec épaississement pariétal. La naissance par césarienne en cas de diagnostic anténatal d'un gastroschisis est indiquée 4-6 semaines avant le terme théorique quand la maturité pulmonaire est suffisante.

Traitement

Intervention aussi précoce que possible. Les premiers soins appropriés en salle d'accouchement sont importants et ils doivent être identiques à ceux de l'omphalocèle. Il faut veiller en particulier à la torsion de l'intestin qui doit être corrigée avant l'enveloppement avec des champs stériles. L'élargissement du collet herniaire afin de supprimer l'étranglement représente une mesure décisive. Elle peut éventuellement être réalisée en salle d'accouchement et être suivie par l'élargissement opératoire de la paroi abdominale avec un champ en plastique, comme pour l'omphalocèle.

Pronostic

Il est fortement compromis par les lésions secondaires de l'intestin suite à l'étranglement intra-utérin. Le taux de mortalité est de 20 %.

11.4 Occlusion (fig. 11.6)

11.4.1 *Iléus fonctionnel*

Dans la moitié des cas, l'obstruction intestinale est fonctionnelle. En général, le péristaltisme perturbé entraîne un iléus par hypomotilité. Il convient de faire la différence entre les évolutions aiguës, passagères ou chroniques de même qu'entre les formes primaires (idiopathiques) et les formes secondaires (symptomatiques). Le terme global de « pseudo-obstruction intestinale » s'est imposé [10, 11]. Chez le nouveau-né, on rencontre différentes formes d'iléus décrites ci-dessous :

Pseudo-obstruction intestinale symptomatique

Iléus fonctionnel transitoire. Il accompagne ou est la conséquence d'une affection sous-jacente et est supprimé par le traitement de celle-ci :

- hypoperfusion mésentérique (en particulier chez le prématuré à la suite d'un prélèvement de sang pour des raisons diagnostiques), hypovolémie, « syndrome de vol » lors de shunts cardiovasculaires (canal artériel),
- péritonite,
- après intervention abdominale,
- infection,
- entérocolite nécrosante,
- entérite bactérienne (pseudomonas, *Staphyloccocus aureus*, streptocoque),
- dilatation intestinale par ventilation,
- infarctus mésentérique,
- hémorragie surrénalienne,
- thrombose des veines rénales,
- infection extrapéritonéale (pneumonie, omphalite),
- action transplacentaire de certaines drogues (héroïne, hypermagnésémie, phénotiazines, antidépresseurs, ganglioplégiques),
- affection endocrinienne (hypothyroïdie, diabète sucré, hypoparathyroïdie, insuffisance surrénalienne),
- troubles neurologiques et affections de la moelle,
- médicaments, par ex. morphiniques, théophylline.

Pseudo-obstruction intestinale primitive (idiopathique) [11, 33, 49]

Les perturbations de la motilité de l'intestin sont en général irréversibles, et ne peuvent pas être traitées.

Signes cliniques

La symptomatologie débute dès la première semaine de vie : absence d'évacuation de méconium, distension abdominale, vomissements bilieux, péristaltisme réduit ou absent. Une cause mécanique ne peut être mise en évidence. La radio-

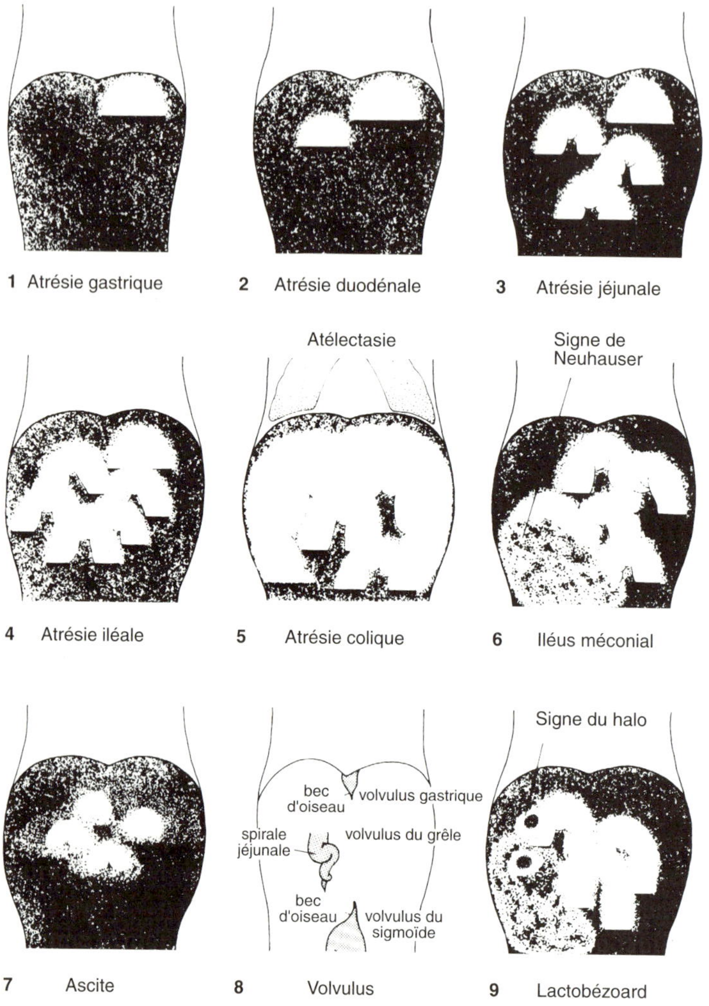

Fig. 11.6. Radiographies typiques de l'abdomen dans l'occlusion néonatale. Dans les atrésies hautes *(1-3)*, l'abdomen est petit, rétracté, les coupoles diaphragmatiques sont en position basse, le cœur est en forme de goutte. Dans l'occlusion basse *(5, 6)*, l'abdomen a un volume fortement augmenté, les coupoles sont en position haute, le cœur élargi. Atélectasie et pneumonie sont fréquentes. Les gaz sont répartis de façon inhomogène dans l'abdomen et forment des niveaux hydro-aériques dans les anses. Dans le lactobézoard *(9)* et l'iléus méconial *(6)*, la région hypogastrique droite est obscurcie (signe de Neuhauser positif). Dans le volvulus *(8)*, l'administration de produit de contraste montre le phénomène typique du bec d'oiseau

graphie de l'abdomen montre des anses très distendues et remplies d'air. L'affection est transmise de façon récessive. Malgré tous les efforts thérapeutiques, le pronostic est défavorable.

11.4.2 Occlusion mécanique

Arrêt du transit intestinal par obstruction ou étranglement.

Symptômes majeurs : vomissements bilieux, distension abdominale et évacuation méconiale absente ou retardée.

Devant tout nouveau-né présentant des signes cliniques d'iléus, il faut se poser les 4 questions suivantes :

1. Existe-t-il vraiment un iléus ?

Une ascite et d'autres épanchements liquidiens, des kystes et des tumeurs intra-abdominaux, des organes hypertrophiés et des maladies extra-abdominales (emphysème pulmonaire, hémorragie intracrânienne, infection, insuffisance cardiaque, hypothyroïdie) peuvent faire croire qu'il s'agit d'une occlusion (ce diagnostic est cependant erroné).

2. Existe-t-il un iléus fonctionnel ou mécanique ?

Au début de la symptomatologie, la distinction est souvent facile. Dans l'iléus fonctionnel, les bruits intestinaux sont absents ; dans l'iléus mécanique, il existe un hyperpéristaltisme avec bruits auscultatoires dus à la sténose. Sur la radiographie, on met en évidence des niveaux hydro-aériques et des anses avec stagnation. Dans les formes évoluées, la distinction est, le plus souvent, cliniquement impossible.

3. Existe-t-il un étranglement ?

Cette question essentielle pour le pronostic doit être résolue par le premier examinateur, car lors d'un étranglement, il existe toujours une ischémie intestinale et quelques heures plus tard débute la gangrène avec péritonite. Tout retard par examens inutiles en urgence peut être fatal dans le cas d'un étranglement.

4. Existe-t-il une occlusion sur le grêle ou sur le côlon ?

Dans l'occlusion haute, les vomissements sont précoces et importants. La distension est limitée à l'épigastre. Dans l'occlusion basse, la distension abdominale est prédominante, le méconium n'est pas évacué, les vomissements ne surviennent qu'entre 8 à 10 heures (obstacle sur le grêle) voire après 1 à plusieurs jours (obstacle colique).

11.4.3 Occlusion par étranglement

Obstacle intestinal avec ischémie secondaire à une atteinte mésentérique. La gangrène (6 h) et la péritonite transpariétale (8-12 h) constituent une menace sérieuse.

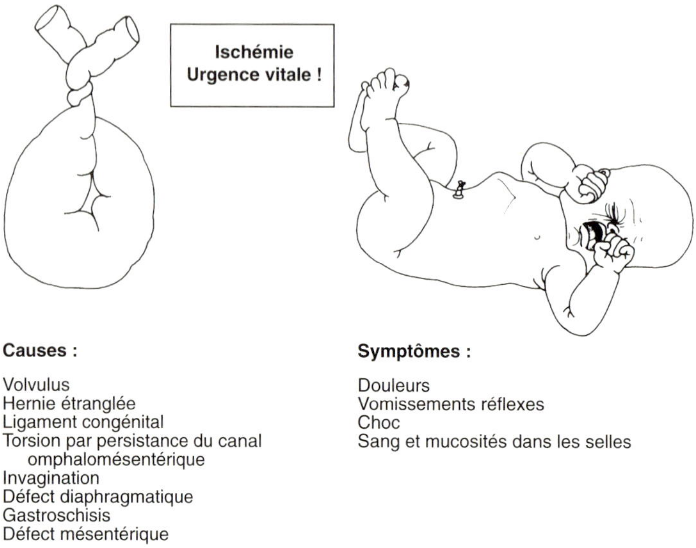

Fig. 11.7. Causes et symptômes de l'iléus par étranglement

Il s'agit d'une urgence extrême, et il faut agir rapidement afin d'éviter l'évolution fatale. Les causes en sont : un volvulus, une hernie interne ou externe, un étranglement ligamentaire, plus rarement une invagination qui peut même déjà survenir in utero (fig. 11.7). Sur le plan clinique, il existe des douleurs abdominales violentes d'installation brutale et des vomissements non bilieux réflexes. La peau du nouveau-né est souvent marbrée : il présente un collapsus périphérique et la détérioration risque d'être rapide. Au début, l'abdomen n'est pas distendu, la paroi est encore dépressible mais très sensible dans la région des anses en torsion.

Le volvulus intestinal est la forme la plus grave car tout le grêle est alors en torsion et ischémique.

Volvulus intestinal

Torsion du grêle autour de la racine du mésentère avec menace de gangrène de tout l'intestin. L'évolution est gravissime si l'intervention et la détorsion ne sont pas entreprises dans les quelques heures qui suivent le diagnostic. Apparition brutale de vomissements, douleurs abdominales et choc, abdomen rétracté avec masse douloureuse dans la région ombilicale et épigastrique qui correspond aux anses volvulées : tel est l'ensemble du tableau clinique. La radiographie montre un abdomen pratiquement sans aération. On ne trouve quelques bulles d'air que latéralement. Une distension intestinale gazeuse plus importante témoigne d'une situation déjà très avancée, avec intestin lésé irréversiblement. En cas de doute diagnostique, il faut administrer du produit de contraste pour mettre en évidence le phénomène pathognomonique du « bec d'oie » (« bec d'oiseau ») ou de la spirale jéjunale (voir fig. 11.6).

La résection intestinale est possible lors de la torsion de quelques anses ; les résections étendues peuvent éventuellement être évitées grâce à une reprise chirurgicale (« second look ») après 24 heures.

114.4 Iléus par occlusion

Gêne du transit par facteurs intraluminal, extraluminal ou intramural sans atteinte de la circulation intestinale. Le début est progressif, le plus souvent sans douleurs, avec distension abdominale évolutive, vomissements bilieux et rétention de méconium. Il existe toujours des importantes pertes d'électrolytes, d'eau et de protides ; les vomissements ne surviennent qu'après remplissage de l'intestin en amont de l'occlusion. Les enfants sont déshydratés, hypotoniques et hypothermiques du fait de l'hypotonie musculaire secondaire à l'hypokaliémie. Il existe souvent un syndrome d'inhalation, en raison des réflexes protecteurs de toux et d'éternuement qui sont perturbés (fig. 11.8).

L'abdomen est très distendu, tympanique et brillant. Les bruits intestinaux sont du type clapotis et tintement de timbre élevé. La radiographie montre, selon la localisation de la cause, deux ou plusieurs niveaux hydro-aériques dans les anses atteintes.

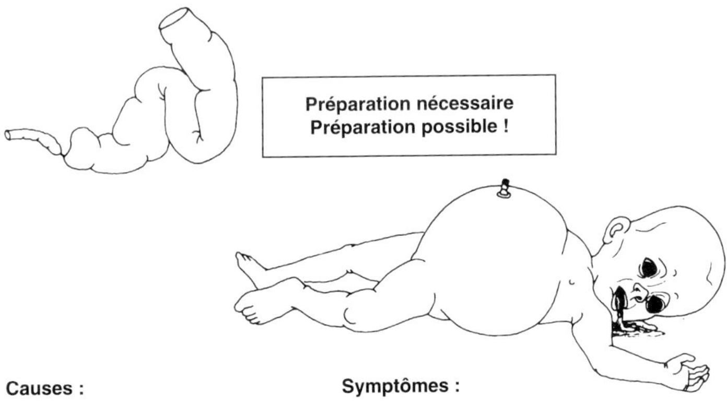

Causes :

Atrésie (pylore, duodénum, grêle, côlon)
Pancréas annulaire
Adhérences lors de malrotation
Aganglionose
Iléus méconial
Lactobézoard
Sténose congénitale
Compression par kyste, tumeur, duplication
Syndrome du petit côlon gauche
Syndrome du bouchon méconial

Symptômes :

Vomissements (« trop plein »)
Distension abdominale
Constipation
Adynamie
Perte de chaleur par convection
Déshydratation
Perte d'électrolytes (Na^+, K^+, Cl^-, HCO_3^-, protides)
Surélévation diaphragmatique (atélectasie, pneumonie, inhalation)

Fig. 11.8. Causes et symptômes de l'iléus par occlusion

11.5 Atrésie intestinale

11.5.1 Atrésie duodénale

L'occlusion siégeant le plus souvent dans la 2ème portion postpapillaire du duodène, les vomissements sont le plus souvent bilieux. Incidence : 1/6 000. Dans presque 70 % des cas, il existe de malformations associées : trisomie 21 (30 %), malformations cardiaques (17 %), malrotation intestinale (20 %), pancréas annulaire, atrésie œsophagienne et rectale, plus rarement atrésie des voies biliaires, défect diaphragmatique et malformations vasculaires. La moitié des enfants atteints sont des prématurés. Il existe un risque d'ulcération gastrique avec hémorragie gastro-intestinale et rupture gastrique. Les signes cliniques qui permettent d'établir le diagnostic sont : un hydramnios, le phénomène de « la double bulle » vue à l'échographie anténatale, confirmé par la radiographie postnatale, un volume de sécrétion gastrique postnatal supérieur à 10 ml. Les diagnostics à écarter sont : les sténoses intrinsèques, un pancréas annulaire et les brides de Ladd.

L'intervention doit être préparée avec soin. Il faut veiller à éviter en particulier une alcalose hypochlorémique et une pneumonie d'inhalation.

Pas d'opération en urgence.

Avec une sonde gastrique en place et une perfusion adéquate, le traitement opératoire peut être repoussé jusqu'à ce que la recherche de malformations associées éventuelles soit terminée.

11.5.2 Atrésie de l'intestin grêle

Absence ou fermeture congénitale de la lumière de segments de l'intestin grêle. Incidence d'environ 1/5 000. Dans 10 % des cas, atrésies multiples avec grêle court consécutif.

Les symptômes majeurs sont les vomissements bilieux et la distension abdominale. Dans les atrésies primaires, le méconium est décoloré. Dans les formes secondaires, il est sec, en quantité réduite mais coloré. Plus tard apparaît une rétention de selles.

Le cul-de-sac en amont de l'atrésie est toujours très dilaté et rempli de liquide amniotique ; il est très souvent reconnu à l'échographie anténatale. On peut voir et palper les anses à travers la paroi abdominale sous forme de gros cylindres. Les ondulations peuvent provoquer un bruit de clapotis.

Les malformations extra-intestinales sont rares. Le danger peut venir du volvulus du cul-de-sac, d'une perforation intestinale, d'un ulcère avec hémorragie sur la partie dilatée et d'une insuffisance ventilatoire, secondaire à une surélévation des coupoles diaphragmatiques et à une pneumonie d'inhalation.

Il faut exclure un iléus méconial, une atrésie colique, une maladie de Hirschsprung et des obstructions par hypoplasie colique, un bouchon méconial et un lactobézoard.

Investigations : Radiographie en position debout, dosage de la trypsine immuno-réactive (mucoviscidose), éventuellement lavement avec produit de contraste.

Traitement : Intervention chirurgicale rapide en raison des complications qui menacent, conditionnement en incubateur, lutte contre l'hypothermie, sonde d'aspiration gastrique avec aspiration continue, perfusion.

11.5.3 Atrésie anale (fig. 11.9)

Atrésie de l'anus et d'un segment de rectum de longueur variable. Incidence : 1/1 500. Dans 75 % des cas, il existe des fistules : fistules du périnée dans les atrésies basses (sous les muscles releveurs) ; fistules des organes génitaux dans les atrésies hautes (au-dessus des muscles releveurs) ; fistules du vestibule de la vulve ou au vagin chez la fille ; fistules des voies urinaires chez le garçon. Chez le garçon, il existe toujours une occlusion basse, souvent une méconiurie et une pneumaturie. Chez la fille, l'élimination de méconium est possible par la fistule de telle sorte que les signes d'iléus font défaut. Les malformations associées sont : d'autres atrésies (duodénum, œsophage), le syndrome de VACTERL (association d'anomalies vertébrales, d'une atrésie anale, de malformations cardiaques, d'une fistule trachéo-œsophagienne avec atrésie de l'œsophage, d'une dysplasie rénale et d'anomalies des extrémités comme une dysplasie du radius) la maladie de Hirschsprung, et les malformations des organes génitaux avec cloaque.

Investigations. Radiographie et échographie « tête en bas » selon Wangensteen-Rees, 24 h après la naissance, marquage de la ligne pubo-coccygienne, examen de

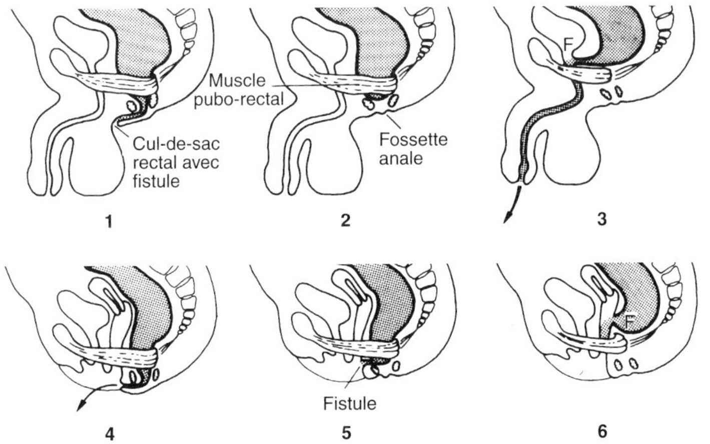

Fig. 11.9. Formes les plus importantes des atrésies congénitales de l'intestin terminal (*1-3* chez le garçon, *4-6* chez la fille). *1* Atrésie au-dessous des muscles releveurs, avec fistule périnéale. *2* Atrésie au niveau des muscles releveurs, dans ce cas sans fistule. *3* Atrésie au-dessus des muscles releveurs avec fistule recto-urétrale. *4* Atrésie au-dessous des muscles releveurs avec fistule périnéale. *5* Atrésie au niveau des muscles releveurs avec fistule vestibulaire. *6* Atrésie au-dessus des muscles releveurs avec fistule recto-vaginale

Les premières manifestations apparaissent dans le premier mois de vie chez près de deux tiers des enfants, dont 50 % au premier jour de vie et un tiers aux 2ème et 3ème jours de vie. Il existe : une occlusion basse, une absence ou un retard à l'élimination de méconium, et une distension abdominale.

Formes évolutives

- Occlusion intestinale chez le nouveau-né,
- évolution vers l'entérocolite chez le jeune nourrisson (la plus fréquente),
- évolution compensée avec constipation chronique (rare).

Les complications redoutées sont : la perforation intestinale (fréquente au niveau du cæcum), l'entérocolite de coprostase avec une distension abdominale extrême d'installation rapide, une péritonite de transsudation, et un choc endotoxémique. La radiographie montre l'importante dilatation intestinale ; le cadre colique est rempli de selles mousseuses (possibilité de confusion avec signe de Neuhauser et pneumatose), et le petit bassin n'est pas aéré.

Traitement. Vidanger immédiatement par sonde rectale ; dans le même temps, administrer du métronidazole, de la mezlocilline et des aminosides pour traiter la colite et la péritonite transpariétale. En cas de carence alimentaire, perfuser pour compenser les pertes protidiques ; poser une sonde d'aspiration gastrique ; ne pas pratiquer de lavement !

Si les signes de gravité persistent (rarement : moins de 10 % des cas), mettre un anus artificiel en place.

La démarche diagnostique à suivre ultérieurement si l'enfant est asymptomatique comprend : rectoscopie, biopsie, rectomanométrie et lavement avec produit de contraste [17, 25].

11.6.5 Malrotation

Il s'agit d'un trouble de la rotation embryonnaire de l'intestin par absence d'accolement mésentérique au cours du 2ème et 3ème mois de la grossesse (fig. 11.11).

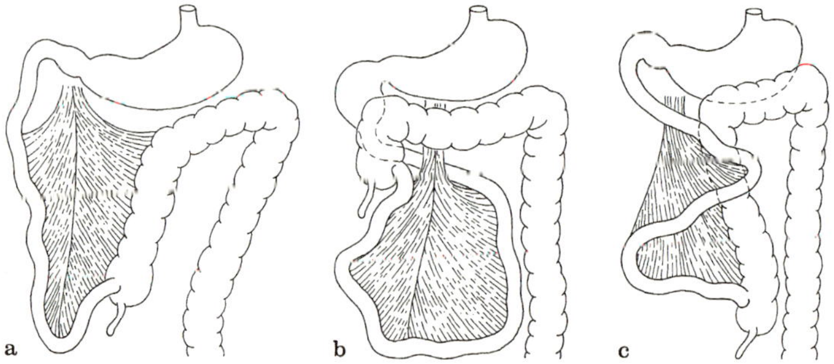

Fig. 11.11 a-c. Formes fondamentales de malrotation selon Grob. a absence de rotation, b malrotation I, c malrotation II

Absence de rotation : rotation à 90 °, absence de la 2ème et 3ème rotation. Le côlon ascendant se trouve en position médiane, l'intestin grêle est situé à droite. Le duodénum descend à droite à côté de la racine du mésentère. Les signes cliniques apparaissent dans le cas d'un volvulus (les pieds des deux anses sont proches l'un de l'autre) et d'adhérences congénitales ; plus tard le risque d'un iléus par torsion du côlon étiré prédomine.

Malrotation I : rotation à 180 °, absence de la 3ème rotation. Le cæcum est situé à droite dans la région épigastrique et est fixé au duodénum par des brides de Ladd. Il existe souvent une occlusion duodénale.

Malrotation II : 2ème rotation en sens inverse avec rotation suivante correcte ou absente. Le cæcum est situé en arrière de la racine du mésentère. Cette malrotation est asymptomatique, avec éventuellement des douleurs abdominales récidivantes chez l'enfant plus âgé.

Pour corriger la malformation, il convient de libérer toutes les adhérences, de déplisser le mésentère, de reposer et de fixer l'intestin en position anatomique.

11.7 Entérocolite ulcéronécrosante (ECN)

Inflammation hémorragique nécrosante et ulcéreuse du grêle et du côlon, plus rarement de l'estomac et du rectum également. Affection de la période néonatale qui demande le plus souvent une intervention d'urgence. L'incidence varie selon la région et les services [7, 24, 27]. 1 à 2 % des prématurés sont touchés. 80 % ont un poids inférieur à 2 000 g et 60 % inférieur à 1 500 g. Sont prédisposés à l'entérocolite ulcéronécrosante : les nouveau-nés immatures avec (a) des troubles respiratoires, (b) un shunt cardiaque droit-gauche ou (c) des malformations cardiaques. Les facteurs favorisant une entérocolite-ulcéronécrosante sont d'abord : l'hyperosmolalité de l'alimentation et des médicaments administrés par voie orale, une réduction de la perfusion intestinale (réflexe de plongée, hypotension, hypovolémie, hypothermie, flux diastolique rétrograde en cas de canal artériel), et une infection bactérienne qui peut être déclenchante [20, 24, 27, 45, 49].

D'autres facteurs favorisent cette maladie : une viscosité accrue du sang, une hypoxie, une acidose et des défenses anti-infectieuses réduites du prématuré. S'y ajoute, si le sujet est alimenté avec des dérivés du lait de vache, l'absence protectrice du lait de mère [24].

11.7.1 *Aspect clinique*

La maladie débute le plus souvent entre le 5ème et le 10ème jour de vie ; près de 98 % des enfants ont été nourris par voie orale. Le début est insidieux. On note une altération à peine marquée de l'état général : refus de boire, instabilité thermique, accès d'apnées et bradycardies passagères. Ces signes précèdent les signes abdominaux de plusieurs heures et même quelquefois de quelques jours. S'y ajoutent des symptômes gastro-intestinaux avec distension abdominale et selles muco-sanglantes, d'odeur nauséabonde. Après un laps de temps variable, survient une aggravation dramatique. Les enfants sont léthargiques, la peau est gris pâle, marbrée et froide, l'abdomen devient tendu, brillant et montre une vascularisation augmentée. Puis surviennent un phlegmon de la paroi abdominale et des nécroses étendues. L'infection, l'acidose métabolique, la coagulation intravasculaire disséminée et l'insuffisance respiratoire témoignent de l'évolution du processus pathologique [7]. Il est essentiel de surveiller l'évolution.

L'évolution peut être classée en plusieurs stades de gravité (fig. 11.12) [49].

Stade I (distension abdominale). Abdomen ballonné et sensible à la palpation, selles mousseuses, d'odeur nauséabonde. État général conservé, peau marbré, quelques accès d'apnée. Amélioration par arrêt de l'alimentation.

Radiologiquement : distension gazeuse de l'intestin, œdème modéré de la paroi intestinale, épaississement des anses intestinales, discrète augmentation de la taille du foie et de la rate.

Stade IIa (intoxication). Atteinte sévère de l'état général avec léthargie, hypothermie, baisse du tonus musculaire, début de choc. Les accès d'apnée se multiplient et persistent. Bradycardie, vomissements bilieux, sang dans les selles. La distension abdominale augmente, la paroi abdominale est luisante, douloureuse à la pression, hyperémiée (signe de « Besenreiser »), foie et rate sont augmentés de volume.

Les *radiographies* montrent une accentuation de l'accumulation gazeuse dans l'intestin, une subocclusion avec niveau hydro-aérique, un œdème de la paroi intestinale marqué, des anses intestinales fixées, éventuellement un début de pneumatose bulleuse, une séparation des anses intestinales par un épanchement libre dans l'abdomen.

Le stade IIb voire stade III va s'installer en l'espace de quelques heures en l'absence de traitement intensif.

Stade IIb (perturbations des fonctions vitales). Insuffisance respiratoire, bradycardie, insuffisance cardiaque, ictère, oligurie, somnolence, absence de motilité spontanée. Œdème marqué de la paroi abdominale et douleurs aiguës à la palpation.

La *radiographie* montre une diminution du contenu gazeux intestinal avec une augmentation de l'épanchement libre péritonéal et une séparation marquée des anses intestinales. Il existe une pneumatose intestinale bulleuse et linéaire, voire annulaire et des selles mousseuses à l'intérieur de l'intestin. La ligne du tissu adipeux prépéritonéal est émoussée. Ce stade est fugace. Les complications menacent, mais peuvent être évitées avec un traitement intensif médicamenteux conséquent.

Stade III (complications). La symptomatologie abdominale prédomine, avec péritonite transpariétale, gangrène voire perforation d'une anse intestinale. L'abdomen est extrêmement ballonné et tendu ; il existe des phlyctènes, des ecchymoses, une hyperémie importante pouvant aller jusqu'au phlegmon de la paroi et quelquefois des crépitations de la paroi abdominale par pneumatose, ainsi que des infections, des anuries, des insuffisances respiratoires et circulatoires.

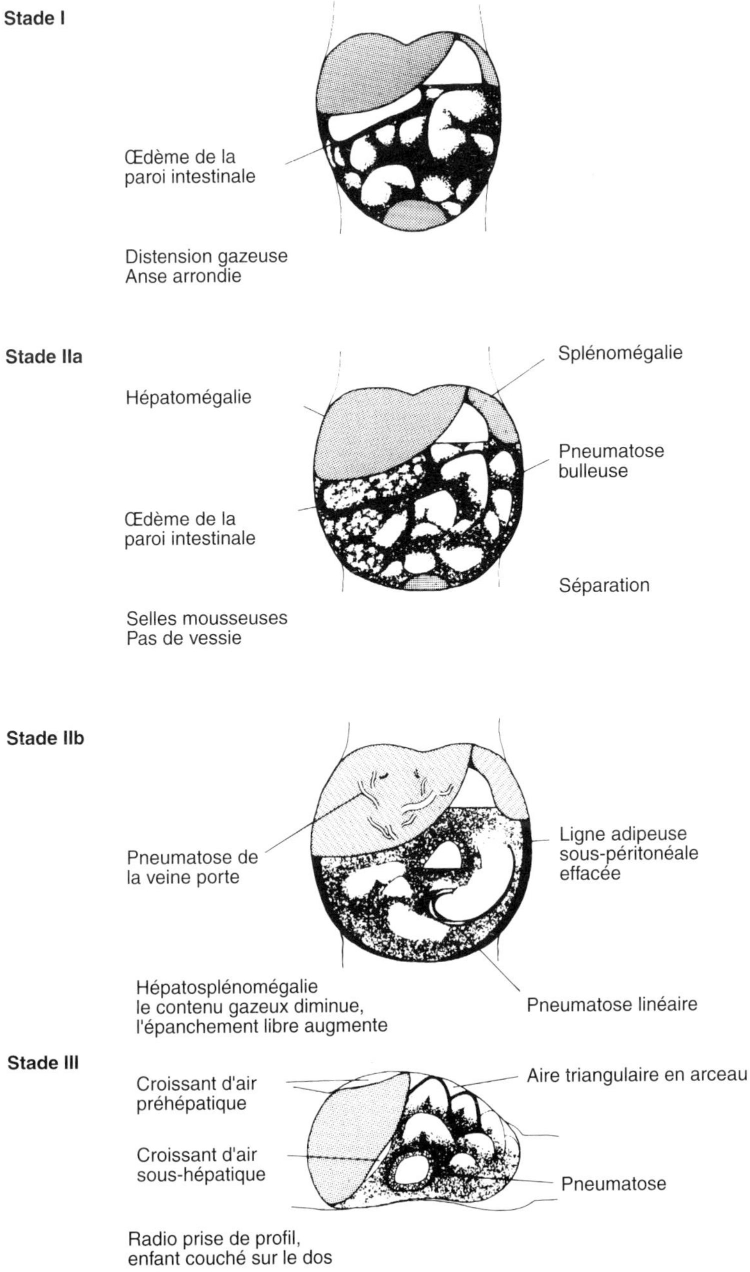

Fig. 11.12. Aspect radiographique typique dans l'entérocolite

La *radiographie* met en évidence un gros foie et une grosse rate, une petite vessie. Le contenu intestinal gazeux va continuer à diminuer avec une nette augmentation de l'épanchement libre, une augmentation de la pneumatose intestinale et de la veine porte. L'air libre est reconnu le plus précocement par une radiographie de profil en position couchée sur le dos : en forme de faucille entre la paroi abdominale et le foie, de forme triangulaire ou en arceau entre la paroi abdominale et les anses intestinales adjacentes.

11.7.2 Diagnostic

Remarque: pas de palpation de l'abdomen si suspicion d'une entérocolite !

La radiologie est l'examen le plus important. Répéter les clichés de profil au stade IIb, toutes les 4-6 heures. Les modifications radiologiques précèdent souvent les signes cliniques de plusieurs heures. En cas de succès du traitement, il faut prendre en compte les complications tardives ; lavement avec produit de contraste après 6-8 semaines afin d'éliminer des sténoses.

Autres investigations
- Transillumination,
- NFS, plaquettes, analyse des gaz du sang,
- CRP, protides totaux,
- coagulation (crase), temps de saignement selon Ivy,
- électrolytes,
- urée, créatinine,
- hémoculture,
- contrôle du périmètre abdominal toutes les 2 heures,
- ponction abdominale.

Diagnostic différentiel. Il est souvent très difficile. Au stade I, il faut écarter : une entérite à rotavirus, un abdomen ballonné par la ventilation, une pseudo-obstruction fonctionnelle, et un syndrome d'hypoperfusion mésentérique. Au stade II, il faut écarter : une entérocolite sur maladie de Hirschsprung, une entérite bactérienne (staphylocoque, streptocoque, pseudomonas) et des colites (anaérobies, *E. coli*), une infection de la veine ombilicale, et une thrombose de la veine porte.

Au stade III, il convient d'écarter : une péritonite bactérienne, une perforation gastrique et intestinale, un infarctus mésentérique, un volvulus évolué, une infection et une insuffisance surrénalienne.

11.7.3 Traitement

Dès qu'il y a suspicion d'entérocolite, il faut commencer le traitement.
- Arrêt de l'alimentation, sonde d'aspiration gastrique avec aspiration continue, perfusion, traitement antibiotique avec métronidazole, céphalosporine et aminosides, éventuellement complété par de la pénicilline G ou de la mezlocilline, en tenant compte des « germes locaux » et des résistances locales.
- Remplissage vasculaire ou transfusion.

- Apport d'oxygène, éventuellement ventilation artificielle.

Au stade II, surveillance chirurgicale et contrôles à brefs intervalles avec transillumination et radiographie ; au stade IIb, préparation à l'intervention ; au stade III, laparotomie immédiate.

11.8. Péritonite

Il s'agit de la deuxième cause d'abdomen aigu chez le nouveau-né. Il existe une inflammation locale ou généralisée du péritoine viscéral et pariétal due à des infections ou des facteurs physiques ou chimiques. On peut ainsi distinguer :

La péritonite primaire hématogène :
- bactérienne,
- virale.

La péritonite secondaire :
- péritonite de transsudation (dans l'entérocolite, volvulus, gangrène intestinale),
- perforation gastrique duodénale, du grêle ou du côlon,
- péritonite de contiguïté (par exemple, omphalite, pleurésie, pyélo-néphrite, ostéomyélite du bassin, etc.).

La péritonite abactérienne chimique par :
- méconium,
- bile ou autre liquide hyperosmolaire,
- sucs gastriques stériles,
- urine,
- ascite, chyle,
- sang,
- corps étranger,
- sécrétions vaginales (hydrocolpos).

11.8.1 Péritonite méconiale

Péritonite abactérienne par perforation prénatale de l'intestin avec sortie de méconium dans la cavité abdominale (au plus tôt, au 5ème mois de la vie intra-utérine). Incidence : 1/15 000. La perforation intestinale cicatrise souvent spontanément de telle sorte qu'elle n'est plus visible au moment de l'intervention. La cause d'une perforation intestinale est en général un transit perturbé (invagination intra-utérine, atrésie, sténose, volvulus, hernie interne, étranglement ligamentaire, obstruction méconiale dans la mucoviscidose). Plus rares sont les perforations sans obstruction intestinale par ischémie mésentérique, défect musculaire, hétérotopie tissulaire, duplication, diverticule, angiome, etc.

Aspect clinique

Il dépend du moment et de la taille de la perforation. Lorsqu'une quantité importante de méconium est sortie, il existe une péritonite méconiale généralisée avec ascite méconiale ; lorsque la perforation s'est cicatrisée et que le méconium s'est résorbé dans la période prénatale, il persiste des adhérences cicatricielles (forme fibro-adhésive) et des pseudokystes (forme pseudokystique).

Immédiatement après la naissance, le volume de l'abdomen est habituellement fortement augmenté. De plus, on observe des vomissements bilieux et l'absence d'élimination de méconium. Dans les fibro-adhésives et pseudokystiques, il existe déjà une distension abdominale intra-utérine, qui, dans les cas extrêmes, entraîne une dystocie. Hydramnios, tachycardie fœtale et hypotrophie fœtale sont fréquents.

Complications : volvulus intestinal, étranglement avec atrésie secondaire, grêle court, surinfection bactérienne, microgastrie et microcôlon, surélévation diaphragmatique avec insuffisance respiratoire.

Dans les perforations précoces, passage de méconium dans le canal péritonéo-vaginal encore ouvert, avec périorchite méconiale voire funiculite.

Diagnostic

En présence d'un gros abdomen, les investigations se font par transillumination, échographie et radiographie. Elles permettent de mettre en évidence un épanchement libre et de méconium dans la cavité péritonéale, avec présence fréquente de calcifications. Dans la forme pseudokystique, la grande masse muqueuse ou méconiale peut remplir tout l'abdomen. Dans la forme fibro-adhésive, il existe le plus souvent un iléus mécanique au milieu du grêle. Si la perforation persiste dans la période postnatale, cela permet la sortie d'air à partir de l'intestin ; un pneumopéritoine se développe alors très vite et peut conduire à une insuffisance ventilatoire, en raison de la surélévation diaphragmatique.

Sur le plan du *diagnostic différentiel,* il convient d'écarter : une péritonite biliaire reconnaissable à la distension abdominale progressive et à la déshydratation secondaire à l'hyperosmolarité des sécrétions biliaires, un hémopéritoine (anémie hémorragique), une ascite urineuse (une obstruction sur les voies urinaires est un signe d'appel), et une distension abdominale en rapport avec des gros kystes intra-abdominaux, un lymphangiome et d'autres tumeurs.

La péritonite méconiale représente un risque vital pour le nouveau-né. Dans la péritonite méconiale compliquée (90 %), le *pronostic* doit être relativisé par le risque de séquelles graves fréquentes. L'intervention ne peut pas être repoussée. En cas de diagnostic prénatal, une naissance prématurée est à envisager afin d'éviter les complications secondaires. Une péritonite méconiale non compliquée (10 %) peut guérir spontanément. Si le contrôle est soigneux et régulier, on peut se permettre d'attendre lorsqu'il s'agit d'une évolution non compliquée.

11.8.2 Péritonite bactérienne

L'infection intra-abdominale sévère joue un rôle prépondérant, entraînant une instabilité thermique et un choc septique. Les vomissements sont bilieux. Il n'y a pas encore d'arrêt de l'émission des selles ; le plus souvent il y a élimination de selles fluides mêlées de sang et de mucus par intervalles courts (selles de péritonite). À ne pas confondre avec une entérocolite nécrosante ! La distinction avec une péritonite hématogène secondaire est importante, parce que pour celle-ci, l'intervention chirurgicale est superflue.

Péritonite hématogène. Il existe une fixation de germes dans la cavité abdominale par voie hématogène, dans le cadre d'une infection généralisée, bactérienne ou virale. La péritonite n'est pas la cause mais la conséquence d'une infection généralisée. Souvent, la symptomatologie abdominale d'une péritonite hématogène n'est pas reconnue en tant que telle, car elle disparaît avec le traitement de la maladie causale.

Sur le plan thérapeutique, il convient de suivre les principes généraux du traitement d'une péritonite : décompression gastro-intestinale par aspiration gastrique, arrêt de l'alimentation, alimentation parentérale. Traiter l'état de choc et instaurer une antibiothérapie. Si la symptomatologie abdominale persiste, il convient d'intervenir, afin de nettoyer la cavité abdominale et d'éliminer un éventuel foyer primitif.

Péritonite secondaire. Elle se développe à la suite d'une infection intra-abdominale, chez le nouveau-né le plus souvent dans le cadre d'une entérocolite nécrosante ou d'une colite bactérienne et lors d'une perforation du tractus intestinal [49]. Les signes caractéristiques sont un début brutal avec choc et distension abdominale augmentant rapidement. La paroi abdominale est œdématiée, hyperémiée (Besenreiser, veine dilatée), sensible à la palpation, à la percussion et à l'ébranlement ; on observe des vomissements bilieux, une constipation ou des selles mucosanglantes. Très rapidement, apparaissent des apnées avec insuffisance ventilatoire, anurie et insuffisance cardiaque, suivies d'un ictère et de désordres hydroélectrolytiques.

Clinique et diagnostic

Laboratoire : NFS, plaquettes, CRP, orosomucoïde, facteurs de la coagulation, produits de dégradation de la fibrine (D-dimères), créatinine, urée, glycémie, électrolytes, transaminases, gaz du sang, lactate et osmolalité du sérum.

L'évolution clinique est variable et dépend habituellement de la localisation de la perforation. Lors de la perforation de *l'estomac et du duodénum,* on observe en tout premier lieu un *pneumopéritoine* augmentant rapidement. La distension abdominale peut se développer tellement vite que seule la ponction de la cavité abdominale permet de sauver les enfants d'asphyxie par surélévation diaphragmatique.

Par contre, les *perforations du grêle* évoluent de façon insidieuse, elles ne sont diagnostiquées souvent qu'après 3-5 jours, parce que les ingesta initiaux sont stériles et que la perforation est couverte par le mésentère, l'épiploon ou les anses intestinales adjacentes. Après un intervalle de plusieurs jours, les adhérences se libèrent cependant et on assiste à une aggravation plus brutale de l'état général et à l'apparition de la symptomatologie abdominale.

Les *perforations du côlon* évoluent toujours de manière foudroyante en raison de l'évacuation des gaz intestinaux et de la libération d'endotoxines.

Les *radiographies et la transillumination* de la cavité abdominale confirment rapidement le diagnostic. En cas de suspicion, elles doivent être répétées. Un pneumopéritoine étendu traduit une perforation gastrique, un pneumopéritoine avec un épanchement liquidien libre important dans l'abdomen traduit une perforation colique avec un agglomérat tumoral par adhérences. La mise en évidence de petites quantités d'air libre dans la cavité péritonéale est plus facile avec des clichés pris de profil chez l'enfant couché. On note alors des anses séparées les unes des autres, un épaississement de la paroi intestinale, la paroi abdominale œdémaciée, de telle sorte que la ligne graisseuse péritonéale et les autres structures molles sont effacées. Foie et rate ont en général un volume augmenté, la vessie n'est pas visible en raison de l'anurie.

Traitement

La péritonite secondaire représente une indication urgente à l'intervention. Avant le transport de l'enfant, il convient de réduire la forte distension de la cavité abdominale par une ponction. Il n'y a pas d'autre mesure à entreprendre car l'évolution défavorable lors du choc endotoxémique ne peut être enrayée que par une laparotomie rapide et un lavage de la cavité abdominale.

Mesures à prendre lors d'une péritonite

- Lutte contre la déperdition de chaleur,
- ponction abdominale pour diagnostic et réduction de la distension,
- oxygénation optimale,
- correction de l'acidose,
- sonde d'aspiration gastrique,
- traitement antibactérien (aminosides, mezlocilline ou céphalosporine III, métronidazole),
- traitement de l'état de choc.

11.9 Atrésie des voies biliaires

Obstruction des voies biliaires intra- ou extrahépatiques congénitales ou acquise à la période périnatale. Incidence : 1/10 000, plus fréquente en Asie de l'Est.

Formes

A. Intrahépatiques
B. Extrahépatiques
- type I : atrésie du conduit cholédoque,
- type II : atrésie du conduit hépatique commun,
- type III : atrésie des voies biliaires dans le sinus porte (nommée forme non corrigeable).

Aspect clinique

On note un ictère prolongé, 1 fois sur 3 dès la naissance, avec une nouvelle remontée de la bilirubine dans la 2ème à 3ème semaine de vie. Les selles se décolorent progressivement alors que les urines foncent. Au début, le foie n'est pas augmenté de volume. Le pronostic est défavorable : sans traitement, la plupart des enfants meurent lors de l'évolution spontanée dans les 2 premières années de la vie par suite de cirrhose hépatique (insuffisance hépatique, hémorragie gastro-intestinale, malnutrition) [40].

Diagnostic

Le diagnostic doit être fait avant la 6ème semaine de vie. Il comprend : la confirmation du diagnostic, l'estimation de la fonction hépatique et l'estimation du pronostic. Pour le programme des investigations lors d'une cholestase, voir 16.7.3.

Traitement

La condition préalable pour obtenir un résultat opératoire satisfaisant est l'intervention avant la fin de la 6ème semaine de vie. Le but de l'intervention (portoentérostomie selon Kasai [19, 44, 51]) est l'excision de la plaque cicatricielle comportant les voies biliaires oblitérées dans le hile du foie, et l'anastomose du sinus porte avec l'intestin grêle, pour laquelle une anse jéjunale est montée selon Roux [19]. Pour l'hypoplasie et même pour l'atrésie des voies biliaires intrahépatiques, le drainage lymphatique apporte une amélioration [48]. En cas de diagnostic tardif ou si le résultat de la portoentérostomie s'avère insuffisant, il faudra éventuellement effectuer une transplantation hépatique.

11.10 Processus expansif

Tout processus expansif dans l'abdomen nécessite une enquête diagnostique. Ces processus sont souvent confondus avec d'autres affections et difficiles à reconnaître, même pour le clinicien expérimenté. L'échographie et la transillumination permettent en général d'affiner le diagnostic, mais elles doivent souvent être complétées par la radiographie. Sont à distinguer dans les processus expansifs :

- les augmentations de taille d'organes (surrénales, reins, uretère, vessie, foie, rate, ovaires),
- les épanchements liquidiens (ascite, cholépéritoine, hémopéritoine, chylopéritoine, uropéritoine),
- les organes déplacés (les reins lors d'une hémorragie surrénale, le foie lors d'un abaissement diaphragmatique, l'aorte en cas de scoliose importante, une rate mobile),

- un conglomérat d'anses intestinales, un fécalome, une perforation recouverte,
- des néoformations circonscrites :
  - sont bénins : lymphangiome, hémangiome, kystes, tératome (ovaires, testicules, coccyx), hydrocolpos, ouraque, cholédoque, mésentère, trompes.
  - sont graves et de mauvais pronostic : neuroblastomes, tumeur de Wilms, sarcome botryoïde.

Les informations essentielles sont fournies par l'examen physique soigneux avec palpation et percussion en position dorsale, latérale et sur le ventre ; il faudra prendre en compte la mobilité de la tumeur selon la respiration et les manipulations. Le déplacement en avant ou en arrière est moins intéressant, car même les tumeurs rétropéritonéales peuvent atteindre la paroi abdominale ou plonger vers l'avant si les liens sont lâches et sont susceptibles d'être repoussés à la palpation.

Mobilité avec la respiration : elle est très bonne avec les tumeurs du foie et de la rate, absente dans les tumeurs rétropéritonéales fixées (neuroblastome, tératome) et dans toutes les hypertrophies rénales.

Mobilité à la palpation : elle n'existe pas dans les tumeurs inflammatoires (perforation couverte, abcès, kystes infectés du cordon ou de la paroi abdominale), dans les hématomes du foie, des surrénales, de la rate et des reins, dans les tumeurs rétropéritonéales infiltrantes (neuroblastome, tératome embryonnaire, sarcome botryoïde).

Il est important de prendre en compte *l'extension* de la tumeur :

unilatérale : tumeur de Wilms, néphroblastomatose, néphrome mésoblastique, dysplasie rénale multikystique, hydronéphrose, thrombose d'une veine rénale, kyste du rein et des surrénales, hémorragie surrénalienne,

processus médian : kyste de l'ovaire, tumeur et kyste de l'épiploon, du pancréas, de l'estomac et de la vessie, kyste de l'ouraque, kyste de la trompe, kyste du repli épigastrique, kyste et abcès du ligament falciforme du foie, hydrocolpos,

processus d'extension bilatérale : hématome des surrénales, hydronéphrose bilatérale, dégénérescence polykystique des reins, thrombose des veines rénales, méga-uretère dans les sténoses urétérales sous-vésicales, sténose du méat urétéral bilatéral, urétérocèles bilatérales.

11.10.1 Neuroblastome

Certaines tumeurs abdominales de croissance rapide comportent un risque vital pour le nouveau-né. En cas de neuroblastome, on peut assister en l'espace de quelques jours au doublement de la masse tumorale, à la compression de la veine cave et à la survenue d'une insuffisance respiratoire. Un traitement cytostatique augmente en général dans un premier temps la tumeur par une réaction œdémateuse, voire une hémorragie et potentialise ainsi le danger chez l'enfant. Pour cette raison, il faut obtenir un soulagement immédiat par une plastie d'agrandissement de la cavité abdominale (matériel artificiel, dure-mère lyophilisée, péricarde lyophilisé). Elle est la condition sine qua non à la chimiothérapie.

11.10.2 *Tumeur de Wilms*

Le néphroblastome est par ordre de fréquence la deuxième des tumeurs malignes dont est atteint l'enfant. Il ne se manifeste pourtant que rarement chez le nouveau-né. Il s'agit alors le plus souvent d'un néphrome mésoblastique. Diagnostic et traitement dépendent des protocoles de traitements tumoraux.

11.10.3 *Tératomes*

Les tératomes sont malins dans 30 % des cas ils sont mis en évidence avant l'intervention par les valeurs élevées d'alpha-fœtoprotéine (AFP). Ils se manifestent dans toutes les régions du corps et menacent le nouveau-né en particulier dans les localisations du cou, du médiastin et du péricarde, voire du cœur. Cependant, les tératomes intra-abdominaux (ovaires, surrénales, rétropéritoine, petit bassin, pancréas, ligaments hépato-duodénaux, estomac) et les tératomes sacro-coccygiens sont plus fréquents. En général, ils ne sont pas très graves pour le nouveau-né mais ils peuvent représenter une cause de dystocie et, en période postnatale, sont susceptibles de provoquer un iléus par compression intestinale et d'entraîner des hémorragies gastro-intestinales sévères par invasion du tractus gastro-intestinal.

11.10.4 *Lymphangiome kystique*

Les lymphangiomes sont des tumeurs polykystiques du système lymphatique comportant des portions charnues qui se développent et infiltrent de façon diffuse toutes les parties du corps. Ils prédominent dans certaines régions (cou, creux axillaire, médiastin, paroi thoracique) et peuvent gêner considérablement le nouveau-né par leur croissance rapide. L'augmentation de volume peut être brutale par phase lymphatique ou hémorragie interne dans un ou plusieurs kystes et peut comprimer les voies aériennes en l'espace de quelques jours.

Les lymphangiomes peuvent se développer dans la cavité thoracique en sablier, ce qui peut être confirmé à la radiographie thoracique. Le traitement par laser en tant que tentative non opératoire est de plus en plus proposé pour ces enfants.

Bibliographie

1. Amoury RA, Fellows RA, Goodwin CD, Hall RT, Holder TM, Ashcraft KW (1977) Megacystic-microlon-intestinal hypoperistalsis syndrome : a cause of intestinal obstruction in the newborn-period. J Pediatr Surg 1 : 1063-1065

2. Atkinson JB, Kitagawa H (1993) Extracorporeal membrane oxygenation and the management of congenital diaphragmatic hernia. Pediatr Surg Int 8 : 200-203
3. Bartlett RH, Toomasian J, Roloff D, Gazzaniga AB Corwin AG, Rucker R (1986) Extracorporeal membrane oxygenation (ECMO) in neonatal respiratory failure. Ann Surg 204 : 234-244
4. Boix-Ochoa J, Peguero G, Seijo G, Natal A, Canals J (1974) Acid-base balance and blood gases in prognosis and therapy of congenital diaphragmatic hernia. J Pediatr Surg 9 : 49-57
5. Brands W, Kachel W, Wirth H, Joppich I, Lasch P, Varnholt V (1992) Indication for using extracorporeal membrane oxygenation in congenital diaphragmatic hernias and pulmonary hypoplasia. Eur J Pediatr Surg 2 : 81-86
6. Breaux CW, Rouse TM, Cain WS, Georgeson KE (1992) Congenital diaphragmatic hernia in an era of delayed repair after medical and/or extracorporeal membrane oxygenation stabilization : a prognostic and management classification. J Pediatr Surg 27 : 1192-1196
7. Brown EG, Sweet AY (1980) Neonatal necrotizing enterocolitis, Grune & Stratton, New York, pp 177-186
8. Coradello H (1980) Neonatal small left colon syndrome: Ein nur radiologischer oder auch klinisch relevanter Begriff ? Wien Kli Wochenschr 92 : 42-44
9. Cremin BJ, Smythe PM, Cywes S (1970) The radiological appearance of the « inspissated milk syndrome » : a cause of intestinal obstruction in premature infants. Pediatr Radiol 1 : 109-112
10. Dudley HA, Sinclair IS, McLaren IF, McNair TJ, Newsam JE (1958) Intestinal pseudoobstruction. J Roy Coll Surg 3 : 206-217
11. Faulk DL, Anuras S, Christiansen J (1978) Chronic intestinal pseudoobstruction. Gastroenterology 74: 922-931
12. Hands LJ, Dudley NE (1986) A comparison between gap-length and Waterston classification as guides to mortality and morbidity after surgery for esophageal atresias. J Pediatr Surg 21 : 404-406
13. Harrison MR, Golbus MS, Filly RA (1984) The unborn infant. Grune & Stratton, Orlando, pp 237-275
14. Hecker WCH (1975) Elementare Kinderchirurgie. Urban & Schwarzenberg, München, pp 47-50
15. Holder TM (1986) Esophageal atresia and tracheoesophageal fistula. In : Ashcraft KW, Holder TM (eds) Pediatric esophageal surgery. Grune & Stratton, Orlando, pp 29-52
16. Johnston PW, Bashner B, Liberman R, Gangitano E, Vogt J (1988) Clinical use of extracorporeal membrane oxygenation in the treatment of persistent pulmonary hypertension following surgical repair of congenital diaphragmatic hernia. J Pediatr Surg 23 : 908-912
17. Joppich I (1982) Die Diagnose des Megacolon congenitum Hirschsprung. Chirurg 53 : 407-412
18. Kachel W, Arnold D (1990) Extrakorporale Membranoxygenierung beim Neugeborenen. INA Bd. 73, Thieme, Stuttgart
19. Kitamura T, Sawaguchi S, Akiyama H, Nakajo T (1980) Langzeitresultate nach der Operation der angeborenen Gallengangsatresie bei 144 eigenen Fällen. Z Kinderchir 31 : 239-262
20. Kosloske AM (1990) A unifying hypothesis for pathogenesis and prevention of necrotizing enterocolitis. J Pediatr 117 : 68-74

21. Langham MR, Krummel TM, Bartlett RH, Drucker DEM, Tracy DF, Toomasin JM, Greenfiled LJ, Salzberg AM (1987) Mortality with extracorporeal membrane oxygenation following repair of congenital diaphragmatic hernia in 93 infants. J Pediatr Surg 22 : 1150-1154
22. Leonadias JC, Berdon WE, Baker DH, Santulli TV (1970) Meconium ileus and its complications. AJR 108 : 598-609
23. Louw JH, Cywes S, Davies MRQ, Rode H (1981) Congenital jejunoileal atresia : observations on its pathogenesis and treatment. Z Kinderchir 33 : 3-17
24. Marchildon MB, Buck BE, Abdenour G (1982) Necrotizing enterocolitis in the unfed infant. J Pediatr Surg 17 : 602-624
25. Meradji M (1981) Radiologische Merkmale der Hirschsprungschen Krankheit in verschiedenen Altersgruppen : Ein analytisches Studium der Röntgenzeichen in 60 Fällen. Milupa Wiss Inf 7 : 231-235
26. Nakayama DK, Motoyama EK, Tagge EM (1991) Effect of preoperative stabilization on respiratory system compliance and outcome in newborn infants with congenital diaphragmatic hernia. J Pediatr 8 : 793-799
27. Obladen M (1986) Nekrotisierende Enterocolitis. Pathogenese und iatrogene Faktoren. Monatsschr Kinderheilkd 134 : 515-519
28. Pena A, de Vries PA (1982) Posterior sagittal anorectoplasty. J Pediatr Surg 17 : 638-643
29. Ohi Ryoji et al. (1990) Long-term follow-up after surgery for patients with BA. J Pediatr Surg 25 : 442
30. O'Rourke PP, Lillehei CW, Crone RK, Vacanti JP (1991) The effect of extracorporeal membrane oxygenation on the survival of neonates with high-risk congenital diaphragmatic hernia : 45 cases from a single institution. J Pediatr Surg 26:147-152
31. Price MR, Galantowicz ME, Stolar CJH (1991) Congenital diaphragmatic hernia, extracorporeal membrane oxygenation and death : a spectrum of etiologies. J Pediatr Surg 26 : 1023-1027
32. Pochon JP, Stauffer UG (1978) Das Milchpropfsyndrom. Helv Pediatr Acta 33 : 53-57
33. Puri P, Lake BD, Gorman F, O'Donell B, Nixon HH (1983) Megacystis-microcolon-intestinal hypoperistalsis syndrome : a visceral myopathy. J Pediatr Surg 18 : 64-69
34. Redmond C, Heaton J, Calix J, Graves E, Farr G, Falterman K, Arensman R (1987) A correlation of pulmonary hypoplasia, mean airway pressure, and survival in congenital diaphragmatic hernia treated with extracorporal membrane oxygenation. J Pediatr Surg 22 : 1143-1149
35. Rickham PP (1971) Intraluminal intestinal obstruction Progr Pediatr Surg 2 : 73-82
36. Ringer SA (1991) Surgical emergencies in the newborn. In : Clohert JP, Stark AR (eds) Manual of neonatal care. 3rd edn. Little, Brown, Boston, pp 496-510
37. Santulli TV (1980) Meconium ileus. In : Holder TM, Ashcraft KW (eds) Pediatric surgery. Saunders, Philadelphia, pp 356-373
38. Short BL, Pearson CD (1986) Neonatal extracorporeal membrane oxygenation. A review. J Intensive Care Med 1 : 47
39. Shanbhogue LKR, Tam PKH, Ninan G, Lloyd DA (1990) Preoperative stabilisation in congenital diaphragmatic hernia. Arch Dis Child 65 : 1043-1044
40. Schweizer P, Müller G (1984) Gallengangsatresie. Cholestasesyndrome im Neugeborenen-und Säuglingsalter. Hippokrates, Stuttgart
41. Spitz L, Kiely E, Brereton RJ (1987) Esophageal atresia: Five year experience with 148 cases. J Pediatr Surg 20 : 103-108

42. Stauffer UG, Pochon JP (1982) Angeborene Atresien und Stenosen des übrigen Dünndarms und des Dickdarms. In : Bettex M, Genton N, Stockmann M (Hrsg) Kinderchirurgie, 2. Aufl. Thieme, Stuttgart, S. 7.46-7.54
43. Stolar JH, Dillon PW, Stalcup SA (1985) Extracorporeal membrane oxygenation and congenital diaphragmatic hernia : modification of the pulmonary vasoactive profile. J Pediatr Surg 20 : 681-683
44. Vacanti JP and others (1990) The therapy of biliary atresia combining the Kasai portoenterostomy with liver transplantation : a single center experience. J Pediatr Surg 25(1) : 149
45. Van Bel F, Van Zoeren D, Schipper J, Guit GL, Baan J (1990) Effect of indomethacin on superior mesenteric artery blood flow in preterm infants. J Pediatr 116 : 965-970
46. Van der Staak F, Geven W, Oeseburg B, Festen C (1993) Experience with delayed repair of congenital diaphragmatic hernia during extracorporeal membrane oxygenation in a European center. Pediatr Surg Int 8 : 187-190
47. Von der Oelsnitz (1985) Die Osophagusatresie beim Frühgeborenen unter 1 500 g. Zentralbl Chir 110 : 1457-1461
48. Waldschmidt J, Charissis G (1983) Die Omento-porto-duodenopexie zur Behandlung der Gallengangsatresie und -hypoplasie im Säug lingsalter. Z Kinderchir 38 : 320-329
49. Waldschmidt J (1990) Das akute Abdomen im Kindesalter. Diagnose und Differentialdiagnose. VCH edition medizin, Weinheim
50. Wilson JM, Lund PD, Lillehei CW, O'Rourke PP, Vacanti JP (1992) Delayed repair and preoperative ECMO does not improve survival in high-risk congenital diaphragmatic hernia. J Pediatr Surg 27 : 368-375
51. Wood RP and others (1990) Optimal therapy for patients with biliary atresia : portoenterostomy (« Kasai » procedures) versus primary transplantation. J Pediatr Surg 25(1) : 153

12

Malformations et affections du système urogénital

J. Waldschmidt

12.1 Uropathie obstructive bilatérale

L'uropathie obstructive bilatérale peut déjà poser des problèmes sérieux chez le nouveau-né.

Causes (fig. 12.1)

- Valves de l'urètre,
- sténose du col vésical,
- urétérocèle bilatérale,
- sténose bilatérale urétéro-vésicale,
- sténose bilatérale pyélo-urétérale,
- paralysie vésicale neurogène,
- méga-uretère idiopathique,
- obstruction unilatérale sur rein unique.

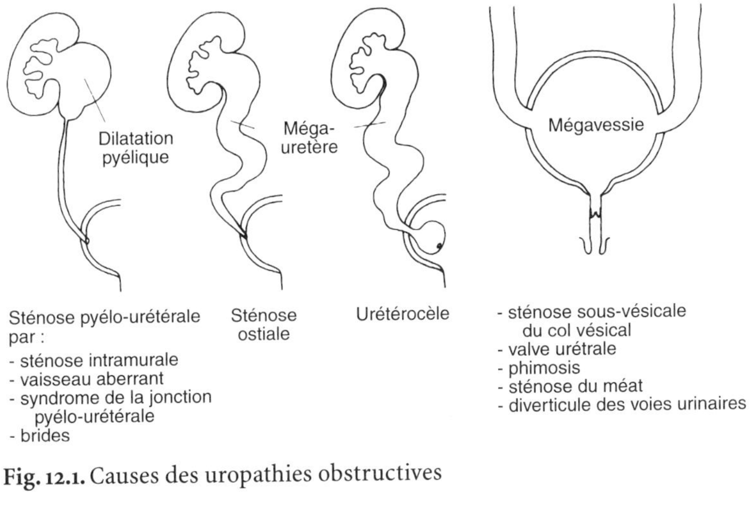

Fig. 12.1. Causes des uropathies obstructives

Les anomalies des voies urinaires ont souvent un caractère familial. Elles peuvent très bien être reconnues à l'échographie fœtale [15, 22]. Un dépistage prénatal orienté est indiqué lors de prédispositions familiales et s'il y a présence d'un oligo-amnios.

Diagnostic

Inspection et palpation soigneuse des fosses lombaires prennent en compte une dysmorphie éventuelle, complétées par une transillumination et une échographie. Il faut prêter attention aux symptomatologies unilatérales lors d'une agénésie controlatérale et aux situations atypiques lors de rein en fer à cheval ou de rein ectopique situé dans le petit bassin.

L'examen des urines peut être trompeur. Un examen normal n'exclut pas une malformation rénale. L'urographie intraveineuse est très performante au-delà du premier jour de vie, quand elle est associée à des clichés précoces (« rim sign ») et tardifs. On peut mettre en évidence la taille et la perfusion rénales, les performances d'excrétion ainsi que les anomalies anatomiques du bassin et des voies urinaires.

Conduite diagnostique

- Anamnèse (notions familiales, anomalie chromosomique),
- anamnèse de la grossesse (rubéole),
- échographie fœtale,
- palpation,
- analyse d'urines avec sédiments et cultures bactérienne et virale,
- mesure de la pression artérielle,
- échographie en cas de :
  - tumeur palpable,
  - hypoplasie congénitale de la paroi abdominale (syndrome de « prune belly »),
  - malformation anale,
  - malformation des organes génitaux (hypospadias, epispadias, exstrophie), des extrémités, des oreilles et des plis du visage,
  - artère ombilicale unique (souvent associée à d'autres malformations),
  - dysgénésie gonadique,
  - évacuation incomplète de la vessie,
  - élévation du taux sanguin de la créatinine et de l'urée,
  - thrombose des veines rénales ;
- urographie intraveineuse,
- cysto-urétrographie mictionnelle,
- scintigraphie,
- clairance de la créatinine,
- éventuellement cystoscopie.

Traitement

La conduite thérapeutique à adopter devant une uropathie obstructive est fonction des maladies sous-jacentes responsables de celle-ci. Il convient de tenir compte du fait qu'une grande partie des hydronéphroses décelées pendant la période anténatale régresse en période néonatale [16], qu'une hydronéphrose n'est pas toujours due à une obstruction des voies urinaires [17], et que les examens complémentaires traditionnels concernant la fonction rénale sont encore peu fiables : la scintigraphie au DTPA permet un dépistage précoce des enfants nécessitant une correction chirurgicale [18]. Il faut également prendre en considération une association éventuelle avec d'autres anomalies des voies urinaires, comme la dystopie croisée des reins, le rein en fer à cheval, le reflux vésico-urétéral, le diverticule vésical, la duplication urétérale, l'ectopie urétérale, etc.

L'attente est de rigueur en présence de kystes rénaux aplasiques et de reins dysplasiques multikystiques. Il convient de conserver même les petits restes de parenchyme rénal. Des contrôles à brefs intervalles sont cependant nécessaires afin de ne pas passer à côté d'une hypertension artérielle et d'une infection des voies urinaires.

12.2 Anomalies de l'urètre

12.2.1 Hypospadias

Incidence : 1/500. On distingue quatre formes dépendant de la forme du méat : au niveau du gland (1er degré), du pénis (2ème degré), du scrotum (3ème degré), du périnée (4ème degré).

Dans les formes sévères, la gouttière urétrale est entourée d'une plaque cicatricielle dure appelée chorde, ce qui entraîne une forte coudure du pénis. Il existe de plus un tablier préputial dorsal et souvent une sténose du méat. Les associations avec d'autres malformations des voies urinaires sont fréquentes. Dans l'hypospadias scrotal et périnéal, la détermination du sexe est difficile, surtout s'il existe une cryptorchidie.

Diagnostic

Surveillance : beau jet urinaire ? Il faut exclure une sténose du méat en sondant l'orifice externe de l'urètre, rechercher les malformations associées du reste des voies urinaires par l'échographie, l'urographie mictionnelle et la cysto-urétrographie mictionnelle. Dans le cas de l'hypospadias scrotal et périnéal, il faut déterminer le sexe chromosomique et compléter l'exploration radiologique par une génitographie.

Traitement

Devant une sténose du méat, il convient de pratiquer le plus tôt possible une méatotomie. Pour l'hypospadias balanique, on peut se passer d'une correction. Les coudures du pénis sont traitées en général entre le 18ème et le 24ème mois par une intervention de redressement ; la plastie de la voie urinaire est réalisée 8 à 10 mois plus tard ou effectuée en même temps.

12.2.2 *Épispadias*

Incidence : 1/30 000. Il existe une fissure dorsale de l'urètre, souvent associée à une incontinence urinaire. Il peut exister une fissure du bassin. L'épispadias accompagne obligatoirement une exstrophie vésicale. Il peut être éventuellement limité au gland et au pénis. Il existe alors un tablier préputial.

Diagnostic. Voir le paragraphe sur l'hypospadie.

Traitement

La correction doit être précoce lors d'infections des voies urinaires récidivantes ; chez le garçon elle sera associée éventuellement à un allongement du pénis. Dans les formes moins sévères, la correction est faite à partir du 18ème mois de vie. En cas d'incontinence urinaire, on peut tenter une plastie en vue d'une continence dans la 4ème année de vie.

12.3 Exstrophie vésicale

Défect de la paroi abdominale antérieure basse, avec ouverture de la symphyse et de la vessie et épispadias. Incidence : 1/20 000, 80 % sont des garçons.

Aspect clinique

Il existe une fissure du bassin avec ouverture de la symphyse et du clitoris ou du pénis, et une vessie ouverte ventralement qui ferme le gros défect de la paroi abdominale. Les méats urétéraux sont étirés et souvent sténosés. Il existe souvent d'autres anomalies : reflux vésico-urétéral, sténose pyélo-urétérale, méga-uretère, et chez la petite fille, atrésie du vagin avec hydrocolpos ; chez les garçons, une absence de migration testiculaire.

Traitement

L'intervention correctrice doit être faite au cours des deux premiers jours de vie. Il convient de réaliser une reconstruction primaire de la vessie avant l'infection urinaire. Pour cette raison, la vessie, la symphyse ouverte et l'épispadias doivent être fermés le premier jour, et la paroi abdominale doit être reconstruite. La libération des testicules et la reconstruction des organes génitaux externes peut éventuellement être repoussée à une date ultérieure, mais peut déjà être réalisée en première intention.

Le but essentiel, à savoir la réalisation d'une continence urinaire et la reconstruction anatomique des organes génitaux externes, n'est cependant atteint que chez 2/3 des enfants, même si les conditions sont favorables et si l'on intervient dès le premier jour de vie.

12.3.1 *Fissure vésico-intestinale*

Il existe une association omphalocèle-extrophie vésicale avec éversion de l'intestin. Les malformations associées sont une atrésie de l'intestin terminal, des anomalies des vertèbres, du bassin et des organes génitaux, combinées éventuellement avec une myéloméningocèle. La correction de ces malformations est difficile ; le pronostic est mauvais en raison du syndrome du grêle court.

12.4 Malformations des organes génitaux

12.4.1 *Ambiguïté des organes génitaux externes*

Anomalie de la différenciation sexuelle par malformations des canaux de Wolff (différenciation masculine) et de Müller (différenciation féminine). Il convient de distinguer :

- un développement anormal des organes génitaux avec des testicules normaux (pseudohermaphrodisme masculin) et
- un développement anormal des organes génitaux avec des ovaires normaux (pseudohermaphrodisme féminin).

Aspect clinique

Inspection précise des organes génitaux externes et classification en degré de gravité selon Prader (voir fig. 12.2).

Diagnostic

- Interrogatoire qui prendra surtout en considération l'anamnèse familiale (collatéraux, parents avec féminisation testiculaire, consanguinité des parents, aménorrhée primaire) et l'anamnèse de la grossesse,
- caryotype,
- échographie du rein et des organes du bassin,
- génitographie,
- urographie d'excrétion et cysto-urétrographie mictionnelle, éventuellement laparoscopie,
- exclusion d'un syndrome adrénogénital : voir tableau 14.3.

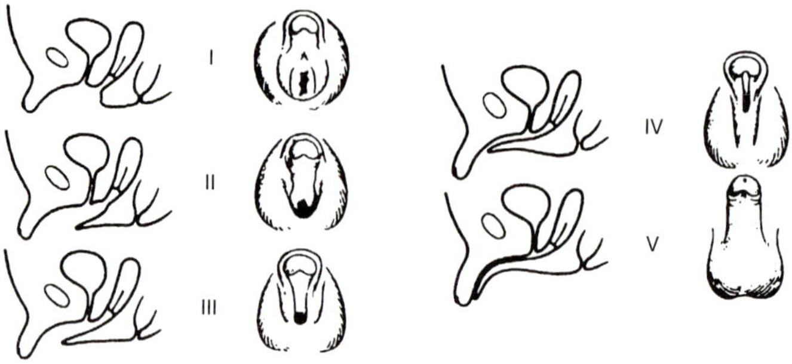

Fig. 12.2. Organes génitaux externes et classification de l'intersexualité selon Prader

Grade 1 : hypertrophie clitoridienne avec des organes génitaux féminins par ailleurs normaux

Grade 2 : hypertrophie clitoridienne avec sinus urogénital en forme d'entonnoir ; le vagin et l'urètre sont visibles en profondeur

Grade 3 : comme le grade 2, mais sinus étroit ; vagin et urètre ne peuvent plus être distingués

Grade 4 : petite ouverture urogénitale à la base du pénis (canal urogénital)

Grade 5 : organes génitaux masculins, d'aspect extérieur normal

Principes du traitement

Détermination précoce du sexe en tenant compte avant tout du phénotype et seulement en second lieu du caryotype et du souhait des parents. De façon générale, les plasties génitales féminisantes sont réalisées avec de meilleurs résultats que les plasties de reconstruction du pénis avec puissance érectile. La plastie génitale féminisante est réalisée à la fin de la première année. Une éventuelle ablation des gonades dépend du type de malformation et de la valeur fonctionnelle de la gonade et ne doit être réalisée - dans la mesure du possible - qu'à la période prépubertaire.

12.4.2 Hydrocolpos

Accumulation de sécrétions vaginales et cervicales par occlusion hyménéale ou atrésie vaginale. Le tableau clinique est variable et dépend des malformations sous-jacentes.

Occlusion hyménéale. C'est la forme la plus fréquente. L'hymen fait protrusion entre les lèvres ; l'abdomen a un volume très augmenté du fait de l'accumulation de séromucosités dans le vagin. Il y a donc stagnation des urines et du méconium et il peut même exister une compression de la veine cave inférieure.

Sinus urogénital. L'atrésie vaginale est étendue ; il n'existe donc pas de protrusion hyménéale. L'accumulation de sécrétions est en général moins importante, car il existe des fistules aux voies urinaires et au rectum. Souvent de l'urine et du méconium s'écoulent en même temps de l'ouverture présumée du vagin. Le risque d'infection est élevé. Le nouveau-né est en danger car une infection urinaire ou une infection de l'hydrocolpos peuvent survenir. Les malformations associées sont fréquentes et se situent avant tout au niveau du rein, des voies urinaires, du rectum et, plus rarement, au niveau intestinal et intrathoracique [9, 14]. En cas de duplication, l'occlusion vaginale peut être limitée à un côté, ce qui complique encore le tableau clinique.

Diagnostic

L'hydrocolpos peut être détecté dès l'échographie prénatale. L'échographie postnatale suffit également au diagnostic. Elle montre une grande cavité libre d'écho, dorsale par rapport à la vessie, avec empreinte du rectum et de la vessie et éventuellement une stase sur les uretères.

Des investigations complémentaires sont indiquées en cas de malformations génitales complexes : radiographie de l'abdomen, urographie intraveineuse, sondage de l'ouverture génitale avec génitographie, cysto-urétrographie mictionnelle, éventuellement lavement avec produit de contraste.

Le diagnostic différentiel doit exclure une mégavessie, un gros diverticule de l'ouraque ou de la vessie, un processus expansif du petit bassin pour cause de duplication intestinale, une tumeur et un kyste.

Traitement

L'incision de l'hymen ou du septum vaginal est suffisante dans le cas de l'hydrocolpos sans qu'il soit nécessaire de pratiquer une anesthésie. En cas de malformation cloacale, il faut entreprendre le plus tôt possible la correction totale, afin d'éviter des complications septiques.

12.5 Torsion du testicule

Torsion du testicule et des annexes avec torsion du cordon spermatique et des enveloppes dans la forme supravaginale mais pas dans la forme intravaginale. Infarcissement hémorragique. Lors d'une torsion prénatale, c'est la tuméfaction testiculaire qui est au premier plan ; en cas de torsion postnatale, le tableau est surtout douloureux. Il s'y associe souvent une hydrocèle et, dans la torsion postnatale, il existe une sensibilité à la pression et une rougeur du scrotum. On peut mettre en évidence le raccourcissement du cordon spermatique et des douleurs accrues par de la palpation du scrotum.

Diagnostic

Échographie et Doppler vasculaire sont très informatifs. La présence de calcifications évoque une orchite méconiale, un tératome, un hématome et un neuroblastome.

La *radiographie* des parties molles est très adaptée pour distinguer les calcifications lors de péri-orchite méconiale, d'hématomes et de tumeurs.

Diagnostic différentiel : il dépend du moment de la survenue de la *torsion*. Il convient d'écarter :

Dans la torsion prénatale
- une péri-orchite méconiale,
- une tumeur testiculaire (tératome),
- une tumeur paratesticulaire,
- un tissu splénique ectopique,
- un tissu surrénalien ectopique,
- une hydrocèle,
- une hydatide,
- des anomalies des annexes testiculaires.

Dans la torsion postnatale
- une bourse aiguë lors d'une orchite,
- une épididymite,
- un traumatisme de la naissance (présentation du siège),
- un hématome scrotal,
- un œdème scrotal idiopathique,
- une incarcération herniaire,
- une gangrène scrotale lors d'une thrombose de l'artère ombilicale (à la suite d'un cathétérisme artériel ombilical).

Traitement

Dans la forme postnatale, il faut opérer le plus vite possible, la tolérance à l'ischémie du testicule étant au maximum de 4 heures. Lors d'une torsion prénatale, on opérera après avoir soigneusement écarté l'hypothèse d'une autre affection. Si la torsion testiculaire est ancienne, il est nécessaire de faire l'exérèse du testicule afin d'éviter une infection secondaire avec atteinte du côté opposé.

12.6 Hémorragie surrénalienne

Hémorragie apoplectiforme d'une glande surrénale avec destruction et nécrose de la glande touchée. L'atteinte est unilatérale dans les 2/3 des cas, l'incidence de 0,5-1 %.

Les causes sont multifactorielles. Le facteur déclenchant est en général traumatique suite à un accouchement difficile, les facteurs prédisposants étant la taille et l'importante vascularisation des surrénales, l'hypoprotidémie et les troubles de la coagulation lors d'une infection, d'une hypoxie, etc. L'hémorragie peut éventuellement déjà survenir in utero [13].

Aspect clinique

Au départ, l'hémorragie est limitée à l'organe et se reconnaît à la triade anémie, ictère et tumeur de la région épigastrique. Lors d'une atteinte bilatérale, c'est l'insuffisance surrénalienne avec tableau de crise addisonienne qui se situe au premier plan.

Complications : essentiellement rupture capsulaire avec hématome rétropéritonéal et irruption dans la cavité péritonéale qui peut entraîner une hémorragie sévère. On peut craindre ultérieurement une surinfection avec formation d'un abcès surrénalien, plus rarement un infarctus rénal et une thrombose veineuse mésentérique [4, 21].

Diagnostic différentiel : il convient de distinguer, tout particulièrement dans le cas d'un hématome des surrénales, les tumeurs rétropéritonéales, l'hydronéphrose et le rein kystique. Les hématomes surrénaliens se différencient par leur sensibilité et par leur mobilité réduite. Il faut cependant noter que l'examen clinique met en évidence un rein déplacé vers le bas souvent mobile.

Diagnostic

Échographie : l'hématome qui est liquide au début, est libre d'écho ; lors de la coagulation et de l'organisation de l'hématome, des structures alvéolaires apparaissent de plus en plus nettement, mais celles-ci vont disparaître en l'espace de 2 à 3 semaines par une nouvelle liquéfaction et résorption de l'hématome. - Urographie intraveineuse avec clichés précoces, éventuellement scanner.

Traitement

Les complications sont rares ; il faut cependant surveiller soigneusement l'évolution de la maladie. En général, une résorption spontanée survient, et peut parfaitement être suivie à l'échographie. Les ponctions sont contre-indiquées ; par contre la laparotomie n'est indiquée qu'en cas de doute et lors de l'apparition d'une complication.

12.7 Thrombose des veines rénales

Thrombose des veines rénales avec infarcissement hémorragique du rein. Les nouveau-nés sont essentiellement touchés au cours de la seconde semaine de vie. Dans 10 % des cas, il existe parallèlement une thrombose de la veine cave inférieure. Dans la forme primaire (85 % des cas infantiles), la thrombose commence dans la veine rénale, venant des capillaires et des grosses veines intrarénales ou du tronc veineux rénal progressant en direction centrale ou périphérique [5].

Causes

Les nouveau-nés sains sont rarement touchés. L'affection survient presque toujours chez des enfants déshydratés, atteints de choc périnatal ou d'une infection. Les nouveau-nés de mère diabétique sont prédisposés, de même que les enfants de mère atteinte d'affections entraînant une hémoconcentration chez l'enfant. La thrombose peut déjà survenir en prénatal. Deux formes sont à distinguer :
- une thrombose aiguë avec abdomen aigu,
- une thrombose progressive avec tableau de syndrome néphrotique.

Dans la *forme aiguë* on observe une hématurie et, rapidement, le développement d'un gros rein et d'une fosse lombaire sensible à la palpation, avec oligurie voire anurie. Choc, pâleur, distension abdominale, atonie intestinale peuvent en être la conséquence, mais aussi en constituer la cause. Un œdème et une cyanose des jambes et des organes génitaux témoignent de la progression de la thrombose sur la veine cave inférieure.

Dans la *forme progressive*, il existe une symptomatologie non spécifique pour laquelle on est amené à observer une augmentation lente du volume de l'un des reins ou même des deux reins. Oligurie, albuminurie, hématurie sont alors souvent mal interprétées.

Les complications à craindre sont une thrombose de la veine cave avec progression sur le côté opposé, une nécrose rénale, une surinfection bactérienne, une hémorragie rétropéritonéale par rupture capsulaire du rein, un hémopéritoine, une hypertension artérielle, une embolie pulmonaire et une coagulation intravasculaire disséminée.

Diagnostic

Échographie : gros rein avec écho inhomogène, déformation du système pyélocaliciel, éventuellement rempli de caillots de sang, veine rénale thrombosée, œdème périrénal, éventuellement ascite.

Urographie intraveineuse (à ne pas pratiquer lors d'une anurie !). Pour progresser dans le diagnostic, pratiquer éventuellement une cavographie et une scintigraphie rénale.

Diagnostic différentiel (voir aussi 4.5.2). Sont à écarter les hématomes surrénaliens, les ruptures rénales par traumatisme de la naissance, les thromboses de l'artère rénale, les nécroses aiguës du cortex rénal, les reins kystiques aplasiques et les tumeurs de Wilms congénitales ou le néphrome mésoblastique.

Traitement

La guérison spontanée est possible. On débutera éventuellement une fibrinolyse avec de la streptokinase ou autres fibrinolytiques suivie d'un traitement anticoagulant. Une intervention n'est indiquée (thrombectomie, éventuellement néphrectomie) qu'en cas de risque infectieux ou d'une menace d'extension de la thrombose vers le côté opposé. Il convient de faire un suivi clinique prolongé de ces enfants (hypertension artérielle).

Bibliographie

1. Anand S (1982) Acute renale failure in the neonate. Pediatr Clin North Am 29 : 791–800
2. Arant BS (1981) Non-renal factors influencing renal functions during the perinatal period. Clin Perinatol 8 : 225–230
3. Ashingberg LC, Zeis PM, Hagemann JR, Vidyasagar MJ (1977) Acute renal failure in the newborn. Crit Care Med 5 : 36–42
4. Bakdash BA, Slim MS (1981) Adrenal abscess in a neonate due to gas forming organisms : a diagnostic dilemma. Z Kinderchir 32 : 184–187
5. Duncan RE, Evans AT, Martin LW (1977) Natural history and treatment of renal vein thrombosis in children. J Pediatr Surg 12 : 639–645
6. Engle WD (1986) Evaluation of renal function and acute renal failure in the neonate. Pediatr Clin North Am 33 : 129–151
7. Gerber A, Gold JH, Bustamente S, Lorch V, Mirza M (1981) Congenital mesoblastic nephroma. J Pediatr Surg 16 : 798–799
8. Goldschmidt H, Bachmann KD (1974)Der Wilmstumor beim Neugeborenen. Schweiz Med Wochenschr 99 : 360
9. Gravier L, McKay DL, Katz A (1977) Hydrocolpos, vaginal atresia and urethrovaginal fistula in a neonate. J Pediatr Surg 12 : 605–607
10. Groff DB, Buchino JJ (1982) A child with hemihypertrophy and a right flank mass. J Pediatr 100 : 500–504
11. Grylack L, Medani C, Hultzen C, Sivasubramanian K, Davitt MK, Jose P, Scanlon JW (1982) Nonoliguric acute renal failure in the newborn. Am J Dis Child 136 : 518–520
12. Guignard JP, John EG (1986) Renal function in the tiny premature infant. Clin Perinatol 13 : 377–401
13. Haniman B, Morger R (1983) Nebennierenblutung beim Neugeborenen. Z Kinderchir 38 [Suppl] : 59–60
14. Hofmann U, Dopfer R, Reifferscheid P (1984) Clinical aspects, diagnosis, and treatmet of the Kaufmann syndrome (Hydrocolpos, hypospadias, polydactyly). Progr Pediatr Surg 17 : 71–78
15. Ingelfinger JG (1987) Renal conditions in the newborn period. In : Cloherty JP, Stark AN (eds) Manual of neonatal care, 2nd edn. Little, Brown, Boston, pp 377–390
16. Johnson CE, Elder JS, Judge NE, Adeeb FN, Grisoni ER, Fattlar DC (1992) The accuracy of antenatal ultrasonography in identifiying renal abnormalites. Am J Dis Child 146 : 1181–1184
17. Koff SA, Campbell K (1992) Nonoperative managemet of unilateral neonatal hydronephrosis. J Urol 148 : 525–531
18. Lam BC, Wong SN, Yeung-CY, Tang MH, Ghosh A (1993) Outcome and management of babies with prenatal ultrasonographic renal abnormalities. Am J Perinatol 10 : 263–268
19. Mathew OP, Jones AS, James E, Bland H, Grashong T (1980) Neonatal renal failure : usefulness of diagnostic indices. Pediatrics 65 : 57–60
20. Norman ME, Asadi FK (1979) A prospective study of acute renal failure in the newborn infant. Pediatrics 63 : 475–479
21. Siegel MJ, Balfe DM, McClennan BL, Levitt RG (1982) Clinical utility of CT in pediatric retroperitoneal disease. AJR 138 : 1011–1017

22. Thorup J, Mortensen T, Diemer H, Johannsen A, Nielsen OH (1985) The prognosis of surgically treated congenital hydronephrosis after diagnosis in utero. J Urol 134 : 914–1918
23. Waldschmidt J, Charissis G, Stäblein B (1984) Hemorragia masiva-suprarenal del recien nacido. Bol Soc Cast Ast Leon Pediatr 25 : 101–118
24. Waldschmidt J, Hamm B, Schier F (1990) Das akute Skrotum. Hippokrates, Stuttgart

13

Malformations et affections du système nerveux

E. Kattner

13.1 Techniques d'examen neurologique

13.1.1 *Examen neurologique du nouveau-né*

Cet examen est important et performant pour estimer la gravité d'une lésion et établir un pronostic. *Attention :* il faut tenir compte de l'âge gestationnel ! L'examen clinique se pratique entre deux repas, lorsque l'enfant est réveillé. Les fonctions suivantes doivent être vérifiées et répertoriées [77, 84] :

- degré de vigilance (dépendant du repas, de la température ambiante, des stimulus, de l'âge gestationnel),
- les yeux (stimulus lumineux, fixation, réaction pupillaire, mouvements oculaires, phénomène des yeux de poupée),
- mimiques au repos et lors d'une stimulation,
- audition : évaluation possible à partir de 28 semaines d'âge gestationnel ; effectuer éventuellement des potentiels évoqués auditifs,
- succion et déglutition,
- tonus musculaire et posture spontanée [41],
- type de mouvements [23],
- réflexes ostéotendineux (réflexe bicipital, rotulien, etc.),
- réflexe de Moro, préhension palmaire (« grasping ») et réflexe tonique du cou.

Le tableau 13.1 illustre un examen facilement réalisable. Jusqu'à 5 le score peut encore être considéré comme normal chez l'enfant à terme. Plus le score est élevé, plus la probabilité d'une lésion du système nerveux central est grande [77]. Ce score ne s'appliquera chez le prématuré qu'avec prudence.

13.1.2 *Échographie cérébrale*

L'image est obtenue à travers la fontanelle ouverte. On tente d'obtenir en examen de routine des coupes coronales, sagittales et parasagittales. Technique : voir [71]. La figure 13.1 montre les structures cérébrales normales et pathologiques.

Tableau 13.1. Statut neurologique néonatal (selon [77])

Critères	Normal = 0 point	Suspect = 1 point	Pathologique = 2 points
En position dorsale 1. Attitude spontanée	Légère flexion de toutes les extrémités, symétrique	a) attitude en « grenouille » (extrémités à plat sur le support, en extension ou légèrement fléchies) b) très forte flexion de toutes les extrémités c) attitude habituelle : symétrique (inconstante)	a) opisthotonos (extension totale) b) attitude habituelle asymétrique constante (par exemple : réflexe tonique asymétrique du cou spontané)
2. Motilité spontanée	Flexion et extension alternée de toutes les extrémités, variable	Rare, mouvements stéréotypés, clonies spontanées	Absence totale de motilité spontanée
3. Yeux	En position symétrique, mouvements coordonnés, isocorie	Strabisme (constant), nystagmus de courte durée	Nystagmus constant ou rotatoire, anisocorie marquée
4. Réflexe de succion et réflexe des points cardinaux	Rapides	Faibles	Absents
5. Grasping de la main	Puissant, relâchement spontané après quelques secondes	Faible (simplement ébauché)	a) absent b) exagéré et persistant
6. Résistance à la mobilisation passive (tête, cou, bras, jambes)	Forte mais facilement surmontable, égale aux bras et aux jambes	a) renforcée, élastique b) simplement ébauchée c) différence entre bras et jambes	a) très diminuée, interrompue par des phases d'hypertonie b) grande différence bras, jambes
7. Réflexe tonique asymétrique du cou : rotation passive de la tête sur le côté, tronc fixé	Extension inconstante du bras du côté de la rotation du visage, moindre pour la jambe, modulée par la motilité spontanée	Réflexe plus constant, moins modulé avec convexité simultanée du tronc	Tonus en extension durable du côté du visage, tonus en flexion des extrémités postérieures, différence constante entre les 2 côtés

Tableau 13.1. *Suite*

Critères	Normal = 0 point	Suspect = 1 point	Pathologique = 2 points
8. Réflexe tonique symétrique du cou (flexion passive de la tête)	Légère flexion de toutes les extrémités	Tonus en extension des jambes, constant ou différent des 2 côtés	
9. Réflexes idiomusculaires	Vifs, suivis tout au plus de quelques contractions cloniques isolées	Hypertonie avec hyperréflexie et clonies	Hyperréflexie et clonies lors d'une hypotonie
10. Examen du tiré-assis	La tête suit, bras légèrement fléchis	La tête pend, hypotonique	
11. Réflexe de Moro	Abduction complète et extension (Moro I), puis flexion et adduction symétrique (Moro II)	a) Abduction et extension incomplètes, pas d'ouverture des mains b) Adduction et flexion incomplètes	a) Pas d'interruption du tonus en flexion des extrémités supérieures b) Absence totale c) Grosse différence entre les 2 côtés
En position ventrale:			
12. Motilité spontanée (tête symétrique !)	Court redressement de la tête, au minimum petite rotation latérale de la tête, mouvements comme pour « ramper »	Rotation latérale de la tête lente, à peine quelques mouvements spontanés	Absence de rotation latérale de la tête, pas de mouvements spontanés
13. Réflexe de Galant (stimulation paravertébrale du dos)	Incurvation symétrique avec concavité du tronc du côté stimulé	Réponse constamment différente entre les 2 côtés.	
14. Suspension ventrale (suspendu en tenant le thorax)	Petite flexion identique de toutes les extrémités, en maintenant quelque peu la tête	Différence droite-gauche, différence entre les bras et les jambes, tête à peine maintenue	a) Tête et extrémités pendent, complètement flasques b) Hyperextension (opisthotonos)

Tableau 13.1. *Suite*

Critères	Normal = 0 point	Suspect = 1 point	Pathologique = 2 points
15. Position assise (par maintien aux épaules)	Maintien de la tête pendant quelques secondes dans le plan médian, même lors d'une légère inclinaison latérale du tronc	Maintien de la tête simplement ébauché ou différence entre les deux côtés	La tête pend mollement en avant, en arrière ou sur le côté ; rétraction de la tête
16. Position debout (maintien par les creux axillaires)	Les jambes supportent un peu de poids, les talons prennent appui, mouvements de marche	a) Réaction d'extension exagérée des extrémités inférieures, pas de mouvements de marche b) Extension différente des deux côtés	Extension tonique continue avec croisement des jambes
17. Comportement lors de l'examen	Comportement calme, pleurs, sans changement important dans la posture et le tonus	Forte agitation avec augmentation marquée du tonus, dermographisme exagéré	Apathie

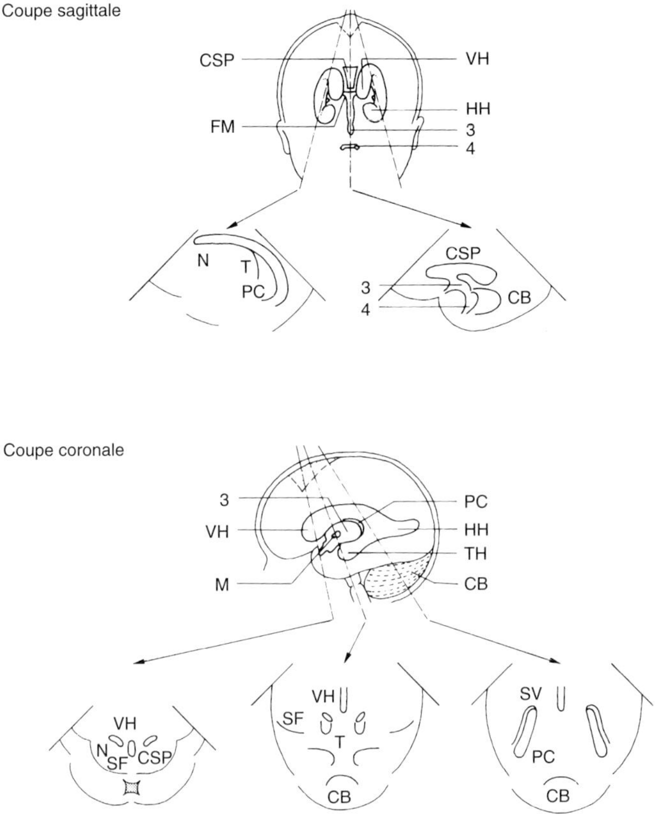

Fig. 13.1. Échographie cérébrale : coupe et anatomie normales (d'après [71, 84]) ; *CB* cervelet, *CSP* cavité du septum pellucidum, *3* : 4ème ventricule, *4* : 3ème et 4ème ventricule (*CA, CP, CT*, corne antérieure, postérieure et temporale du ventricule latéral *(VL)*, *FM* foramen de Monro, *PC* plexus choroïde, *M* adhésion interthalamique, *N* noyau caudé, *T* thalamus, *SS* scissure de Sylvius)

Avantages : Innocuité, technique non invasive, de haute résolution, praticable au lit du patient ; elle permet une documentation sur l'évolution de la maladie. En conséquence, les indications pour la tomodensitométrie crânienne ont fortement diminué. Cet examen est facilement reproductible [59].

Autres examens radiologiques complémentaires : tomodensitométrie, imagerie par résonance magnétique (IRM).

13.1.3 Potentiels évoqués auditifs [34,79]

Ils permettent le dépistage des troubles de l'audition et l'étude fonctionnelle du tronc cérébral et des structures médianes du cerveau chez le nouveau-né dans le cas de lésions hypoxiques-ischémiques, d'hémorragies cérébrales étendues, de

Tableau 13.2. Valeurs normales dans le liquide céphalo-rachidien en période néonatale (sont indiquées les valeurs moyennes et limites) (d'après [75] et [7])

Paramètres	Nouveau-nés à terme	Prématurés
Pression (cmH_2O)	3-6	
Albumine (g/l)	0,90 (0,2-1,7)	1,15 (0,65-1,5)
Glucose (rapport LCR/sang)	0,81	0,74
Leucocytes/mm^3	8 (0-32)	9 (0-29)
Érythrocytes/mm^3	9 (0-600)	15 (0-800)

fortes hyperbilirubinémies, de méningite bactérienne et d'infections congénitales, ou encore après traitement par médicaments ototoxiques (par ex. gentamycine, furosémide) et également dans le cadre d'un bilan malformatif s'il existe des antécédents familiaux avec anomalies faciales et/ou auriculaires (par ex. le syndrome de Goldenhar).

13.1.4 *Échographie avec Doppler cérébral*

Estimation par échographie Doppler des vitesses de flux dans les vaisseaux cérébraux [10, 16].

Avantages : non invasive, examen reproductible. Elle facilite le diagnostic et permet d'effectuer les mesures des vitesses circulatoires dans différentes régions cérébrales et dans différentes situations cliniques (canal artériel persistant, gestes invasifs sur l'enfant, ventilation, etc.). Chez le nouveau-né ayant souffert d'asphyxie, des flux sanguins systoliques augmentés ont été mis en évidence [5].

13.1.5 *Ponction lombaire*

Chez l'enfant, elle doit toujours être effectuée en position couchée. Il faut toujours utiliser une aiguille munie d'un mandrin ! Le taux de complications est très faible. Valeurs normales : voir tableau 13.2.

Le concentration d'albumine dépend de l'âge et diminue avec celui-ci. Chez le nouveau-né mature à l'âge de 2-3 semaines, elle atteint 0,74-1,17 g/l. Ces valeurs peuvent être beaucoup plus élevées chez le petit prématuré [69].

13.2 Spina bifida

Étiologie

Malformation de la moelle épinière et de ses méninges dans la 4ème semaine embryonnaire, brèche osseuse squelettique. Incidence : 0,6 à 4 pour 1 000, avec de grosses variations géographiques. L'étiologie est inconnue : des facteurs génétiques sont probables (risque de récidive). Survient le plus souvent de façon isolée, mais aussi dans le cadre de complexes malformatifs. Environ 80 à 90 % des malformations sont situées en dessous de Th12 ; dans 80-90 % des cas, il existe une hydrocéphalie à la naissance. Le diagnostic prénatal est possible (échographie : augmentation des alpha-fœtoprotéines et de la cholinestérase dans le liquide amniotique).

Traitement des enfants

1. Dans la salle d'accouchement :
   - contrôle des paramètres vitaux,
   - protection locale avec des champs stériles, chauds et secs,
   - transport au service de pédiatrie, couché sur le ventre ou sur le côté.
2. En pédiatrie, diagnostic :
   - importance des déformations des extrémités,
   - importance des paralysies périphériques : examen neurologique,
   - hydrocéphalie (périmètre crânien, échographie),
   - malformations associées (échographies cardiaque et abdominale).
3. Le plus important est de :
   - s'entretenir avec les parents,
   - éventuellement d'organiser une consultation interdisciplinaire et de prendre une décision sur la conduite à tenir. Les décisions doivent être prises rapidement mais sans précipitation [11, 12].

Conduite chirurgicale

- Fermeture chirurgicale de la brèche.
- Hydrocéphalie : ne se développe occasionnellement qu'après fermeture de la brèche. Pratiquer un contrôle de l'évolution par ultrasons et un traitement par valve (le plus souvent ventriculo-péritonéale) dans la première semaine de vie. Les infections sont fréquentes : le pronostic est alors défavorable [52]. Estimer avec précision le tractus urinaire et pratiquer une surveillance (échographie, examen d'urines, cysto-urétrographie mictionnelle).
- Traitement orthopédique des malpositions des jambes, la plupart du temps au-delà de la période néonatale [58].

Conduites autres

Il est possible, dans certains cas particuliers, de prendre la décision de ne pas intervenir activement [51], notamment lorsqu'il existe de sévères problèmes associés : malformation ou hémorragie cérébrale, hydrocéphalie extrême, brèche thoracique avec paralysie étendue, malformations cardiaques. Le traitement opératoire est indiqué même en cas de pronostic défavorable, surtout lorsqu'il n'existe pas d'atteinte vitale, et ce afin de faciliter le soin des enfants. On ne peut pas compter sur un décès rapide de l'enfant.

Pronostic

Il dépend de l'importance des paralysies, de l'hydrocéphalie et des problèmes ultérieurs posés par les voies urogénitales.

13.3 Hydrocéphalie congénitale

Définition. Dilatation des ventricules cérébraux avec ou sans augmentation du périmètre crânien.

Causes

- Sténose de l'aqueduc,
- myéloméningocèle (syndrome d'Arnold-Chiari),
- malformation de Dandy-Walker,
- infections : toxoplasmose, cytomégalie,
- processus expansif (tumeurs, par ex. papillome du plexus),
- anomalies cardiovasculaires, kystes,
- hémorragie prénatale.

Diagnostic

- Périmètre crânien, suture crânienne, fontanelle (suspicion de pression intracrânienne élevée ?),
- échographie crânienne avec mesures des ventricules [22],
- fond d'œil,
- ponction lombaire,
- sérologie toxoplasmique, cytomégalie,
- recherche du cytomégalovirus dans les urines,
- surveillance rapprochée du périmètre crânien, échographies répétées.

Traitement

- Traitement de la maladie causale,
- en cas d'évolution défavorable : traitement neurochirurgical précoce [50],
- arrêt du traitement intensif uniquement dans de rares cas.

Pronostic

Il dépend de l'affection causale et de l'épaisseur du manteau cérébral avant l'implantation du shunt. En général, il est favorable, en particulier dans l'hydrocéphalie communicante et dans les myélo-méningocèles, même lors d'atteintes étendues [50]. Problèmes supplémentaires liées aux complications du shunt [52].

Évolution

Après mise en place de la dérivation (le plus souvent ventriculo-péritonéale), on observe une diminution du périmètre crânien de 5 à 10 mm et, par la suite, une croissance normale (1 cm/semaine). Il est nécessaire de suivre la croissance du périmètre crânien à l'aide d'une courbe de croissance avec percentiles. Les révisions chirurgicales du shunt et les infections sont généralement fréquentes [51].

13.4 Convulsions néonatales

13.4.1 Fréquence et étiologie

Concernant la fréquence, les données sont variables [84] : environ 0,2-0,8 % de tous les nouveau-nés, environ 1/1 000 chez les nouveau-nés matures [15], pour les enfants nés sévèrement hypotrophiques, la fréquence peut aller jusqu'à 130/1 000 [87]. Souvent associées à une maladie sévère dont la découverte et le traitement sont déterminants pour le pronostic, les convulsions sont l'expression d'un trouble du système nerveux central et peuvent par elles-mêmes entraîner une lésion cérébrale. Les convulsions dans la première semaine de vie et au-delà du 8ème jour témoignent d'une lésion cérébrale ; les convulsions entre le 3ème et le 8ème jour de vie sont le signe de troubles métaboliques. Le diagnostic étiologique peut être difficile dans des cas isolés : environ 10 % des cas restent indéterminés [84]. Les causes :

1. Lésions hypoxiques ischémiques (avec ou sans hémorragie cérébrale secondaire),
2. Hémorragies intracrâniennes (voir 13.8) :
   - sous-arachnoïdienne,
   - sous-durale
   - périventriculaire, intracérébrale.
3. Infections (pré- et postnatales) :
   - septicémie,
   - méningite,
   - encéphalite.
4. Troubles métaboliques :
   - hypoglycémie (voir 14.7),
   - hypocalcémie et hypomagnésémie,
   - hypo- (< 130 mmol/l) et hypernatrémie (> 150 mmol/l), surtout pendant la correction,
   - aminoacidémie, troubles dans le métabolisme des acides organiques,
   - hyperammoniémie,
   - déficit en pyridoxine ou pyridoxinodépendance (vitamine B_6),
   - Forte hyperbilirubinémie (ictère nucléaire).

5. Polyglobulie, thrombose,
6. Sevrage de drogues :
   - héroïne, méthadone,
   - barbituriques, benzodiazépines, antidépresseurs tricycliques,
   - alcool.
7. Intoxication avec anesthésiques locaux (mère sur laquelle on a pratiqué une rachianesthésie ou une anesthésie péridurale).
8. Anomalies du développement et affections dégénératives cérébrales.

13.4.2 *Clinique*

Les signes sont très variables avec : prédominance de la convulsion de l'un ou l'autre côté, diminution ou accentuation du tonus et dépression ventilatoire, cyanose modérée. Distinguer les convulsions de trémulations peut être difficile, celles-ci ayant souvent les mêmes causes (hypoglycémie, hypocalcémie, sevrage de drogues) (voir tableau 13.3.).

Attention : Des variations rythmées des paramètres vitaux (fréquence et rythme cardiaques, pression artérielle, chute mal expliquée de la PO_2 transcutanée) [26] sont évocatrices de convulsions.

Classification des convulsions néonatales en cinq groupes, selon leur fréquence décroissante :

1. Convulsions subtiles

Type le plus fréquent (50 %) chez les nouveau-nés à terme et les prématurés. Elles sont fréquemment méconnues. Ces crises surviennent éventuellement sans modification de l'EEG [57] :

- secousses oculaires toniques horizontales ou verticales, regard fixe, clignements, trémulations des paupières ;
- crise orale : mastication, bâillement, succion, salivation ;
- au niveau des extrémités : mouvements de rameur, de natation, secousses d'un orteil ou des doigts ;

Tableau 13.3. Diagnostic différentiel trémulations - convulsions [84]

Clinique	Trémulations	Convulsions
Mouvements anormaux des yeux, regard fixe	0	+
Mouvements stéréotypés	tremblements	secousses cloniques
Mouvements pouvant être déclenchés par stimulation	+	0
Les mouvements s'arrêtent lors d'une flexion passive	+	0

- apnées de longue durée et n'entraînant que tardivement une bradycardie, cependant rares en tant qu'unique symptôme.

2. Convulsions toniques

Prédominantes chez le prématuré. Extension généralisée des extrémités, éventuellement flexion des extrémités supérieures, accompagnées également de symptômes oculaires ou d'apnées. Traduisent souvent une hémorragie intraventriculaire et répondent mal aux anticonvulsivants.

3. Convulsions cloniques multifocales

Le plus souvent, elles apparaissent chez les nouveau-nés à terme. Mouvements cloniques des extrémités, désordonnés, survenant simultanément ou se succédant. Les convulsions dites du « 5ème jour », généralement de bon pronostic, sont de ce type (3-7ème jour de vie). Elles disparaissent spontanément après 1-15 jours [26, 66].

4. Convulsions focales cloniques

Le nouveau-né à terme est plus souvent touché que le prématuré. Cliniquement, des secousses cloniques bien localisées, sans perte de conscience prédominent.

5. Convulsions myocloniques.

C'est un type de convulsions plus rare chez le nouveau-né et que chez le prématuré. On observe des secousses synchrones des extrémités supérieures et inférieures, isolées ou répétées. Le pronostic est défavorable.

Attention : Il ne faut pas les confondre avec les secousses myocloniques de bon pronostic survenant pendant le sommeil !

13.4.3 *Diagnostic*

1. À effectuer immédiatement :
   - dosage dans le sérum du glucose, du sodium, du calcium, du magnésium, du phosphore, et CRP
   - NFS, plaquettes,
   - analyse des gaz du sang
   - ECG (sur le moniteur, allongement de l'espace QT ?),
   - mesure de la pression artérielle.
2. À effectuer selon les données cliniques et après consultation des premiers résultats de laboratoire :
   - hémoculture, ponction lombaire (méningite !),
   - étude de la coagulation (tendance aux saignements),
   - échographie cérébrale, éventuellement diaphanoscopie,
   - éventuellement autres recherches diagnostiques métaboliques.

3. Autres examens qui peuvent en général être effectués dans un deuxième temps :
   - examen ophtalmoscopique,
   - tomodensitométrie si l'échographie ne permet pas le diagnostic, par exemple dans le cadre d'une suspicion de lésion proche de la voûte (hygrome, etc.),
   - électroencéphalogramme,
   - IRM.

13.4.4 Traitement

1. Mesures générales

- décubitus latéral pour assurer la liberté des voies aériennes,
- soins en incubateur avec surveillance de la fréquence cardiaque et respiratoire,
- surveillance de la pression artérielle,
- apnées : stimulation, ventilation au masque, voire intubation et ventilation contrôlée.

2. Traitement symptomatique immédiat (avant résultat des examens biochimiques)

- lors d'une hypoglycémie (< 0,30 g/l) (Dextrostix) : 2 ml/kg de glucose à 20 % en IV (= 0,4 g/kg),
- 2 ml/kg de gluconate de calcium à 10 % (dilué 1 à 1), en IV *lente,*
- 50 mg de pyridoxine (vitamine B_6),
- 15-20 mg/kg de phénobarbital (Gardénal) en IV *lente* sur 5 à 10 minutes (dose d'attaque).

3. Après consultation des résultats biochimiques

Apport d'électrolytes, en particulier de calcium (voir 14,5), de magnésium (voir 14,6) et de glucose (voir 14,7), selon les données.

4. Convulsions persistantes (après 10-15 minutes)

- nouvelle dose de phénobarbital (Gardénal) : jusqu'à 10 mg/kg en IV lente (dépression respiratoire !) ; cette dose sera si nécessaire à administrer une seconde fois jusqu'à obtention d'une concentration sérique de 40 µg/ml (chez le nouveau-né à terme) [17, 25],
- essayer l'hydrate de chloral (50 mg/kg, ce qui correspond à 1/4 de l'ampoule chez le nouveau-né à terme) : surveillance de la température et de la pression artérielle !
- 20 mg/kg de phénytoïne (Dilantin) sur 30 minutes (dose d'attaque) : surveillance précise de la température, de la pression artérielle et de la fréquence cardiaque.

5. Traitement d'entretien

Si possible il se fera avec un seul médicament, sous contrôle régulier du taux sérique ! Chez le nouveau-né à terme et le prématuré, la demi-vie est très longue !

Tableau 13.4. Pronostic de développement selon les convulsions néonatales [84]

Causes	Probabilité de développement psychomoteur normal %		%
Hypoxiques-ischémiques	50	Hypoglycémie	50
Hémorragie sous-arachnoïdienne	90	Hypocalcémie	
Hémorragie intracrânienne selon l'étendue	10-50	- précoce	50
		- tardive	100
Méningite bactérienne	50	Malformations	0
		Convulsions du 5ème jour	100

- Phénobarbital en 1-2 doses IV ou par voie orale :
  -nouveau-né à terme : > 2 500 g : 5 mg/kg/jour (taux sérique jusqu'à 40 µg/ml,
  -prématuré : < 2 500 g : 3 mg/kg/jour (taux sérique jusqu'à 25 µg/ml).
- Phénytoïne, en 2 doses IV : 5 mg/kg/jour (taux sérique 6-14 µg/ml). Mauvaise résorption orale.

La durée du traitement [56, 76] dépend le plus souvent de l'état neurologique, de la cause des convulsions et de l'EEG. Il faut arrêter le plus tôt possible la phénytoïne. Chez l'enfant qui ne convulse plus, arrêter le phénobarbital en période néonatale quand l'état neurologique et l'EEG sont normaux. Sinon, maintenir le phénobarbital. Contrôle à 1-3 mois : on ne poursuivra le traitement qu'en cas d'état neurologique anormal et de persistance de paroxysmes évidents à l'EEG.

13.4.5 *Pronostic*

Incidence d'une épilepsie ultérieure : 10 à 20 % [6, 15]. La fréquence de retard mental et de handicaps moteurs est plus élevée (30-35 %). Le risque individuel dépend :
- de l'état neurologique néonatal,
- des causes des convulsions,
- de l'électroencéphalogramme [80].

Les paramètres essentiels pour le pronostic du développement sont l'examen neurologique, la cause des convulsions (voir tableau 13.4) et l'importance des lésions neurologiques.

13.5 Syndrome de sevrage néonatal

Définition. dépendance du nouveau-né par abus de drogues par la mère pendant la grossesse (par exemple : héroïne, méthadone, barbituriques, alcool). L'interruption de l'apport de drogues à la naissance entraîne chez le nouveau-né un syndrome de sevrage.

Clinique du syndrome de sevrage à l'héroïne (tableau 13.5)

Environ 50-80 % des enfants de mère héroïnomane souffrent d'un syndrome de sevrage [38]. Les symptômes se manifestent le plus souvent au cours des 2 premiers jours de vie. Leur sévérité est fonction de la durée de l'intoxication maternelle, de la dose prise et de l'intervalle qui s'est écoulé entre la dernière prise et la

Tableau 13.5. Symptômes du syndrome de sevrage à l'héroïne chez le nouveau-né et leur fréquence relative (selon [84])

75-100 %	25-75 %	< 25 %
Trémulations	Difficultés à boire	Fièvre
Irritabilité	Vomissements	Convulsions
Hyperactivité	Diarrhées	
Hypertonie musculaire	Éternuements	
Phases de sommeil courtes	Tachypnée	
Cri perçant	Sueurs	
Succion exagérée		

Tableau 13.6. Score de sevrage de drogues néonatales (modifié selon [21]) : début ou augmentation du traitement si > 11 points, réduction de la dose si < 9 points

Critères cliniques	1	2	3	4	5
Cris		fréquents, perçants	continus, perçants		
Sommeil après le repas	< 3 h	< 2 h	< 1 h		
Réflexe de Moro		augmenté	extrême		
Trémulations lors de dérangements	légères	marquées			
Trémulations au repos			légères	marquées	
Tonus musculaire		augmenté			
Griffures cutanées	oui				
Myoclonies			oui		
Convulsions					oui
Sueurs	oui				
Fièvre	37,2 °C-38,2 °C	≥ 38 °C			
Bâillements fréquents	oui				
Peau marbrée	oui				
Nez bouché		oui			
Éternuements	oui				
Respiration	> 60/min	> 60/min dyspnée			
Succion excessive	oui				
Difficultés à boire		oui			
Vomissements		régurgitations	en jet		
Selles		molles	aqueuses		

naissance [88]. Il en va de même pour le sevrage à la méthadone, associé plus fréquemment à des convulsions. L'hypotrophie et la microcéphalie sont plus fréquentes chez les enfants de mère toxicomane [46] mais semblent surtout dépendantes d'autres facteurs annexes comme l'abus de nicotine [48], ou un mauvais état nutritionnel de la mère. On observe des troubles respiratoires postnatals surtout quand la mère a pris des drogues juste avant l'accouchement. La sévérité du sevrage peut être évaluée selon le score de Finnegan (voir tableau 13.6) [21].

Traitement [1, 21, 38]

- 20 mg/kg de poids corporel de phénobarbital comme dose d'attaque et traitement d'entretien selon l'évolution clinique (environ 5 mg/kg/jour). On agit surtout sur les signes neurologiques centraux, moins sur les symptômes gastro-intestinaux. L'efficacité du traitement est également prouvée pour les polytoxicomanies maternelles.
- « Teinture d'opium » en 6 à 8 doses/jour de 0,2-0,5ml/kg de poids corporel diluée à 1 : 100 (correspondant à une dose de 0,02-0,05 mg/kg de morphine), à administrer surtout dans le sevrage de l'héroïne et de la méthadone. Effet satisfaisant sur les symptômes gastro-intestinaux.
- le traitement après amélioration du score de sevrage (< 9 points, [21]).

Pronostic

Le syndrome de sevrage aigu dure de quelques jours à quelques semaines, avec récidive si l'on diminue trop rapidement le traitement pharmacologique. Souvent [88] il persiste pendant plusieurs mois un état d'agitation associé à un sommeil raccourci et à des troubles intestinaux mineurs. L'amélioration est spontanée. Le pronostic à long terme est dépendant de plusieurs facteurs ; l'exposition anténatale aux drogues semble ne pas influencer celui-ci de façon notoire [46]. Le développement intellectuel de l'enfant est dans tous les cas statistiquement en dessous de la moyenne. Il existe un risque augmenté de mort subite du nourrisson [86].

13.6 Apnées récidivantes

Définition et classification. Troubles du système de contrôle respiratoire.

Apnée : absence de flux aérien, absence de cycles respiratoires pendant plus de 20 secondes

Respiration périodique : absence de respiration pendant 5 à 10 secondes alternant avec une ventilation normale, sans changement de la fréquence cardiaque et de la couleur cutanée.

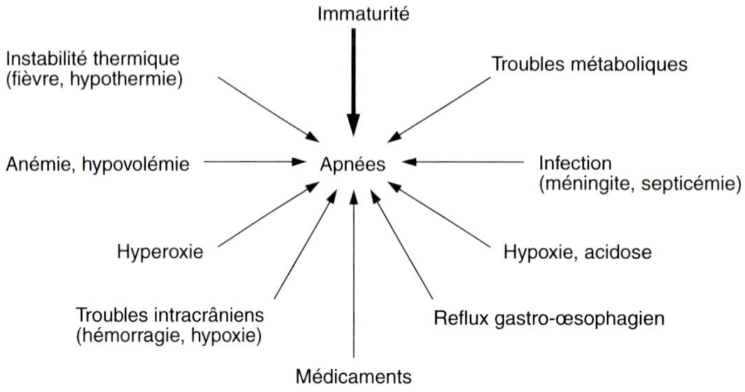

Fig. 13.2. Facteurs prédisposant aux apnées centrales

La différenciation des différentes formes d'apnée ne fait pas l'unanimité [65] ; on distingue :

- l'apnée centrale : absence de mouvement respiratoire,
- l'apnée obstructive : absence de flux, mais persistance des mouvements ventilatoires,
- l'apnée mixte,
- les convulsions avec apnée.

Elles surviennent chez 50 % de tous les prématurés de 32-36 SA [33], chez 84 % des enfants de moins de 1 000 g de poids de naissance entre le 2ème et le 28ème jour, et persistent éventuellement pendant des semaines. Elles constituent un signe d'immaturité. Les facteurs prédisposants aux apnées centrales sont exposés dans la figure 13.2 [49].

Diagnostic

- Test du « miroir » (apnée obstructive),
- exclure une infection, une anémie, une acidose,
- exclure une hémorragie cérébrale (échographie cérébrale),
- exclure les troubles métaboliques (hypoglycémie, hypocalcémie, hyponatrémie).

Traitement

1. Traitement des étiologies associées prédisposantes.
2. Stimulus sensoriels :
   - stimulation cutanée douce, surtout si les apnées sont rares,
   - matelas d'eau ou pneumatiques [73], d'utilité controversée.
3. Légère augmentation de la FiO_2 dans l'air inspiré (0,25-0,3), surveillance par sonde transcutanée à PO_2.
4. Application d'une CPAP [54] de 2-4 cmH_2O (CPAP nasopharyngée par un tube mis dans une narine).

5. Traitement médicamenteux [4, 67], à utiliser avec prudence lors d'une hémorragie cérébrale récente ou après des convulsions : les méthylxanthines ont une action centrale. Elles entraînent une augmentation de la fréquence respiratoire. La caféine est préférée à la théophylline car on administre une dose unique par jour (temps de demi-vie : environ 100 heures) ; d'autre part, sa fourchette thérapeutique est plus grande.
   Caféine : dose d'attaque 10 mg/kg, dose d'entretien 3 mg/kg/jour per os ou IV, une fois par jour (taux sérique 5-25 mg/l).
   Théophylline : dose d'attaque 5 mg/kg, dose d'entretien 4 mg/kg/jour per os ou IV, répartie en 4 doses par jour, taux sérique 7-15 mg/l.
   Les effets secondaires des méthylxanthines sont les suivants : phase de veille plus longue, tachycardie, diurèse augmentée, hyperglycémie, augmentation de la pression artérielle.
6. Ventilation contrôlée en cas d'apnées récidivantes et de longue durée,
7. Si après un traitement par méthylxanthines [62] on n'obtient pas les effets escomptés, il convient de traiter par doxapram (Dopram : 0,5 mg/kg/h sachant que les doses peuvent éventuellement être augmentées). Cependant, les études à grande échelle concernant ce traitement étant actuellement peu nombreuses, il ne pourra être généralisé.

13.7 Mort subite du nourrisson (MSN)

Définition. MSN ou SIDS (« sudden infant death syndrome »), mort subite d'un nourrisson dont l'étiologie ne peut être mise en évidence ni par l'anamnèse, ni par un examen anatomopathologique approfondi. Fréquence : 1 à 2 pour 1 000 naissances vivantes [55].

Groupes à risque [37]

Statistiquement, les prématurés [30], les enfants issus de grossesses multiples [37], les collatéraux d'enfants décédés de mort subite et les enfants de familles socialement défavorisées sont plus fréquemment touchés par la mort subite du nourrisson [35] que la moyenne générale de la population. Le rôle que jouent les apnées et la respiration périodique dans la MSN est difficile à déterminer, et les avis à ce sujet sont très controversés [2]. La position ventrale n'est plus conseillée comme position de couchage [40]. L'idéal est de coucher l'enfant sur le dos. Lorsque l'on craint une MSN, on conseille éventuellement un monitorage à domicile ; son indication est cependant à poser avec beaucoup de prudence (voir 5.8). Les enfants ayant survécu un tel événement dramatique (NMSIDS = « nearly missed SIDS ») devront être examinés, et un enregistrement respiratoire et cardiaque ainsi qu'un enregistrement de la saturation de l'oxygène seront effectués pendant leur sommeil durant 24 heures ; cette mesure concerne également les prématurés ayant présenté des troubles respiratoires [36].

Indications au monitorage à domicile

1. Enfants victimes d'un épisode qui semble mettre en jeu le pronostic vital et réanimés avec succès (« NMSIDS ») [36].
2. Nouveau-nés qui présentent en dehors de la période calculée du terme des apnées (> 20 secondes).
3. Collatéraux d'une victime de mort subite [35].
4. Enfants ayant des particularités pathologiques, par exemple une hypoventilation centrale.
5. Enfants atteints d'une dysplasie bronchopulmonaire sévère (voir 8.6) ou enfants traités par une oxygénothérapie à domicile.

La décision doit être prise par le médecin au cas par cas et en accord avec les parents ! Il faut dans le même temps assurer une formation adéquate des parents (utilisation du moniteur, techniques de réanimation, système de ventilation manuelle, surveillance du pouls). Une surveillance accrue sera assurée par le pédiatre à intervalles rapprochés. Un moniteur cardiorespiratoire avec « mémoire » devrait être choisi pour le monitorage à domicile ; il sera utile pour documenter la survenue d'incidents éventuels. La décision concernant la durée de la surveillance sera prise en fonction des cas individuels.

13.8 Hémorragies intracrâniennes

Il s'agit d'un problème de grande importance durant la période néonatale car il est fréquent et son influence sur le pronostic est grande. Il existe une grande variété de lésions dépendant de l'âge gestationnel de l'enfant (voir tableau 13.7). Les traumatismes et l'hypoxie sont les principaux facteurs pathogènes.

13.8.1 Hémorragies sous-durales

Elles sont traumatiques (blessure de la tente cérébrale, de la faux, rupture de veines superficielles) ; elles touchent surtout les enfants de grande taille et ceux qui sont nés après un accouchement difficile. L'hémorragie intracérébrale massive s'accompagne de signes neurologiques sévères (coma, opisthotonos, apnées centrales, déviations oculaires) et évolue rapidement vers le décès.

Lors d'hémorragies subarachnoïdiennes modérées, il y a dans la plupart des cas absence de symptômes aigus, et uniquement présence de signes focaux apparaissant souvent au 2ème ou 3ème jour après l'hémorragie (convulsions, hémiparésie). L'évolution vers un hygrome chronique sous-dural est possible et est visible par diaphanoscopie à la lumière froide.

Diagnostic

Tomodensitométrie lors d'une suspicion clinique ; l'échographie n'est révélatrice que dans certains cas [71].

Tableau 13.7. Hémorragies intracrâniennes durant la période néonatale [84]

Type de l'hémorragie	Maturité de l'enfant	Fréquence relative	Sévérité du tableau clinique	Causes fréquentes
Sous-durale	Enfants à terme > prématurés	Rare	Sévère, mortelle	Traumatisme
Sous-arach-noïdienne (primitive)	Prématurés > enfants à terme	Fréquente	Modérée	Traumatisme, hypoxie
Intra-cérébelleuse	Prématurés > enfants à terme	Rare	Sévère	Traumatisme, hypoxie
Périventriculaire/ intraventriculaire	Prématurés	Fréquente	Sévère	Immaturité, syndrome de détresse respiratoire
Intracérébrale	Enfants à terme > prématurés	Rare	Sévère	Multiples

> = plus souvent affecté

13.8.2 Hémorragie sous-arachnoïdienne primitive

Elle est fréquente et souvent sans signes cliniques. À la ponction lombaire, le LCR (liquide céphalorachidien) est sanglant ; dans certains cas, on compte seulement 100 érythrocytes/µl. Chez les enfants à terme ne présentant pas d'autre signe pathologique, les convulsions apparaissent le plus souvent au 2ème jour de vie. Les séquelles neurologiques sont rares. Une hydrocéphalie (troubles de la circulation du LCR) peut survenir. Il existe des cas isolés d'évolution mortelle lors d'une hémorragie massive. L'hémorragie sous-arachnoïdienne peut également être secondaire : le sang provient alors d'hématomes intracérébraux, de malformations ou d'hémorragies intraventriculaires.

13.8.3 Hémorragie intraventriculaire du nouveau-né à terme

Les causes sont le traumatisme, l'hypoxie et surtout l'asphyxie périnatale.

Le traumatisme joue chez les nouveau-nés un rôle nettement plus important que chez les prématurés. 25 % des cas restent inexpliqués [84]. La source de l'hémorragie est presque toujours le plexus choroïde [44], plus rarement la zone germinative sous-épendymaire. Cependant, chez 4 % des nouveau-nés sains à terme, on trouve aussi de petites hémorragies [31]. Dans des cas isolés, il s'agit d'irruption de sang à partir d'un infarctus hémorragique ou d'une malformation vasculaire, parfois à la suite d'un déficit en vitamine K.

Clinique

Si l'hémorragie survient à la suite d'un traumatisme ou d'une asphyxie, des signes neurologiques apparaissent dans les premiers jours de vie. Dans certains cas mal expliqués, les symptômes surviennent plus tard, parfois seulement de la 2ème à la 4ème semaine.

Symptômes

Irritabilité, léthargie, convulsions (focales ou multifocales), trémulations, apnées, vomissements, fontanelle tendue. Développement d'une hydrocéphalie dans 30 % des cas.

Pronostic

Environ 40 % des survivants ont des anomalies neurologiques.

13.8.4 Hémorragie péri- et intraventriculaire du prématuré

Elle survient surtout chez les prématurés nés à la 32ème semaine. La fréquence, tous stades confondus, est d'environ 20 % chez les enfants de poids de naissance < 1 500 g. 80-90 % des hémorragies chez le prématuré commencent dans la zone germinative sous-épendymaire. Chez 25 % des enfants, il existe également une hémorragie du plexus choroïde. Les hémorragies font irruption à plusieurs endroits dans le ventricule latéral et diffusent dans le système ventriculaire. Le développement d'une arachnoïdite est possible. Il y a participation intracérébrale dans environ 20 % des cas. Il s'agit en réalité davantage d'infarctus hémorragiques que d'une propagation sanguine. Ils surviennent du premier jour (dans 50 % des cas) jusqu'au 3ème jour (dans 90 % des cas) [45, 61]. Classification selon Papile [60] d'après les données échographiques (fig. 13.3).

Facteurs de risque

Prénatals

- Prématurité [63, 84],
- naissance traumatique (facteur de risque moins important).

Périnatals et postnatals

- Asphyxie ayant nécessité une réanimation [70],
- flux cérébral fluctuant (ventilation, surtout si la PEP est élevée, canal artériel persistant) [14],
- hypertension brutale [85] à la suite de manœuvres thérapeutiques comme l'expansion volumique rapide (transfusion de Plasmion), pneumothorax, aspirations et autres manipulations auprès du nouveau-né,

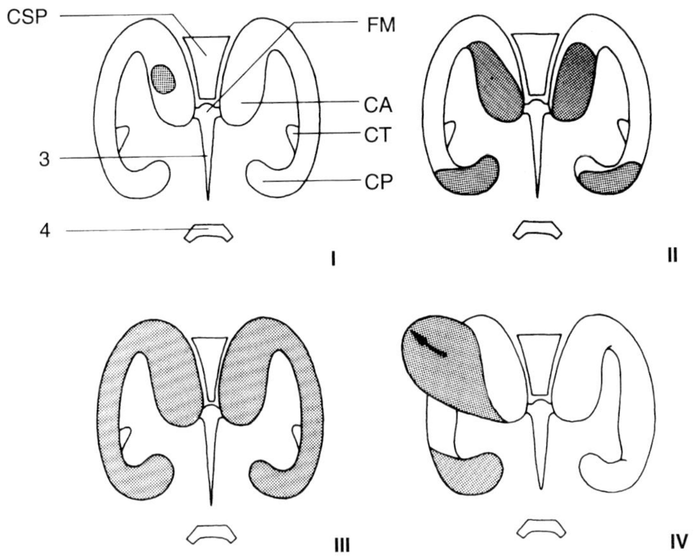

Grade I : Hémorragie sous-épendymaire
Grade II : Ventricule latéral partiellement rempli
Grade III : Réplétion complète des deux ventricules latéraux et dilatation
Grade IV : Hémorragie intraventriculaire avec participation parenchymateuse

Fig. 13.3. Degrés de gravité des hémorragies cérébrales chez les nouveau-nés [60, 71] (*CSP* cavité du septum pellucidum, *3, 4* 3. et 4. ventricules ; *CA, CP, CT* cornes antérieures, postérieures et temporales du ventricule latéral)

- pression centrale veineuse cérébrale augmentée [64] à la suite d'un accouchement difficile, d'une asphyxie, de difficultés ventilatoires,
- flux cérébral abaissé par hypotension artérielle [3, 53],
- hypercapnie et augmentation du flux cérébral [29],
- hypothermie [45],
- perfusions de solutions hyperosmolaires (par ex. bicarbonate de soude).

Clinique

On distingue trois formes évolutives (voir tableau 13.8) :

- évolution aiguë avec développement en l'espace de quelques minutes ou de quelques heures ; l'évolution de l'hémorragie est souvent fatale,
- évolution subaiguë (saltatoire) avec développement sur des heures et des jours. Nettement moins expressive que l'évolution aiguë, des phases d'amélioration alternant avec des phases de nouvelle aggravation,
- absence de signes cliniques pour environ 25-30 % des hémorragies intraventriculaires [18] : il est nécessaire de pratiquer une observation minutieuse car on peut facilement méconnaître des symptômes neurologiques isolés.

Tableau 13.8. Symptômes de l'hémorragie péri- et intraventriculaire [18, 84]

Évolution aiguë	Évolution subaiguë
Léthargie, coma	Modifications de la conscience
Troubles respiratoires (apnées)	Motilité spontanée réduite
Convulsions toniques généralisées	Hypotonie musculaire
Absence de réaction pupillaire	Rarement troubles respiratoires
Tétraparésie flasque	
Fontanelle tendue	
Chute de la pression artérielle	
Troubles de la thermorégulation	
Acidose métabolique	
Chute de l'hématocrite	Chute de l'hématocrite

Diagnostic

Mesure du périmètre crânien 2 fois/semaine. Échographie cérébrale : *diagnostic de routine* chez tous les prématurés dans une unité de soins intensifs néonatale. À effectuer :

- au cours des 2 premiers jours,
- contrôle de l'évolution après 3-5 jours car l'hémorragie s'amplifie dans 20 à 40 % des cas [8, 61],
- chez les enfants qui ont saigné, contrôle ultérieur tous les 5-10 jours afin de détecter précocement le développement d'une hydrocéphalie posthémorragique.

Prophylaxie

- « Minimal handling »,
- maintenir la perfusion cérébrale,
- contrôler fréquemment la pression artérielle,
- éviter tous les facteurs de risque pour l'hémorragie, en particulier l'hypercapnie,
- adaptation de la fréquence ventilatoire à la fréquence de la ventilation spontanée.

  L'efficacité d'une prophylaxie médicamenteuse par phénobarbital (Gardénal) n'est pas démontrée [72].

Pronostic

Il est fonction de l'importance de l'hémorragie, du développement éventuel d'une hydrocéphalie et des lésions hypoxiques associées (tableau 13.9). Dans certains cas, l'évolution n'est pas prévisible. La propagation parenchymateuse intracérébrale est le facteur qui infléchit le pronostic, l'atteinte motrice étant alors souvent plus importante que l'atteinte intellectuelle [28, 74]. Il faut cependant noter qu'on a observé chez des enfants présentant des hémorragies peu importantes des

Tableau 13.9. Suites d'une hémorragie péri- et intraventriculaire chez les prématurés (d'après [84]). Données en % des enfants survivants.

Sévérité de l'hémorragie	Létalité	Dilatation ventriculaire progressive	Atteinte neurologique sévère
Grade 1	15	5	15
Grade 2	20	25	30
Grade 3	40	55	40
Grade 4	60	80	90

séquelles avec troubles graves (42 %) et handicaps irréversibles (26 %) [81], vraisemblablement parce que les lésions se situaient au niveau cellulaire [43].

13.8.5 Hydrocéphalie posthémorragique

Elle se développe après environ 50 % des cas d'hémorragie intraventriculaire ; la moitié des cas n'évoluent plus ou régressent en moins de 4 semaines ; en revanche, pour les 50 % restants, l'évolution a lieu en l'espace de 2 à 8 semaines, l'hydrocéphalie progresse vite et l'on peut alors observer une augmentation rapide du périmètre crânien, une fontanelle bombante et des apnées, ainsi que des anomalies neurologiques à l'examen clinique [19, 84]. Lorsqu'une hydrocéphalie se développe précocement après une hémorragie sévère, il y aura rarement une régression spontanée ; le plus souvent au contraire, l'évolution sera défavorable [8].

Traitement (voir fig. 13.4)

L'efficacité des ponctions lombaires répétées n'est pas prouvée [42, 47]. Elles ne sont à envisager que pour l'hydrocéphalie communicante : effectuer une soustraction de 10-15 ml de LCR/kg de poids corporel et par la suite des contrôles échographiques !

Complications : hypoprotéinémie, méningite et ostéomyélite [78]. Si la progression se poursuit, pratiquer un shunt ventriculo-péritonéal dès que le poids de l'enfant le permet.

D'autre part, une ventriculostomie externe ou des ponctions répétées du LCR par chambre implantable (réservoir selon Rickham) s'imposent si les ponctions lombaires s'avèrent insuffisantes et/ou s'il existe une contre-indication au shunt ventriculo-péritonéal (enfant trop petit, en très mauvais état général, LCR trop hémorragique ou trop riche en protides). Cette intervention est à pratiquer avec la plus grande prudence afin de ne pas provoquer un hygrome sous-dural par soustraction soudaine d'une quantité trop importante de LCR. Des révisions chirurgicales du shunt sont souvent nécessaires chez les petits enfants. C'est pourquoi toutes les mesures qui permettent de retarder leur mise en place sont à étudier.

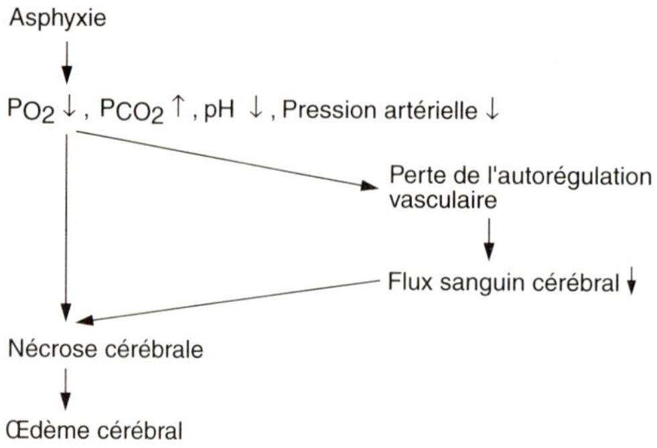

Fig. 13.5. Asphyxie et lésions cérébrales [24, 84]

Tableau 13.11. Symptômes neurologiques après lésions cérébrales hypoxiques ischémiques [84]

Temps écoulé après la naissance			
0-12 h	12-24 h	24-72 h	> 72 h
Léthargie, coma Troubles respiratoires Respiration périodique Réaction pupillaire + Mouvements oculaires + Hypotonie musculaire Convulsions	Plus éveillé Apnées Trémulations Augmentation des mouvements oculaires Hypotonie des bras > jambes Hémiparésie Convulsions	Léthargie, coma Apnées Symptômes du tronc cérébral Hémorragie cérébrale chez l'enfant prématuré	Léthargie en diminution Hypotonie plus fréquentes que l'hypertonie Troubles de déglutition et de succion Hypotonie des bras > jambes Hémiparésie

> : incidence plus importante
+ : présent

Diagnostic

En phase aiguë

- examen neurologique soigneux (tableaux 13.1 et 13.11),
- échographie transfontanellaire cérébrale avec Doppler et mesure des flux sanguins cérébraux,
- éventuellement mesure de la pression intracérébrale,
- TA (pression artérielle),
- PVC (pression veineuse centrale),
- NFS (numération formule sanguine),
- glycémie,

- électrolytes, phosphore,
- gaz du sang artériel,
- lactate, pyruvate, ammoniémie.

Il convient de rechercher si d'autres organes sont atteints en effectuant des examens complémentaires :

- crase sanguine,
- bilan urinaire, sédiment,
- bilan sanguin hépatique,
- ECG (électrocardiogramme),
- échographie cardiaque avec Doppler.

À effectuer par la suite

- électroencéphalogramme,
- tomodensitométrie, IRM,
- éventuellement potentiels évoqués auditifs et visuels et fond d'œil.

Le diagnostic d'œdème cérébral sévère, qui est une complication rare [32], peut être suspecté lorsque l'on se trouve en présence de signaux de variation de flux diminués à l'échographie transfontanellaire avec Doppler et également en l'absence de visualisation de la fente ventriculaire à l'échographie transfontanellaire. Plus tard, surtout chez les prématurés [9], il y a possibilité d'une évolution vers une leucomalacie périventriculaire et la formation de kystes.

Classification

Classification en trois groupes de la sévérité de l'atteinte cérébrale hypoxie-ischémique selon la symptomatologie :

- *Encéphalopathie discrète :* enfant agité, réflexes ostéotendineux augmentés, signes cliniques d'un dysfonctionnement du système sympathique.
- *Encéphalopathie modérée :* enfant léthargique, hypotonie musculaire à l'examen clinique, réflexes ostéotendineux diminués, convulsions généralisées.
- *Encéphalopathie grave :* coma, hypotonie globale, fonction du lobe central altéré, convulsions généralisées, hypertension intracrânienne.

Complications

Au 3ème jour, surtout chez les prématurés, on observe souvent une détérioration rapide de l'état général en raison de l'hémorragie cérébrale : la conséquence en est le décès. En cas de survie, l'amélioration est souvent lente, et l'atteinte psychomotrice avec hypotonie globale ainsi que les problèmes d'alimentation persistent généralement longtemps.

Traitement

Cas général

- « Minimal handling », tête surélevée,

- assurer un apport d'oxygène optimal (attention : l'hyperoxie entraîne des lésions cérébrales),
- effectuer une correction *prudente* de l'acidose (bicarbonate de soude seulement en perfusion continue),
- les soins du nouveau-né se feront dans la zone de neutralité thermique,
- les contrôles de la pression artérielle seront répétés à intervalles réguliers ; la pression artérielle sera stabilisée par substitution volumique si c'est nécessaire,
- une surveillance étroite et des bilans sanguins réguliers avec dosage des électrolytes s'imposent,
- il convient de traiter les infections,
- un apport calorique suffisant se fera grâce à une alimentation orale précoce,
- il convient de traiter précocement l'hyperbilirubinémie,
- et d'éviter une polyglobulie (hématocrite veineux > 65 %).

Cas particulier

- Une restriction hydrique est nécessaire,
- ainsi qu'une hyperventilation prudente (PCO_2 25-30 mmHg),
- la glycémie est à maintenir entre 50 et 150 mg/100 ml.

Les études scientifiques au sujet des traitement par glucocorticoïdes, solutés hyperosmolaires et barbituriques chez le nouveau-né ne font pas l'unanimité et il n'existe pas de données sûres en faveur de leur utilisation ; ces traitements peuvent avoir par ailleurs des effets secondaires considérables [82].

Pronostic

Le pronostic est au début très difficile à préciser car la sévérité et la durée de l'atteinte ne sont pas faciles à évaluer, surtout en période prénatale. Le score d'Apgar et le pH de l'artère ombilicale seuls ne suffisent pas pour apprécier l'importance de l'asphyxie [27]. Chez les enfants ayant souffert d'asphyxie périnatale ne présentant pas de signes neurologiques, le pronostic paraît être bon. Environ 10 % des enfants atteints de troubles neurologiques (apnées, convulsions, hypotonie, troubles alimentaires) décèdent, 65 % des enfants sans anomalie neurologique ont un bon pronostic [84]. La sévérité et la durée des anomalies neurologiques à la période néonatale influencent directement le pronostic [63]. Si les symptômes disparaissent en l'espace d'une à deux semaines, le pronostic sera considéré comme favorable [68]. Les données de l'échographie qui sont défavorables sur le plan pronostique sont : la leucomalacie périventriculaire étendue, le développement de kystes, l'atrophie cérébrale et l'hémorragie intracérébrale [20].

Bibliographie

1. American Academy of Pediatrics Committee on drugs (1984) Neonatal drug withdrawal. Pediatrics 81 : 895
2. Ariagno RL, Glotzbach SF (1987) Home monitoring of high-risk-infants. Chest 91 : 898

3. Bada HS, Korones SB, Perry EH, et al (1990) Mean arterial blood pressure changes in premature infants and those at risk for intraventricular hemorrhage. J Pediatr 117 : 607
4. Bairam A, Boutroy MJ, Badonnel Y, Vert P (1987) Theophylline versus caffeine : comparative effects in treatment of idiopathic apnea in the preterm infant. J Pediatr 110 : 636
5. Bel F van, Ouden L den, Bor M van de, Stijnen T, Baan J, Ruys JH (1989) Cerebral blood-flow velocity during the first week of life of preterm infants and neurodevelopment at two years. Dev Med Child Neurol 31 : 320-328
6. Bergmann I, Painter MJ, Hirsch RP, Crumrine PK, David R (1983) Outcome in neonates with convulsions treated in an intensive care unit. Ann Neurol 14 : 642
7. Bonadio WA, Stanco L, Bruce R, Barry D, Smith D (1992) Reference values of normal cerebrospinal fluid composition in infants age 8 weeks. Pediatr Infect Dis J 11 : 589-591
8. Brann BS, Qualls C, Papile LA, Wells L, Werner S (1990) Measurements of progressive cerebral ventriculomegaly in infants after grades III and IV intraventricular hemorrhage. J Pediatr 17 : 615
9. Calvert SA, Hoskins EM, Fong KW, Forsyth SC (1986) Periventricular leukomalacia : ultrasonic diagnosis and neurological outcome. Acta Paediatr Scand 75 : 489
10. Calvert SA, Ohlsson A, Hoskins MC, Erskine L, Fong K, Shennan AT (1988) Serial measurements of cerebral blood flow velocity in preterm infants during the first 72 hours of life. Acta Paediatr Scand 77 : 625
11. Charney EB (1990) Parental attitudes toward management of newborns with myelomeningocele. Dev Med Child Neurol 32 : 14
12. Charney EB, Weller SC, Sutton LN, Bruce DA, Schut LB (1985) Management of the newborn with myelomeningocele : Time for a decision-making process. Pediatrics 75 : 58
13. Consensus Statement (1987) National Institutes of health consensus. Development conference on infantile apnea and home monitoring. Pediatrics 79 : 292
14. Cowan F, Thoresen M (1987) The effects of intermittent positive pressure ventilation on cerebral arterial and venous blood flow velocities in the newborn infant. Acta Paediatr Scand 76 : 239
15. Curtis PD, Matthews TG, Clarke TA, et al (1988) Neonatal Seizures. The Dublin Collaborative Study. Arch Dis Child 63 : 1065
16. Deeg KH, Rupprecht T (1989) Pulsed Doppler sonographic measurement of normal values for the flow velocities in the intracranial arteries of healthy newborns. Pediatric Radiol 19 : 71
17. Donn SM, Grasela TH, Goldstein GW (1985) Safety of a higher loading dose of phenobarbital in the term newborn. Pediatrics 75 : 1061
18. Dubowitz LMS, Levene MI, Morante A, Palmer P, Dubowitz V (1981) Neurologic signs in neonatal intraventricular hemorrhage : a correlation with realtime ultrasound. J Pediatr 99 : 127
19. Dykes FD, Dunbar B, Lazarra A, Ahmann PA (1989) Posthemorrhagic hydrocephalus in high-risk infants : natural history, management and long-term outcome. J Pediatr 114 : 611
20. Fawer CL, Diebold P, Calame A (1987) Periventricular leucomalacia and neurodevelopmental outcome in preterm infants. Arch Dis Child 62 : 30
21. Finnegan LP (1985) Neonatal abstinence. In : Nelson NM (ed) Current therapy in neonatal-perinatal medicine. Mosby, St. Louis, p 262
22. Garrett WJ, Kossof G, Warren P (1980) Cerebral ventricular size in children : a two dimensional ultrasonic study. Radiology 136 : 711
23. Geerdink JJ, Hopkins B (1993) Qualitative changes in general movements and their prognostic value in preterm infants. Eur J Pediatr 152 : 362

24. Gilles FH, Leviton A, Dooling EC (1983) The developing human brain : growth and epidemiologic neuropathology. John Wright, Boston
25. Gilman JT, Gal P, Duchowny MS, Weaver RL, Ransom JL (1989) Rapid sequential phenobarbital treatment of neonatal seizures. Pediatrics 83 : 674
26. Goldberg HJ (1983) Neonatal convulsions - a 10 year review. Arch Dis Child 58 : 976
27. Grant A, O'Brien N, Joy MT, Hennessy E, MacDonald D (1989) Cerebral palsy among children born during the Dublin randomized trial of intrapartum monitoring. Lancet 2(8674) : 1233-1236
28. Graziani LJ, Pasto M, Stanley C, Pidcock F, Desai H, Desai S, Branca P, Goldberg B (1986) Neonatal neurosonographic correlates of cerebral palsy in preterm infants. Pediatrics 78 : 88
29. Greisen G, Tojaborg J (1987) Cerebral blood flow, PaCO2 : changes, and visual evoked potentials in mechanically ventilated, preterm infants. Acta Paediatr Scand 76 : 239
30. Grether JK, Schulman J (1989) Sudden infant death syndrome and birth weight. J Pediatr 114 : 561
31. Hayden CK, Shattuck KE, Richardson CJ, Ahrendt DK, House R, Swischuk LE (1985) Subependymal germinal matrix hemorrhage in fullterm neonates. Pediatrics 75 : 714
32. Hill A, Volpe JJ (1989) Perinatal asphyxia : clinical aspects. Clin Perinatol 16 : 435
33. Hodgman JE, Gonzales F, Hoppenbrouwers T, Cabal LA (1990) Apnea, transient episodes of bradycardia, and periodic breathing in preterm infants. Am J Dis Child 144 : 54-57
34. Joint Committee on Infant Hearing 1990 : Position statement (1991) AA News 4 : 6
35. Kahn A, Blum D, Montauk L (1986) Polysomnographic studies and home monitoring of siblings of SIDS victims and of infants with no family history of sudden infant death. Eur J Pediatr 145 : 351
36. Kahn A, Rebuffat E, Scottiaux M, Blum D (1989) Infants with an apparent life-threatening event and possible risk for sudden death syndrome. In : Andler W, Schläflke M, Trowitzsch E (eds) Der plötzliche Kindstod. Acron, Berlin, p 114
37. Kahn A, Wacholder A, Winkler M, Rebuffat E (1990) Prospective study on the prevalence of sudden death and possible risk factors in Brussels : preliminary results (1987-1988) Eur J Pediatr 159 : 284
38. Kaltenbach K, Finnegan LP (1986) Neonatal abstinence syndrome, pharmacotherapy and developmental outcome. Neurobehav Toxicol Teratol 8 : 353
39. Kattner E (1991) Befunde bei Neugeborenen nach Drogenabusus bzw. -entzug bei der Mutter. Gynäkologe 24 : 334
40. Kattwinkel J, Brooks J, Myerberg D (1992) Positioning and SIDS. AAP task force on infant positioning and SIDS. Pediatrics 89 : 1120
41. Kranen-Mastenbroek VHJM v, Folmer KH, Kingma H, Caberg H, Blanco CE, Hasaart THM, Vles JSH (1993) Postural behavior of terrn SGA and AGA newborn infants Dev Med Child Neurol 35 : 516
42. Kreusser KL, Tarby TJ, Kovnar E, Taylor DA, Hill A, Volpe JJ (1985) Serial lumbar punctures for at least temporary amelioration of neonatal posthemorrhagic hydrocephalus. Pediatrics 75 : 719
43. Kuban KCK, Leviton A (1994) Cerebral palsy. N Engl J Med 330 : 188-195
44. Lacey DJ, Terplan K (1982) Intraventricular hemorrhage in full- term neonates. Dev Med Child Neurol 24 : 332
45. Levene MI, Fawer CL, Lamont RF (1982) Risk factors in the development of intraventricular haemorrhage in the preterm neonate. Arch Dis Child 57 : 410

46. Lifschitz MH, Wilson GS, Smith EO, Desmond MM (1985) Factors affecting head growth and intellectual function in children of drug addicts. Pediatrics 75 : 269
47. Lipscomb AP, Thorburn RJ, Stewart AL, Reynolds EOR, Hope PL (1983) Early treatment for rapidly progressive post-haemorrhagic hydrocephalus. Lancet 1 : 1438
48. Maas M, Kattner E, Koch S, Schäfer A, Obladen M (1990) Pränatale Entwicklung und postnatale Morbidität bei Neugeborenen HIV-positiver Mütter. Monatsschr Kinderheilkd 138 : 799
49. Martin RJ, Miller MJ, Carlo WA (1986) Pathogenesis of apnea in preterm infants. J Pediatr 109 : 733
50. McCullough DC, Balzer-Martin LA (1982) Current prognosis in overt neonatal hydrocephalus. J Neurosurg 57 : 378
51. McLaughlin JF, Shurtleff DB, Lamers JY, Stuntz JT, Hayden PW, Kropp RJ (1985) Influence of prognosis on decisions regarding the care of newborns with myelodysplasia. N Engl J Med 312 : 1589
52. McLone DG, Czyzewski D, Raimondi AJ, Sommers R (1982) Central nervous system infections as a limiting factor in the intelligence of children with myelomeningocele. Pediatrics 70 : 338
53. Miall-Allen VM, Vries LS de, Dubowitz LMS, Whitelaw AGL (1989) Blood pressure fluctuation and intraventricular hemorrhage in the preterm infant of less than 31 weeks' gestation. Pediatrics 83 : 657
54. Miller MJ, Carlo WA, Martin RJ (1985) Continnous positive airway pressure selectively reduces obstructive apnea in preterm infants. J Pediatr 106 : 91
55. Mitchell EA (1990) International trends in postneonatal mortality. Arch Dis Child 65 : 607
56. Mizrahi EM (1989) Consensus and controversy in the clinical management of neonatal seizures. Clin Perinatol 16 : 485
57. Mizrahi EM, Kellaway P (1984) Characterization of seizures in neonatal and young infants by time synchronized EEG/polygraphic/video monitoring. Ann Neurol 16 : 383
58. Noetzel MJ (1989) Myelomeningocele : current concepts of management. Clin Perinatol 16 : 311
59. O'Shea TM, Volberg F, Dillard RG (1993) Reliability of interpretation of cranial ultrasound examinations of very low birthweight neonates. Dev Med Child Neurol 35 : 97
60. Papile L, Burstein J, Burstein R, et al (1978) Incidence and evolution of subependymal and intraventricular hemorrhage : A study of infants with birth weight less than 1500 grams. J Pediatr 92 : 529
61. Partridge JC, Babcock DS, Steichen JJ, Han BK (1983) Optimal timing for diagnostic cranial ultrasound in low-birth-weight infants : Detection of intraventricular hemorrhage and ventricular dilatation. J Pediatr 102 : 281
62. Peliowski A, Finner NN (1990) A blinded, randomized, placebo-controlled trial to compare theophylline and doxapram for the treatment of apnea of prematurity. J Pediatr 116 : 648
63. Perlman JM (1989) Systemic abnormalities in term infants following perinatal asphyxia. Relevance to long-term neurologic outcome. Clin Perinatol 16 : 475
64. Perlman JM, Volpe JJ (1987) Are venous circulatory abnormalities important in the pathogenesis of hemorrhagic and/or ischemic cerebral injury ? Pediatrics 80 : 705
65. Poets CF (1993) Apnoen bei Frühgeborenen. Monatsschr Kinderheilkd 141 : 558
66. Pryor DS, Don N, Macourt DC (1981) Fifth day fits : A syndrome of neonatal convulsions. Arch Dis Child 56 : 753

67. Roberts JL, Mathew OP, Thach BT (1982) The efficacy of theophylline in premature infants with mixed and obstructive apnea and apnea associated with pulmonary and neurologic disease. J Pediatr 100 : 968
68. Robertson C, Finer NN (1985) Term infants with hypoxic-ischemic encephalopathy outcome at 3,5 years. Dev Med Child Neurol 27 : 473
69. Rodriguez AF, Kaplan SL, Mason EO (1990) Cerebrospinal fluid valnes in the very low birth weight infant. J Pediatr 116 : 971
70. Rosenberg AA (1988) Regulation of cerebral blood flow after asphyxia in neonatal lambs. Stroke 19 : 239-244
71. Rumack CM, Johnson ML (1984) Perinatal and infant brain imaging. Year Book Medical Publishers, Chicago
72. Ruth V, Virkola K, Paetau R, Raivio KO (1988) Early high-dose phenobarbital treatment for prevention of hypoxic-ischemic brain damage in very low birth weight infants. J Pediatr 112 : 81
73. Saigal S, Watts J, Camphell D (1986) Randomized clinical trial of an oscillating air mattress in preterm infants : effect on apnea, growth and development. J Pediatr 109 : 857
74. Saliba E, Bertrand P, Gold F, Marchand S, Laugier J (1990) Area of lateral ventricles measured on cranial ultrasonography in preterm infants : association with outcome. Arch Dis Child 65 : 1033
75. Sarff LD, Platt LKH, McCracken GH (1976) Cerebrospinal fluid evaluation in neonates : comparison of high-risk infants with and without meningitis. J Pediatr 88 : 473
76. Scarpa P, Chierici R, Tamisari L (1983) Criteria for discontinuing neonatal seizure therapy : a long-term appraisal. Brain Dev 5 : 541
77. Schlack HG (1979) Erfassung zerebraler Bewegungsstörungen im ersten Lebensmonat. Dtsch Med Wochenschr 95 : 1554
78. Smith KM, Deddish RB, Ogata ES (1986) Meningitis associated with serial lumbar punctures and posthemorrhagic hydrocephalus. J Pediatr 109 : 1057
79. Stapells DR, Kurtzberg D (1991) Evoked potential assessment of auditory system integrity in infants. Clin Perinatol 18 : 497
80. Tharp BR, Scher MS, Clancy RR (1989) Serial EEGs in normal and abnormal infants with birth weights less than 1200 grams - a prospective study with long term follow-up. Neuropediatrics 20 : 64
81. Van de Bor M, Ens-Dokkum M, Schreuder AM, Veen S, Brand R, Verloove-Vanhorick SP (1993) Outcome of periventricular- intraventricular haemorrhage at five years of age. Dev Med Child Neurol 35 : 33
82. Vannucci RC (1990) Current and potentially new management strategies for perinatal hypoxic-ischemic encephalopathy. Pediatrics 85 : 961
83. Veelken N, Hagberg B, Hagberg G, Olow I (1983) Diplegic cerebral palsy in Swedish term and preterm children. Neuropaediatrics 14 : 20
84. Volpe JJ (1987) Neurology of the newborn, 2nd edn. Saunders, Philadelphia
85. Volpe JJ (1989) Intraventricular hemorrhage in the premature infant - current concepts. Part I. Ann Neurol 25 : 3
86. Ward SLD, Bautista D, Chan L, et al (1990) Sudden infant death syndrome in infants of substance-abusing mothers. J Pediatr 117 : 876
87. Watkins A, Szymonowicz W, Jin X, Yu VVY (1988) Significance of seizures in very low birthweight infants. Dev Med Child Neurol 30 : 162
88. Zagon JS, McLaughlin PJ (1984) An overview of the neurobehavoral sequelae of perinatal opioid exposure. In : Yanai J (ed) Neurobehavioral teratology. Elsevier, New York, p 197

14

Décompensation métabolique aiguë

M. Obladen

14.1 Hyponatrémie (< 130 mmol/l)

Pathophysiologie

Les prématurés ont dans les deux premières semaines de vie un bilan sodique négatif car ils perdent beaucoup de NaCl par les reins et en résorbent peu par l'estomac et l'intestin [2,3]. Malgré une sécrétion élevée d'aldostérone [21] et une stimulation maximale, la résorption de sodium dans le tube proximal et distal est insuffisante. Les besoins sodés quotidiens sont de 3 à 5 mmol/kg/jour [4, 8]. De plus, ces enfants évoluent facilement vers une acidose hyperchlorémique en raison de pertes liquidiennes transépidermiques dues à un apport important de chlorure de sodium, ce qui est le cas en particulier lorsqu'ils ne sont pas soignés dans un incubateur humidifié où lorsqu'ils sont sous traitement par photothérapie (voir 16.9).

Causes et symptômes

Outre les symptômes répertoriés dans le tableau 14.1, on note souvent chez les enfants atteints d'hyponatrémie une hypotonie musculaire allant jusqu'à l'apathie, une hyperexcitabilité, des trémulations, des convulsions et des apnées. Du point de vue thérapeutique, il est important de faire la distinction entre une sécrétion augmentée d'hormone antidiurétique (ADH) et des besoins accrus en sodium ou une natriurèse augmentée. La distinction du point de vue clinique s'effectue d'après les symptômes soit : augmentation de poids (œdèmes), et baisse de poids (baisse de la turgescence cutanée). Le syndrome adrénogénital, le déficit en aldostérone et l'insuffisance surrénalienne sont rarement observés à la période néonatale.

Ils doivent malgré tout le cas échéant être pris en compte pour un diagnostic différentiel et il convient de rechercher leur étiologie : il ne faudra pas s'en tenir uniquement aux troubles électrolytiques qu'ils occasionnent.

Tableau 14.1. Causes de l'hyponatrémie

Pathogénie	Étiologie	Clinique/Laboratoire
Augmentation de sécrétion d'ADH	Souffrance fœtale aiguë, hémorragie, hydrocéphalie, infections, méningite	Prise de poids excessive alors que l'état hydrique paraît d'abord inchangé, Hyponatrémie persistante
Natriurèse augmentée	a) Mécanisme de résorption du sodium perturbé par immaturité du système angio-tensine-rénine-aldostérone, par maturation dissociée des fonctions glomérulaires et tubulaires b) Insuffisance rénale c) Diurétiques d) Acidose respiratoire chronique	Enfant très prématuré, perte de poids, hyponatrémie, hématocrite élevé, perte de sodium élevée. Diminution du turgor cutané. Perte de poids et perte du turgor avec natrémie normale possibles sur le plan clinique
Apport insuffisant de sodium/ besoin en sodium augmenté	a) Apport nutritif oral insuffisant b) Vomissements, diarrhées c) Traitement par calcium d) Drainages externes e) Perfusion de solution faible en électrolytes	Perte de poids, déshydratation, hyponatrémie, hématocrite élevé
Syndrome de perte de sel (syndrome adrénogénital)	Déficit en 21-hydroxylase, 20, 22-desmolase	Organes génitaux externes masculins : pigmentés ou aspect clinique normal. Organes génitaux externes féminins : hypertrophie clitoridienne. Vomissements, perte de poids, apathie, déshydratation, hyponatrémie, hyperkaliémie

Diagnostic

- Hématocrite,
- sérum : osmolalité, sodium, potassium, chlore, urée, créatinine,
- urines : osmolalité, sodium, potassium, chlore, créatinine.

Traitement

Sécrétion excessive d'ADH

Diminution de l'apport liquidien pour obtenir une réduction du volume extra-cellulaire élevé : réduction jusqu'aux besoins basaux (40 ml/kg/jour). Ainsi on atteint en général une atrémie normale.

Attention : Il faudra exclure absolument les œdèmes d'origine cardiaque, rénale ou dus à une hypoprotéinémie.

Hyponatrémie sévère :

Calcul du déficit (Na_{cs} = Na concentration souhaitée ; Na_{cm} = Na concentration mesurée ; P = kg de poids) :

$$\frac{Na_{cs} - Na_{cm}\ (\text{mmol}) \cdot P\ (\text{kg})}{3} = \text{quantité de sodium à substituer (mmol)}$$

Lors de troubles électrolytiques sévères, la substitution doit se faire par voie parentérale et très lentement (perfusion de 24 heures).

14.2 Hypernatrémie (> 150 mmol/l)

Étiologie

1. Apport liquidien réduit pendant la première semaine de vie,
2. perte d'eau transcutanée importante,
3. apport sodé excessif pendant la perfusion parentérale,
4. alcalinisation avec du bicarbonate de sodium,
5. erreur diététique dans le régime lacté (excès de poudre),
6. déshydratation hypernatrémique (entérite),
7. diurèse osmotique par glycosurie lors d'une hyperglycémie.

Clinique

La symptomatologie diffère en fonction de la maladie sous-jacente. Parfois on ne détecte une hyponatrémie qu'au moyen de contrôles électrolytiques de routine. Déshydratation hypertonique : apathie, hyperexcitabilité, fontanelle déprimée, déshydratation, convulsions ; au stade ultérieur : choc, hypotension, cyanose périphérique, extrémités froides, coma, convulsions.

Traitement (selon l'étiologie ci-dessus)

1 : L'apport liquidien doit être suffisant pendant les premiers jours de vie ; 1er jour de vie : 65-100 ml/kg/jour, et à partir du 2ème jour de perfusion : apport des besoins quotidiens en électrolytes (voir 4.4).

2 et 3 : Adapter l'apport parentéral aux besoins liquidiens et électrolytiques du prématuré et du nouveau-né (voir 4.5).

4 : L'apport de bicarbonate de soude rend obligatoire le contrôle de la natrémie ! Une augmentation rapide de l'osmolalité plasmatique peut entraîner une hémorragie cérébrale.

5 et 6 : Rééquilibrer l'apport alimentaire au moyen d'un lait adapté qui doit être de faible teneur en sodium. Il y a baisse progressive de l'hypernatrémie et de l'hyperosmolarité seulement après réhydratation avec une solution isotonique de chlorure de sodium ; attention : danger d'œdème cérébral lors de l'apport de perfusion hypotonique !

14.3 Hypokaliémie (< 3,6 mmol/l)

Les besoins quotidiens du nouveau-né sont de 2 mmol/kg à partir du 2ème jour de vie ; ils sont nécessaires en quantité quasi similaire à la croissance et à l'excrétion rénale. Les besoins sont plus réduits dans les premiers jours chez les très grands prématurés et chez les enfants après souffrance fœtale aiguë ; chez les enfants d'âge supérieur à une semaine où chez ceux qui reçoivent des perfusions importantes, les besoins peuvent être plus élevés. L'*étiologie* est détaillée dans le tableau 14.2.

Clinique

Symptômes d'apparition tardive :
- apathie, hypotonie musculaire,
- motilité intestinale diminuée, météorisme pouvant conduire à un iléus paralytique,
- augmentation de la toxicité digitalique,
- troubles du rythme cardiaque (extrasystole, fibrillation ventriculaire).

Tableau 14.2. Étiologie de l'hypokaliémie

Origine	Étiologie	Pathogénie
1. Apports insuffisants	Alimentation déficitaire, perfusion inadaptée, alcalose, hyperglycémie, hyperinsulinisme	Non couverture des besoins journaliers ou pertes ou transport intracellulaire augmenté par insuline
2. Pertes augmentées	Diurétiques, sécrétion d'ADH inappropriée. Vomissements, diarrhées. Résection intestinale. Fistule, drainage de plaies	Excrétion rénale, pertes gastro-intestinales ou diminution de la surface de résorption
3. Hyperaldo-stéronisme	Primitif, secondaire, pseudo-, hyperplasie surrénale congénitale	Augmentation des échanges potassium-sodium dans le tube distal

Modifications de l'ECG

- Ondes T aplaties ou négatives,
- sous-décalage,
- ondes U proéminentes,
- intervalle V prolongé.

Prophylaxie et traitement

- Effectuer un bilan électrolyte régulier pendant la durée de la perfusion (dans les premiers jours de vie au moins une fois par jour, ensuite deux fois par semaine) afin de pouvoir adapter le cas échéant les besoins quotidiens (valeur de référence : 2 mmol/kg ; monter éventuellement à 3-(5) mmol/kg).
- La substitution en potassium doit être adaptée au déficit :

  substitution = déficit (mmol) • kg de poids • 0,3.

  Une hypokaliémie est toujours associée à un déficit intracellulaire en potassium dont l'ampleur ne peut être évaluée en fonction du potassium sanguin. Par ailleurs, la résorption maximale en cas de déficit en potassium ne peut être supérieure à 3-5 mmol/kg de poids.

Remarque : ne pas substituer trop rapidement car il existe un risque de fibrillation atriale. L'apport maximal sera de 0,5 mmol/kg/h.

14.4 Hyperkaliémie (> 6,0 mmol/l)

Définition. Doser à partir de sang veineux correctement prélevé sans hémolyse. Confirmer la valeur par un prélèvement de contrôle. Les nouveau-nés gravement atteints et en particulier les prématurés ont fréquemment pendant les premiers jours de vie un bilan potassique positif. Une légère hyperkaliémie (6-8 mmol/l) entraîne chez le nouveau-né des troubles du rythme cardiaque certes moins fréquents que chez les enfants plus âgés ; il faudra cependant tenir compte de cette hypothèse de façon à éviter ces troubles. Causes et formes de l'hyperkaliémie : voir Tableau 14.3

Clinique selon l'étiologie

- la plupart du temps asymptomatique,
- apathie, hypotension, faiblesse musculaire,
- vomissements, iléus,
- troubles du rythme cardiaque.

Modifications ECG

- Onde T surélevée, pointue,
- sous-décalage,

Tableau 14.3. Étiologie de l'hyperkaliémie

Origine	Étiologie	Pathogénie
1. Apports excessifs	Erreur de perfusion Transfusion sanguine en particulier quand le sang a plus de 4 jours d'âge Exsanguino-transfusion	Apport exogène. *Remarque :* pas d'apport parentéral de potassium dans les premières 24 h de vie ainsi que pendant et après une intervention. *Par la suite,* potassium dans la perfusion si diurèse suffisante
2. Transfert dans extracellulaire l'espace	Naissance traumatique (présentation du siège) Hématome chez les prématurés. Cardiopathie cyanogène (acidose) Syndrome postasphyxique, infection, choc, hémorragie, opération.	Troubles de la perméabilité cellulaire avec sortie de potassium. Atteinte cellulaire, hémolyse, catabolisme tissulaire
3. Excrétion rénale réduite	Insuffisance rénale Restriction hydrique Diurétiques K-épargnants	Le plus souvent prérénale, nouveau-nés sévèrement atteints, les 3 premiers jours de vie
4. Syndrome adrénogénital avec perte de sel	Déficit en 21-hydroxylase, en 20, 22-desmolase	Troubles de la synthèse des stéroïdes, déficit en aldostérone, hyponatrémie

- élargissement du complexe QRS,
- intervalles PR allongés,
- fibrillation ventriculaire.

Traitement

1. Arrêter l'apport de potassium (perfusion, exsanguino-transfusion, etc.)
2. Traitement étiologique selon la cause (par exemple : traitement d'un choc, antibiotiques lors d'infection, correction d'une hyponatrémie, désoxycorticostérone en cas de syndrome adrénogénital, traitement d'une insuffisance rénale - voir 4.5.2).
3. Augmenter l'apport de glucose (stimulation de la production endogène d'insuline) : perfusion avec glucose à 10 % ; augmenter éventuellement les volumes et surveiller la glycémie.
4. Alcalinisation avec bicarbonate de sodium : 1 mmol/kg baisse le potassium sérique de 1 mmol/l (effet sur une courte durée).
5. Glucose-insuline : injecter 0,3 g/kg de glucose + 0,1 unité d'Alt-insuline en l'espace de 30 minutes, en IV (efficace sur une courte durée ; l'insuline transporte le potassium dans l'espace intracellulaire).

6. En cas de troubles ECG (en particulier pendant exsanguino-transfusion) : gluconate de calcium à 10 % à injecter immédiatement à raison de 1 ml/kg en IV lente, puis perfusion d'entretien de 5 ml/kg/24 h (sous contrôle ECG).
7. Dialyse péritonéale si l'hyperkaliémie ne peut être réduite par une autre méthode, en particulier lors d'une atteinte rénale isolée.
8. Lavement avec une résine (échangeuse d'ions) : 0,5-1 g/kg à administrer par voie rectale (à bien diluer car il faut éviter le risque d'iléus). L'efficacité n'est cependant pas prouvée [32] ; l'administration par voie orale comporte des risques importants [37].

14.5 Hypocalcémie (< 1,8 mmol/l)

Définition. Calcium sérique < 1,8 mmol/l ; calcium ionisé < 0,63 mmol/l

Étiologie et physiopathologie (voir aussi Tableau 14.4)

99 % du calcium est déposé sous forme d'apatite dans le squelette. Le calcium sérique se répartit en quantité égale d'une part en calcium lié aux protéines, d'autre part sous forme ionisée ; cette dernière est responsable des symptômes de l'hypocalcémie. Chez la plupart des nouveau-nés la régulation du calcium sérique se fait de façon précise sous l'influence de la parathormone et de la calcitonine en parallèle avec l'action de la vitamine D [11]. Après la naissance, le transport actif du calcium à travers le placenta est brutalement stoppé. Tout nouveau-né traverse au cours de la première semaine de vie une phase bilan calcique négatif du fait que

Tableau 14.4. Étiologie de l'hypocalcémie [7, 27, 35]

Manifestation précoce	Manifestation tardive
1er au 3ème jour de vie souvent asymptomatique	4ème au 10ème jour de vie souvent symptomatique
Nouveau-nés hypotrophes Prématurés Traumatisme de naissance Souffrance fœtale aiguë Syndrome de détresse respiratoire Enfants de mère diabétique Infection Iatrogène : a) tocolyse b) bicarbonate de soude c) citrate (exsanguino-transfusion) d) acides gras (intralipides)	Hypomagnésie avec hypocalcémie secondaire Syndrome de malabsorption Hypoparathyroïdie a) postopératoire b) hyperparathyroïdie maternelle c) forme héréditaire persistante d) aplasie thymique, syndrome de Di George Iatrogène : a) apport phosphoré important (lait de vache, prophylaxie de l'ostéopénie) b) supplémentation en vitamine D inadéquate

la croissance du squelette se poursuit mais que dans un premier temps l'alimentation est limitée et l'apport en calcium est faible [7], et au cours de cette phase une réduction de la synthèse de parathormone peut avoir des conséquences graves. Chez les prématurés et les enfants victimes de souffrance fœtale aiguë, il se produit de surcroît une augmentation de la calcitonine inversement proportionnelle au calcium sérique [48]. L'hypocalcémie ne conduit à des symptômes de tétanie que si d'autres facteurs viennent s'y ajouter (par ex. une hyperventilation) :

$$\text{Excitabilité neuromusculaire} = \frac{\text{Na K } (\text{OH}^-)}{\text{Ca Mg } (\text{H}^+)}$$

Clinique

Hyperexcitabilité généralisée : trémulations, myoclonies fréquentes, hyperexcitabilité, réaction excessive à tout stimulus. Les signes classiques de la tétanie (Chvostek, Trousseau) ne sont pas toujours fiables. Parfois on observe des vomissements, des apnées, des symptômes gastro-intestinaux (hémorragies digestives). On observe rarement un spasme carpopédal ou un strigor laryngé. Des convulsions focales ou généralisées sont possibles, voire le développement d'une insuffisance cardiaque.

À l'ECG : allongement du temps QT.

Diagnostic

1. Forme précoce : contrôle quotidien du calcium dans le sérum (doser si possible la fraction de calcium ionisé).
2. Examens supplémentaires si d'autres signes cliniques surviennent : phosphore, magnésium, protéines totales, puis ECG (mesurer l'espace QT).

Traitement

1 mmol/l Ca^{++} = 4,4 ml de gluconate de calcium à 10 % (Ca-Sandoz)
= 2 ml de solution de chlorure de calcium Salvia.

1. Lors de symptômes cliniques :
   Injecter du gluconate de calcium à 10 %, 1-2 ml/kg de poids en IV lente pendant 5 min ; un contrôle par moniteur est souhaitable (risque d'asystolie ; se méfier des traitements digitaliques). Il est nécessaire de faire une prise de sang au préalable. Attention : danger de nécrose avec infusion paraveineuse !
2. Pour une hypocalcémie sans signe clinique ou après un traitement d'urgence : injecter du gluconate de calcium à 10 %, 5 ml/kg/jour en perfusion continue ou administré par voie orale lors des repas.
   Chez les nouveau-nés ayant eu une souffrance fœtale aiguë, le calcium peut être apporté de façon prophylactique par voie orale ou en intraveineuse selon le même dosage (ne pas mélanger avec du bicarbonate de soude !). Réduire l'apport phosphoré.
3. En cas d'hypomagnésémie :
   apport de magnésium (voir 14.6).

14.6 Hypomagnésémie (< 0,6 mmol/l)

Physiopathologie

Le corps du nouveau-né à terme contient 500 mg de magnésium dont 65 % se trouvent dans le squelette et pour le reste essentiellement dans le secteur intracellulaire des mitochondries. La résorption intestinale quotidienne de 3-4 mg/kg est indépendante de la régulation de vitamine D et elle ne peut encore être réalisée par le nouveau-né à une semaine de vie [5]. Les taux faibles de magnésium (les valeurs normales étant de 0,6-1,1 mmol/l) inhibent la sécrétion de parathormone ; c'est la raison pour laquelle une hypomagnésémie conduit en général à une hypocalcémie persistante [27].

Étiologie

- Dystrophie intra-utérine,
- diabète maternel,
- hypomagnésie maternelle,
- apport insuffisant de magnésium (alimentation parentérale),
- malabsorption,
- hyperphosphatémie,
- diurétiques ou traitement par diphénylhydantoïone,
- exsanguino-transfusion (sang ACD = adénosine phosphatecitrate dextrose),
- hypoparathyroïdie,
- hépatite néonatale, cholestase.

Clinique

Les symptômes correspondent à ceux de l'hypocalcémie ; parfois on observe également des œdèmes.

À l'ECG on observe : l'inversion de T et le sous-décalage du ST, alors que pour l'hypocalcémie on notait un allongement du temps QT.

Traitement

L'absence de réponse au traitement d'une hypocalcémie à un apport suffisant de calcium peut être révélateur d'une hypomagnésémie. Plus de la moitié des nouveau-nés ayant des signes cliniques d'hypocalcémie (convulsions) ont une hypomagnésémie concomitante.

1 mmol Mg^{++} = 3,3 ml d'ascorbate de magnésium à 10 %
= 2,5 ml de sulfate de magnésium à 10 % (× 7 H_2O)

Traitement d'urgence lors de convulsions : 0,5 ml/kg de sulfate de magnésium à 10 % en IV lente. En cas d'hypomagnésémie asymptomatique, une correction sur 24 heures est à réaliser en priorité.

Traitement au long cours : apport oral de 1 ml/kg/jour de sulfate de magnésium à 10 %.

Il est nécessaire de *vérifier* le niveau sérique de magnésium et de calcium ; risque dus à l'hypermagnésémie : bloc neuromusculaire périphérique avec hypotonie et dépression ventilatoire centrale (antidote : gluconate de calcium).

14.7 Hypoglycémie

Définition [15, 33]

Nouveau-né	< 2,0 mmol/l	= 35 mg/100 ml pendant les premières 24 h,
	< 2,5 mmol/l	= 45 mg/100 ml après 24 h.
Prématuré	< 1,4 mmol/l	= 25 mg/100 ml dans la première semaine de vie,
	< 2,2 mmol/l	= 40 mg/100 ml par la suite.

(Toutes ces valeurs se basent sur le dosage par méthode enzymatique - par la glucose-déshydrogénase. Les valeurs plus basses données autrefois se basaient sur des repas plus espacés pendant la période postnatale).

Fréquence

- 5 % des nouveau-nés à terme hypertrophiques,
- 14 % des prématurés eutrophiques,
- 20 % des nouveau-nés hypotrophiques,
- 18 % des nouveau-nés avec érythroblastose sévère,
- jusqu'à 50 % des enfants de mère diabétique.

Étiologie

Voir Tableau 14.5

Physiopathologie

Chez le fœtus et le nouveau-né, le glucose représente la source d'énergie essentielle pour la croissance et le métabolisme cérébral. Il est apporté par voie exogène ou par gluconéogenèse ou glucogénolyse (à partir des stocks de glycogène hépatique, par transformation des acides aminés et du glycérol issu de la lipolyse). Le cerveau du nouveau-né peut, semble-t-il, utiliser en petite quantité les corps cétoniques comme source d'énergie, ce qui permettrait d'expliquer les hypoglycémies asymptomatiques. Après la naissance, l'apport de glucose venant de la mère est interrompu, le taux de glucose dans le sang baisse en l'espace de deux heures à 2,7 mmol/l = 50 mg/100 ml [19]. La sécrétion d'insuline diminue de façon radicale et celle de glucagon augmente rapidement : en l'espace de 6 heures, elle devient 5 fois supérieure, la glucogenèse est alors active, sous l'influence des catécholamines [46] et l'homéostasie glucosée définitive n'est atteinte que 48 à 72 heures plus tard. Les besoins glucidiques du nouveau-né à terme sont de 4-6 mg/min/kg,

Tableau 14.5. Étiologie de l'hypoglycémie néonatale

Causes	Formes	Évolution
Réduction des stocks de glycogène	Nouveau-né hypertrophique Prématuré eutrophique Enfant issu de grossesse multiple	Forme précoce asymptomatique de 2 à 12 h. Forme tardive symptomatique de 24 à 48 h
Glycolyse anaérobie	Syndrome postasphyxique Syndrome de détresse respiratoire Insuffisance cardiaque Septicémie Hypothermie (augmentation des acides gras libres)	Consommation de glucose multipliéepar 18 pour formation d'ATP ! Souvent combinaison avec hypocalcémie
Hyperinsulinisme	Fœtopathie diabétique Immunisation rhésus Tumeurs des îlots de Langerhans Syndrome de Beckwith-Wiedemann Effet rebond après injection bolus de glucose Exsanguino-transfusion ou arrêt d'une perfusion glucosée	voir 14.8
Troubles de la régulation neurohormonale	Lésions cérébrales Déficit en STH, ACTH Hémorragie surrénalienne	Persistance au-delà des 7 premiers jours de vie
Déficit métabolique de la gluconéo-genèse	Glycogénose de type I Galactosémie Intolérance au fructose	voir 14.10.4

soit deux fois plus élevés que celui de l'adulte [20]. Les nouveau-nés atteints d'une hypoglycémie asymptomatique unique se développent la plupart du temps normalement. Une partie des enfants ayant présenté une hypoglycémie récidivante [32] ou des signes neurologiques souffrent par la suite de retard mental, de convulsions, de spasticité ou de microcéphalie [6].

Clinique

- Apathie
- Hypotonie
- Hyperexcitabilité

- Convulsions
- Ingurgitation lente
- Accès d'apnée
- Cyanose
- Hypothermie
- Bradycardie
- Tachycardie

Diagnostic

Dépistage par bandelettes Dextrostix ou réflotest. En présence de facteurs de risque, contrôler à la 2ème, 4ème, 6ème, 12ème, 24ème et 48ème heures de vie. En cas de signes cliniques ou de valeurs de Dextrostix basses (≤ 1,4 mmol/l = 25 mg/100 ml), contrôler par la méthode enzymatique. En cas d'hypoglycémie prouvée, contrôler à intervalles réguliers toutes les 2-4 heures selon la situation clinique.

Prophylaxie

Dépistage rigoureux en cas de risque d'hypoglycémie : débuter précocement l'alimentation, oxygéner suffisamment, maintenir la neutralité thermique, contrôler la NFS (suspection de polyglobulie ?).

Alimentation précoce (à débuter deux heures après la naissance) avec glucose à 5 % ou dextroneonat (repas de 5 à 10 ml toutes les trois heures) ou alimentation adaptée (jusqu'à 30 ml/kg/24 h).

Remarque : l'éradication de l'hypoglycémie symptomatique est une des mesures les plus efficaces pour éviter les lésions cérébrales persistantes.

Traitement

- L'apport de glucose à raison de 6 mg/kg/min correspond aux besoins de base [19] et la plupart du temps, un apport de glucose à 10 % à raison de 100 ml/kg/24 h suffit pour le traitement des hypoglycémies modérées. Il faudra éviter dans la mesure du possible les injections en bolus à concentration élevée car elles comportent un risque d'hyperglycémie et d'hypoglycémie de rebond [29]. Si les veines sont mauvaises, mettre en place deux abords veineux !
- Traitement d'urgence (lors de convulsions) : 1 ml de glucose à 20 % par kg de poids en IV, puis perfusion d'entretien de glucose à 10 %.
- Hypoglycémies récidivantes : augmenter l'apport de glucose jusqu'à 10-12 mg/kg/min ; cela correspond à une perfusion de 100 ml/kg/24 h de glucose à 15 % (apport maximal réalisable par voie périphérique).
- Hypoglycémie persistante (une recherche diagnostique minutieuse est nécessaire !) : Décortine 1 mg/kg en IV toutes les 6 heures. Si le taux de glucose ne se situe toujours pas dans la normale, il apparaît justifié de faire un essai avec du glucagon à 0,3 mg/kg en IM toutes les 4-6 heures (effet de courte durée, effet rebond).

14.8 Embryofœtopathie diabétique

Incidence et étiologie de l'embryofœtopathie diabétique

L'incidence et la sévérité de la pathologie néonatale mais aussi le pronostic et l'évolution psychomotrice ultérieure de l'enfant [41] dépendent de la gravité du diabète maternel (classification selon White [50]) ainsi que de la qualité des mesures diététiques et médicamenteuses mises en œuvre pendant la grossesse [18, 45].

- Type A (diabète gestationnel) : 1-3 % de toutes les grossesses, les enfants sont asymptomatiques dans 80 % des cas.
- Type B/C (diabète de la maturité ou juvénile, insulino-dépendant) : 1 grossesse pour 1 000, les enfants sont macrosomes à 40 % et hypoglycémiques à 50 %.
- Type D-F (diabète juvénile avec atteinte vasculaire) : rare. Les enfants sont parfois hypotrophiques et le plus souvent hypoglycémiques. La mortalité périnatale de ces enfants a profondément chuté au cours des dernières années.

Pathophysiologie

L'hypertrophie des cellules des îlots de Langerhans du fœtus est une conséquence de l'augmentation de l'apport glucosé venant de la mère. L'hyperinsulinisme fœtal, une réaction plus faible du glucagon et de l'adrénaline par rapport à une hypoglycémie spontanée ainsi qu'un taux basal de STH diminué perturbent l'homéostasie glucosée basale. De plus, la production hépatique de glucose par glycogénolyse et gluconéogenèse est réduite. L'insuline agit comme une hormone de croissance fœtale entraînant par ex. une macrosomie ; l'hypoparathyroïdie provoque une tendance à l'hypocalcémie. Un remplacement tardif de la gammaglobine fœtale par la bêta-globine [38] et une érythropoïtine élevée conduisent à une augmentation de l'hémoglobine F et chez près de 10 % des enfants de mère diabétique, à une polyglobulie et une hyperviscosité [44].

Clinique et complications

- Macrosomie, aspect cushingoïde (taille et poids > 90ème percentile, microcrânie relative),
- hépatomégalie,
- hypertrichose des pavillons de l'oreille [39],
- hypoglycémie (glycémie < 2,0 mmol/l = 35 mg/100 ml dans les premières 24 heures, < 45 mg/100 ml par la suite), le plus souvent à l'âge de 30 minutes jusqu'à 2 heures de vie (voir 14.7),
- pléthore et polyglobulie (voir 15.4),
- hyperbilirubinémie (voir 16.4),

- hypocalcémie (calcium < 1,8 mmol/l) chez près de 15-30 % des enfants, le plus souvent à l'âge de 24 heures,
- hypomagnésémie (magnésium < 6 mmol/l) chez près de 30 % des enfants,
- cardiomyopathie (hypertrophie septale par glycogène),
- tachypnée transitoire (voir 8.4) chez près de 40 % des enfants dépendant de la qualité de la surveillance de la grossesse [40],
- syndrome de détresse respiratoire (voir 8.2) dû à une maturation pulmonaire retardée [25] chez près de 5 % des enfants (jusqu'à la 38ème semaine de gestation !),
- fréquence des lésions traumatiques de la naissance (fracture de la clavicule, paralysie du plexus brachial, paralysie phrénique, hémorragie intraventriculaire) et de la souffrance fœtale aiguë (voir 2.4).

Malformations associées

Elles surviennent chez près de 6,4 % des enfants de mère diabétique (le risque est 4 fois plus élevé en comparaison à la population générale) et elles représentent aujourd'hui la cause principale de mortalité de ces enfants [17]. La période critique de tératogenèse se situe entre la 3ème et la 6ème semaine de gestation ; c'est pour cette raison que sa fréquence n'a pas baissé malgré un meilleur équilibre du diabète pendant la grossesse. Malformations selon la fréquence [34] :
- syndrome de régression caudale,
- situs inversus,
- duplication urétérale,
- malformation cardiaque (CIV, TGV, coarctation de l'aorte),
- agénésie rénale,
- hypoplasie du côlon.

Diagnostic

Dépistage (Dextrostix, Labstix) dans la 1ère, 2ème, 4ème, 6ème, 12ème, 24ème, 36ème, 48ème, 72ème et 96ème heure de vie. S'il existe des signes cliniques ou si l'on mesure des valeurs de Dextrostix ≤ 25 mg/100 ml, contrôler au moyen d'un dosage glycémique par méthode enzymatique. En cas d'hypoglycémie prouvée, contrôler à plusieurs reprises au moins toutes les 4 heures en fonction de la situation clinique. En outre, il est nécessaire de faire les examens suivants : analyse des gaz du sang, dosage du calcium et du magnésium, hématocrite, ECG, échocardiographie, radiographie du thorax, échographie abdominale.

Prophylaxie

Une surveillance rigoureuse de la grossesse ainsi qu'un bon équilibre du diabète maternel sont les mesures prophylactiques les plus appropriées. Il convient de débuter une alimentation dans les 2ème à la 4ème heure de vie en fonction de la situation clinique.

Traitement

- Perfusion de 100 ml/kg/jour de glucose à 10 % ; mettre de préférence deux voies vasculaires en place.
- Traitement de l'hypoglycémie : voir 14.7. Une perfusion d'entretien est meilleure que l'injection par bolus : danger de pic hyperglycémique et d'effet rebond par sécrétion d'insuline [29].
- Prednisone si l'hypoglycémie ne se corrige pas suffisamment par l'apport de glucose à 12-15 %.
- Traitement de l'hypocalcémie, voir 14.5.
- Traitement de la polyglobulie, voir 15.4.

14.9 Hyperglycémie (glycémie à jeun > 7 mmol/l = 126 mg/100 ml)

Tableau 14.6. Hyperglycémie néonatale

Étiologie	Pathogénie	Clinique	Pronostic et traitement
1. Lésions cérébrales (souffrance fœtale aiguë périnatale, hémorragie intracrânienne, septicémie)	Troubles du mécanisme de contrôle de l'homéostasie glucidique	Voir sous syndrome post-asphyxique et hémorragie cérébrale, septicémie	Voir sous syndrome postasphyxique et hémorragie cérébrale, septicémie
2. Hyper-alimentation intraveineuse (surtout chez l'enfant prématuré)	Apport excessif de glucose par unité de temps, lors d'une alimentation parentérale (souvent associé avec un soluté de glucose à 10 %)	Glucosurie, fréquemment déshydratation, osmolalité sérique élevée	Diminution de l'apport de glucose. Réduction prudente et progressive de l'osmolalité sérique (attention : convulsions, hémorragie intra-crânienne)
3. Diabète transitoire	Rare. Survient chez les prématurés fortement hypotrophiques [26]	Perte de poids, déshydratation, polydipsie, polyurie, hyperglycémie, cétonurie, amaigrissement, teint grisâtre. Survient à l'âge de 1 à 4 semaines	Durée de l'affection variable. Nécessité d'un traitement par insuline. Débuter toujours le traitement avec 0,1 unité d'insuline par kg de poids corporel, par la suite perfusion continue d'insuline ! Réhydratation prudente

14.10 Maladie métabolique aiguë congénitale

14.10.1 Fréquence

On connaît à l'heure actuelle plus de 200 maladies métaboliques congénitales, leur fréquence globale atteint environ 1 pour 1 000 naissances vivantes. Un diagnostic et un traitement précoces peuvent sauver la vie de certains de ces enfants ou éviter des lésions cérébrales ; dans le cas de certaines maladies métaboliques incurables, le diagnostic peut éviter la mise en œuvre de traitements médicaux intensifs inutiles. On ne parlera pas dans ce qui va suivre des syndromes biochimiques [13, 42], ni de génétique [28] ou de biologie moléculaire [10], ni de diagnostic prénatal. Cependant, une classification orientée selon les symptômes majeurs devrait permettre un diagnostic de suspicion [42, 49, 51]. L'établissement du diagnostic précis et le traitement des affections métaboliques congénitales ne sont possibles qu'en collaboration avec des spécialistes compétents et un laboratoire de pointe. En raison du caractère héréditaire des maladies métaboliques - il s'agit dans la plupart des cas d'une transmission autosomique récessive - il est important de soumettre les parents à un interrogatoire détaillé (consanguinité ?, etc.) et de les informer sur le plan génétique.

Remarque : lors d'une suspicion d'affection métabolique il convient d'arrêter l'alimentation jusqu'au diagnostic !

14.10.2 Symptômes majeurs

Il arrive qu'une anamnèse familiale positive ou un test de screening attire l'attention sur une maladie métabolique congénitale avant la survenue des premiers symptômes. Les affections métaboliques aiguës manifestes peuvent être cliniquement similaires à toute une série d'autres affections (septicémie foudroyante, traumatisme de la naissance, syndrome postasphyxique, insuffisance cardiaque et respiratoire) et évoluer vers le décès avant l'établissement du véritable diagnostic. Le symptôme le plus fréquent est l'intoxication du système nerveux central [1,12] :

- hypotonie, apnées,
- léthargie ou coma,
- convulsions.

Les signes neurologiques sont particulièrement suspects quand ils *ne* s'expliquent *pas* par une atteinte périnatale claire et qu'ils surviennent après un *intervalle* de quelques heures à quelques jours après la naissance. Les autres symptômes sont :

- vomissements, troubles digestifs,
- hépatomégalie, ictère,
- odeur anormale.

Chacun de ces symptômes entraîne une suspicion de maladie métabolique s'il s'accompagne d'une des anomalies métaboliques suivantes :
- hypoglycémie (en particulier lorsqu'elle ne s'explique pas par un hyperinsulinisme ou une hypotrophie, voir 14.7),
- acidose métabolique (en particulier si elle ne s'explique pas par un choc ou une infection, voir 6.3.1)
- hyperammoniémie (en particulier s'il n'y a pas eu de souffrance fœtale aiguë).

14.10.3 *Diagnostic*

Dans le cas d'une suspicion d'infection métabolique sévère, il convient de faire les examens suivants dans les 24 heures [42, 51] :

Sang

- Analyse des gaz du sang,
- lactate,
- glycémie,
- galactose,
- NFS avec plaquettes,
- bilirubine totale directe,
- transaminases,
- électrolytes (sodium, potassium, chlore, calcium, magnésium, phosphore),
- urée, créatinine,
- ammoniaque,
- acides aminés (chromatographie sur colonne),
- carnitine.

Urines

- albumine,
- substances réductrices,
- acides aminés (chromatographie sur colonne),
- acides organiques (chromatographie gazeuse),
- congeler des échantillons d'urines importants pour les examens spécifiques.

Définir le diagnostic le plus précisément possible. N'entreprendre que par la suite les examens biochimiques spécifiques concernant les maladies métaboliques congénitales en accord avec le laboratoire spécialisé. Avoir présent en mémoire le fait qu'après une souffrance fœtale aiguë sévère, une hyperammoniémie et une excrétion pathologique d'acides aminés et d'acides organiques peuvent également se manifester avec des symptômes cliniques.

14.10.4 *Affection métabolique avec hypoglycémie*

Une hypoglycémie récidivante est suspecte, en particulier si elle survient plutôt après le repas qu'avant le repas suivant.

Diagnostic différentiel

- Maladie du sirop d'érable,
- acidémie méthylmalonique,
- acidémie propionique,
- déficit en phosphoénol-pyruvate-carboxykinase,
- déficit en pyruvate-carboxylase,
- acidurie glutarique de type I et II,
- déficit en hydroxyméthyl-glutaryl-CoA-lyase,
- galactosémie,
- intolérance au fructose,
- déficit en fructose-1,6-diphosphatase,
- glycogénose de type I-VI,
- déficit systémique en carnitine.

14.10.5 *Affection métabolique avec acidose*

Une acidose métabolique survient à la suite d'une accumulation de métabolites acides ou d'une formation de lactate secondaire à un trouble de la phosphorylation oxidative. Il faut suspecter une affection métabolique, en particulier :

- quand les causes les plus fréquentes d'une acidose métabolique sont exclues (postasphyxique, hypotension, hypothermie, insuffisance cardiaque, hypoxie, insuffisance rénale, etc.),
- quand le traitement symptomatique n'est pas efficace,
- quand il existe un trou anionique : $Na^+ - (Cl^- + HCO_3^-) > 15$ mmol/l.

Diagnostic différentiel

- Maladie du sirop d'érable,
- acidémie méthylmalonique,
- acidémie propionique,
- acidémie isovalérique,
- déficit en pyruvate-carboxylase,
- déficits multiples en carboxylase,
- acidurie glutarique de type II,
- déficit en CoA-transférase,
- hyperlactacidémie congénitale.

14.10.6 *Affection métabolique avec cétose*

Les corps cétoniques les plus fréquents (acétone, acétate et bêta-hydroxybutyrate) sont formés quand la production d'acétyl-CoA dépasse la capacité oxydative du cycle de l'acide citrique.

Diagnostic différentiel

- Maladie du sirop d'érable,
- acidémie propionique,
- acidurie méthylmalonique.

14.10.7 *Affection métabolique avec hyperammoniémie*

Les hyperammoniémies peuvent se manifester lors d'atteintes hépatiques ou après infection bactérienne ou virale, après hépatite ou à la suite d'une alimentation parentérale. Le plus souvent, les augmentations de la concentration de l'ammonium dans le plasma hépariné (valeurs normales : jusqu'à 90 µmol/l = 150 µg/100 ml) surviennent sous forme d'hyperammoniémie transitoire après souffrance fœtale aiguë sévère ou lors d'une insuffisance respiratoire postnatale [22]. Les hyperammoniémies d'origine métabolique s'accompagnent fréquemment d'une alcalose et résultent le plus souvent d'un déficit dans le cycle de l'urée au cours duquel l'ammonium provenant de la dégradation de la glutamine et de l'asparagine ne peut pas être transformé en urée. Elles surviennent aussi en liaison avec une acidose en cas de troubles de la dégradation des acides organiques.

Diagnostic différentiel

- Déficit en carbamyl-phosphate-synthétase,
- déficit en ornithine-transcarbamylase,
- citrullinémie ou déficit en arginine succinate-synthétase,
- acidurie arginine succinique,
- argininémie (déficit en arginase),
- acidémie méthylmalonique,
- acidémie propionique,
- acidémie isovalérique,
- déficit en pyruvate-carboxylase,
- acidurie glutarique de type II,
- hyperornithinémie avec homocitrullinémie,
- intolérance congénitale à la lysine.

14.10.8 *Dépistage de maladies métaboliques*

Un examen de sang et d'urine de tous les nouveau-nés peut, s'il est pratiqué à temps, être une aide non négligeable dans le dépistage des maladies métaboliques congénitales, et ce *avant* que l'enfant ne présente des atteintes organiques irréversibles.

L'examen de dépistage est effectué au *5ème jour de vie*, ou lorsque l'enfant a été suffisamment alimenté pour que la réaction métabolique puisse se déclencher. Chez l'enfant ayant reçu une alimentation entérale insuffisante (prématuré, nouveau-né malade), cet examen sera reconduit au 14ème jour de vie ou plus tard encore. Actuellement on cherche à dépister les *huit maladies* suivantes :

- galactosémie, phénylcétonurie, tyrosinémie, hyperglycynémie avec cétose ou sans cétose, hypothyréose, syndrome adrénogénital, mucoviscidose ;
- ces maladies sont asymptomatiques pendant les premiers jours de vie et de ce fait, rares sont les enfants hospitalisés dans une unité de soins intensifs.

Bibliographie

1. Adams RD, Lyon G (1982) Neurology of hereditary metabolic diseases. McGraw-Hill, New York
2. Al-Dahhan J, Haycock DB, Chantler S, et al (1983) Sodium homeostasis in term and preterm neonates. I. Renal aspects. Arch Dis Child 58 : 335
3. Al-Dahhan J, Haycock DB, Chantler S, et al (1983) Sodium homeostasis in term and preterm neonates. III. Gastrointestinal aspects. Arch Dis Child 58 : 343
4. Al-Dahhan J, Haycock DB, Nichol B, et al (1984) Sodium homeostasis in term and preterm infants. III : The effects of salt supplementation. Arch Dis Child 59 : 945
5. Atkinson SA, Radde IC, Anderson GH (1983) Macromineral balances in premature infants fed their own mother's milk or formula. J Pediatr 102 : 96–106
6. Aynsley-Green A (1981) Hyopglycemia. In : Brooks CG (ed) Clinical paediatric endocrinology. Blackwell Scientific, Oxford
7. Bagnoli F (1985) Calcium homeostasis in the first days of life in relation to feeding. Eur J Pediatr 144 : 41
8. Bell EF, Oh W (1979) Fluid and electrolyte balance in very low birth weight infants. Clin Perinatol 6 : 139
9. Brown DR, Salsbury DJ (1982) Short-term biochemical effect of parenteral calcium treatment of early-onset neonatal hypocalcemia. J Pediatr 100 : 777
10. Caskey CT, White RL (1983) Recombinant DNA applications to human disease. Banbury report 14. Cold Spring Harbor Laboratory, New York
11. Chan GM, Tsang RC, Chen IV, De Luca HF, Steichen JJ (1978) The effect of 1,25 (OH)2-Vitamin D3 supplementation in premature infants. J Pediatr 93 : 91
12. Chaves-Carballo E (1992) Detection of inherited neurometabolic disorders, a clinical approach. Pediatr Neurol 39 : 801–820
13. Cohn RM, Roth KS (1983) Metabolic disease : a guide to early recognition. Saunders, Philadelphia
14. Cornblath M, Schwartz R (1976) Disorders of carbohydrate metabolism in infancy. Saunders, Philadelphia
15. Cornblath M, Schwartz R, Aynsley-Green A, Lloyd JK (1990) Hypoglycemia in infancy : The need for a rational definition. Pediatrics 85 : 834–837
16. Costarino AT, Baumgart S (1988) Controversies in fluid and electrolyte therapy for the premature infant. Clin Perinatol 15 : 863–878
17. Cousins L (1983) Congenital anomalies among infants of diabetic mothers. Am J Obstet Gynecol 147 : 333–338
18. Cowett RM, Schwartz R (1982) The infant of diabetic mother. Pediatr Clin North Am 29 : 1213
19. Cowett RM, Susa JB, Oh W, Schwartz R (1984) Glucose kinetics in glucose infused small for gestational age infants. Pediatr Res 18 : 74–78

20. Denne SC, Kalhan SC (1986) Glucose carbon recycling and oxidation in human newborns. Am J Physiol 251 : E71–77
21. Engelke SC, Shah BL, Vasan U, Raye JR (1978) Sodium balance in very low-birth-weight infants. J Pediatr 93 : 837
22. Giacoia GP, Padilla-Luger A (1986) Severe transient neonatal hyperammonemia. Am J Perinatol 3 : 249
23. Greene H et al (1988) Guidelines for the use of vitamins, trace elements, calcium, magnesium, and phosphorus in infants and children receiving total parenteral nutrition : Report of the subcommittee on pediatric parenteral nutrient requirements from the committee on clinical practice issues of the American society of clinical nutrition. Am J Clin Nutr 48 : 1324
24. Heck LJ, Erenberg A (1983) Serum glucose levels during the first 48 hours of life in the healthy fullterm neonate. Pediatric Res 17 : 317
25. Kulovich MV, Gluck L (1979) The lung profile. II. Complicated pregnancy. Am J Obstet Gynecol 135 : 64
26. Kuna P, Addy DP (1979) Transient neonatal diabetes mellitus. Am J Dis Child 133 : 65–66
27. Lealman GT, Logan RW, Hutchison JH, Kerr MM, Fulton AM, Brown CA (1976) Calcium, phosphorus, and magnesium concentrations in plasma during first week of life and their relation to type of milk feed. Arch Dis Child 51 : 377
28. Lewin B (1985) Genes, 2nd edn. Wiley, New York
29. Lilien LD, Pildes RS, Srinivasan G, et al (1980) Treatment of neonatal hypoglycemia with minibolus and intravenous glucose infusion. J Pediatr 97 : 295
30. Lorenz JM, Kleinman LT, Kotagal UR, Reller MD (1982) Water balance in very low-birth-weight infants : relationship to water and sodium intake and effect of outcome. J Pediatr 101 : 423
31. Lucas A, Morley R, Cole TJ (1988) Adverse neurodevelopmental outcome of moderate neonatal hypoglycaemia. Br Med J 297 : 1304–1308
32. Malone TA (1991) Glucose and insulin vs. cation-exchange resin for the treatment of hyperkalemia in very low birth weight infants. J Pediatr 118 : 121–123
33. Mehta A (1994) Prevention and management of neonatal hypoglycaemia. Arch Dis Child 70 : F54–F60
34. Mills JL, Baker L, Goldman AS (1979) Malformations in infants of diabetic mothers occur before the seventh gestational week. Diabetes 28 : 292–293
35. Noe DA (1981) Neonatal hypocalcemia and related conditions. Clin Lab Med 1 : 227
36. Noguchi A, Erin M, Tsang RC (1980) Parathyroid hormone in hypocalcaemic and normocalcaemic infants of diabetic mothers. J Pediatr 97 : 112
37. Ohlsson A, Hasking M (1987) Complications following oral administration of exchange resins in extremely low birth weight infants. Eur J Pediatr 146 : 571–574
38. Perrine SP, Greene MF, Faller DV (1985) Delay in the fetal globin switch in infants of diabetic mothers. N Engl J Med 321 : 334
39. Rafaat M (1981) Hypertrichosis pinnae in babies of diabetic mothers. Pediatrics 68 : 746
40. Reller MD, Tsang RG, Meyer RA, Braun CP (1985) Relationship of prospective diabetes control in pregnancy to neonatal cardiorespiratory function. J Pediatr 106 : 86
41. Rizzo T, Metzger BE, Burns WJ, Burns K (1991) Correlations between antepartum maternal metabolism and intelligence of offspring. N Engl J Med 325 : 911–916
42. Scriver CR, Beaudet AL, Sly WS, Valle D (eds) (1989) The metabolic basis of inherited disease, 6th edn. McGraw-Hill, New York

43. Shaffer SG, Meade VM (1989) Sodium balance and extracellular volume regulation in very low birth weight infants. J Pediatr 115 : 285
44. Shohat M, Merlob P, Reisner SH (1984) Neonatal polycythemia. I. Early diagnosis and incidence relating to time of sampling. Pediatrics 73 : 7
45. Spellacy WN (1984) Evaluation and management of diabetes in pregnancy. Adv Clin Obstet Gynecol 2 : 34–42
46. Sperling MA, Ganguli S, Leslie N, Landt K (1984) Fetal-perinatal catecholamine secretion : role in perinatal glucose homeostasis. Am J Physiol 274 : 69–74
47. Tsang RC, Steichen JJ, Brown DR (1977) Perinatal calcium homeostasis : neonatal hypocalcemia and bone demineralization. Clin Perinatol 4/2 : 385
48. Venkataraman PS, Tsang RC, Chen IW, Sperling MA (1987) Pathogenesis of early neonatal hypocalcemia : Studies of serum calcitonin, gastrin, and plasma glucagon. J Pediatr 110 : 599–603
49. Vidailhet M, Morali A (1987) Inborn errors of metabolism. In : Stern L, Vert P (eds) Neonatal medicine. Masson, New York, pp 1126–1204
50. White P (1965) Pregnancy and diabetes. Med Clin North Am 49 : 1015
51. Wraith JE (1989) Diagnosis and management of inborn errors of metabolism. Arch Dis Child 64 : 1410–1415
52. Zimmermann A, Bachmann C, Hoegger J, Gehler J, Mielfried A, Moench E, Peters H (1983) Liver pathology in transient neonatal hyperammonemia. Virchow Arch 402 : 25

15

Problèmes hématologiques

E. Kattner

15.1 Valeurs normales

Elles varient en fonction de l'âge gestationnel et postnatal. Le tableau 15.1. indique les valeurs moyennes typiques. De grandes variations sont possibles et il convient d'en suivre particulièrement l'évolution. Un taux d'hémoglobine entre 13,0 et 18,5 g/100 ml sera par exemple considéré comme normal chez un enfant de poids inférieur à 1 500 g.

Tableau 15.1. Valeurs hématologiques normales chez le nouveau-né au premier jour de vie [15, 21, 41]

Âge	À la naissance			
Âge gestationnel	28-29 sem	34-35 sem	40 sem	
Hémoglobine (g/100 ml)	19,3	19,6	19,3	(15-20)
Hématocrite (%)	60	61	53	(48-60)
Érythrocytes (× 10^6/µl)	4,6	5,1	5,1	(4-6,5)
Réticulocytes (%)	10	10	7	(3-10)
Thrombocytes (× 10^3/µl)	180	230	290	(160-360)
Leucocytes (× 10^3/µl)	16,8	13,0	18,1	(6-30)
Neutrophiles immatures/ neutrophiles totaux (I/T)	< 0,17	< 0,20	< 0,20	

15.2 Anémie

Définition [21]

	Hémoglobine veineuse	Hématocrite veineuse
Anémie précoce :		
1-2 ème jour de vie	< 16 g/100 ml	< 45 %
3-7 ème jour de vie	< 14,5 g/100 ml	< 40 %
Anémie tardive :		
à partir du 8ème jour de vie	< 10 g/100 ml	< 30 %

Causes de l'anémie précoce

1. Hémorragie fœtale :
   - arrachement ou déchirure vasculaire dans la circulation extracorporelle,
   - hémorragie placentaire,
   - blessure opératoire (césarienne, amniocentèse).
2. Syndrome de transfusion :
   - fœto-maternel,
   - fœto-placentaire (clampage précoce du cordon, position du nouveau-né au-dessus de la mère),
   - fœto-fœtale (grossesse gemellaire monochoriale, monoamniotique).
3. Hémolyse fœtale (aiguë ou chronique) :
   - incompatibilité des groupes sanguins (rhésus, Kell),
   - alpha-thalassémie,
   - infection intra-utérine.
4. Hémorragie néonatale :
   - sous-galéale ou névrose épicrânienne,
   - céphalhématome,
   - intracrânienne,
   - gastro-intestinale, rétropéritonéale,
   - pulmonaire,
   - cordon (cathéter).
5. Prélèvements sanguins fréquents en particulier importants chez le très petit prématuré.

Symptômes

Hémorragie aiguë

Tachypnée, respiration superficielle, tachycardie, pouls périphériques faibles ou non palpables, pression artérielle basse, pression veineuse centrale basse, choc, acidose métabolique, troubles de la microcirculation.

Au début d'une hémorragie, il peut n'y avoir aucune pâleur et l'hématocrite veineuse peut être normale : l'anémie n'est apparente qu'après quelques heures du fait de l'hémodilution [4].

Hémorragie chronique

Pâleur avec vitalité conservée, tachypnée, tachycardie, pouls normal, hépatomégalie (éventuellement splénomégalie), insuffisance cardiaque, pression artérielle normale, pression veineuse centrale normale ou augmentée. Hématocrite abaissée.

Diagnostic

Avant tout traitement de substitution, il faut faire un prélèvement sanguin (sang total, sang citraté) pour parvenir à un diagnostic précis par la suite.
- Hématocrite veineux (les valeurs capillaires sont nettement au-dessus des valeurs veineuses), numération des globules rouges, analyse des différentes lignées (normoblastes !), thrombocytes, réticulocytes,
- test de Kleihauer (révélateur d'érythrocytes contenant de l'hémoglobine fœtale-HbF) dans le sang maternel,
- groupe sanguin, test de Coombs indirect de la mère (RAI = recherche d'agglutinines irrégulières) et test de Coombs direct de l'enfant,
- analyse de la coagulation,
- exclure une infection intra-utérine,
- radiographie du thorax (taille et silhouette cardiaque),
- exclure une hémoglobinopathie (électrophorèse de l'hémoglobine), sphérocytose et déficit enzymatique des globules rouges (G6PD, etc.).

Traitement

1. Hémorragie aiguë (choc hypovolémique), voir 2.5.4
2. Hémorragie chronique.

Tout d'abord, déterminer dans la mesure possible la cause, puis administrer du culot globulaire. Une transfusion est indiquée dans les cas suivants (voir fig. 15.1) :
- anémie à la naissance (hématocrite veineux < 40 %) et normo- ou hypovolémie. En cas d'hypervolémie (à la radiographie du thorax : gros cœur, pression veineuse centrale - PVC - augmentée ou normale), exsanguino-transfusion partielle avec culot globulaire sous surveillance de la pression veineuse centrale ;
- anémie chez les enfants très malades avec syndrome de détresse respiratoire, apnées quand l'hématocrite veineux < 45 % [25] ;
- anémie iatrogène ou hypovolémie chez les prématurés avec symptômes marqués : apnée, abdomen ballonné, difficultés d'alimentation, mauvaise courbe de poids (voir fig. 15.1). Lorsque les prélèvements de sang dépassent 10 % de la volémie (environ 8 à 9 ml/kg) et en l'absence de symptomatologie, on supplémentera éventuellement le volume dans un premier temps avec du plasma [2].

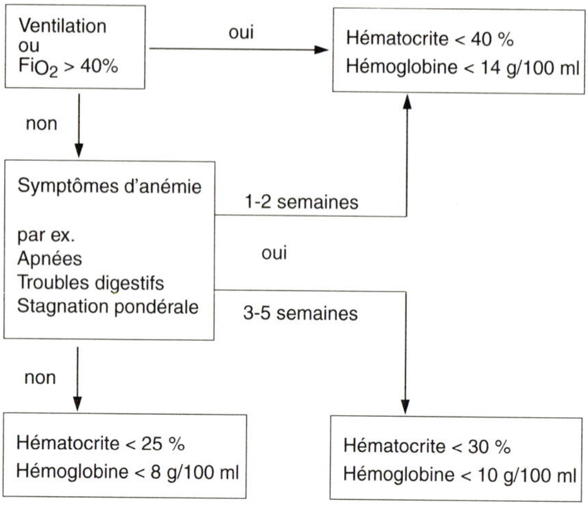

Fig. 15.1. Indications concernant la transfusion de concentré d'érythrocytes chez les nouveau-nés après la phase d'adaptation à la vie extra-utérine

Chez tous les enfants de moins de 1 500 g, les prélèvements de sang quotidiens (y compris les analyses des gaz du sang) doivent être programmés avec exactitude [18] ;

- anémie hémolytique au-delà de la 1ère semaine de vie quand l'hématocrite < 30 % (hémoglobine < 10 g/100 ml). ;
- apport de fer en particulier chez le prématuré atteint d'anémie modérée à partir de la 4ème semaine de vie [10, 32] en l'absence de transfusion antérieure (voir 4.1.2.) ;
- érythropoïétine humaine recombinante pendant les 6 premières semaines de vie à raison de 3 × 250 UI/kg/sem s.c. L'érythropoïétine stimule l'érythropoïèse du prématuré [30, 19, 20] et réduit le nombre des transfusions nécessaires [3, 14, 29]. Ce traitement est récent et on dispose encore de peu de données relatives à ses effets secondaires. Ce traitement nécessite une supplémentation adaptée en fer dont le dosage et la durée ne sont pas encore déterminées avec précision. L'érythropoïétine est actuellement administrée dans le cadre d'études contrôlées (ndt : AMM de l'EPO en France).

15.3 *Transfusion*

15.3.1 *Détermination du volume*

3 ml de culot globulaire (ou 6 ml de sang total) par kg de poids augmentent la concentration en hémoglobine d'environ 1 g/100 ml.

$$\frac{(\text{hte souhaitée} - \text{hte actuelle}) \times \text{poids (kg)} \times 90}{\text{hte du culot (environ 60-70 \%)}} = \text{ml de culot globulaire}$$

(hte = hématocrite)

15.3.2 *Réalisation*

Pour le choix du groupe sanguin, il faut tenir compte du groupe maternel, de même que d'une éventuelle sensibilisation (voir Tableau 16.2)

- Utiliser des concentrés de globules rouges. L'hémolyse et l'augmentation de la concentration de potassium jouent un rôle secondaire depuis que l'on dispose de solutés de concentrés de globules rouges (CGR) obtenu grâce à des techniques modernes ; cependant, les érythrocytes ont une durée de survie plus courte dans des culots globulaires plus anciens [34].
- Toute transfusion de sang comprend un risque de transmission d'affection virale (cytomégalovirus, hépatite, VIH) [26, 40]. Utiliser du sang conservé CMV négatif ! (Le don dirigé n'est pas admis par la législation en France - ndt).
- Utiliser du sang filtré (déleucocyté) pour réduire le risque d'infection.
- Utiliser du sang irradié lorsqu'il y a risque de déficit immunitaire, lors de don de sang d'un membre de la famille et le cas échéant lors exsanguino-transfusion.
- Éviter la surcharge volumique en raison du risque de canal artériel. Transfuser lentement, à plusieurs reprises, contrôler la pression artérielle régulièrement.
- Chauffer avec prudence le sang avant la transfusion (car l'enfant est hypothermique), mais éviter la proximité de la source de chaleur ! Il y a destruction cellulaire en cas de surchauffe [35].
- Ne pas faire couler la transfusion sanguine en Y avec une perfusion hyperosmolaire (hémolyse). Contrôler la glycémie s'il y a apport simultané de glucose.
- Respecter la réglementation transfusionnelle [38]. En supplément des tests croisés, toujours pratiquer des tests avec les cartes au lit du malade.
- Pour limiter le nombre des donneurs lorsqu'un enfant est susceptible d'être retransfusé, demander auprès du CTS le partage d'une poche en plusieurs unités de moindre contenance (poche de volume réduit). On favorisera ainsi le « donneur unique » [33].

15.4 Polyglobulie

Définition et pathogénie

Hématocrite veineux > 65 %, hémoglobine > 22 g/100 ml dans la première semaine de vie [23].

Lorsque l'hématocrite dépasse 65-70 %, l'augmentation de la viscosité sanguine est logarithmique [36]. Ceci a pour effet une diminution de la vitesse du sang (dans les grosses et petites veines) [24], de sorte que l'oxygénation tissulaire en est réduite.

Causes

- Excès de transfusion placentaire (maternofœtal, placentofœtal, fœto-fœtal), surtout en cas de clampage tardif du cordon,

- retard de croissance intra-utérine (tabagisme, hypoxie chronique, postmaturité, toxémie),
- affection maternelle (diabète, thyréotoxicose),
- affection congénitale (hyperplasie congénitale des surrénales, trisomie 21, syndrome de Beckwith-Wiedemann).

Symptômes [36, 37]

Aspect pléthorique avec cyanose par surcharge, léthargie, hypotonie, appétit faible, vomissements, trémulations, irritabilité, myoclonies, souvent associés avec une hypoglycémie et une hypocalcémie. Microcirculation perturbée.

En cas d'hypovolémie concomitante : tachypnée, tachycardie, insuffisance cardiaque [17].

Ces symptômes se manifestent le plus souvent dans les premières 24 heures.

Complications (fig. 15.2)

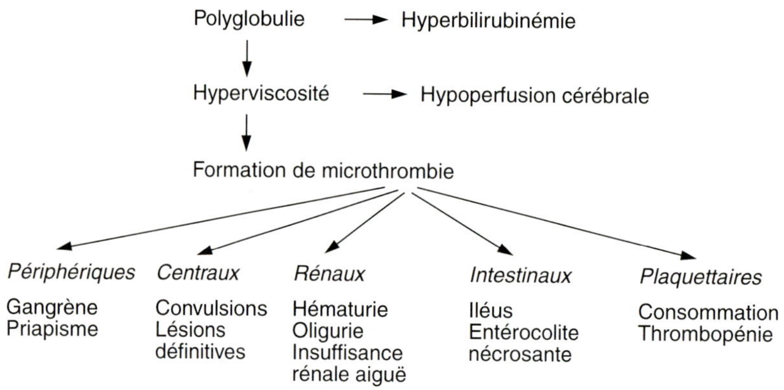

Fig. 15.2. Complications de la polyglobulie [37]

Traitement

L'enfant *asymptomatique* doit être maintenu au chaud, bien hydraté, surveillé à intervalles fréquents, examiné du point de vue clinique, et des examens de laboratoire doivent également être pratiqués à intervalles réguliers [9].

Si des symptômes apparaissent, il faut pratiquer une exsanguino-transfusion partielle du sang de l'enfant contre du plasma du même groupe ou une solution de protéines plasmatiques (hémodilution) afin d'atteindre une hématocrite de 55-60 % [21]. Il ne faut surtout pas faire une simple saignée car cela aggraverait encore les troubles circulatoires !

$$\frac{\text{volume sanguin} \times (\text{ hte actuelle - hte souhaitée})}{\text{hte actuelle}} = \text{volume de l'exsanguino-transfusion (ml)}$$

(hte = hématocrite)

La volémie d'un nouveau-né est de 85-100 ml par kg de poids. L'exsanguino-transfusion partielle devra être conduite en utilisant si possible deux veines périphériques (avec prélèvements et apport simultané de plasma) [27]. Si cela n'est pas possible, l'échange doit être fait par la veine ombilicale comme pour une exsanguino-transfusion (voir 16.8.2) (avec des séquences de 10 ml).

15.5 Coagulopathie

Les facteurs de la coagulation ne traversent pas le placenta. Chez le nouveau-né, on observe un abaissement de presque tous les facteurs de la coagulation à 30-60 % de la valeur adulte normale (tableau 15.2). S'y ajoute une fragilité vasculaire proportionnelle à l'immaturité de l'enfant. Les protéines inhibant la fibrinolyse sont également abaissées [1].

Diagnostic

Anamnèse :

- arbre généalogique avec affection familiale,
- médicaments (de la mère, de l'enfant),
- affection maternelle (infection, maladie de Werlhof),
- apport de vitamine K postnatal ;

Clinique :

- nouveau-né *malade* (acidose, hypoxie, hypothermie, apnée, ictère) : suspicion de septicémie, coagulation intravasculaire disséminée, affection hépatique sévère.
- nouveau-né *sans signe clinique* mais avec hémorragie : suspicion d'un déficit plaquettaire, déficit en vitamine K ou coagulopathie congénitale.

Données clinico-chimiques :

Les examens de laboratoire qui doivent être pratiqués sont représentés sur le tableau 15.3. Les valeurs normales figurent sur le tableau 15.2.

15.5.1 *Coagulopathies congénitales* [11, 21, 39]

Ces affections entraînent rarement des hémorragies pendant la première semaine de vie. Leur diagnostic est cependant possible. On connaît maintenant pour la plupart des déficits des facteurs de coagulation plusieurs modes de transmissions génétiques.

Tableau 15.2. Valeurs normales des facteurs de la coagulation et tests globaux [1, 21, 39] (valeurs normales et déviations standards)

	Demi-vie	Prématurés 28-31 semaines	Prématurés 32-36 semaines	Nouveau-nés	Adultes	Valeurs adultes atteintes au :
Fibrinogène (mg/100 ml)	4 jours	270 ± 85	244 ± 55	246 ± 55	150-140	
Facteur II (%)	3-5 jours	30 ± 10	35 ±12	45 ± 15	100	2-12 mois
Facteur V (%)	6-12 h	90 ± 25	72 ± 23	98 ± 40	100	
Facteur VII (%)	2-5 h	38 ± 14	40 ± 15	56 ± 16	100	2-12 mois
Facteur X (%)	36-48 h	38 ± 14	40 ± 15	56 ± 16	100	2-12 mois
Facteur VIII (%)	10-16 h	70 ± 30	98 ± 40	105 ± 34	100	
Facteur IX (%)	24 h	27 ± 10		28 ± 8	100	3-9 mois
Facteur XI (%)	2-3 jours	5-18		29-70	100	1-2 mois
Facteur XII (%)	2 jours		30	51 (25-70)	100	9-14 jours
Facteur XIII (%)	7-10 jours	100	100	100	100	
Antithrombine III (IU/l)	68 h	5-8	7-10	8-12	12-14	
(%)		40-64	56-80	64-96	100-120	
Temps de prothrombine (s)		23	17 (12-21)	16 (13-20)	12-14	1 semaine
(%)		55	75 (60-100)	80 (65-100)	100	
Temps de thromboplastine partielle (s)			70	55 ± 100	44	2-9 mois
Temps de thrombine (s)		16-28	14 (11-17)	12 (10-16)	10	quelques jours

Tableau 15.3. Conduite diagnostique en cas d'hémorragie de cause indéterminée [21]

Résultat du test global	Diagnostic différentiel	Autres mesures diagnostiques
Thrombopénie PT normal PTT normal	voir 15.6	
Plaquettes normales PT normal PTT normal	Déficit congénital en facteur XIII Thrombocytopathie, maladie de Willebrand-Jürgens Troubles de la fibrinolyse (par ex. proteïne C)	Détermination du facteur XIII Temps de saignement Thrombélastogramme Traitements médicamenteux maternels et néonatals ?
Plaquettes normales PT prolongé PTT normal	Déficit congénital en facteur II, XII	Dosage de ces facteurs
Plaquettes normales PT normal PTT allongé	Déficit congénital en facteur VIII, IX, XI, XII : maladie de Willebrand-Jürgens Héparinothérapie	Dosage de ces facteurs
Plaquettes normales PT allongé PTT allongé	Déficit en vitamine K Trouble complexe de production	Vitamine K IV : 1mg/kg de poids corporel contrôle du PT et PTT après 4 h : saignements arrêtés PT et PTT normaux
Hémorragie persistante malgré apport de vitamine K PT allongé PTT allongé	Déficit congénital en facteur V, X Afibrinogénémie congénitale Hépatopathie sévère	Dosage des facteurs Dosage du fibrinogène
Thrombopénie PT allongé PTT allongé	Coagulopathie de consommation	Temps de thrombine, produits de dégradation de la fibrine, dosage du facteur V, fragmentocytes Dosage du fibrinogène

PT = Temps de prothrombine
PTT = Temps de thromboplastine partielle

- Libération de thromboplastine tissulaire : décollement prématuré de placenta, hypoxie, tumeurs.
- Thromboses localisées (hémangiome géant, thrombose des veines rénales).
- Coagulation intravasculaire limitée à un organe (entérocolite nécrosante, syndrome hémolytique et urémique).

Diagnostic [28]

Voir tableau 15.3 et figure 15.2.

Il n'existe pas d'analyses de laboratoire précises établissant la preuve du diagnostic.

Clinique

Pour les nouveau-nés sévèrement atteints avec symptômes de la maladie causale (infection, souffrance fœtale aiguë, choc), on observe : pétéchies, ecchymoses, hémorragie cutanée, pâleur, oligurie, ischémie périphérique. Pour les cas sévères : hémorragie étendue. On peut également trouver des hémorragies pulmonaires ou intracrâniennes, de même que des thromboses des vaisseaux périphériques ou centraux avec nécrose ou gangrène.

Traitement [7]

1. Traitement de l'affection causale et élimination des mécanismes déclenchants par : antibiotiques, correction de l'acidose, oxygénation suffisante, stabilisation hémodynamique.
2. Administrer du sang frais et du plasma frais (10-15 ml/kg de poids/12 h). L'exsanguino-transfusion doit être réservée aux cas extrêmes.

L'héparinothérapie est également très controversée [1, 7] et réservée au traitement de la CIVD (coagulopathie intraveineuse disséminée) avec thrombose prédominante. Il faudra surveiller de près la coagulation (temps de Quick 50-60 s. Dosage de l'héparine : au départ 25-35 U/kg en IV, par la suite perfusion continue de 10-15 U/kg/h.

15.6 Thrombocytopénie

Définition. Nombre de plaquettes < $100 \times 10^3/\mu l$

Clinique

Des pétéchies cutanées généralisées et des taches purpuriques peuvent exister dès la naissance ou survenir pendant les premiers jours de vie. On peut observer également dans le cas d'une thrombopénie $< 20 \times 10^3/\mu l$ ou d'une coagulopathie concomitante : maelena, aspirations gastriques sanglantes, hémorragies (hématome intracérébral).

Diagnostic différentiel de la thrombocytopénie néonatale [21]

1. Causes maternelles :
   - purpura thrombopénique idiopathique,
   - lupus érythémateux,
   - thrompénie d'origine auto-immune induite par médicaments (tolbutamide, hydralazine, thiazide).
2. Causes néonatales :
   - iso- ou allo-immunisation (incompatibilité des sous-groupes plaquettaires ; PLA1, PLA2),
   - maladie hémorragique du nouveau-né,
   - infections prénatales (cytomégalie, toxoplasmose, syphilis, herpès, rubéole),
   - septicémie,
   - coagulopathie de consommation,
   - polyglobulie,
   - affection héréditaire ou congénitale de la production des plaquettes
     - isolée, avec malformation,
     - pancytopénie avec malformations et dans le cadre d'une trisomie,
   - affection métabolique.
3. Causes iatrogènes :
   - photothérapie,
   - exsanguino-transfusion,
   - formation de thromboses suite à un cathéter,
   - médicaments (apport intraveineux de lipides).

Chez les très petits prématurés et les nouveau-nés très malades, on observe souvent une thrombopénie (environ 1/3 des enfants sont concernés) et pour 60 % d'entre-eux, l'étiologie ne peut être établie [16].

Traitement

- Traitement de l'affection causale.
- Traitement symptomatique uniquement en cas de trouble hémorragique, de risque important d'hémorragie ou dans le cas d'un taux de plaquettes $< 20 \times 10^3$/ml indépendamment des manifestations cliniques.
- Immunoglobulines G (Sandoglobine) à raison de 400 mg/kg de poids en IV pendant 3-5 jours (attention à la surcharge volumique !).
- En cas d'iso-immunisation, exsanguino-transfusion suivie d'une transfusion de plaquettes filtrées provenant de la mère.
- En cas de thrombopénie isolée : transfusion de concentré plaquettaire frais
  - pour les nouveau-nés : 30 ml,
  - pour les prématurés : 10 ml/kg.

En cas de danger de surcharge volumique, demander des préparations à concentration plus élevée.

- En cas de coagulopathie concomitante (par ex. pour la maladie de Willebrand-Jürgens) : substitution ciblée du facteur incriminé.

Bibliographie

1. Andrew M, Paes B, Milner R, et al (1988) Development of the human coagulation system in the healthy premature infant. Blood 72 : 1651
2. Bifano EM, Smith F, Borer J (1992) Relationship between determinants of oxygen delivery and respiratory abnormalities in preterm infants with anemia. J Pediatr 120 : 292
3. Carnielli V, Montini G, da Riol R, Dall'Amico R, Cantarutti F (1992) Effect of high doses of human recombinant erythropoietin on the need for blood transfusions in preterm infants. J Pediatr 121 : 98
4. Davis C (1982) Diagnosis and management of non-immune hydrops fetalis. J Reprod Med 27 : 594
5. Ernährungskommission der Deutschen Gesellschaft für Kinderheilkunde (1992) Vitamin K-Prophylaxe bei Neugeborenen. Kinderarzt 23 : 2093
6. Glader BE, Naiman JL (1991) Erythrocyte disorders in infancy. In : Taeusch HW, Ballard RA, Avery ME (eds) Schaffer and Avery 's diseases of the newborn, 6th edn. Saunders, Philadelphia, p 798
7. Gross SJ, Filston HC, Andersen JC (1982) Controlled study of treatment for disseminated intravascular coagulation in the neonate. J Pediatr 100 : 445
8. Halpérin DS, Félix M, Wacker P, Lacourt G, Babel JF, Wyss M (1992) Recombinant human erythropoietin in the treatment of infants with anaemia of prematurity. Eur J Pediatr 151 : 661
9. Host H, Ulrich M (1982) Late prognosis in untreated neonatal polycythaemia with minor or no symptoms. Acta Paediatr Scand 71 : 629
10. Iwai Y, Takanashi T, Nakao Y, Mikawa H (1986) Iron status in low birth weight infants on breast and formula feeding. Eur J Pediatr 145 : 63
11. Kries R von, Göbel U (1993) Blutgerinnungsstörungen im Kindesalter. Monatsschr Kinderheilkd 141 : 137

11a. Kries RV, Göbel U (1994) Oral vitamin K prophylaxis and late haemorrhagic disease of the newborn. Lancet 343 : 352

12. Kries R v, Greer FR, Suttie JW (1993) Assessment of vitamin K status of the newborn infant. J Pediatr Gastroenterol Nutr 16 : 231
13. Lane PA, Hathaway WE (1985) Vitamin K in infancy. J Pediatr 106 : 351
14. Maier RF, Obladen M, Scigalla P, et al on behalf of the European Multicentre rhEPO Study Group (1994) The effect of epoetin beta (recombinant human erythropoietin) on the need for transfusion in very low birthweight infants. N Engl J Med 330 : 1173
15. Manroe BL, Weinberg AG, Rosenfeld CR, Browne R (1979) The neonatal blood count in health and disease. I. Reference values for neutrophilic cells. J Pediatr 95 : 89
16. Metha P, Vasa R, Neumann L, Karpatkin M (1980) Thrombocytopenia in the high-risk infant. J Pediatr 97 : 791
17. Norman M, Fagrell B, Herin P (1992) Effects of neonatal polycythemia and hemodilution on capillary perfusion. J Pediatr 121 : 103

18. Obladen M, Sachsenweger M, Stahnke M (1988) Blood sampling in very low birth weight infants on different intensive care levels. Eur J Pediatr 147 : 399
19. Obladen M, et al (European Randomised Multicenter Trial) (1991) Efficacy and safety of recombinant human erythropoietin to prevent the anaemias of prematurity. In : Gurland HJ, Moran J, Samtleben W, Scigalla P, Wieczorek L (eds) Erythropoietin in renal and nonrenal anemias. Contr Nephrol 88 : 314
20. Ohls RK, Christensen RD (1991) Recombinant erythropoietin compared with erythrocyte transfusion in the treatment of anemia of prematurity. J Pediatr 119 : 781
21. Oski FO, Naiman JL (1982) Hematologic problems in the newborn. Saunders, Philadelphia
22. Payne NR, Hasegawa DK (1984) Vitamin K deficiency in newborns : A case report in alpha-1-antitrypsin deficiency and a review of factors predisposing to hemorrhage. Pediatrics 73 : 712
23. Ramamurthy RS, Bryan YW (1981) Neonatal polycythemia. I. Criteria for diagnosis and treatment. Pediatrics 68 : 168
24. Rosenkranz TS, Oh W (1982) Cerebral blood flow velocity in infants with polycythemia and hyperviscosity : Effects of partial exchange transfusion with plasmanate. J Pediatr 101 : 94
25. Ross MP, Christensen RD, Rothsteem, et al (1989) A randomized trial to develop criteria for administering erythrocyte transfusions to anemic preterm infants 1 to 3 months of age. J Perinatol 9 : 246
26. Sabio H (1984) Anemia in the high-risk infant. Clin Perinatol 1l : 59
27. Scarcella A, Gambardella R (1986) Partial exchange transluslon using peripheral vessels in polycythaemic newborn infants. Eur J Pediatr 145 : 545
28. Schmidt BK, Muraji T, Ziporsky A (1986) Low antithrombin III in neonatal shock : DIC or non-specific protein depletion ? Eur J Pediatr 145 : 500
29. Shannon KM, et al (1995) Recombinant human Erythropoietin stimulates Erythropoiesis and reduces transfusions in preterm infants. Pediatrics 95 : 1-8
30. Shannon KM, Mentzer WC, Abels RI, et al (1992) Enhancement of erythropoiesis by recombinant human erythropoietin in low birth weight infants : a pilot study. J Pediatr 120 : 586
31. Shapiro AD, Jacobson JL, Armon ME, Manco-Johnson MJ, Hulac P, Lane PA, Hathaway WE (1986) Vitamin K deficiency in the newborn infant : Prevalence and perinatal risk factors. J Pediatr 109 : 675
32. Siimes MA, Jarvenpää AL (1982) Prevention of anemia and deficiency in very low birth weight infants. J Pediatr 101 : 277
33. Strauss RG (1991) Transfusion therapy in neonates. Am J Dis Child 145 : 904
34. Strauss T, Åkerblom o, Högman CF, de Verdier CH (1980) Preservation of red blood cells with purines and nucleosides. Folia Haematol (Leipz) 107 : 397
35. Strauss RG, Bell EF, Snyder EL, Elbert C, Crawford G, Floss A, Wilmoth PK, Rios GR, Koontz FP (1986) Effects of environmental warming on blood components dispensed in syringes for neonatal transfusions. J Pediatr 109 : 109
36. Swetman SM, Yabek SM, Alverson DC (1987) Hemodynamic consequences of neonatal polycythemia. J Pediatr 110 : 443
37. Wiswell TE, Cornish JD, Northam RS (1986) Neonatal polycythemia : Frequency of clinical manifestations and other associated findings. Pediatrics 78 : 26
38. Wissenschaftlicher Beirat der Bundesärztekammer und des Gesundheitsamtes (1992) Richtlinien zur Blutgruppenbestimmung und Bluttransfusion. Deutscher Ärzteverlag, Köln

39. Xanthou M, Bracci R, Prindull G (eds) (1993) Neonatal haematology and immunology II. Elsevier, Amsterdam
40. Yeager AS, Grumet FC, Aafleigh EB, Arvin AM, Bradley JS, Prober CG (1981) Prevention of transfusion-acquired cytomegalovirus infection in newborn infants. J Pediatr 98 : 281
41. Zaizov R, Matoth Y (1976) Red cell values on the first postnatal day during the last 16 weeks of gestation. Am J Hematol 1 : 125

16
Hyperbilirubinémie et maladie hémolytique du nouveau-né

M. Obladen

16.1 Définition et fréquence

Presque tous les nouveau-nés présentent dans les premiers jours de vie un ictère physiologique avec une valeur maximale de bilirubine au 5ème jour de vie (moyenne chez le nouveau-né à terme 125 µmol/l = 7,3 mg/100 ml [31]). On parle d'hyperbilirubinémie à partir du moment où l'on dépasse le 97ème percentile d'une population de référence. Les valeurs suivantes doivent être considérées comme pathologiques et inciter à entreprendre des recherches diagnostiques.

Ictère précoce

Bilirubine totale < 24 heures de vie > 120 µmol/l = 7 mg/100 ml.

Ne survient pratiquement que lors de la maladie hémolytique du nouveau-né.

Ictère grave

Nouveau-né à terme (alimenté au lait maternisé) :

> 240 µmol/l = 14 mg/100 ml [1, 28, 31].

Nouveau-né à terme (alimenté au lait de mère) :

> 270 µmol/l = 16 mg/100 ml [1, 24, 31, 39].

Ictère prolongé

Augmentation de la bilirubine chez les nouveau-nés à terme au-delà du 10ème jour de vie [28, 50].

16.2 Physiopathologie

16.2.1 *Métabolisme de la bilirubine*

Le métabolisme de la bilirubine chez le nouveau-né ne se différencie pas fondamentalement de celui de l'adulte. Il existe cependant des différences quantitatives marquées qui expliquent la tendance accrue à l'ictère chez le nouveau-né (fig. 16.1) :

- processus de destruction des globules rouges plus marqué dû à la diminution de la durée de vie des cellules contenant de l'hémoglobine fœtale et également parfois dû à une bosse sérosanguine en rapport avec l'accouchement,
- liaison à l'albumine réduite du fait de la diminution de l'affinité pendant les premières semaines de vie et également de la diminution de l'albumine sérique (en particulier chez les prématurés),
- forte diminution de l'activité de la glucuronyl-transférase pendant la première semaine de vie,
- cycle entérohépatique de la bilirubine augmenté en raison de la stérilité de l'intestin et d'une élimination tardive du méconium.

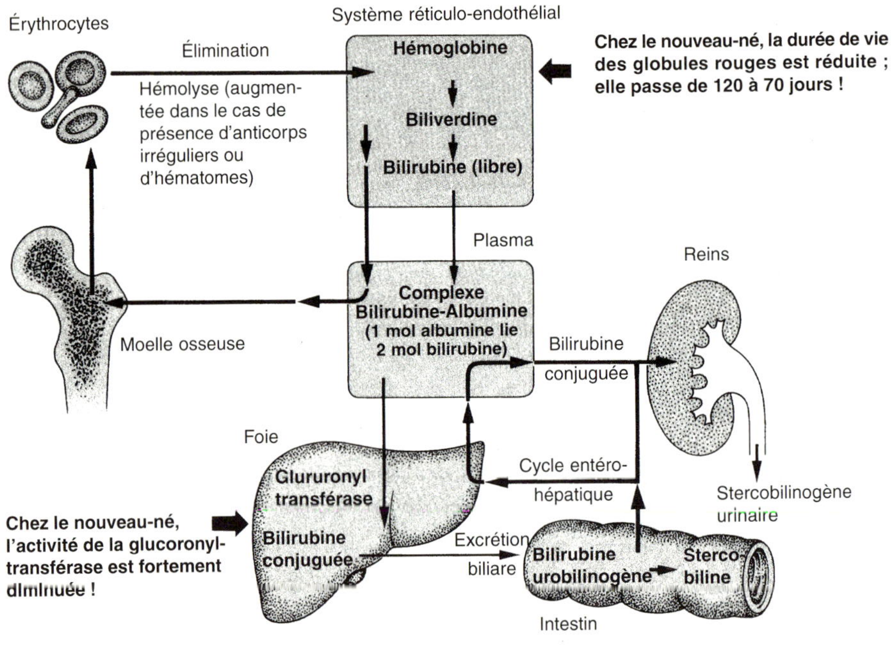

Fig. 16.1. Métabolisme de la bilirubine et causes de l'ictère néonatal [36]

16.2.2 Encéphalopathie bilirubinique

Alors que la bilirubine libre non liée à l'albumine pénètre facilement dans les cellules, la grosse molécule d'albumine ne peut normalement pas traverser la barrière hémo-encéphalique. La barrière hémo-encéphalique du nouveau-né n'est pas plus perméable que celle de l'adulte, mais la perméabilité passive entre le sang et le liquide céphalo-rachidien pour les molécules non liposolubles est plus élevée [46].

Dans les trois cas suivants, la bilirubine peut pénétrer dans les cellules cérébrales :

a) la *masse de bilirubine* libre dépasse les capacités de liaison de l'albumine, par ex. lors de taux sériques dépassant 400 à 500 µmol/l.

b) la *liaison de la bilirubine* est diminuée, par exemple chez le prématuré [9], lors de septicémies et d'hypoalbuminémie [10, 19] ou lors du déplacement de la bilirubine (bilirubine non conjuguée) par les acides biliaires, les acides gras libres, les sulfonamides ou d'autres médicaments avec une forte liaison aux protéines [7, 44]. Dans ces cas, il peut survenir un ictère nucléaire avec des taux sériques de bilirubine relativement bas [42].

c) la *barrière hémo-encéphalique* est lésée, et de ce fait, la bilirubine liée à l'albumine pénètre dans la cellule cérébrale. Cela se produit en cas de souffrance fœtale aiguë, d'hypertension et d'hypercapnie [8], en cas d'osmolarité sérique élevée, par exemple lors d'une alimentation parentérale [6], et vraisemblablement aussi en cas de fièvre et de septicémie [26].

La bilirubine inhibe la phosphorylation dans les mitochondries. Elle entraîne des destructions de l'ADN dans des cultures de fibroblaste [44]. Les potentiels évoqués auditifs montrent des latences augmentées [25, 41]. La fréquence spectrale du cri change dès lors que les concentrations de bilirubine dépassent 200 µmol/l ; cela est l'expression d'une atteinte généralisée du système nerveux central [11].

L'importance des lésions cérébrales séquellaires ne dépend pas seulement des pics de concentration de bilirubine, mais également de la durée de l'ictère [35]. Le tableau complet de l'ictère nucléaire - lésions du globus pallidus, de l'hypothalamus, de l'hippocampe, de la formation réticulaire, de même que des noyaux des nerfs abducens, facial et vestibulo-cochléaire [2] - ne se rencontre pratiquement aujourd'hui que chez les prématurés. Les enfants ayant un ictère nucléaire présentent au début une hypotonie ou une léthargie, plus tard une spasticité, des convulsions, une athétose, une perte de l'audition dans les aigus et un retard mental [22].

16.3 Diagnostic différentiel et conduite du diagnostic en cas d'hyperbilirubinémie (d'après [16])

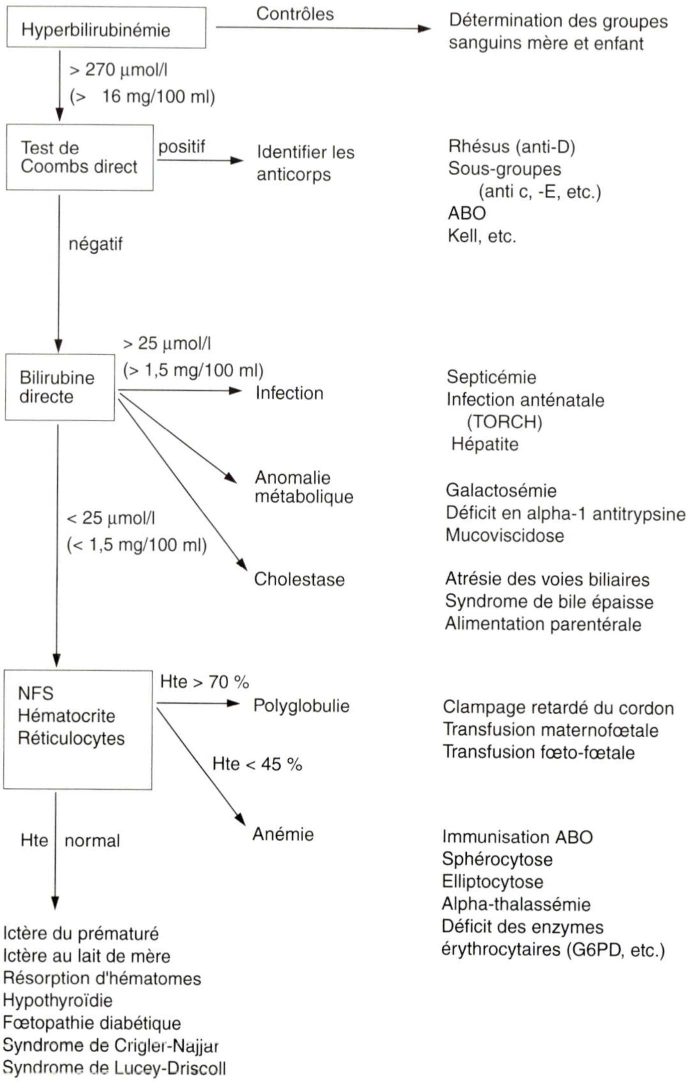

16.4 Ictère non hémolytique

16.4.1 *Nouveau-né à terme*

La présence répandue d'appareils de photothérapie dans les cliniques d'accouchement et l'utilisation systématique des diagrammes de traitement pour la maladie hémolytique ont fait que, dans certaines cliniques, on fait subir une photothérapie inutile aux nouveau-nés à terme sains [13, 14]. Pour le suivi du nouveau-né à terme atteint d'ictère sans hémolyse, nous nous en remettons aux directives de « l'American Academy of Pediatrics » [4a] :

- des valeurs de bilirubine sérique < 260 µmol/l (15 mg/100 ml) sont normales pour le nouveau-né à terme sain (en particulier quand il est nourri au lait de mère) [31, 34] ;
- des hyperbilirubinémies 260 µmol/l (> 15 mg/100 ml) pendant les 48 premières heures de vie font suspecter une pathologie sous-jacente et nécessitent une hospitalisation en pédiatrie ;
- une photothérapie est indiquée au 3ème jour à partir d'une concentration sérique de la bilirubine totale de 310 µmol/l (18 mg/100 ml), ensuite à partir de 340 µmol/l (20 mg/100 ml) ;
- une exsanguino-transfusion immédiate est indiquée lors de valeurs globales de bilirubine sérique > 430 µmol/l (25 mg/100 ml) même lorsque l'on a pratiqué une photothérapie intensive (« tunnel ») pendant 4-6 heures, et elle est en tout cas indispensable lors de valeurs globales de bilirubine sérique de 510 µmol/l (30 mg/100 ml) ;
- pour exclure un ictère pathologique il convient, avant d'entreprendre une photothérapie, de mener un interrogatoire clinique (par ex. concernant les causes familiales éventuelles ainsi qu'une notion de vomissements, une perte de poids et une coloration anormale des selles éventuelles), de pratiquer des examens cliniques (pour détecter par ex. des troubles de la respiration, des symptômes de septicémie, une hépatosplénomégalie, des hématomes), et de connaître les résultats d'examens de laboratoire indispensables (groupe sanguin et rhésus de la mère et de l'enfant, test de Coombs direct chez l'enfant, CRP, hématocrite, leucocytes, thrombocytes, hémogramme différentiel, et en cas d'incompatibilité ABO, recherche des anticorps irréguliers).

16.4.2 Prématurés

La définition précise des valeurs critiques de bilirubine chez le prématuré est plus difficile car l'ictère n'est qu'un des nombreux facteurs qui peuvent entraîner des lésions cérébrales chez ces enfants.

- Chez les prématurés de très petit poids, l'une des causes fréquentes d'hyperbilirubinémie est constituée par l'ictère de résorption d'hématomes étendus dus à l'accouchement. Celle-ci pourrait le plus souvent être évitée par une conduite atraumatique de l'accouchement.
- Un ictère nucléaire a déjà été mis en évidence à l'autopsie chez des enfants très immatures avec des valeurs de bilirubine inférieures à 90 µmol/l (< 5 mg/100 ml) [2, 9, 42].
- Chez des nouveau-nés de faible poids, des valeurs de bilirubine dépassant 300 µmol/l = 18 mg/100 ml représentent un risque important de lésions cérébrales [29] ; une exsanguino-transfusion est alors indiquée [39].

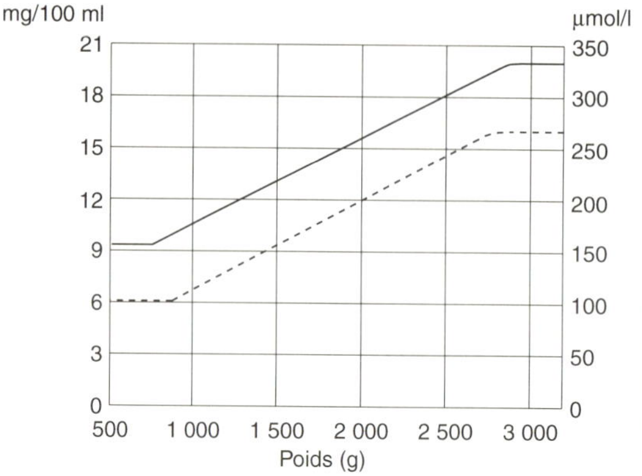

Fig. 16.2. Valeurs de bilirubine sérique critiques pour les nouveau-nés de faible poids sans hémolyse (modifiées selon Newman [34] et Orzalesi [39]). Ligne continue : sans facteurs de risque, ligne discontinue : avec facteurs de risque, tableau 16.1

En raison du risque que comporte l'exsanguino-transfusion [21], une photothérapie prophylactique devra être débutée précocement chez les prématurés de très faible poids, c'est-à-dire dont les chiffres de bilirubine sont > 100-200 µmol/l = 6-14 mg/100 ml (voir fig. 16.2).

Règle de base : chez le prématuré malade, débuter la photothérapie à un dixième du poids corporel en mmol/l, par exemple 150 µmol/l pour un poids de 1 500 g.

16.5 Maladie hémolytique du nouveau-né

Sous cette dénomination sont regroupées plusieurs formes différentes d'affection hémolytique du fœtus ou du nouveau-né qui dépendent d'un mécanisme pathogénique immunologique semblable : sensibilisation de l'organisme maternel avec synthèse d'anticorps spécifiques (IgG) contre des antigènes érythrocytaires qui, après passage placentaire, peuvent conduire à une atteinte fœtale et à une maladie du nouveau-né. L'hypersensibilité classique du système rhésus se traite aujourd'hui en préventif par injection d'immunoglobuline anti-D en période néonatale immédiate pour chaque mère de groupe rhésus négatif ayant donné naissance à un enfant de groupe rhésus positif.

Selon le degré de gravité, on distingue :

l'affection légère : anémie néonatale (Hb < 12 g/l, Hte < 35-45 %),

l'affection de gravité moyenne : ictère grave, (bilirubine > 270 µmol/l = 16 mg/100 ml, Hte 28-35 %),

l'affection sévère : Hb < 9 g/l, Hte < 27 %.

- Anémie grave (pas d'œdèmes, pas d'ascite),
- préanarsaque (œdèmes modérés et/ou ascite modérée),
- anarsaque congénital (œdèmes importants, ascite importante).

Dans les atteintes sévères, on peut observer des morts intra-utérines ou des lésions cérébrales définitives. Dans la maladie hémolytique sévère, il existe souvent, outre l'anémie, une hypoalbuminémie (le foie est dévié vers un organe érythropoïétique) et une charge cardiaque, et de ce fait, les transfusions massives comportent un risque d'asystolie et d'hypertension pulmonaire persistante.

16.5.1 *Érythroblastose rhésus (anticorps anti-D)*

Diagnostic

Mère : groupe sanguin, facteur rhésus, dosage des anticorps anti-Rh (et leur quantification).
Enfant : groupe sanguin, facteur rhésus, test de Coombs direct, bilirubine (totale, conjuguée), NFS (hémoglobine, érythrocytes, réticulocytes, hématocrite, plaquettes), protéinémie.
Attention : s'il y a blocage complet des récepteurs érythrocytaires de l'enfant avec des anticorps incomplets, on peut obtenir au typage un résultat montrant un groupe rhésus négatif ne correspondant pas à la réalité.

À la période prénatale, le degré de gravité d'une incompatibilité Rhésus peut être dans la plupart des cas apprécié et classifié à l'aide du diagramme de Liley. Le liquide amniotique est prélevé par amniocentèse à différents moments de la grossesse. On détermine la dérivation de l'indice optique du liquide amniotique induite par la bilirubine à 450 nm ([27], voir fig. 16.3).

Traitement

Photothérapie

Elle n'entre en ligne de compte en première intention que dans les cas modérés (bilirubine < 225 µmol/l à moins de 24 heures, Hb > 12 g/l, Hte > 35 %), car elle

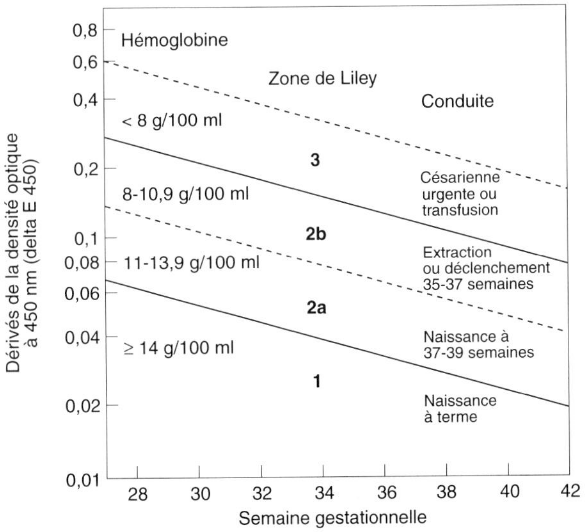

Fig. 16.3. Classification prénatale du degré de gravité de l'érythroblastose rhésus par examen du liquide amniotique selon Liley [27]. **1** affection légère ou absente, **2** atteinte modérée ou moyenne, **3** atteinte sévère

Tableau 16.1. Situations dans lesquelles il faut s'attendre à une toxicité augmentée de la bilirubine en raison d'une liaison diminuée à l'albumine ou d'une perturbation de la barrière hémato-encéphalique (d'après [6, 26, 46])

Diminution de la liaison à l'albumine	Atteinte de la barrière hémato-encéphalique
Hémolyse	Asphyxie/Choc (voir tableau 2.4)
Hypoalbuminémie	Hypercapnie (PCO_2 > 60 mmHg)
Syndrome de détresse respiratoire	Hypoglycémie (symptomatique)
	Hyperosmolarité (alimentation parentérale)
Sulfonamides et autres médicaments avec liaison aux protéines	Hypertension
	Hyperthermie (éventuellement aussi hypothermie)
	Septicémie et autres affections sévères

ne diminue pas de façon significative le nombre des exsanguino-transfusions. Par contre, une photothérapie installée immédiatement après la première exsanguino-transfusion peut diminuer de façon significative la fréquence des exsanguino-transfusions à pratiquer par la suite. Seule la photothérapie intensive par deux côtés simultanés (par en haut et par en bas) ou le « tunnel » (Médipréma) avec de la lumière bleue permet d'éviter les exsanguino-transfusions précoces dans les premières 12 heures de vie. S'il existe des facteurs de risque importants, elle est indiquée dès lors que le palier inférieur de concentration de bilirubine est atteint (tableau 16.1).

Exsanguino-transfusion

À ne pratiquer si possible qu'après les 6 premières heures de vie en raison d'une meilleure tolérance à partir de ce seuil (adaptation cardiorespiratoire). L'indication dépend de la concentration de bilirubine indirecte avec des valeurs > 340 µmol/l (= 20 mg/100 ml), ou en cas de chute de l'hématocrite. Pour les valeurs proches de la zone d'exsanguino-transfusion, il convient de faire des contrôles de bilirubine toutes les 4 heures.

Exsanguino-transfusion précoce dans les formes sévères [37]

- bilirubine au cordon > 100 µmol/l (= 6 mg/100 ml),
- hémoglobine au cordon < 12 g/l, hématocrite < 35 %,
- augmentation postnatale de la bilirubine > 0,5 mg/100 ml/h sur 6 h. Bilirubine sérique > 250 µmol/l (= 15 mg/100 ml) dans les premières 48 h de vie.

Anarsaque congénital

Exsanguino-transfusion immédiatement après les premières mesures de réanimation, quel que soit le taux de bilirubine (voir 16.6.2).

Tableau 16.2. Choix du sang pour l'exsanguino-transfusion lors d'une incompatibilité ABO

		Constellation mère-enfant	
Fréquent		O - A	O - B
Rare		B - A	A - B
		Sang de l'exsanguino-transfusion, même facteur rhésus	
Sang total pauvre en antigènes		A_2	-
Sang conservé	Concentré globulaire	O	O
	Plasma frais	A ou AB	B ou AB
Sang total de donneur universel ou ABO compatible		O A dépourvu de lysines, agglutinant faiblement A	O B dépourvu de lysines, agglutinant faiblement B

Sang à utiliser

Même groupe ABO, rhésus négatif conservé sur CSD ou ACD, éventuellement sur citrate. Sang hépariné uniquement pour certaines indications.

16.5.2 *Érythroblastose ABO*

Diagnostic

Mère : groupe sanguin, facteur rhésus, exclusion d'anticorps antirhésus, test à la papaïne, ABgamma-test, taux d'hémolysine, test de résistance à la chaleur.
IgG anti-A (ou anti-B) :
≤ 1:64 normal,
≥ 1:128 possibilité d'affection,
> 1:1 000 affection certaine [32].

Enfant : groupe sanguin, facteur rhésus, test de Coombs direct, bilirubine (totale, directe), NFS (protides totaux, réticulocytes, plaquettes).

Aucun de ces tests, s'il est négatif, n'exclut une incompatibilité ABO !

Traitement

Photothérapie

Mesure prioritaire. Son installation se fait en fonction des valeurs représentées sur la figure 16.2.

Indication pour l'exsanguino-transfusion

Elle dépend de la concentration de bilirubine indirecte avec des valeurs de bilirubine > 340 µmol/l (= 20 mg/100 ml) ou lors de chute de l'hématocrite. Lorsque les valeurs approchent les limites de l'exsanguino-transfusion, il convient de faire des contrôles de bilirubine toutes les 4 heures. Choix du sang pour l'exsanguino-transfusion, voir tableau 16.2.

16.5.3 *Autres sensibilisations*

Diagnostic

Voir 16.5.1 ; en supplément : examens sérologiques spécialisés du sang de la mère et de l'enfant avec les sérums tests correspondants et les globules rouges tests pour réaliser le diagnostic des sensibilisations rares (anti-C/-c/-E/-e/anti-Kell, anti-Duffy).

16.5.4 *Ictère par résorption*

Chez les prématurés en particulier, un ictère sévère peut se manifester lors d'hématomes étendus (céphalhématome, pétéchies de stases dans le visage, hématome superficiel des extrémités surtout après présentation du siège, abaissement des bras et dystocie des épaules). L'augmentation de la bilirubine a lieu très rapidement, de la même façon que pour la maladie hémolytique, l'ictère par résorption peut déjà nécessiter une photothérapie dès le 2ème jour de vie (voir fig. 16.2) et peut durer plus longtemps que l'hyperbilirubinémie normale du nouveau-né (ictère prolongé). Veiller à dépister l'hypotension et l'anémie en cas de céphalhématome volumineux (voir 15.2) !

16.6 Anarsaque congénital

16.6.1 *Physiopathologie et étiologie*

Un anarsaque fœtal généralisé survient sous l'action combinée d'une anémie, d'une hypoprotéinémie et d'une insuffisance cardiaque. L'hypoalbuminémie résulte souvent d'une atteinte hépatique due à une hématopoïèse extramédullaire massive ou une infection. La formation massive d'œdèmes (tissu sous-cutané, parenchyme pulmonaire, pleurésie, ascite) n'est pas nécessairement en corrélation avec l'intensité de l'anémie ou avec le niveau d'albumine sérique. Outre la réduction de la pression oncotique, il faut noter que l'hypoxie intra-utérine chronique et l'insuffisance cardiaque jouent également un rôle dans la formation des œdèmes. Le tableau 16.3 répertorie les causes de l'anarsaque fœto-placentaire.

16.6.2 *Traitement*

Une réanimation doit être entreprise chez tous les nouveau-nés hydropiques car de nombreux enfants (par exemple lors d'une érythroblastose sévère) peuvent

Tableau 16.3. Causes de l'anarsaque fœto-placentaire [30]

Anémie intra-utérine sévère chronique
érythroblastose (Rh, Kell)
alpha-thalassémie homozygote
transfusion chronique fœto-maternelle ou fœto-fœtale
Insuffisance cardiaque
malformations congénitales sévères
fermeture prématurée du foramen ovale
fistule artério-veineuse importante (hémangiome)
myocardite
tachyarythmie
bradyarythmie
fibroélastose
Hypoprotéinémie
néphrose congénitale
thrombose des veines rénales
hémangiome hépatique (Kasabach-Merritt)
Infections intra-utérines
syphilis
toxoplasmose
cytomégalie
leptospirose
parvovirus B 19
Divers
malformations pulmonaires kystiques adénomatoïdes
lymphangiectasie pulmonaire
achondroplasie
trisomies, malformations multiples
syndrome de Turner
neuroblastome fœtal
maladie de Gaucher
hydro-chylothorax bilatéral
thrombose des veines ombilicales ou chorioniques sublétales
chorioangiome ou carcinome
diabète maternel

survivre et rester en bonne santé ; en cas de maladie chronique (par exemple l'alpha-thalassémie), l'enfant peut être maintenu en vie suffisamment longtemps pour permettre le diagnostic et cela permet tout au moins un conseil génétique et/ou la surveillance optimale d'une grossesse ultérieure. Comme la plupart des cas d'anarsaque sont connus avant la naissance grâce à l'échographie ou à l'amniocentèse (zone de Liley 3, voir fig. 16.3), on peut préparer la prise en charge dans des conditions optimales ; il est alors indispensable qu'il y ait une discussion entre les obstétriciens et les néonatologistes et que le transfert de la mère dans un centre périnatal soit effectué en temps voulu. C'est dans ces conditions que le traitement sera couronné de succès. Il est nécessaire que plusieurs spécialistes prennent en charge le nouveau-né atteint d'anarsaque.

Conduite à tenir après un diagnostic de suspicion d'anarsaque

- Prévoir le moment de l'accouchement.
- Réunir l'équipe de réanimation (par ex. deux néonatologistes, une infirmière de soins intensifs, une sage-femme).
- Répartir les tâches.
- Commander 200 ml de culot globulaire O rhésus négatif.
- Informer le service de réanimation.

Mesures à prendre 1 à 2 heures avant la naissance

Préparer le matériel nécessaire en salle de travail de façon à pouvoir intervenir immédiatement :
- table de réanimation,
- sets complets pour exsanguino-transfusion,
- sets complets pour ponction de l'ascite,
- sets complets pour ponction pleurale,
- tubes pour diagnostic,
- papiers de transfert,
- incubateur de transport.

Traitement

Premières minutes de vie

Hypoxie → atteinte respiratoire centrale.
Œdème pulmonaire → échanges gazeux perturbés.
Épanchement des cavités → action diaphragmatique perturbée.
Anémie → insuffisance cardiaque.

1. Section immédiate du cordon.
2. Aspiration, intubation (œdème trachéal), ventilation contrôlée avec pressions élevées.
3. Cathétérisme ombilical, mesure de la pression veineuse centrale et normalisation de la pression veineuse ombilicale à 8-10 cmH_2O (cathéter veineux ombilical maintenu vertical) par exsanguino-transfusion avec bilan négatif.
4. Ponction pleurale en cas d'épanchement important.
5. Lors de situations menaçant gravement le pronostic vital (anarsaque sévère, anémie extrême), on ne peut attendre le résultat de la détermination du groupe sanguin et les tests de transfusions. Il faudra pratiquer immédiatement une exsanguino-transfusion partielle avec un culot globulaire O rhésus négatif en prélevant d'abord du sang.
6. Alcalinisation selon le résultat des gaz du sang.
7. Digitaliques : Digoxine 0,03-0,04 mg/kg/jour IV en 3 doses.
8. Furosémide 1 mg/kg IV.

9. Ponction d'ascite avec réduction lente et fractionnée de l'ascite.
10. Transfert seulement si la situation est stable : hématocrite > 30 %, pH > 7,1.

Premières heures de vie

Hypervolémie → œdème pulmonaire.
Diurèse réduite → œdème pulmonaire.
Hémolyse → chute de l'hémoglobine, augmentation de la bilirubine.

1. Contrôles : NFS, hématocrite, bilirubine totale et directe, pression de la veine ombilicale, examens des gaz du sang, plaquettes, glycémie.
2. Cathétérisme artériel ombilical (la PO_2 transcutanée n'est pas fiable en cas d'anarsaque).
3. Radiographie : thorax et abdomen (vérifier : poumons ? épanchement ? position du cathéter ?).
4. Éventuellement nouvelle saignée afin de normaliser la pression de la veine ombilicale.
5. Photothérapie continue avec lumière bleue.
6. Nouvelle exsanguino-transfusion ; hémoglobine < 14 g/100 ml, bilirubine > 270 µmol/l = 16 mg/100 ml.
7. Diurèse : Furosémide 1 mg/kg 4 fois par jour (contrôler l'ionogramme).
8. Ventilation contrôlée si besoin est.

2ème-5ème jour de vie

Hémorragie parenchymateuse
Hémolyse

1. Substitution avec facteurs de la coagulation plasmatique.
2. Le cas échéant nouvelle exsanguino-transfusion ou transfusion.

16.7 Ictère hépatocellulaire-cholestatique

16.7.1 *Physiopathologie*

Le nouveau-né (et en particulier le prématuré) présentent une phase de « cholestase physiologique » [48] avec augmentation de la bilirubine conjuguée jusqu'à 20 % de la bilirubine totale et jusqu'à 25 µmol/l (= 1,5 mg/100 ml), en raison de l'immaturité des fonctions hépatobiliaires, d'un stock et d'un taux de synthèse d'acides biliaires réduits, d'une concentration de bile intraluminale diminuée et d'une résorption faible à partir de l'iléon. Une cholestase dépassant ces limites n'est pas physiologique et nécessite rapidement des investigations. Une cholestase persistante conduit à la réduction de la résorption des lipides, à une cirrhose biliaire progressive, à une dysfonction hépatocellulaire et à une hypertension portale. On ne peut pratiquement jamais distinguer d'emblée une obstruction extrahépatique d'une obstruction intrahépatique. Une décoloration complète et persistante des selles au-delà du 14ème jour de vie rend une cholestase extrahépatique très probable [3].

16.7.2 *Causes, diagnostic différentiel de l'ictère hépatocellulaire-cholestatique*

Voir tableau 16.4.

Tableau 16.4. Affections néonatales avec augmentation de la bilirubine conjuguée (directe) (d'après [3, 16, 48])

I. Troubles hépatocellulaires de l'excrétion biliaire
- A. Hépatite primitive
  1. Hépatite secondaire à une infection verticale
     Hépatite B, non A, non B, rubéole, cytomégalie, toxoplasmose, coxsackie, syphilis, herpès, listériose, tuberculose
  2. Infection bactérienne postnatale (septicémie)
  3. Hépatite idiopathique à cellules géantes
- B. Lésions hépatocellulaires toxiques
  1. Alimentation parentérale (en particulier chez le prématuré [5])
  2. Lésions chimiques (aspirine, phénol, CCl_4)
- C. Surcharge bilirubinique chronique par
  1. Érythroblastose fœtale (forme sévère)
  2. Sphérocytose, elliptocytose
  3. Porphyrie érythropoïétique congénitale
- D. Affections génétiques et métaboliques
  1. Déficit en alpha1-antitrypsine (phénotype ZZ)
  2. Galactosémie
  3. Tyrosinose, type I
  4. Intolérance héréditaire au fructose
  5. Affection de surcharge (glycogénose de type IV, Niemann-Pick, Gaucher, Wolman, Zellweger, Wilson)
  6. Mucoviscidose
  7. Cholestase familiale maligne (maladie de Byler)
  8. Trisomie 18/21

II. Obstruction des voies biliaires
- A. Atrésie des voies biliaires extrahépatiques
  1. Sans malformations associées
  2. Associée à une trisomie E
  3. Associée à un syndrome polysplénique
- B. Hypoplasie des voies biliaires intrahépatiques (« atrésie »)
  1. Sans malformations associées
  2. Associée à des vertèbres en papillon ou à une sténose pulmonaire périphérique (syndrome d'Alagille) [4]
  3. Associée à un lymphœdème
- C. Cholangite sclérosante primitive
- D. Sténose extrahépatique, kyste du cholédoque
- E. Syndrome du bouchon biliaire (syndrome de bile épaisse)
- F. Tumeur du foie et des voies biliaires
- G. Lymphadénopathie périductale
- H. Lithiase du cholédoque

16.7.3 *Diagnostic*

- Observation journalière de la couleur des selles,
- bilirubine directe et indirecte dans le sérum,
- transaminases sériques (GOT, GPT), gamma-GT,
- phosphatases alcalines,
- protides totaux, sérum albumine, électrophorèse,
- cholestérol sérique,
- temps de prothrombine,
- test de Coombs direct,
- examen d'urines (substances réductrices),
- sérologie de la syphilis, de l'hépatite, TORCH (toxoplasmose, oreillons, rubéole, cytomégalovirus, herpès)
- alpha-fœtoprotéine,
- alpha-1 anti-trypsine sérique,
- T4, TSH,
- test de la sueur (fiable seulement à partir de 2 mois),
- échographie abdominale (dilatation des voies biliaires ? vésicule biliaire pleine ?),
- examens radiologiques (abdomen, thorax, crâne),
- tubage duodénal (bilirubine, acides biliaires),
- acide cholique sérique,
- test à la cholestyramine.

Il existe une indication à la *biopsie hépatique, à la scintigraphie séquentielle* et/ou à la *cholangiographie* per opératoire en cas de :

- hyperbilirubinémie conjuguée persistante (directe > 50 µmol/l = 3 mg/100 ml au-delà de 20 jours),
- enfant d'âge supérieur à 4 semaines,
- absence de bile à l'aspiration duodénale,
- exclusion d'une infection et une cause métabolique.

16.7.4 *Traitement*

Le traitement d'un ictère hépatocellulaire et cholestatique doit être choisi en fonction de ses causes. Il est toujours nécessaire d'apporter par voie parentérale une supplémentation en vitamines liposolubles (vitamine A : 100 000 unités tous les 2 mois ; vitamine D_3 : 5 mg tous les 3 mois ; vitamine E : 10 mg/kg toutes les 2 semaines ; vitamine K : 0,5 mg/kg toutes les 2 semaines). Les corticoïdes sont contre-indiqués. La photothérapie est contre-indiquée en cas d'ictère cholestatique pour ses risques d'effets secondaires multiples (Bronze-baby-syndrom [38], hémolyse, anémie). Dans la mesure où il existe actuellement des possibilités de traitement chirurgical pour les obstructions des voies biliaires extrahépatiques et intrahépatiques (hépatoportoentérostomie, hépatoporto-cholecystostomie selon Kasaï, voir 11.9), il convient de consulter un chirurgien en pédiatrie pour toute augmentation anormale de la bilirubine conjuguée durant plus de 2 semaines.

16.8 Exsanguino-transfusion

16.8.1 Cathétérisme de la veine ombilicale

Principe

Introduction d'un cathéter dans la veine ombilicale par le canal veineux d'Arantius jusque dans la veine cave inférieure. La veine ombilicale peut être cathétérisée pendant les 5 premiers jours de vie sans difficulté ; par la suite on peut encore pratiquer une telle intervention après préparation soigneuse et ablation des thromboses intravasculaires, et ce jusqu'au 14ème jour de vie.

Technique

Veiller à un éclairage optimal, installer et immobiliser le petit patient en position dorsale. Désinfecter localement le moignon ombilical. Sectionner le moignon ombilical à 0,5-1 cm de la jonction cutanée (section plane). Préparer les pincettes anatomiques au cas où aurait lieu une hémorragie.

Désinfecter à nouveau la surface de section. Couverture stérile de la région abdominale avoisinante avec un champ troué stérile. Pour exposer les vaisseaux, pratiquer une traction sur le moignon ombilical à l'aide de deux pincettes chirurgicales.

La veine ombilicale est le plus gros des trois vaisseaux, sa paroi est mince, le plus souvent collabée en forme de fente et non spasmée. Sur la surface de section circulaire du cordon ombilical, elle se situe en général dans le secteur « entre 11 et 2 heures » (fig. 16.4). Après traction, sa lumière reste le plus souvent ouverte. Enlever à l'aide d'une pincette chirurgicale les thrombus et les reliquats de sang. Mettre en évidence le trajet veineux par introduction d'une sonde boutonnée, en direction céphalique et selon un angle d'introduction de 60 ° par rapport à l'horizontale. Introduire le cathéter veineux ombilical contenant du NaCl à 0,9 % (nouveau-né à terme : argyle Ch 8 ; prématuré < 1 500 g Ch. 5) avec seringue en place, en maintenant une légère dépression, jusqu'au reflux de sang.

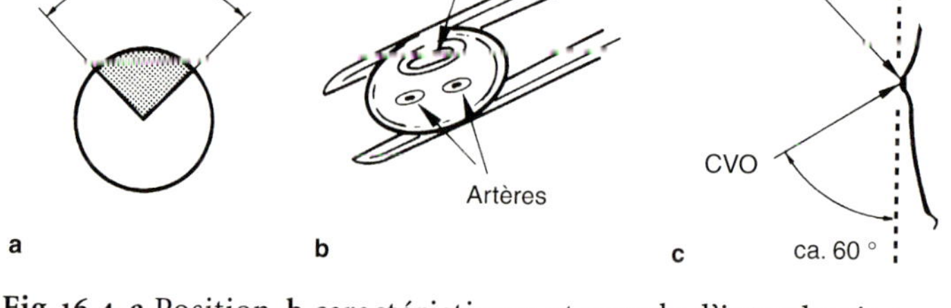

Fig. 16.4. a Position, **b** caractéristiques et **c** angle d'introduction pour cathéter veineux ombilical (CVO) ou cathéter artériel ombilical (CAO)

Le cathétérisme est plus facile quand le moignon ombilical est tiré en direction caudale à l'aide d'une pincette chirurgicale. S'il y a une résistance après avoir introduit le cathéter de quelques centimètres, cela signifie qu'il y a fausse route dans le sinus hépatique. On remonte alors le cathéter de 1-2 cm et on le fait progresser à nouveau : le cathéter peut alors passer éventuellement par le canal veineux d'Arantius. Si cela n'est pas possible, le cathéter doit être placé 2 cm au dessus de l'obstacle.

La position idéale du cathéter se trouve à 1 cm au-dessus du diaphragme :

Catégorie de poids	Longueur d'introduction
< 1 000 g	6 cm
1 000-1 500 g	7 cm
1 500-2 000 g	8 cm
2 000-2 500 g	9 cm
> 2 500 g	10-12 cm

Avantages

- Bonne dilution des médicaments et des solutions hyperosmolaires du fait du flux sanguin important,
- possibilité de mesurer la pression veineuse centrale.

Inconvénients en cas de mauvais positionnement

- Danger de nécrose hépatique en cas de perfusion de solution hyperosmolaire,
- formation de thromboses de la veine porte, plus tard risque d'hypertension portale,
- impossible de mesurer précisément la pression veineuse.

Ablation du cathéter

Ablation de la fixation, extraction prudente. Hémostase et mise en place d'un pansement compressif stérile, éventuellement suture.

Complications

- Fausse route dans une artère ombilicale,
- hypertension portale,
- obstruction fonctionnelle du cathéter,
- fausse route dans le sinus hépatique,
- nécrose hépatique,
- perforation dans le parenchyme hépatique,
- apnée,
- arrêt cardiaque,
- septicémie,
- formation de thrombose intravasculaire,
- embolie.

16.8.2 Conduite de l'exsanguino-transfusion

Principe. La préparation des exsanguino-transfusions doit être rapide ; l'exsanguino-transfusion elle-même doit cependant être réalisée dans le calme (danger : l'ictère nucléaire survient *avant l'*exsanguino-transfusion tandis que les complications surviennent *pendant* celle-ci).

Préparation

Elle ne devra pas durer plus de 2 heures. Une perfusion d'albumine humaine pourra être effectuée dans le cadre d'une hyperbilirubinémie importante si l'exsanguino-transfusion ne peut être réalisée immédiatement [12]. Il faut effectuer en parallèle :

1. Le diagnostic chez l'enfant (bilirubine totale et directe, hématocrite veineuse, test de compatibilité, éventuellement radiographie).
2. La commande du sang en cas d'incompatibilité rhésus : 2 flacons de sang conservé sur CPD, ABO identique ; rhésus négatif, CMV négatif, phénotypé pour les filles, déleucocyté et irradié ; la commande du sang en cas d'incompatibilité ABO : selon le tableau 16.2 ; en cas d'anémie sévère, utiliser du culot globulaire ; réaliser les tests de compatibilité immédiatement et informer d'abord le laboratoire.
3. La préparation de l'appareillage (table de réanimation, appareil de chauffage du sang, moniteur avec ECG sur écran, Dynamap, champs stériles, champs troués, table d'instrumentation, set à instruments, set à exsanguino-transfusion, Pharmaseal, réveil).
4. La préparation de la prescription pour l'exsanguino-transfusion.
5. L'immobilisation de l'enfant par les extrémités, la mise en place d'un sachet d'urines et d'une sonde thermique.

Réalisation

1. Appareillage : nous utilisons l'appareil d'exsanguino-transfusion à usage unique selon Baxter, (pour le montage, voir fig. 16.5).
2. Voie de l'exsanguino-transfusion : cathéter ombilical veineux Ch 8, marqué à 6, 7 et 8 cm. Mesurer la PVC et en tenir compte pour les calculs du bilan entrées-sorties.
3. Diagnostic d'après le premier prélèvement : bilirubine, électrolytes, CRP, protides totaux, NFS, toxoplasmose, rubéole, cytomégalie. Conserver 10 ml de sang hépariné pour les examens ultérieurs (par ex. : électrophorèse de l'hémoglobine).
4. Volume d'exsanguino-transfusion : 2 à 3 fois la volémie de l'enfant = 180-250 ml/kg ; cela permet de remplacer plus de 90 % du sang ; volume à chaque injection :
   - nouveau-né > 2 500 g : 20 ml,
   - prématuré de 1 500-2 500 g : 10 ml,
   - prématuré < 1 500 g : 5 ml.

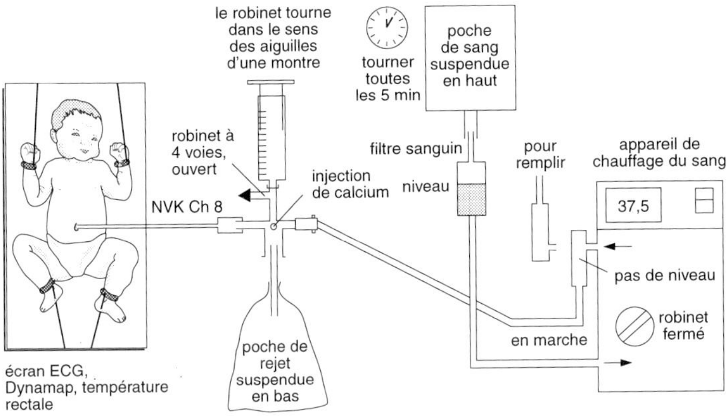

Fig. 16.5. Montage de l'appareillage pour l'exsanguino-transfusion

5. Vitesse de l'exsanguino-transfusion : 125 ml/kg/h = 2 ml/kg/min ; durée de l'exsanguino-transfusion 2 h. La réalisation lente de l'exsanguino-transfusion diminue la surcharge circulatoire, augmente l'élimination de bilirubine et diminue les effets secondaires du stabilisateur ACD. Retourner le flacon toutes les 5 minutes (risque de sédimentation ! minuteur indispensable!).
6. Apporter du calcium si on utilise du sang conservé sur citrate : gluconate de calcium à 10 %, 2 ml/100 ml d'exsanguino-transfusion. En cas de symptôme d'hypocalcémie, apporter davantage de calcium. Comme il s'agit d'un apport central : injecter lentement et surveiller le moniteur !
7. Examen à l'issue de l'exsanguino-transfusion (sur le dernier prélèvement) : contrôle immédiat de la bilirubine, de l'hématocrite, des électrolytes ; refaire le test de compatibilité.
8. Dans la mesure où le taux d'efficacité de certains médicaments indispensables à la survie peut être modifié par l'exsanguino-transfusion, il peut être nécessaire d'augmenter les doses ou de vérifier le niveau sérique du médicament à l'issue de l'exsanguino-transfusion [23].

16.8.3 Set de cathétérisme des vaisseaux ombilicaux

1 pincette anatomique, longueur 13 cm,
1 paire de ciseaux fins courbes (à bouts ronds), longueur 13 cm,
2 pincettes droites Halstead-Mosquito, longueur 12,5 cm,
2 pincettes chirurgicales fines (Semken), longueur 12,5 cm,
2 pincettes oculaires anatomiques (0,8 mm), longueur 10 cm,
2 pincettes oculaires chirurgicales (0,8 mm), longueur 10 cm,
4 sondes boutonnées doubles, diamètre 1, 1,2 et 1,5 mm, longueur 13 cm,
1 règle métallique (inoxydable) souple, longueur 14 cm,
1 écarteur à paupières (Boynton), longueur 12,5 cm,

1 paire de ciseaux droits, fins, à bouts ronds, longueur 13 cm,
8 compresses 5 × 5 cm,
8 compresses 8 × 8 cm,
2 champs,
1 champ troué,
2 pincettes oculaires fortement courbées (0,8 mm), longueur 10 cm,
2 cathéters ombilicaux Argyle, Ch 8, 5.

16.8.4 Choix du sang de l'exsanguino-transfusion

Dans le cas d'incompatibilité des groupes sanguins, il faut choisir du sang dont les globules rouges ne seront pas hémolysés par les anticorps déjà présents. Les constellations les plus fréquentes en cas d'incompatibilité ABO sont représentées dans le tableau 16.2. En cas d'anémie sévère (hématocrite < 20 %), l'exsanguino-transfusion doit être entamée avec du culot globulaire.

16.8.5 Effets secondaires et dangers

L'exsanguino-transfusion est une mesure invasive dont la mortalité est d'environ 1 % [21]. Une hémorragie intracérébrale pré-existante peut être aggravée par

Tableau 16.5. Complications de l'exsanguino-transfusion (modifiées d'après [20, 21]).

Vasculaires	*Biochimiques*
Embolie (gazeuse, caillot)	Sang citraté (ACD)
Thrombose, sténose de la veine porte	hypocalcémie
Infarcissement hémorragique du côlon	acidose
Entérocolite nécrosante	hypochlorémie
Infarctus du myocarde	hypomagnésémie
	hyperkaliémie
Cardiaques	hypoglycémie
Arythmie	l'apport d'oxygène dans les tissus augmente
Hypervolémie (anémie, surcharge)	Sang hépariné
Asystolie	hypoglycémie
	augmentation des acides gras libres
Sur la coagulation	
Thrombopénie	*Infectieuses*
Surdosage en héparine	Syphilis
	Cytomégalie
Diverses	Hépatite transfusionnelle
Perforation de la veine ombilicale	Infection à VIH
Lésion mécanique des globules rouges	
Hypothermie	

une exsanguino-transfusion, en particulier chez les prématurés de très petit poids, si bien qu'il peut y avoir des séquelles irréversibles chez ces enfants [18]. Les complications les plus sérieuses de l'exsanguino-transfusion figurent dans le tableau 16.5.

16.9 Photothérapie

16.9.1 *Mécanisme de fonctionnement*

La dégradation de la bilirubine se fait par la lumière dans la peau et ses capillaires avec un maximum d'absorption de 460 nm (lumière bleue) selon des mécanismes différents [15] : le mécanisme le plus important en ce qui concerne la diminution du taux de bilirubine sérique et son élimination (par la bile) est *l'isomérisation structurale* qui conduit à la formation de lumirubine. La *photo-isomérisation* modifiant la configuration biochimique est moins efficace pour l'élimination de la bilirubine ; elle constitue cependant un processus de désintoxication reconnu, dans la mesure où la bilirubine hydrophobe toxique (4 Z, 15 Z) se désagrège en une molécule de bilirubine non conjuguée, soluble et non toxique (4 Z, 15 E) qui peut être éliminée par le foie ; cependant, ce processus est lent. Après 12 heures de photothérapie, elle représente 20 % de la bilirubine totale et on l'appréhende avec les méthodes de détermination classiques, comme pour la bilirubine (4 Z, 15 Z). La *photo-oxydation*, au cours de laquelle se forme des dipyrroles qui peuvent être éliminés sans glucuronidation, joue un rôle moindre.

16.9.2 *Indication*

- Hyperbilirubinémie sans incompatibilité (voir 16.4).
- Érythroblastose-Rh (voir 16.5.1).
- Érythroblastose-ABO (voir 16.5.2).

La photothérapie ne remplace pas une exsanguino-transfusion si celle-ci s'avère nécessaire ! La mise en place et l'arrêt de la photothérapie doivent faire l'objet d'une décision au cas par cas.

16.9.3 *Contre-indications*

- Maladie hémolytique néonatale (Rh, ABO) avec hémolyse importante ou anémie sévère,
- septicémie avec augmentation de la bilirubine conjuguée,
- affection hépatique hépatocellulaire ou obstructive.

16.9.4 Réalisation

Le nouveau-né est installé nu dans l'incubateur ou éventuellement avec sur lui un « lange bikini ». On change l'enfant de position toutes les 4 heures (dos, ventre). Pendant la photothérapie, il convient de recouvrir les yeux de l'enfant (risque de lésion rétinienne) !

Durée du traitement : d'abord en continu, jusqu'à ce qu'on obtienne un taux de bilirubine inférieur à 270 µmol/l(pour le nouveau-né) et chez le prématuré, un taux correspondant à ce qui figure sur le graphique 16.2. Par la suite, on peut continuer le traitement par intermittence toutes les 4 à 6 heures. Si les valeurs continuent à augmenter, la photothérapie devra être continuée.

La réalisation de la photothérapie, avec la lumière bleue essentiellement, rend indispensable une surveillance par moniteur car l'observation visuelle est très difficile. La distance lampe-enfant doit être aussi réduite que possible !

16.9.5 Problèmes particuliers (tableau 16.6)

- La photothérapie résorbe l'ictère cutané visible. Une estimation de la concentration de bilirubine sérique n'est plus possible par l'examen de son seul aspect. Pour évaluer si une exsanguino-transfusion semble probable ou non, il faudra faire des contrôles de bilirubine toutes les 4-6 heures.
- En cas de photothérapie continue, il faut mettre en place une perfusion et réaliser un apport liquidien total de 10 à 20 % supérieur aux besoins journaliers (bilan électrolytique indispensable!). Il est tout à fait possible que survienne un exanthème maculo-papuleux : ceci ne doit en aucun cas provoquer l'interruption du traitement.
- On observe des selles plus fréquentes, molles et verdâtres.

Tableau 16.6. Effets secondaires et risques de la photothérapie [29, 39]

En cas de diagnostic erroné, la maladie causale peut ne pas être détectée
Lésions rétiniennes, rétinopathie du prématuré
Conjonctivite due au bandeau oculaire
Perte d'eau transépidémique augmentée
Transit intestinal accéléré, déficit en lactase intestinal, diarrhées, pertes d'électrolytes fécales augmentées
Augmentation de la perfusion sanguine cutanée, érythème, exanthème
« Bronze-baby syndrome » s'il y a augmentation de la bilirubine conjuguée
Instabilité thermique : surchauffe dans l'incubateur, refroidissement dans un lit normal, dépenses caloriques augmentées, mauvaise prise de poids
Synthèse anormale de gonadotrophines
Apnées plus fréquentes chez les nouveau-nés de faible poids
Séparation mère-enfant et état d'anxiété

- Contrôler fréquemment la température en raison du risque d'hyperthermie.
- Contrôler les bilans des entrées et sorties liquidiennes (peser 2 fois/jour, éventuellement hématocrite). Si besoin est, augmenter les quantités de 20 ml/kg/j. Lors de la visite des parents, interrompre la photothérapie, enlever le bandeau oculaire.

Bibliographie

1. Adams JA, Hey DJ, Hall RT (1985) Incidence of hyperbilirubinemia in breast-vs. formula-fed infants. Clin Pediatr 24 : 69–73
2. Ahdab-Barmada M, Moossy J (1984) The neuro-pathology of Kernicterus in the premature neonate : diagnostic problems. J Neuropathol Exp Neurol 43 : 45–56
3. Alagille D (1985) Management of chronic cholestasis in childhood. Semin Liver Dis 5 : 254–262
4. Alagille D, Estrada A, Hadchouel M, Gautier M, Odièvre M, Dommergues JP (1987) Syndromic paucity of interlobular bile ducts (Alagille Syndrome or arteriohepatic dysplasia) : Review of 80 cases. J Pediatr 110 : 195–200

4a. American Academy of Pediatrics (1994) Practice parameter : Management of hyperbilirubinemia in the healthy term newborn. Pediatrics 94 : 558–565

5. Beale EF, Nelson RM, Bucciarelli RL, Donelly WH, Eitzman DV (1979) Intrahepatic cholestasis associated with parenteral nutrition in premature infants. Pediatrics 64 : 342–347
6. Bratlid D, Cashore WJ, Oh W (1983) Effect of serum hyperosmolality on opening of blood-brain barrier for bilirubin in rat brain. Pediatrics 71 : 909–912
7. Bratlid D, Cashore WJ, Brubakk AM, Oh W (1984) Bilirubin displacement by sulfisoxazole : entry of unbound bilirubin into the brain. Pediatr Res 18 : 150A
8. Bratlid D, Cashore WJ, Oh W (1984) Effect of acidosis on bilirubin deposition in rat brain. Pediatrics 73 : 431–434
9. Cashore WJ, Oh W (1982) Unbound bilirubin and Kernicterus in low-birthweight infants. Pediatrics 69 : 481–485
10. Cashore WJ, Oh W, Brodersen R (1983) Reserve albumin and bilirubin toxicity index in infant serum. Acta Paediatr Scand 72 : 415–419
11. Corwin MJ, Golub HB (1984) Spectral analysis of a cry is abnormal in infants who have moderate hyperbilirubinemia. Pediatr Res 18 : 102A
12. Ebbesen F, Brodersen R (1981) Albumin administration combined with phototherapy in treatment of hyperbilirubinemia in low-birthweight infants. Acta Paediatr Scand 70 : 649
13. Enk AV, Leeuw RD (1987) Phototherapy : The hospital as risk factor. Br Med J : 112–114
14. Ennever JF (1990) Blue light, green light, white light, more light : Treatment of neonatal jaundice. Clin Perinatol 17 : 467–481
15. Ennever JF, Knox I, Denne SC, Speck WT (1985) Phototherapy for neonatal jaundice : In vivo clearance of bilirubin photoproducts. Pediatr Res 19 : 205–208
16. Gartner LM (1987) Disorders of bilirubin metabolism. In : Nathan DG, Oski FA (eds) Hematology of infancy and childhood, 3rd edn. Saunders, Philadelphia
17. Graziani LJ, Mitchell DG, Kornhauser M, Pidcock FS, Merton DA, Stanley C, McKee L (1992) Neurodevelopment of preterm infants : Neonatal neurosonographic and serum bilirubin studies. Pediatrics 89 : 229–234

18. Haas G, Asprion B, Leidig E, Buchwald-Saal M, Mentzel H (1986) Obstetrical and neonatal risk factors in very low birth weight infants related to their neurological development. Eur J Pediatr 145 : 341–346
19. Hansen TWR, Bratlid D (1986) Bilirubin and brain toxicity. Acta Paediatr Scand 75 : 513–522
20. Hovi L, Siimes MA (1985) Exchange-transfusion with fresh heparinized blood is a safe procedure : experience from 1069 newborns. Acta Paediatr Scand 74 : 360–365
21. Keenan J, Novak KK, Sutherland JM, Bryla DA, Fetterly KL (1985) Morbidity and mortality associated with exchange-transfusion. Pediatrics 75 [Suppl] : 417–421
22. Killander A, Michaelsson M, Müller-Eberhard U, Sjolin S (1983) Hyperbilirubinemia in full-term infants : A follow-up study. Acta Paediatr Scand 72 : 481–484
23. Lackner TE (1982) Drug replacement following exchange transfusion. J Pediatr 100 : 811
24. Lascari AD (1986) « Early » breast feeding jaundice : clinical significance. J Pediatr 108 : 156–158
25. Lenhard MV, McArtor R, Bryant B (1984) Effects of neonatal hyperbilirubinemia on the brainstem electric response. J Pediatr 104 : 281–284
26. Levine RL (1983) Bilirubin and the blood-brain barrier. In : Levine RL, Maisels MJ (eds) Hyperbilirubinemia in the newborn. 85 Ross Conference on Pediatric Research, Columbus, pp 125–129
27. Liley AW (1961) Liquor amnii analysis in management of pregnancy complicated by rhesus sensitization. Am J Obstet Gynecol 82 : 1359
28. Linn S, Schoenbaum SC, Monson RR,, et al (1985) Epidemiology of neonatal hyperbilirubinemia. Pediatrics 75 : 770–774
29. Lipsitz PJ, Gartner LM, Bryla DA (1985) Neonatal and infant mortality in relation to phototherapy. In : National Institute of Health and Human Development randomized, controlled trial of phototherapy for neonatal hyperbilirubinemia. Pediatrics 75 [Suppl] : 422–426
30. Machin GA (1989) Hydrops revisited : Literature Review of 1414 cases published in the 1980's. Am J Med Genet 34 : 366–390
31. Maisels MJ, Gifford K (1986) Normal Serum Bilirubin levels in the newborn and the effect of breast-feeding. Pediatrics 78 : 837–843
32. Mollison PL (1983) Blood transfusion in clinical medicine, 7th edn. Blackwell, Oxford, p 351
33. Newman TB, Maisels MJ (1990) Does hyperbilirubinemia damage the brain of healthy full-term infants? Clin Perinatol 17 : 331–358
34. Newman TB, Maisels MJ (1992) Evaluation and treatment of jaundice in the term newborn : A kinder, gentler approach. Pediatrics 89 : 809–818
35. Nilsen ST, Finne PH, Bergsjø, Stamnes O (1984) Males with neonatal hyperbilirubinemia examined at 18 years of age. Acta Paediatr Scand 73 : 176–180
36. Obladen M (1994) Versorgung des Neugeborenen mit gestörter Adaptation. In : Dudenhausen JW, Schneider HPG (Hrsg) Frauenheilkunde und Geburtshilfe. De Gruyter, Berlin New York
37. Odell GB (1980) Neonatal hyperbilirubinemia. Grune & Stratton, New York
38. Onishi S, Itoh S, Isobe K, et al (1982) Mechanism of development of bronze baby syndrome in neonates treated with phototherapy. Pediatrics 69 : 273–276
39. Orzalesi M (1989) Neonatal hyperbilirubinemia : Objective evidence for recommendations for treatment. In : Duc G (ed) Controversial issues in neonatal medicine. Thieme, Stuttgart

40. Osborn LM, Bolus R (1985) Breastfeeding and jaundice in the first week of life. J Fam Pract 20 : 475–480
41. Perlman M, Fainmesser P, Sohmer H, Tamari H, Wax Y, Persmer B (1983) Auditory nerve-brainstem evoked responses in hyperbilirubinemic neonates. Pediatrics 72 : 658–664
42. Pledger DR, Scott JM, Belfield A (1982) Kernicterus at low levels of serum bilirubin : the impact of bilirubin albumin-binding capacity. Biol Neonate 41 : 38–44
43. Ritter DA, Kenny JD, Norton J, Rudolph AJ (1982) A prospective study of free bilirubin and other risk factors in the development of Kernicterus in premature infants. Pediatrics 69 : 260–266
44. Robertson A, Karp W, Brodersen R (1991) Bilirubin displacing effect of drugs used in neonatology. Acta Paediatr Scand 80 : 1119–1127
45. Rosenstein BS, Ducore JM (1984) Enhancement of bilirubin of DNA damage induced in human cells exposed to phototherapy light. Pediatr Res 18 : 3–6
46. Saunders FR, Møllegård K (1984) Development of the blood-brain barrier. J Dev Physiol 6 : 45–57
47. Scheidt PC. Graubard BI, Nelson KB, Hirtz DG, Hoffman HJ; Gartner LM, Bryla DA (1991) Intelligence at six years in relation to neonatal bilirubin level : Follow-up of the National Institute of Child Health and Human Development clinical trial of phototherapy. Pediatrics 87 : 797–805
48. Sinatra FR, Rosenthal P (1987) Cholestasis in the neonate. In : Avery GB (ed) Neonatology. Pathophysiology and management of the newborn, 3rd edn. Lippincott, Philadelphia, pp 630–639
49. Strauss RG (1991) Transfusion therapy in neonates. Am J Dis Child 145 : 904–911
50. Tazawa Y, Yamada M, Nakagawa M, Konno T, Tada K (1985) Serum bile acids and their conjugates in breast-fed infants with prolonged jaundice. Eur J Pediatr 144 : 37–40
51. Van der Bor M, End-Dokkum M, Schreuder AM, Veen S, Brand R, Verloove-Vanhorick SP (1992) Hyperbilirubinemia in low birth weight infants and outcome at 5 years of age. Pediatrics 89 : 359–364
52. Vohr BR, Karp D, O'Dea C, et al (1990) Behavorial changes correlated with brainstem auditory evoked responses in term infants with moderate hyperbilirubinemia. J Pediatr 117 : 288–291

17
Infections

M. Obladen

La distinction stricte que l'on établissait autrefois habituellement entre infection prénatale et infection postnatale n'est plus de mise aujourd'hui ; en effet, de nombreux germes peuvent entraîner des infections chez l'enfant, aussi bien avant qu'après la naissance et, dans la pratique, on ne parvient souvent pas à déterminer le moment précis du début de l'infection.

17.1 Statut immunitaire et défense contre les infections

Les facultés de défense immunitaire sont limitées chez le nouveau-né et encore plus chez le prématuré car le système immunitaire arrive à maturité seulement après la naissance. Les granulocytes et les macrophages sont formés à partir de la 6ème semaine, les lymphocytes à partir de la 10ème semaine de gestation ; et tandis que le système de l'immunité cellulaire est pratiquement fonctionnel, le nouveau-né est dépendant, pour sa défense humorale, des anticorps de type IgG qui lui ont été transmis par sa mère par voie transplacentaire. Les lymphocytes B fœtaux peuvent éventuellement former des IgM à partir de la 17ème semaine. Le tableau 17.1 résume ces particularités du statut immunitaire néonatal.

17.2 Diagnostic bactériologique

La mise en évidence d'une infection bactérienne implique un diagnostic complet.

Recherches indispensables à l'admission

- Prélèvements bactériologiques (frottis) du conduit auditif externe, du nez, du cordon, du pharynx,

Tableau 17.1. Statut immunitaire du nouveau-né (modifié d'après [9, 15, 45])

	Immunité naturelle (non spécifique)	Immunité adaptative (spécifique)
Humoral	Lysozymes : déjà présents chez le fœtus Complément : n'est produit qu'à partir de la 22ème semaine de gestation L'activité chimiotactique et l'opsonisation font défaut	IgA : non présentes à la naissance, apport exogène (lait de mère) IgG : d'origine maternelle (passant la barrière placentaire) IgM : seules immoglobulines fœtales. À la naissance, 1-2 % du taux adulte
Cellulaire	Granulocytes : Stock diminué, chimiotactisme manquant, déformabilité réduite, phagocytose normale, pouvoir bactéricide normal Macrophages : la destruction extra- et intracellulaire des germes est efficace	Lymphocytes B : la production d'anticorps ne débute qu'après la naissance Lymphocytes T : l'effet suppresseur domine chez le nouveau-né qui n'a pas encore de « memory cells » (= « cellules à mémoire ») Production de lymphokines réduite

- examen histologique et éventuellement prélèvements bactériologiques du placenta, des membranes et du cordon.

Examens complémentaires s'il existe des facteurs de risque

- Hémoculture (aérobie et anaérobie),
- NFS (numération formule sanguine) et plaquettes,
- détermination quantitative de la CRP (protéine C-réactive), des IgM spécifiques, de l'élastase leucocytaire et éventuellement de l'orosomucoïde,
- aspirations gastriques : recherche microscopique après une coloration de Gram, de leucocytes avec des bactéries (éventuellement phagocytées), culture bactériologique, recherche de Listeria dans le méconium.

En cas de forte suspicion

- Prélever plusieurs hémocultures aérobies et anaérobies (flacon de culture pour enfant) ; ne pas prélever au cordon ombilical, ni dans un cathéter ombilical de longue durée à cause de la possibilité de contamination et du risque d'obtention d'un résultat faussement positif [1],
- effectuer une ponction lombaire ; elle est obligatoire en cas de suspicion d'infection après le 1er jour de vie : effectuer un comptage et tenir compte de la différenciation des cellules, effectuer un dosage du glucose simultanément dans le

LCR et dans le sang, coloration de Gram, mise en évidence d'antigènes par électrophorèse à contre-courant, culture, protides totaux,
- ponction vésicale sus-pubienne : leucocytes, germes, culture,
- aspirations trachéales chez les enfants intubés,
- NFS comprenant les érythroblastes et les plaquettes : il s'agit de l'instrument diagnostique le plus important !
- crase sanguine,
- bilirubine totale et directe,
- transaminases, gamma GT,
- créatinine.

Suspicion d'infection si

- augmentation des leucocytes totaux > 30 000/µl,
- des polynucléaires neutrophiles > 15 000/µl et
- du rapport des neutrophiles immatures aux matures > 0,2 [28, 44] ou
- lors d'une leucopénie, voire d'une
- neutropénie < 1 000/µl [34].

17.3 Infections materno-fœtales

De nombreux germes (virus, bactéries, champignons, protozoaires) peuvent être transmis de la mère à l'enfant avant ou pendant la naissance ; le plus souvent ce cas est observé lors d'une infection primitive de la mère pendant la grossesse. Selon le moment et la gravité de l'infection, celle-ci peut provoquer une fausse-couche, une embryopathie avec des malformations ou une fœtopathie avec infection généralisée, localisée ou asymptomatique. Le tableau 17.2 donne un bref aperçu de la symptomatologie des infections materno-fœtales les plus fréquentes, de même que des mesures à prendre dès la naissance. Pour des données plus précises, se reporter aux monographies spécifiques [12, 13, 22, 33].

17.4 Infection à streptocoque B

Il s'agit là de la plus dangereuse et de la plus fréquente des infections sévères du nouveau-né, en particulier après rupture prématurée des membranes et pour les prématurés. Ce n'est pas la colonisation vaginale de la mère qui est déterminante puisque jusqu'à 25 % des femmes enceintes sont porteuses saines, mais l'impossibilité chez près de 10 % des porteuses de streptocoque B de former des anticorps IgG contre ce germe et de les transmettre au fœtus ; il en résulte une adhésion facilitée du streptocoque B aux muqueuses de l'enfant [7, 11].

Tableau 17.2. Infections materno-fœtales

Infection	Symptomatique chez l'enfant	Mesures à la naissance
Rubéole	Cataracte, glaucome, surdité. Myocardite, malformation cardiaque, thrombopénie, exanthème	Isoler l'enfant, sérologie anticorps IgM, pas de traitement spécifique possible
Cytomégalie	90 % asymptomatique. Poids de naissance faible, hépato-splénomégalie, thrombopénie, ictère, microcéphalie	Sérologie, recherche du virus. Le traitement par ganciclovir est en cours d'évaluation, le traitement par foscarnet est mal toléré
Herpès génital	Lésions herpétiques aux yeux, sur la peau, dans la cavité buccale, méningo-encéphalie. Forme généralisée septicémique	Césarienne, isolement de l'enfant. Traitement par aciclovir IV et en pommade ophtalmologique
Hépatite B	Le plus souvent asymptomatique, 10 % ont un ictère à 3-5 mois, souvent hépatite chronique	HBsAg, HBeAg. Immunisation passive et active de l'enfant possible peu de temps après la naissance
VIH	Le plus souvent asymptomatique, éventuellement faible poids de naissance, microcéphalie. Après quelques années, développement d'un SIDA	Césarienne. Ne pas allaiter. Isolement du virus, mettre des gants pour les soins et les prélèvements de sang
Syphilis	Exanthème maculo-pulpeux, desquamation, rhinite, hépato-splénomégalie, périostite, kératite	Tests sérologiques, NFS, CRP, lors de suspicion, traitement à la pénicilline
Listériose	Forme précoce avec septicémie, choc, pneumonie. Forme tardive avec méningite	Mise en évidence du germe (coproculture du méconium). Traitement à l'ampicilline
Tuberculose	Souvent asymptomatique. Forme pulmonaire d'évolution aiguë, hépatosplénomégalie	Histologie placentaire. Traitement par INH. Vaccination par BCG si enfant non infecté. Ne pas allaiter
Streptocoque B	Le plus souvent asymptomatique. Forme précoce : pneumonie, septicémie, choc. Forme tardive : méningite	Prélèvements, hémoculture, NFS, CRP, surveillance, antibiotiques si symptômes
Toxoplasmose	Souvent asymptomatique, faible poids de naissance, choriorétinite, convulsions hydrocéphalie, hépato-mégalie, forme généralisée avec septicémie possible	Sérologie, IgM spécifiques, albumine dans le LCR, traitement avec pyriméthamine et sulfadiazine
Varicelle	Affection foudroyante possible si la mère est atteinte d'une varicelle 4 jours avant et jusqu'à 2 jours après la naissance	Immunoglobines polyvalentes ou, si disponible, immunoglobines spécifiques, aciclovir IV

Tableau 17.3. Septicémie et méningite néonatales à streptocoque B

	Septicémie (forme précoce)	Méningite (forme tardive)
Mode d'infection	Le plus souvent perinatal	Le plus souvent postnatal
Manifestation	1-2 (-10)ème jour de vie	Le plus souvent 2-12 ème semaine de vie
Complications à la naissance	92 %	19 %
Symptômes	Non caractéristiques. Troubles respiratoires progressifs : gémissements, tirage, accès d'apnée, choc	Difficultés d'alimentation, hyperexcitabilité, fièvre, convulsions
Évolution	Fulminante, souvent choc irréversible	Séquelles psychomotrices
Mortalité	50-70 %	14-18 %
Sérotype	Variable	Le plus souvent sérotype III

L'évolution d'une infection à streptocoque B est très variable (tableau 17.3) : la forme précoce ressemble chez le prématuré à un syndrome de détresse respiratoire ou à une pneumonie ; chez le nouveau-né à terme, elle se traduit par un choc et une coagulopathie de consommation. Si le choc septique ou l'insuffisance respiratoire sont déjà installés, la réanimation intervenient parfois trop tard chez ces enfants. La conduite à tenir est la suivante : surveillance postnatale continue des enfants menacés, investigations diagnostiques complètes vis-à-vis de l'infection (voir 17.2), voire traitement antibiotique précoce dès les premiers signes de la maladie.

17.5 Septicémie

17.5.1 Facteurs prédisposants (tableau 17.4)

Tableau 17.4.

Facteurs maternels	*Facteurs néonatals*
Statut immunitaire	Statut immunitaire
Colonisation asymptomatique des voies génitales	Prématurité
Infection pendant la grossesse et la naissance	Asphyxie
Liquide amniotique teinté ou malodorant	Affection causale (par ex. syndrome de détresse respiratoire)
Rupture prématurée des membranes > 24 heures	Technique de traitement invasive
Fièvre pendant l'accouchement	Exposition par l'environnement
Complications pendant la naissance	

17.5.2 *Germes les plus fréquents* (tableau 17.5)

Tableau 17.5

Germes à Gram négatif	***Champignons***
Escherichia coli	*Candida albicans*
Groupe des Klebsielles et Aerobacter	
Proteus mirabilis	
Serratia marcescens	
Pseudomonas aeruginosa	
Salmonelles	
Germes à Gram positif	***Virus***
Streptocoques A-D	Cytomégalievirus
Entérocoque	Rubéolevirus
Staphylococcus aureus	Herpèsvirus
Pneumocoque	Coxsackievirus
Listeria monocytogenes	Echovirus
Staphylococcus epidermidis	Virus de l'hépatite B
et **autres** :	Mycoplasmes, etc.

17.5.3 *Clinique*

Les signes cliniques précoces ne sont pas spécifiques :
- troubles respiratoires (apnée, tachypnée),
- hyper-/hypothermie,
- apathie, hyperexcitabilité,
- refus de boire, résidus gastriques,
- abdomen ballonné,
- coloration cutanée gris pâle,
- marbrures, extrémités froides, TRC anormal (temps de recoloration cutanée augmenté : anormal $\geq$ 1 s),
- ictère, hépatosplénomégalie,
- pétéchies, purpura,
- tendance aux hémorragies,
- dyspepsie, vomissements,
- déshydratation.

Remarque : Le symptôme précoce d'une septicémie débutante est « *le mauvais aspect* » du nouveau-né, information qui sera donnée par une infirmière compétente !

17.5.4 *Diagnostic*

Sur le tableau 17.6 sont représentés les programmes de surveillance et d'investigations absolument indispensables lors d'une suspicion d'infection postnatale [39].

Tableau 17.6. Suspicion d'infection néonatale : diagnostic et surveillance

Surveillance : toutes les 2 heures	Suspect
Pouls	> 150/min
Respiration	> 60/min
Température (rectale)	> 37,5 °C ou < 36,5 °C
Diagnostic à la naissance	
NFS	Leucocytes > 30 000/µl < 4 000/µl Neutrophiles < 1 500/µl Quotient I/PNNT > 0,2
Plaquettes	< 100 000/µl
CRP	> 1 mg/100 ml
Analyse des gaz du sang artériel	Excès de base (BE) abaissé, PCO_2 augmentée
Bactériologie	Hémoculture Frottis ombilical Frottis d'oreille Liquide gastrique Ponction lombaire si signes cliniques et/ou âge > 1 jour de vie

- Au stade précoce, il existe souvent une leucopénie (< 4 000/µl),
- suivie d'une inversion de la formule leucocytaire vers les cellules jeunes (plus de 6 % d'immatures ; quotient neutrophiles totaux/leucocytes immatures > 0,2), et une leucocytose (> 30 000/µl),
- éventuellement thrombopénie (< 100 000/µl),
- au cours de la convalescence apparaît souvent une hyperéosinophilie (« aurore de la guérison »).

17.5.5 *Prophylaxie*

Sont indispensables :
- une connaissance précise de l'anamnèse maternelle pendant la grossesse et la naissance,
- une évaluation des facteurs de risque existants,
- une prise en considération des sources et des voies d'infection possibles.

Nous récusons les traitements antibiotiques prophylactiques. Nous considérons cependant qu'il existe une indication à un traitement immédiat par antibiotiques si l'enfant manifeste des signes cliniques ou biologiques infectieux lors :
- d'une rupture prématurée des membranes > 24 heures,
- d'une fièvre pendant le travail,
- d'un syndrome d'infection amniotique,
- d'un drainage d'ascite ou de pneumothorax.

Nous traitons également par antibiothérapie probabiliste tout nouveau-né en état de détresse respiratoire jusqu'à ce qu'on obtienne les résultats des prélèvements bactériologiques.

17.5.6 Traitement

Traitement symptomatique

- Maintien dans la zone de neutralité thermique ; il convient de diminuer la température de l'incubateur dans le cadre d'une hyperthermie ;
- correction de l'équilibre acido-basique,
- oxygénation suffisante,
- rétablissement/maintien d'une microcirculation suffisante,
- soins à effectuer en incubateur,
- en cas de signes de choc confirmé : exsanguino-transfusion,
- en cas d'hypotension persistante : dopamine 2-5 µg/kg/min + Dobutrex 4-10 µg/kg/min, voir 9.6.2.
- Les perfusions d'immunoglobulines (250-500 mg/kg poids corporel/jour ; *attention :* charge en volume) peuvent chez le prématuré diminuer l'incidence [4] et la mortalité [24, 43] des infections avec septicémie ; cela n'est pas valable pour les infections nosocomiales [14].

Traitement antibiotique

a) Pour un germe *non identifié* :
   Contrairement à ce qui était pratiqué jusqu'à présent chez l'enfant malade dans les premiers jours de vie, nous n'utilisons plus les aminosides (gentamicine, tobramycine) en raison de leur ototoxicité et des très fréquents prélèvements sanguins nécessaires aux contrôles du taux sérique ; nous faisons donc appel en priorité aux céphalosphorines lorsque l'éventail des germes locaux le permet [8, 37] : ampicilline 100-200 mg/kg/j IV en trois injections + céfotaxime 100 mg/kg/j IV en deux injections.

   Alternative ou dans certains cas particuliers :
   pipéracilline 200 mg/kg/j IV ou mezlocilline 200 mg/kg/j IV + gentamicine 5-(3) mg/kg/j IV.
   Contrôle du taux sérique de gentamicine en particulier chez le prématuré et lors d'une durée de traitement > 4 jours (voir tableau 22.3) : néphro- et ototoxicité. Pour cette raison également, nous n'utilisons pas de combinaison d'aminosides avec céphalosporine.

   En cas de *résistance au traitement* :
   chloramphénicol : prématurés 25 mg/kg/j, nouveau-nés à terme 50 mg/kg/j. Répartition de la dose : 1-2 doses/jour IV. Les contrôles sériques sont indispensables en raison des variations individuelles et de la toxicité (voir tableau 22.3).

b) Après *identification* du germe :
Adaptation du traitement selon l'antibiogramme. Le choix de l'antibiotique dépend du développement de résistances à certains germes dans la région concernée.

Durée du traitement

10 à 14 jours
Critères qui permettent de décider de l'arrêt du traitement : examen clinique normal, normalisation de la CRP et de la NFS.

Remarque : le nouveau-né *asymptomatique* pour lequel on suspecte une infection materno-fœtale ou porteur d'un germe (colonisation) ne nécessite pas de traitement antibiotique ; il doit simplement être placé sous surveillance clinique et biologique accrue.

17.6 Méningite

Affection menaçant le pronostic vital qui survient souvent comme complication d'une septicémie diagnostiquée trop tardivement [20].

Fréquence : 0,46/1 000 nouveau-nés vivants, 1,36/1 000 prématurés [31]. Mortalité pouvant atteindre les 50 % pour les bactéries coliformes ; complications et séquelles pouvant affecter près de 30 % des survivants [41]. Sont responsables de l'évolution sévère d'une méningite néonatale :

- la virulence du germe,
- la concentration de germes dans le LCR,
- l'étendue de l'atteinte épendymaire,
- l'étendue de la vascularite secondaire avec encéphalite multifocale,
- la mauvaise pénétration des aminosides dans le LCR,
- la bactéricidie limitée des aminosides dans un milieu acide,
- le statut immunitaire du nouveau-né et du prématuré (voir tableau 17.1),
- une antibiothérapie trop tardive.

17.6.1 Clinique

Les symptômes typiques (fontanelle tendue, cri strident, opisthotonus) ne sont présents que dans les stades avancés de la maladie ! Les symptômes peuvent être :

- troubles respiratoires,
- hypo-/hyperthermie,
- hypotonie, apathie, hyperexcitabilité,
- motilité réduite,
- refus de boire,
- vomissements, dyspepsie,

- sensibilité au contact,
- couleur cutanée gris bleu,
- extrémités froides, cyanose,
- hypotension, collapsus,
- convulsions,
- déshydratation,
- hyperbilirubinémie.

17.6.2 Les germes responsables des méningites

Germes à Gram négatif fréquents :
- *Escherichia coli,*
- Groupe Klebsielle, aérobacter,
- *Proteus mirabilis,*
- *Pseudomonas aeruginosa,*
- Salmonelle,
- Neisseria.

Germes à Gram positif fréquents :
- Streptocoque B,
- Entérocoque,
- Listéria,
- Staphylocoque doré.

17.6.3 Diagnostic

Il est donné par la ponction lombaire : mise en évidence du germe. On observe une augmentation des leucocytes > 10/µl ou le cas échéant une augmentation du taux de protéines dans le LCR > 1,5 g/l [6]. Valeurs normales du LCR, voir tableau 13.2.

17.6.4 Traitement

Traitement symptomatique et antibiotique comme pour la septicémie (voir 17.5.6) mais avec dose augmentée. Traitement anticonvulsivant (voir 13.4.4). La deuxième ponction lombaire se fait après 24 heures de traitement. Quand le germe et l'antibiogramme de la première ponction lombaire sont connus, on peut adapter et cibler le traitement. Durée du traitement : au moins 3 semaines, voire 2 semaines après normalisation du LCR [17]. Les nouvelles céphalosporines (céfotaxime) passent bien dans le LCR et sont adaptées au traitement des méningites néonatales [26, 29]. En cas de germe à Gram négatif, on peut utiliser du chloramphénicol en raison de sa bonne pénétration dans le LCR à condition de pouvoir pratiquer régulièrement des contrôles du taux sérique [27, 35]. Les doses à administrer dépendent du taux sérique (voir tableau 22.3). Les contrôles sériques sont nécessaires en raison des variations individuelles et de la toxicité du traitement médicamenteux pendant la période néonatale. Il existe une interaction médicamenteuse entre le chloramphénicol et le phénorbarbital et de ce fait, des niveaux sériques efficaces de chloramphénicol ne seront obtenus qu'au moyen d'une augmentation sensible des dosages. Si on administre simultanément du chloramphénicol et une phénylhydantoïne, il existe un danger d'intoxication par hydantoïnes.

17.7 Infection à virus respiratoire syncytial (VRS)

Le VRS possède un cycle de reproduction intracellulaire dans les cellules épithéliales des voies aériennes. Il peut être à l'origine d'affections pulmonaires très graves comme la brochiolite, surtout chez le prématuré et chez l'enfant ayant des antécédents d'affection pulmonaire (par ex. ventilation artificielle). On a pu remarquer une augmentation de l'incidence des affections à VRS en période hivernale et en milieu hospitalier. Les infections à répétition sont typiques pour ce virus.

Symptomatologie

- Accès d'apnées,
- polypnée et dyspnée,
- toux,
- hypoxie,
- insuffisance respiratoire d'évolution défavorable.

La radiographie du thorax met en évidence une hyperclarté pulmonaire et des infiltrats parenchymateux. On observe plus rarement une inversion de la formule leucocytaire vers les cellules jeunes et une ascension de la CRP (protéine C-réactive).

Diagnostic et thérapie

- Mise en évidence par immunofluorescence (test rapide) de l'antigène du VRS dans l'aspiration trachéale ou les sécrétions nasales.
- Veiller à une humidification optimale des gaz inhalés, libérer les voies aériennes par une kinésithérapie intensive avec drainage des sécrétions (flux accéléré) (voir 7.12.5), effectuer un traitement symptomatique comme pour la bronchodysplasie (voir 8.6).
- Un traitement médicamenteux par un virostatique, la ribavirine, peut probablement raccourcir la durée de l'affection et diminuer ses séquelles [30,36]. Toutefois ce traitement est indiqué uniquement dans des cas bien précis où prédomine une insuffisance respiratoire aiguë qui met en jeu le pronostic vital. L'application se fera à l'aide d'un tube endotrachéal en aérosol (par ex. le « viratek small particle aerosol generator »). Dose : 20 mg/ml, 20 ml/ 16 à 24 h ; attention au risque d'obstruction du tube endotrachéal !

- Effets secondaires de la ribavirine : ce médicament est tératogène et donc dangereux pour l'équipe soignante [32] ; il faut éviter d'en administrer aux enfants qui respirent spontanément. Isoler les patients dans des chambres d'isolement et exclure les femmes enceintes du suivi de ces patients [21].

17.8 Infections nosocomiales

Des infections de transmission horizontales dues à l'environnement (par ex. au milieu hospitalier lui-même), sont monnaie courante au service de soins intensifs. Les causes les plus importantes de la mortalité néonatale sont aujourd'hui, outre les malformations, les infections nosocomiales dont le pronostic est en augmentation constante, même pour les très grands prématurés.

Définition

On appelle infection nosocomiale toute infection intervenant chez le nouveau-né au cours de l'hospitalisation environ 72 heures après la naissance (« late onset ») [38]. La définition selon le rapport CDC selon laquelle les infections acquises au cours de la naissance sont dues au milieu hospitalier n'est pas très probante [10,18]. Il s'agit en majorité de septicémie et de pneumonie (pour les définitions, voir fig. 17.1) ; les infections des voies urinaires (voir 4.5.2), l'entérocolique nécrosante (voir 11.7) et la méningite (voir 17.6) peuvent aussi être directement liées au milieu hospitalier.

Prévention

Il faudra prendre des précautions d'hygiène draconiennes pour éviter une infection lorsqu'en particulier des corps étrangers sont introduits dans le corps du patient [19], comme un cathéter veineux, un tube endotrachéal, des drains pleurales (voir tableau 17.7 pour le cathéter veineux).

Mesures à prendre en cas d'endémie

- Ne plus hospitaliser dans cette unité,
- veiller à respecter scrupuleusement les consignes d'hygiène : désinfection des mains, port de la blouse obligatoire, surchaussures,
- isoler autant que possible les patients, ou le cas échéant, les regrouper,
- effectuer des prélèvements bactériologiques pour tous les patients : frottis de gorge, coproculture, etc.
- prévenir l'institut d'hygiène qui effectuera des prélèvements bactériologiques multiples sur le matériel (par ex. pour les couveuses, les tables à langer, les lavabos, les différentes stations de la chaîne alimentaire) ainsi qu'auprès du personnel soignant (par ex. des frottis de gorge, et des prélèvements des mains et des blouses).

Septicémie

Diagnostic clinique **<u>Tous</u> ces critères sont nécessaires au diagnostic :**		Examens paracliniques **<u>L'un</u> de ces critères est nécessaire au diagnostic :**
- Le médecin traitant débute le traitement antibiotique comme s'il s'agissait d'une septicémie - Absence d'une autre infection - Ne pas avoir effectué une hémoculture ou ne pas avoir isolé un germe ou ne pas avoir mis en évidence un antigène soluble bactérien	ou	- Mise en évidence d'un germe pathogène dans le sang ou le liquide céphalo-rachidien - Mise en évidence de *Staphylococcus epidermidis* : 2 hémocultures positives ou sur cathéter veineux central - Augmentation de la CRP > 1 mg/100 ml - Quotient des neutrophiles I/M > 0,2 Granulocytopénie < 4 000/µl

et

<u>l'un</u> de ces critères est nécessaire au diagnostic :

- Fièvre > 38 °C rectal ou hypothermie < 36,5 °C
- Troubles respiratoires : apnées centrales
- Troubles hémodynamiques : hypotension, troubles de la microcirculation, bradycardie
- Acidose métabolique : BE < –10 mmol/l

Pneumonie

Diagnostic clinique **<u>Deux</u> de ces critères sont nécessaires au diagnostic :**		Examens radiologiques **<u>L'un</u> de ces critères est nécessaire au diagnostic :**
- Apnées - Polypnée - Dyspnée : gémissement, tirage, battement des ailes du nez - Auscultation en faveur d'une infection	ou	- Infiltrats - Opacités non systématisées - Syndrome interstitiel : > 12 h après la naissance, les modifications persistent au moins 48 h

et

<u>l'un</u> de ces critères est nécessaire au diagnostic :

- Augmentation de la CRP > 1 mg/100 ml
- Quotient des neutrophiles I/M > 0,2
- Sécrétions trachéales purulentes
- Mise en évidence d'un germe pathogène à l'hémoculture ou au prélèvement protégé des voies respiratoires
- Mise en évidence d'antigène bactérien

Fig. 17.1. Définitions des infections nosocomiales chez le nouveau-né, modifié selon le rapport du CDC [10, 18, 42]. Ces définitions sont valables à partir du 4ème jour d'hospitalisation [38]

Tableau 17.7. Mesures à prendre en néonatalogie pour éviter les infections dues au cathéter veineux, modifiées d'après le rapport CDC [10] et Handrick et al. [22]

- L'indication de mise en place d'un cathéter veineux central doit être posée après réflexion !
- La désinfection des mains doit être systématique avant la mise en place stérile d'un cathéter central et avant et après changement des tubulures et autres manipulations sur le cathéter central.
- Une désinfection minutieuse de la peau devra être faite avant la mise en place stérile d'un cathéter central ; la durée sera au minimum d'1 min ; passer la solution désinfectante à l'aide d'un tampon stérile sur la peau. Une désinfection au « spray » est insuffisante.
- Veiller à obtenir des conditions chirurgicales pour la mise en place stérile d'une voie d'abord centrale : gants stériles, blouse stérile, champs stériles, masque chirurgical.
- Installer un minimum de robinets et de tubulures pour le système utilisé.
- Veiller à obtenir des conditions stériles pour la préparation et les mélanges des solutés : effectuer les manipulations sous flux laminaire ; les solutés prêts à l'emploi doivent être consommés en 24 h, tous les autres solutés préparés doivent être consommés en 12 h.
- Effectuer le changement des tubulures toutes les 24 h, renouveler le pansement toutes les 48 h. Ne pas effectuer un changement systématique du cathéter veineux central.
- Effectuer l'ablation d'un cathéter veineux central en cas d'apparition d'une infiltration sous-cutanée, d'une rougeur ou d'un œdème, d'un cathéter « bouché » et/ou de l'apparition d'une fièvre inexpliquée. Ne pas oublier d'effectuer une recherche bactériologique sur l'extrémité distale du cathéter une fois qu'il a été enlevé stérilement.
- Éviter les prélèvements de sang sur cathéter, et prélever l'hémoculture par une voie d'abord périphérique s'il y a fièvre ou altération de l'état général.

Bibliographie

1. Adam RD, Edwards LD, Becker CC, Schrom HM (1982) Semiquantitative cultures and routine tip cultures on umbilical catheters. J Pediatr 97 : 715–720
2. American Academy of Pediatrics (1993) Use of ribavirin in the treatment of respiratory syncytial virus infections. Pediatrics 92 : 501–504
3. Andersen DC, Hughes BJ, Smith CW (1981) Abnormal mobility of neonatal polymorphonuclear leukocytes. J Clin Invest 68 : 863
4. Baker J, Melish ME, Hall RT, Casto DT, Basan U, Givner LB, and the Multicenter Group for the Study of Immune Globulin in Neonates (1992) Intravenous immune globulin for the prevention of nosocomial infection in low-birth-weight neonates. N Engl J Med 327 : 213–219
5. Belohradsky BH, Roos R, Marget W (1978) Exchange transfusion in neonatal septicemia. Clinical and immunological results in vivo and in vitro. Infection [Suppl 1] 6 : 139
6. Blumenfeld TA (1977) Appendix : Cerebrospinal fluid of healthy term newborns. In : Behrman RE (ed) Neonatal-perinatal medicine. Mosby, St. Louis, p 940
7. Broughton RA, Baker CJ (1983) Role of adherence in the pathogenesis of neonatal group B streptococcal infection. Infect Immun 39 : 837

8. Bryan CS, John JF, Pai MS, Austin TL (1985) Gentamicin vs Cefotaxime for therapy of neonatal sepsis : Relationship to drug resistance. Am J Dis Child 139 : 1086–1089
9. Burgio GR, Hanson LA, Ugazio AG (1987) Immunology of the neonate. Springer, Berlin Heidelberg New York
10. CDC-Report (1991) Nosocomial infection rate for interhospital comparison : limitations and possible solutions. Infect Control Hosp Epidemiol 12 : 609–621
11. Christensen KK, Christensen P, Duc G, Hoger P, Kind C, Matsunaga T, Müller B, Seger RA (1984) Correlation between serum antibody-levels against group B streptococci and gestational age in newborns. Eur J Pediatr 142 : 86
12. Davies PA, Gothefors LA (1984) Bacterial infections in the fetus and newborn infant. Major problems in clinical pediatrics, vol 26. Saunders, Philadelphia
13. Enders G (1991) Infektionen und Impfungen in der Schwangerschaft, 2. Aufl. Urban & Schwarzenberg, München
14. Fanaroff AA, Korones SB, Wright LL, Wright EC, Poland RL, Bauer CB, Tyson JE, Philips JB III, Edwards W., Lucey JF, Catz CS, Shankaran S, Oh W (1994) A controlled trial of intravenous immune globulin to reduce nosocomial infections in very-low-birthweight infants. N Engl J Med 330 : 1107–1113
15. Frazier JP, Cleary TG, Pickering LK, Kohl S, Ross PJ (1982) Leukocyte function in healthy neonates following vaginal and caesarian section deliveries. J Pediatr 101 : 269–272
16. Freeman J, Goldman DA, Smith NE, Sidebottom DG, Epstein MF, Platt R (1990) Association of intravenous lipid emulsion and coagulase negative staphylococcal bacteremia in neonatal intensive care units. N Engl J Med 323 : 301–308
17. Gandy G, Renni J (1990) Antibiotic treatment of suspected neonatal meningitis. Arch Dis Child 65 : 1–2
18. Garner JS, Jarvis WR, Emori TG, Horan TC, Hughes JM (1988) CDC definitions for nosocomial infections. Am J Infect Control 16 : 128–140
19. Gaynes RP, Martone W, Culver DH, et al (1991) Comparison of rates of nosocomial infections in neonatal intensive care units in the United States. Am J Med 91 : 192–196
20. Guggenbichler JP (1982) Die eitrige Meningitis im Kindesalter. Pädiatr Pädol 17 : 13
21. Guglielmo BJ, Jacobs RA, Locksley RM (1989) The exposure of health care workers to ribavirin aerosol. JAMA 261 : 1880–1881
22. Handrick W, Roos R, Braun W (Hrsg) (1991) Fetale und neonatale Infektionen. Hippokrates, Stuttgart
23. Hanshaw JB, Dudgeon JA, Marshall WC (1985) Viral diseases of the fetus and newborn, 2nd edn. Major problems in clinical pediatrics, vol 17. Saunders, Philadelphia
24. Haque KN, Zaidi MH, Bahakim H (1988) IgM-enriched intravenous immunoglobin therapy in neonatal sepsis. Am J Dis Child 142 : 1293– 1296
25. Klein JO (1990) From harmless commensal to invasive pathogen : Coagulase-negative staphylococci. N Engl J Med 323 : 340–341
26. Landesman SH, Corrado ML, Shaha PM, Armengand M, Barza M, Cherubin CE (1981) Past and current roles for cephalosporin antibiotics in treatment of meningitis. Emphasis on use in gram-negative bacillary meningitis. Am J Med 71 : 693–703
27. Lietman PS (1979) Chloramphenicol and the neonate – 1979 view. Clin Perinatol 6 : 151
28. Manroe BL, Weinberg AG, Rosenfeld CR, et al (1979) The neonatal blood count in health and disease. I. Reference values for neutrophilic cells. J Pediatr 95 : 89–98

29. Odio CM, Faingezicht I, Salas JL, Guevara J, Mohs E, McCracken GH jr. (1986) Cefotaxime (CTX) versus conventional therapy for the treatment of bacterial meningitis in infants and children. Pediatr Infect Dis 5 : 402–407
30. Outwater KM, Meissner HC, Peterson MB (1988) Ribavirin administration to infants receiving mechanical ventilation. Am J Dis Child 142 : 512–515
31. Overall JC (1970) Neonatal bacterial meningitis. Analysis of predisposing factors and outcome compared with matched control subjects. J Pediatr 76 : 499–511
32. Ray CG (1988) Ribavirin : Ambivalence about an antiviral agent. Am J Dis Child 142 : 488–489
33. Remington JS, Klein JO (eds) (1990) Infectious diseases of the fetus and newborn infant, 3rd edn. Saunders, Philadelphia
34. Rodwell RL, Faims, Taylor KMCD, Tudehope DI, Gray PH (1993) Hematologic scoring system in early diagnosis of sepsis in neutropenic newborns. Pediatr Infect Dis J 12 : 372–376
35. Schaad Mb, McCracken GH (1981) Pharmacologic basis for antimicrobial therapy in neonatal meningitis. Helv Paediatr Acta 36 : 19
36. Smith DW, Frankel LR, Mathers LH, Tang ATS, Ariagno RL, Prober CG (1991) A controlled trial of altorosolized ribavirin in infants receiving mechanical ventilation for severe respiratory syncytial virus infection. N Engl J Med 325 : 24–29
37. Spritzer R, Kamp HJVD, Dzoljic G, Sauer PJJ (1990) Five years of cefotaxime use in a neonatal intensive care unit. Pediatr Infect Dis J 9 : 92–96
38. Stockhausen HB von (1990) Ursachen und Wandel bakterieller Infektionen bei Neugeborenen. Z Geburtshilfe Perinat 195 : 131–136
39. Töllner U (1982) Early diagnosis of septicemia in the newborn. Clinical studies and sepsis score. Eur J Pediatr 138 : 331–337
40. Vain NE, Mazhemian JR, Swarner OW, Cha CC (1980) Role of exchange transfusion in the treatment of severe septicemia. Pediatrics 66 : 693
41. Wald ER, Bergmann I, Taylor HG, Chiponis D, Porter C, Kubek K (1986) Long-term outcome of group B streptococcal meningitis. Pediatrics 77 : 217–221
42. Webber S, Wilkinson AR, Lindsell D, Hope PL, Dobson SRM, Isaacs D (1990) Neonatal pneumonia. Arch Dis Child 65 : 207–211
43. Weismann LE, Stoll B, Huesar R, Rubio T, Frank G, Heimann H, et al (1990) Intravenous immunoglobulin (IVIG) prophylaxis of late on set septicemia in neonates. Pediatr Res 27 : 277A
44. Wheeler JG, Chanvenet AR, Johnson CA, Dillard R, Block SM, Boyle R, Abramson JS (1984) Neutrophil storage pool depletion in septic, neutropenic neonates. Pediatr Infect Dis 3 : 407
45. Wilson CB (1986) Immunologic basis for increased suspectibility of the neonatc to infection. J Pediatr 108 : 1–12
46. Wilson CB, Haas JE (1984) Cellular defenses against *Toxoplasma gondii* in newborns. J Clin Invest 73 : 1606

18

Création et organisation d'une unité de soins intensifs néonatale

M. Obladen

18.1 Exigences structurelles

18.1.1 Régionalisation

Si l'on admet qu'en Allemagne, 8 à 12 % des nouveau-nés doivent être transférés dans un service de néonatologie [16] et qu'environ un quart d'entre eux relèvent de soins intensifs, 70 unités néonatales de soins intensifs seraient nécessaires en République fédérale, dont chacune devrait soigner 300 enfants par an. Ces unités devraient être reliées le plus étroitement possible, en ce qui concerne les locaux et l'organisation, avec un service d'accouchement important (centre « Mère-Enfant », centre périnatal) vers lequel seraient alors dirigées toutes les naissances à haut risque, en particulier les prématurés en provenance d'une circonscription d'environ 10 000 accouchements par an. Les résultats obtenus par le transport « in utero » sont de loin supérieurs à ceux d'un transfert postnatal dans une clinique pédiatrique [1, 10]. Ce n'est qu'ainsi que la présence du néonatologue à la naissance peut être assurée, et que la naissance d'un prématuré perd son analogie avec un accident de la circulation. De telles structures d'organisation existent dans les pays dont les taux de mortalité néonatale sont particulièrement bas, en particulier en Suède, où on ne compte d'ailleurs que 80 cliniques d'accouchement [6]. En République Fédérale, les naissances à risque ont lieu dans la pratique dans plus de 1 000 cliniques d'accouchement dont le taux de naissance moyen est de 720 naissances par an (seules 20 cliniques pratiquent plus de 2 000 accouchements par an tandis que 400 cliniques n'en pratiquent que 500) ; des centaines de cliniques pédiatriques dont les unités de soins intensifs sont très petites s'occupent cependant de nouveau-nés gravement malades.

18.1.2 Structure de la clinique

Alors qu'en médecine interne 5 % des patients nécessitent des soins intensifs et que ce chiffre s'élève à 10 % pour la pédiatrie, les nouveau-nés relèvent dans 25 % des cas de soins intensifs, en raison de la fréquence et de la sévérité des troubles de l'adaptation postnatale. La réanimation, le transport et le travail en équipe représentent des contraintes sérieuses qui seront déterminantes pour la taille de la clinique pédiatrique : celle-ci devra employer au moins 12 médecins assistants et 50 puéricultrices afin que le travail considérable que représente une unité de soins intensifs soit assuré efficacement. Les autres conditions indispensables au bon fonctionnement de la clinique sont : un laboratoire performant avec micro-méthodes, des appareils mobiles de radiographie, d'EEG et d'échographie et une unité mobile de soins intensifs (voir 3.4).

18.1.3 Collaboration

La néonatologie n'est efficace que si elle est pratiquée en collaboration avec la gynécologie, mais également avec d'autres disciplines comme la neuropédiatrie, la pneumologie pédiatrique, la cardiologie pédiatrique, la chirurgie infantile, l'anesthésiologie, les Centres de Transfusion sanguine, etc. (fig. 18.1). Le principe devra être de rassembler au maximum les spécialistes et les médecins consultants au lit de l'enfant - le transport d'un nouveau-né malade (à la radiographie, au scanner, à l'échographie, etc.) étant le point faible du système. De plus, la multiplicité des informations indispensables au traitement nécessite un système de documentation complet et clair.

18.1.4 Taille de l'unité de soins intensifs néonatale

La taille minimale requise est de six lits [15] dans lesquels devront toujours se trouver des nouveau-nés en ventilation artificielle : en dessous de ce chiffre, la mise en place du travail par équipe ne se justifie plus ; la technique de la ventilation artificielle ne pourra être assurée parfaitement par l'ensemble du personnel

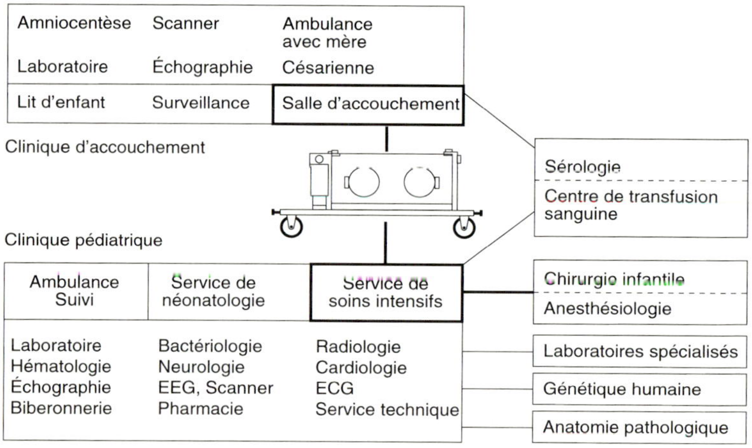

Fig. 18.1. Prise en charge du nouveau-né : une question d'organisation

que dans la mesure ou celui-ci la pratique très régulièrement. La taille maximale est plus difficile à évaluer et dépend en grande partie de la structure de la clinique et de l'état des malades en soins intensifs. Il serait très difficile de superviser efficacement 12 nouveau-nés nécessitant des soins intensifs ; afin d'éviter que des informations importantes ne se perdent, il faudrait, au-delà de cette taille, envisager la division du service.

18.1.5 Modèle de service

Le modèle d'organisation optimal d'une unité de soins intensifs pour nouveau-nés dépend en grande partie de la taille de la clinique et de l'importance des aménagements nécessaires, ainsi que des structures en place - par exemple de la possibilité pour la clinique de faire fonctionner une ou plusieurs unités de soins intensifs. L'alternative de base est la suivante : assurer les relations avec l'unité de prématurés ou avec l'unité de soins intensifs pédiatriques. Ce dernier modèle représente une unité de soins intensifs pure dans laquelle ne se trouveront pas de malades légers ou convalescents ; il garantit un haut degré de connaissances techniques mais implique également de lourdes contraintes psychologiques et d'énormes fluctuations du personnel. La figure 18.2 schématise 4 modèles d'organisation qui se sont avérés fonctionnels dans la pratique. Dans le cas de la création d'une clinique, il faudra essayer par tous les moyens d'obtenir la construction d'un centre périnatal.

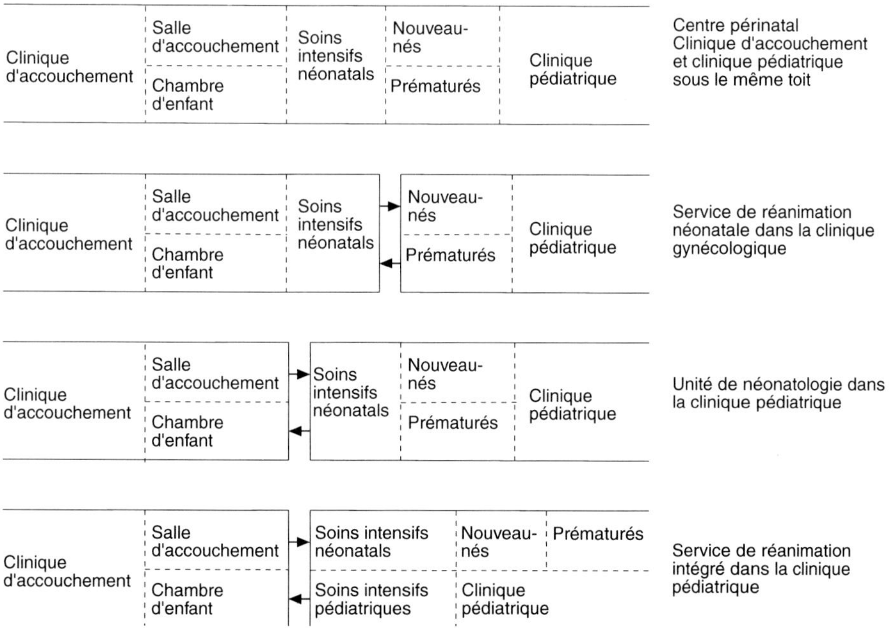

Fig. 18.2. Modèles d'organisation de soins intensifs pour nouveau-nés

18.2 Nécessités en personnel

18.2.1 Travail en équipe

« Soins intensifs », cela signifie soins par un personnel entraîné 24h/24h, ce qui n'est réalisable sur la durée que si les médecins et les infirmières travaillent en équipe. La nuit, les soins des malades en réanimation sont souvent pratiqués par le médecin de garde qui peut se trouver, lors de la survenue d'un thorax suffocant, soit dans un autre service, soit à l'accueil, soit dans son lit ; mais cette situation ne devrait être qu'exceptionnelle, acceptable uniquement de façon provisoire pour les petites unités de surveillance. Elle ne correspond par définition en aucun cas aux exigences d'un service de soins intensifs. Pour le travail par équipe, particulièrement contraignant, il faut compter au minimum 5 médecins et si l'on veut que l'équipe soit fixe sur toute une semaine, il faudra pouvoir disposer au minimum de six médecins.

18.2.2 Travail en réanimation

Pour la salle d'accouchement, la réanimation et le transport, il faut doubler la garde en associant au médecin compétent une infirmière de réanimation ; cette tâche ne peut en aucun cas être prise en charge par l'équipe de service aux soins intensifs car cela aurait pour conséquence un manque de personnel pendant toute la durée de l'intervention extérieure qui peut être de plusieurs heures. Nous suggérons de créer un poste de médecin et deux postes d'infirmières supplémentaires afin d'assurer le transport dans des conditions à peu près correctes. Dans des régions à forte densité de population, il est parfois justifié de créer un service d'urgence de néonatologie suprarégional, assuré par une seule clinique.

18.2.3 Indices de référence / besoins en personnel

Un nouveau-né atteint de syndrome d'inhalation méconiale ou opéré d'une hernie diaphragmatique exige la présence d'un membre de l'équipe de soin qui lui sera exclusivement rattachée et ce, quel que soit le nombre d'infirmières en poste. Un enfant présentant une affection aiguë nécessite la plupart du temps à son admission la présence de deux infirmières et d'un médecin (ainsi que du chef de clinique) pendant plusieurs heures. Les besoins objectifs en postes dépendent très fortement, d'une part, du nombre de malades passant au service, d'autre part, de la gravité de l'affection de ces malades. Dans un service avec plus de 25 % des enfants en ventilation artificielle, le rapport soignant/malade ne devrait pas être inférieur à 3 pour 1 [8]. La plupart des directeurs d'hôpitaux en Allemagne ignorent cependant les importants progrès techniques et les besoins énormes en matière de personnel, que le développement des soins intensifs néonatals a entraîné ces dernières années, et ils calculent comme par le passé les besoins des hôpitaux en personnel d'après des indices de référence datant de 1969 [4] ! Là où ce principe est appliqué, il faut veiller à ce que, dans la fourchette établie par ces indices, le

Tableau 18.1. Indices de la DKfBK (Deutsche Krankenhausgesellschaft) pour l'attribution en personnel des hôpitaux, évalués en fonction de la moyenne des lits occupés, du travail par équipe et de la pratique des soins, en grande partie non centralisée

	Enfant par personne soignante			Enfant par médecin		
Année	1969	1974	1969 + 15 %	1969	1974	1969 + 15 %
Soins intensifs	0,3-0,7		0,51	toujours	2,0	
	}	0,43-1,0		un médecin		
Surveillance intensive	1,0-1,9		1,24	présent	3,0	
Prise en charge des prématurés	1,75	1,19	1,49	15	6,8	12,7
Nouveau-nés malades et nourrissons	2,5	1,82	2,12	20	12,7	17
Nouveau-nés sains	3,7	2,61	3,14			

taux le plus favorable soit adopté et qu'il soit réévalué à la hausse, étant donné que le temps de travail a été réduit depuis cette époque et que, par ailleurs, la durée légale des congés a été allongée ; nous exigeons de ce fait une augmentation de 15 % par rapport aux chiffres de référence. Le tableau 18.1 concernant les besoins en personnel hospitalier en R.F.A., indique les indices de 1969 et ceux de 1974, de même que les valeurs augmentées de 15 %.

18.2.4 Formation

Les internes ne doivent pas être affectés au service de soins intensifs néonatals dans la première année de leur formation, car ils doivent d'abord se familiariser avec l'aspect technique de la pédiatrie et la masse d'informations qu'ils reçoivent à l'hôpital. Avant que ne leur soit confiée une garde, la durée de leur formation sur place ne devra pas être inférieure à 4 semaines. Pour les infirmières, il faudra mettre en place - comme le prévoient les directives de la « Deutsche Krankenhausgesellschaft », l'Association des Hôpitaux allemands - un enseignement sur deux ans pour assurer la formation de puéricultrices et d'infirmières spécialisées en soins intensifs, le cas échéant en collaboration avec les cliniques voisines [5]. Cet enseignement prévoit pour chacune des deux années 120 heures de théorie et 240 heures de pratique. Il s'est avéré utile d'assurer la formation non seulement des surveillantes de service, mais aussi des infirmières « classiques » pour :

- la coordination et la répartition des tâches entre les différentes équipes,
- la mise en place et la surveillance de l'hygiène et de la désinfection (infirmières d'hygiène),
- la planification et la coordination de la formation permanente.

18.3 Exigences financières

18.3.1 Coût des soins intensifs néonatals

La médecine intensive du nouveau-né est chère. Dans un service de 12 lits, les coûts annuels sont de l'ordre de 10,5 millions de FF (dont un tiers pour le personnel). Le coût pour l'ensemble des soins intensifs est, lui, de 4 000 FF/jour environ. Pour les soins d'enfants de poids de naissance < 1 000 g, le coût atteint aux États-Unis est aujourd'hui supérieur à 2 000 $US. Le coût global du traitement d'un tel enfant de son admission à sa sortie était déjà il y a dix ans de 40 287 $US.

18.3.2 Prix de la journée

Ces coûts élevés ne peuvent être supportés par la direction de l'hôpital que dans le cas où :

- la moyenne du prix de la journée est suffisamment élevée pour l'ensemble de la clinique (vases communicants),
- un prix de la journée spécifique pour les nouveau-nés en soins intensifs qui couvre tous les frais, ou la caisse de maladie attribue une somme forfaitaire pour l'admission d'un nouveau-né en soins intensifs.

18.4 Architecture des locaux

18.4.1 Situation dans la clinique

En cas de nouvelle construction, l'endroit idéal pour un service de réanimation néonatale est sans conteste à proximité de la salle d'accouchement (fig. 18.3). Si après les travaux d'aménagement, un tel service est installé dans une clinique pédiatrique, il faut tenir compte du fait que l'on doit accéder facilement au service des prématurés, à l'admission des malades et au service de radiologie. Quand des ascenseurs permettent l'accès à ces services, il faut installer un système permettant de les utiliser en urgence.

18.4.2 Besoins en espace et répartition

Il faut disposer de 30 à 40 m^2 par lit de soins intensifs pour :

- l'espace du patient,
- l'espace du personnel et des parents,
- l'espace fonctionnel (voir fig. 18.4).

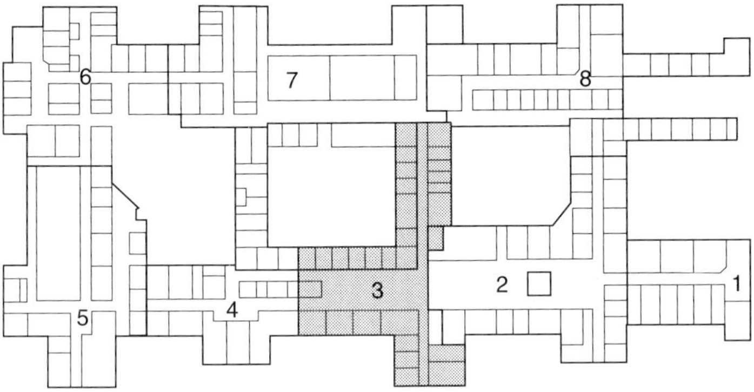

Fig. 18.3. Plan du niveau 1 du centre « Mère-Enfant » de l'hôpital Charité-Virchow Berlin. *1* Unité de soins des expectantes (15 lits), *2* salles d'accouchement (7, dont 1 salle chirurgicale), *3* unité de soins intensifs néonatale (16 lits) (voir fig. 18.4), *4* unité de soins intensifs infantile (12 lits), *5* salles d'opération chirurgico-pédiatrique (4 salles), *6* salle fonctionnelle d'anesthésie, *7* salles d'opération gynécologique (4 salles), *8* unité de soins intensifs gynécologique (9 lits)

Les soins intensifs dans des boxes isolés sont difficiles à surveiller, nécessitent beaucoup de personnel et ne sont pas indispensables sur le plan de l'hygiène pour les nouveau-nés qui sont traités en incubateurs. L'expérience a montré que les grandes salles claires séparées par des parois en verre pouvant accueillir 4-6 enfants étaient idéales. La répartition des chambres dans le service doit :

- permettre une vue d'ensemble,
- faciliter le respect des conditions d'hygiène,
- permettre de raccourcir au maximum les déplacements.

Si le service de soins intensifs est intégré à un service de néonatologie plus vaste, la répartition des *chambres des malades* dans ce service doit obéir aux critères de fonctionnement suivants :

1. isolation des malades infectés,
2. traitement intensif (salle de ventilation),
3. surveillance intensive pour les malades venant d'être extubés, kinésithérapie, moniteurs,
4. soins spécifiques pour prématurés (incubateurs),
5. salles de soins « classiques ».

Au cours de son traitement, un prématuré va passer par les espaces fonctionnels 2, 3 et 4. Il ne faut pas chercher à économiser sur les *espaces* réservés au *personnel* et aux *parents*, car ce sont justement eux qui contribuent à créer une atmosphère « humaine » dans un service de soins intensifs pour nouveau-nés. Les *espaces* suivants sont donc nécessaires pour le *personnel* et les *parents* :

1. sas et pièce pour se changer pour le personnel et les parents,
2. salle de travail pour les médecins,
3. salle de travail pour les infirmières,

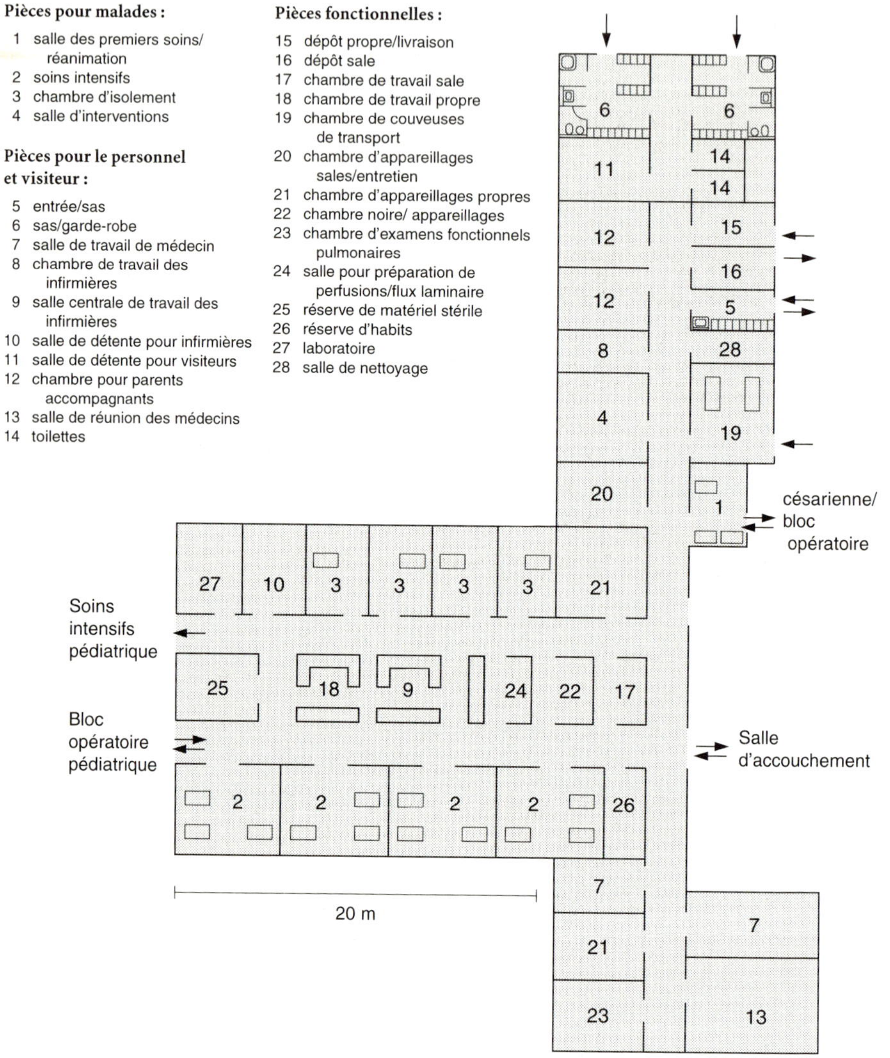

Fig. 18.4. Service de soins intensifs du nouveau-né (16 lits) de l'hôpital Charité-Virchow Berlin (voir aussi fig. 18.3)

4. chambre du médecin de garde,
5. salle de détente pour le personnel/coin cuisine,
6. salle pour recevoir les parents/salle d'allaitement,
7. chambre des parents,
8. toilettes/douches.

Le manque de pièces pour le *secteur « technique »* conférait parfois aux anciennes unités de soins intensifs un air chaotique, et il va de soi qu'il n'est pas défendable sur le plan de l'hygiène de stocker des appareils dans un couloir. Il faut donc prévoir les *espaces fonctionnels* suivants :

1. laboratoire d'urgence pour l'analyse des gaz du sang,
2. salle de stockage pour médicaments, articles jetables, linge,
3. salle pour les appareils stériles,
4. salle de désinfection des appareils,
5. salle pour les unités de soins intensifs mobiles/appareils de radiographie/appareils d'échographie,
6. salle pour l'entretien et le nettoyage des appareils,
7. chambre noire avec matériel de développement des films radiologiques.
8. chambre pour préparer les perfusions (laminar flow).

18.4.3 Équipement de base

Nous entendons par là le système de climatisation, les installations électriques, le courant d'appoint, les sources d'énergie, les branchements de gaz (air, oxygène, vide) et d'électricité, les équipements en lavabos et les planchers.

Il existe des normes et des directives en Allemagne pour cet équipement comme pour la salle d'opération (DIN 100/7) dont l'application aveugle pour la construction d'une unité de soins intensifs pour nouveau-nés peut occasionner des coûts beaucoup trop élevés. Il est totalement superflu d'installer une climatisation compliquée avec flux laminaire et courant inversé ou de séparer les différentes chambres lorsque les enfants sont traités en incubateur. Toutefois, la climatisation doit être assez puissante pour éviter, en été, une surchauffe de la pièce par les incubateurs. Un plancher conducteur diminue pour les patients le risque d'accidents dus au circuit électrique ; il n'est cependant d'aucune utilité si les appareils sont montés sur roues en caoutchouc et si le personnel de soins porte des surchaussures en plastique pour s'isoler de ce plancher. Des rails égalisateurs de potentiel suppriment le risque de courant statique pour les patients. On peut certes installer un système électrique d'appoint fonctionnant sans interruption, qui lors d'une panne de courant, prendra le relais pendant quelques secondes, avant que ne s'enclenche le système diesel de secours, mais cela n'est pas indispensable pour une unité de soins intensifs pour nouveau-nés. Il est plus important que l'éclairage du plafond soit branché sur le système de secours, car l'obscurité en pleine nuit est l'inconvénient majeur en cas de panne de courant.

Les régulateurs de puissance des lampes fluorescentes doivent être montés à l'extérieur de la chambre des malades car ils fonctionnent comme des émetteurs et sont responsables en grande partie des perturbations créées par le courant alternatif sur l'écran des moniteurs. Les installations électriques et les prises de gaz seront montées en quantité suffisante (fig. 18.5), de préférence sur un rail fournisseur d'énergie à plusieurs entrées occupant tout le mur, qui devra aussi être muni de baguettes standard et de plateaux pour poser les moniteurs. Des plafonniers pourvus de baguettes magnétiques, fixés au mur, peuvent servir de négatoscopes utiles au lit du malade. Les lavabos doivent pouvoir fonctionner sans intervention manuelle, leurs siphons doivent pouvoir être désinfectés. Les portes doivent pouvoir s'ouvrir par commande à pied pour éviter la transmission des germes par le loquet. Cependant, l'efficacité de ce système reste limitée en raison de sa fragilité technique.

Exemple	Quantité nécessaire par lit	Type d'appareil
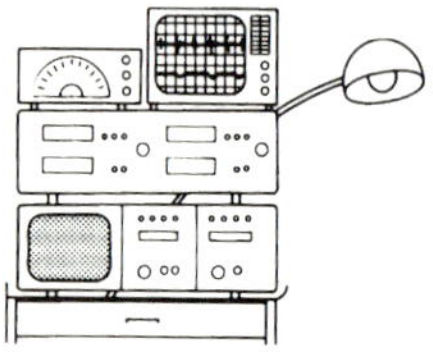	1	Oxymètre, par exemple Oxycom
	0,5	Oxymètre de pouls, par exemple Nellcor
	0,5	Lampe d'examen flexible
	0,5	Moniteur de pression artérielle, par exemple Dinamap
	1	ECG, respiration, température, $Ptco_2$ CRG, tendance, par exemple HP 78834 A
	2	Plateau pour moniteur avec tiroir
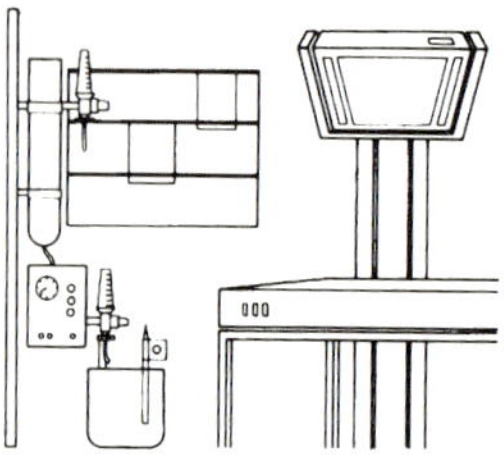	0,3	Radiateur mobile avec tiroir
	0,5	Négatoscope mural 70 × 70 cm Éventuellement plafonnier avec tringle magnétique
	2m	Rail mural avec 3 × O_2, 3 × DL, 3 × VAC 12 prises de courant (dont 2 du condensateur) 3 appels, câble de transmission de données
	1	Débimètre pour oxygène
	1	Mélangeur d'oxygène 3 branchements, humidificateur chauffant et débitmètre
	0,3	Appareil à photothérapie blanc, bleu
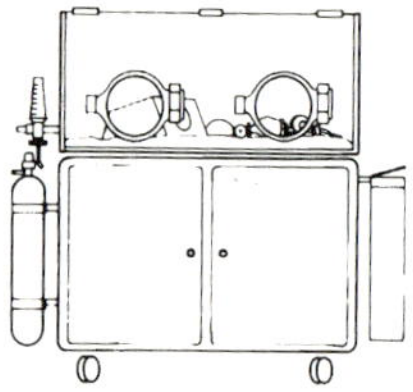	0,6	Lit chauffant, par exemple Draeger 4000 Incubateur de soins normaux
	1,5	Incubateur de soins intensifs, par exemple Draeger 8000 avec armoire et grande porte latérale
	0,5	Boîte céphalique à oxygène, par exemple Shiley
	1,5	Ventilateur manuel Laerdal avec masque et valve de PEP
	1	Bouteille de réserve d'oxygène avec débitmètre
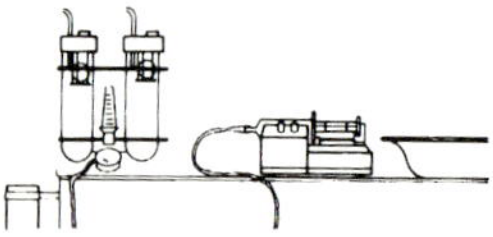	1	Poubelle
	1	Pompe d'aspiration branchée sur le vide
	1	Corbeille pour cathéter d'aspiration Ch 6/8
	1	Écuelle
	1	Plateau pour instruments de soins
	2	Pompe à perfusion, réglage en digital, par exemple perfuseur Secura
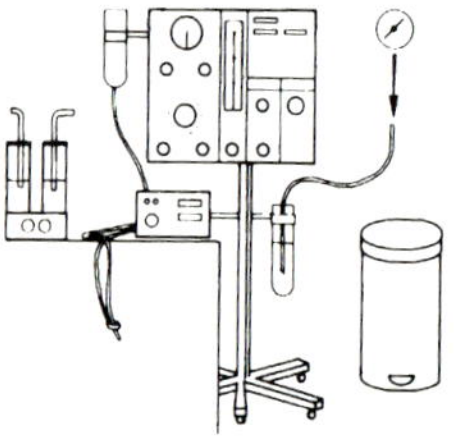	0,75	Respirateur pour nourrissons, par exemple BEAR 2001 avec moniteur de respiration, humidificateur chauffant, par exemple VH 820
	2,25	Système de tuyaux chauffants Contrôle O_2 et température
	0,5	Système CPAP avec bocal et manomètre
	0,3	Système de drainage pleural aspiratif
	2	Poubelle à pédale pour déchets, linge sale et dépôt sale séparé

Fig. 18.5. Équipement technique d'un lit de soins intensifs pour nouveau-né

18.4.4 *Équipement technique et appareils*

L'équipement technique de base et les besoins en appareil d'un lit de soins intensifs sont représentés sur la figure 18.5. La fonctionnalité du parc d'appareils doit être vérifiée régulièrement par le service technique. En entreposant correctement les appareils non utilisés, on évite les pannes techniques. Les réparations doivent être entreprises immédiatement, les appareils défectueux ne doivent en aucun cas être utilisés.

18.5 Parc de matériel et sécurité du matériel

Le développement de la néonatologie moderne s'est accompagné du développement d'un appareillage médico-technique toujours plus compliqué : dans une unité de soins intensifs pour nouveau-nés, on utilise aujourd'hui jusqu'à 100 appareils médicaux différents et plus de 500 différents articles de soins à usage unique. Il n'est pas rare que pour le traitement d'un enfant gravement malade, on utilise en même temps jusqu'à 15 appareils [14]. Cet équipement en appareils doit être continuellement disponible et parfaitement fiable, et tous les collaborateurs doivent être capables d'en maîtriser le fonctionnement. Le degré de technicité croissante a quelquefois fait apparaître les limites des capacités des médecins et des infirmières à utiliser le matériel à bon escient et a engendré chez certains la crainte fort compréhensible de voir se développer une médecine purement technique et « sans âme ». Il est donc d'autant plus souhaitable que les relations émotionnelles et la communication entre l'équipe soignante, les enfants et leurs parents restent au premier plan, et que les médecins et les infirmières montrent tout à fait clairement par leur maîtrise parfaite et sans faille de la technique que ce ne sont pas les machines mais les hommes, qui soignent et traitent les nouveau-nés malades.

18.5.1 Inventaire et entretien du matériel en dépôt

Dans un grand service de réanimation, l'inventaire, l'entretien, les commandes et les demandes de réparation ne peuvent aujourd'hui pratiquement plus être pris en charge par la surveillante seule. Les mesures suivantes permettent une organisation plus adéquate :

- établissement d'un inventaire complet et clair pour les médicaments, les articles à usage unique, les instruments, les formulaires, les appareils et accessoires, les outils, etc.,
- étiquetage visible des armoires de rangement à l'extérieur, et étiquetage intérieur avec liste du contenu, emplacement prévu pour les articles en commande et indication des dates de livraison,
- réglementation sans équivoque de la répartition des responsabilités pour les commandes et les réparations,
- check-list précise pour les domaines « sensibles » (chariot d'urgence, table de réanimation, mallette de transport, etc.) avec signature après contrôle,
- emploi d'un technicien du matériel ou d'une infirmière préposée au matériel (travaux de calibrage et d'entretien, contrôle des appareils, formation du personnel),
- emploi d'une assistante médicale pour les travaux administratifs, les commandes, le standard téléphonique et les travaux de documentation,
- collaboration avec un service technique central.

18.5.2 Service technique central

Dans notre unité, la création d'un service technique central dans le cadre d'un projet « pilote » [3, 7] a eu pour conséquence de réduire considérablement les pannes d'appareillage et les utilisations non appropriées, a développé chez les médecins et les infirmières une forte prise de conscience vis-à-vis des questions de sécurité et a permis enfin l'application des mesures « MedGV » (loi allemande sur la sécurité des appareils) (voir 18.5.3). Les tâches à remplir par un service technique central sont les suivantes :

- inspection et entretien des appareils,
- dépannage et réparation,
- installation et mise en marche des nouveaux appareils,
- développement de critères et de méthodes de contrôle,
- réglage des appareils,
- consultation avant nouvelle acquisition de matériel,
- uniformisation du parc d'appareils,
- tenue de livrets d'entretien et d'utilisation,
- demande d'intervention et surveillance du service extérieur,
- initiation et formation des utilisateurs.

Le service technique central permet en outre de réduire les dépenses, car il assure l'entretien préventif du matériel et veille, d'une part, à ce que le matériel soit utilisé correctement et, d'autre part, à ce que les investissements soient rentables.

18.5.3 Charte des appareils médicaux

Depuis 1986, une loi des appareils médicaux (MedVG) est entrée en vigueur en République Fédérale ; son paragraphe n°3 traite des directives concernant la mise en place et l'utilisation des appareils techniques [18]. Vu l'importance considérable que cette « charte » a prise pour tout collaborateur d'une unité de soins intensifs pour nouveau-nés, nous en citerons ici quelques extraits fondamentaux :

§ 6 (1) Les appareils médico-techniques ne devront être mis en place et utilisés dans leur domaine d'application que conformément aux directives de cette charte, aux principes techniques communément reconnus et à la réglementation générale de la protection du travail et de la prévention des accidents. Ils ne devront pas être utilisés s'ils présentent un quelconque défaut.

(2) Les appareils médico-techniques du groupe 1 ne devront être utilisés que s'ils sont de fabrication conforme - à l'exception des cas décrits dans le § 5 (10).

(3) Les appareils médico-techniques des groupes 1, 3 et 4 ne devront être utilisés que par les personnes qui, de par leur formation, leurs connaissances ou leur expérience pratique, peuvent prétendre à un maniement correct de ces appareils.

(4) Avant d'utiliser un appareil du groupe 1, 3 ou 4, l'agent devra s'assurer du bon fonctionnement et de la conformité de l'appareil.

Tableau 18.2. Appareil médico-techniques de soins intensifs pour nouveau-nés les plus importants pour la sécurité et classification selon l'ordonnance « MedGV » [18]

Défibrillateur	(1)	Lampe chauffante	(3)
Pompe à infusion	(1)	Matelas chauffant	(3)
Seringue à perfusion	(1)	Mélangeur d'oxygène et débitmètre	(3)
Pompe à perfusion	(1)	Système de drainage pleural	(3)
Appareil de ventilation artificielle	(1)	Oxymètre de pouls	(3)
Appareil d'anesthésie	(1)	Analyseur de gaz du sang	(3)
Incubateur	(1)	Sonde et moniteur de la PaO_2 et $PaCO_2$	(3)
Pacemaker	(2)	Moniteur cardiorespiratoire	(3)

§ 10 (1) Les appareils médico-techniques ne devront être utilisés que par les personnes qui ont été formées au maniement correct de ces appareils conformément à la notice d'utilisation.

§ 13 (1) Pour les appareils médico-techniques du groupe 1, l'utilisateur devra tenir un livret d'utilisation.

(2) Dans ce livret figureront :

1. la date du premier contrôle avant la mise en service de l'appareil,
2. la date de la mise en service et le nom de la personne responsable,
3. la date des contrôles techniques et de sécurité réglementaires et celle de l'entretien,
4. la date, le type et les suites des anomalies de fonctionnement et des erreurs d'utilisation répétées et/ou identiques.

§ 15 (1) Les pannes de fonctionnement ou les anomalies des appareils médico-techniques qui ont conduit à des accidents impliquant le personnel devront être signalées immédiatement par l'utilisateur aux autorités compétentes.

Les « agents » au sens où l'entend cette « charte » sont en règle générale les médecins, les infirmières et autres collaborateurs qui travaillent avec ces appareils dans l'unité de réanimation. « L'utilisateur » est soit l'autorité responsable, soit l'administration de l'hôpital. Il est conseillé de désigner un responsable de l'appareil qui veille au respect des directives et qui coordonne l'attribution du matériel. Les appareils qui sont les plus importants dans une unité de soins intensifs pour nouveau-nés et auxquels s'applique la « charte MedGV », sont répertoriés dans le tableau 18.2.

18.6 Organisation de la journée de travail

18.6.1 Planification du travail des médecins

Toute unité de soins intensifs doit - en fonction du domaine de compétence et du nombre des médecins - établir son propre emploi du temps pour permettre une assistance optimale au malade, tout en veillant à ce que la charge de travail des médecins soit supportable et régulière. Cet emploi du temps doit prendre en compte les congés, les arrêts de travail pour maladie et les cours de formation des nouveaux collègues. Il est conseillé de « tester » ce mode de fonctionnement et de discuter des résultats obtenus avec l'ensemble de l'équipe du service. Le problème principal qui se pose quand on travaille en équipe est de remédier à la perte éventuelle d'informations, et il faut aussi être en mesure de proposer aux parents des enfants malades des interlocuteurs fixes. Le tableau 18.3 donne un exemple de répartition du travail, avec un personnel comprenant 7 internes et un médecin chef qui prennent en charge un total de 30 prématurés et nouveau-nés (dont 8 patients en soins intensifs), ainsi que le transport de ces malades. Dans ce cas précis, un interne devra effectuer en moyenne 42 heures supplémentaires qui seront rémunérées et non récupérées sous forme de congé. Du dimanche soir au lundi matin, le relais assuré directement entre l'équipe du soir et l'équipe du matin permet d'éviter la perte d'informations que l'on peut observer dans d'autres modes d'organisation du travail.

Le travail quotidien est organisé de la façon suivante : l'équipe du matin examine les enfants, fait la visite et les prescriptions, effectue les extubations et les radiographies qui ont été programmées, assure les cours de formation des nouveaux collègues et leur présente le service ; l'équipe du soir prend en charge les consultations interdisciplinaires et les entretiens avec les parents (il est évident que les parents peuvent rendre visite à leurs enfants toute la journée), décide des sorties, fait les prises de sang et met à jour les dossiers. Le fait de dédoubler les équipes au service de soins intensifs peut aussi servir à les « doubler », soit à faire appel à l'ensemble du personnel, en cas de très grande charge de travail. Cette particularité n'est pas maintenue au moment des congés. L'équipe de nuit prépare les enfants qui seront extubés le lendemain, dicte l'histoire de la maladie et son déroulement, et fait en fin de nuit les prises de sang de routine. Le service double dans l'unité des prématurés (dans laquelle il n'y a pas de patients en soins intensifs) permet d'assurer toutes les tâches médicales ainsi que le transport des malades. Le doublement des effectifs permet aussi d'assurer la formation des nouveaux collègues.

18.6.2 Information et documentation

En étudiant l'histoire de la mise en place d'une unité de soins intensifs pour nouveau-nés, on peut analyser la façon dont évoluent les causes des erreurs médicales. Au départ, elles sont à mettre sur le compte du manque d'expérience, par la suite elles sont dues à la surcharge de travail, puis enfin à la perte d'informations, notamment dans les services bien pourvus en personnel.

Les transmissions complètes des dernières évolutions, des résultats des examens et des protocoles de traitement doivent s'effectuer entre toutes les équipes travaillant au service. De telles transmissions durent pour 6 patients en soins intensifs environ une demi-heure - si l'on n'est pas dérangé - et doivent être prévues à l'emploi du temps. Il va de soi que les prescriptions médicales doivent être faites par écrit et que leur réalisation doit être confirmée par les infirmières. De même, il convient de faire journellement le point sur les résultats des examens et

Tableau 18.3. Modèle de planning de travail pour sept médecins assistants (« internes ») et un médecin chef qui prennent en charge 30 nouveau-nés et prématurés (dont huit malades en soins intensifs) ainsi que la réanimation

Semaine de ... à ...	Heures/semaine (pauses inclues)	1	2	3	4	5
Équipe « soins intensifs » matin : 7h30-16h	40	Dr A	Dr B	Dr F	Dr E	Dr D
Équipe « soins intensifs » après-midi : 14h-22h30 le week-end : 8h-20h	63	Dr B	Dr F	Dr E	Dr C	Dr A
Équipe dédoublée « soins intensifs » 8h-13h, 16h-19h Week-end libre	40	Dr C	Dr C	Dr C	–	–
Équipe dédoublée « prématurés » 8h-13h, 16h-19h le week-end : 8h-13h + garde de transport (12,5 %)	50 + 15 heures supplémentaires	Dr D	Dr A	Dr B	Dr F	Dr E
Équipe dédoublée « prématurés » Interne en formation 9h-17h30 Week-end libre	40	Dr G	Dr G	Dr G	Dr G	Dr G
Équipe de « nuit » 21h-9h le week-end : 19h30-8h30	82	Dr E	Dr D	Dr A	Dr B	Dr F
Jours de récupération	40	Dr F	Dr E	Dr D	Dr A	Dr B
Congés		–	–	–	Dr D	Dr D
Médecin chef de l'unité						

sur la conduite à tenir ultérieurement. La visite quotidienne ne doit en aucun cas se dérouler de façon conventionnelle, en présence d'une infirmière quelconque et avec la feuille de visite ; au contraire, elle doit impliquer l'infirmière qui s'occupe personnellement de l'enfant et prendre en considération les observations écrites de celle-ci. Toutes les informations relatives à l'enfant sous forme de courbes, comptes-rendus d'examen, feuilles de ventilation, enregistrements, feuille de visite, notices de transmissions des internes, radiographies, résultats d'analyse, rapports bactériologiques, etc. doivent être consignées en un seul endroit, en l'occurrence dans le dossier du patient au lit de l'enfant. Les résultats des consultations interdisciplinaires ainsi que les entretiens avec les parents doivent être transcrits dans leur intégralité et doivent pouvoir être consultés par l'ensemble de l'équipe.

18.6.3 Conférence, réunion du « staff »

L'ensemble de l'équipe se réunit régulièrement pour discuter des décès et des patients à problèmes particuliers. On effectue une mise au point des taux de mortalité au service et dans la région, on discute des nouvelles méthodes de traitement et on réfléchit à d'éventuelles améliorations à apporter en matière d'organisation. S'il s'agit par exemple d'une réunion sur les causes de décès, celle-ci peut avoir lieu en présence des obstétriciens, ce qui contribuera à améliorer la collaboration entre les médecins. Il est important que de telles discussions ne soient pas centrées autour de la recherche de « coupables », mais que l'on y souligne la responsabilité commune du groupe de travail solidaire.

18.7 Scénario catastrophe

Une panne généralisée survenant à l'improviste dans le service de réanimation (suite à un incendie, une explosion des canalisations d'eau, une panne du circuit électrique, du circuit d'oxygène ou du système de chauffage) est le cauchemar de tout néonatologue. Ce n'est que si tous les collaborateurs sont préparés psychologiquement à cette éventualité que l'on pourra limiter raisonnablement les préjudices qui en résulteront pour le patient. Dans le cas où le service devra être évacué, il sera nécessaire d'agir rapidement et de prendre des décisions mûrement réfléchies.

18.7.1 Lutte contre les incendies

Laisser dégagés les couloirs et les cages d'escalier ; interdiction de fumer et d'allumer des feux. Retirer immédiatement du circuit les appareils électriques défectueux. Limiter au minimum vital le stockage des liquides inflammables (désinfectants !). Pour l'emploi de gaz narcotiques, n'utiliser que des appareils électriques aux normes (sans risque d'étincelle) ; ne pas laisser allumer inutilement les lampes chauffantes, veiller à les maintenir à distance raisonnable des matières inflammables. Ne pas « flamber » les tubes de prélèvement bactériologiques.

18.7.2 Protection contre les incendies

Chaque collaborateur doit savoir où se situent les issues de secours, la prise d'eau la plus proche (raccord des tuyaux), l'alarme d'incendie et l'extincteur les plus proches - et il doit aussi savoir les utiliser -, et doit connaître le numéro d'appel des pompiers.

18.7.3 Conduite à suivre en cas de catastrophe

Garder son calme et toute sa tête. Le sauvetage des malades passe avant la lutte contre l'incendie ou l'arrêt de l'inondation ! Ventiler manuellement en cas de panne des respirateurs. Disposer de bouteille de réserve d'oxygène en cas de panne du circuit d'oxygène. Éventuellement transporter dans un incubateur (de transport) avec système de ventilation pour jumeaux. Dans le cas où un câble prend feu, débrancher le courant. En cas d'inondation, éloigner du sol les prises de courant et les câbles. Ne faire fonctionner les extincteurs à main que sur les lieux de l'incendie. Combattre le feu par le bas. En cas de grosse fumée, ramper à terre. Lorsque l'incendie s'est déclaré, ne pas utiliser les ascenseurs. Maintenir portes et fenêtres fermées.

18.7.4 Plan d'alerte

Pour faire venir de l'aide, avertir dans l'ordre suivant :
1. le portier (qui doit alerter le service technique de garde),
2. les pompiers (une fois les pompiers sur place, coordonner toutes les actions avec eux),
3. le chef du département/chef du service de réanimation,
4. le médecin - chef du service,
5. la surveillante en chef,
6. tous les médecins de service, voire tous les médecins qu'on peut contacter,
7. le directeur administratif,
8. les parents des enfants concernés.

18.7.5 Plan d'évacuation

On doit prendre une décision adaptée aux situations particulières. Le principe est le suivant : les patients les plus en danger doivent être évacués en priorité. En raison du déploiement technique nécessaire, l'évacuation éventuelle du service de réanimation doit être prévue à l'avance. Pas de perfectionnisme ! Munir les patients d'un badge sur lequel on a inscrit leur nom ! Emporter les dossiers médicaux !

- Les nouveau-nés ne relevant pas de soins intensifs seront transférés dans la clinique de gynécologie voisine (emporter des prises multiples) : prévenir le médecin-chef de service, les praticiens hospitaliers et le chef de clinique de garde. Transférer les enfants dans des couvertures de survie et des coussins ou encore par deux dans un incubateur de transport.
- Pour le transfert des enfants en ventilation artificielle, appeler le service de réanimation le plus proche et le service de transport. Transporter les enfants par deux avec un système de ventilation pour jumeaux.
- S'il faut mettre en place un service de réanimation de remplacement, emporter les incubateurs de soins, les respirateurs, les moniteurs, les prises multiples et les adaptateurs pour branchement de gaz (par ex. Dräger/Medap).

Bibliographie

1. Anderson CL, Alajem S, Ayuste O, Caldwell C, Ismail M (1981) Analysis of maternal transport within a suburban metropolitan region. Am J Obstet Gynecol 140 : 499
2. Dangel P (1974) Organisation und Taktik der Intensivbehandlung von pädiatrischen und kinderchirurgischen Patienten. Klin Pädiatr 186 : 120
3. Deutsche Forschungs- und Versuchsanstalt für Luft- und Raumfahrt e.V. (DFVLR) (1984) Modellversuch Technische Servicezentren in Krankenhäusern. Abschlußbericht zur Begleituntersuchung. Band A-1/2, Köln
4. Deutsche Krankenhausgesellschaft (1974) Anhaltszahlen für die Besetzung der Krankenhäuser mit Pflegkräften und Ärzten. Das Krankenhaus 10 : 420–428
5. Deutsche Krankenhausgesellschaft (1976) Muster für eine landesrechtliche Ordnung der Weiterbildung und Prüfung zu Krankenschwestern, Krankenpflegern und Kinderkrankenschwestern in der Intensivpflege. Das Krankenhaus 68 : 12
6. Kjellmer I (1981) The secret of low newborn and infant mortality rates in Sweden. Symposium on newborn mortality, Tübingen
7. Kreysch W (1983) Die Technischen Service-Zentren in der Bundesrepublik. Med Techn Dialog 5 : 18
8. Lasch HG, Präsident (1979) Stellungnahme der deutschen Interdisziplinären Vereinigung für Intensivmedizin. Düsseldorf
9. Mentzel H, Michaelis R (1978) Die Säuglingssterblichkeit in der Bundesrepublik als Problem der regionalen Neugeborenen- und Säuglingssterblichkeit. Kinderarzt 9 : 303
10. Modanlou HD, Dorchester W, Freeman RK, Rommel C (1980) Perinatal transport to a regional perinatal center in a metropolitan area. Maternal versus neonatal transport. Am J Obstet Gynecol 138 : 1157
11. Neugeborenen-Intensivzentren (1981) Verteilung, Ausstattung, Abholdienst. Podiumsgespräch 1979. Perinatale Medizin, Bd VIII. Thieme, Stuttgart
12. Obladen M, v. Loewenich V (1990) Modelle der Versorgung von Frühgeborenen und kranken Neugeborenen – eine Strukturanalyse. Mschr Kinderheilkd 138 : 637–642
13. Pomerance JJ, Ukrainski CT, Ukra T, Henderson DH, Nash AH, Meredith HL (1978) Cost of living for infants weighing 1000g or less at birth. Pediatrics 61 : 908
14. Pratner SE, Kisling JA (1982) Equipment maintenance. In : Schreiner RL, Kisling JA (eds) Practical neonatal respiratory care. Raven, New York
15. Schäfer KH (1975) Forderungen der Deutschen Gesellschaft für Kinderheilkunde zur Intensivpflege im Bereich der Pädiatrie. Monatsschr Kinderheilkd 123 : 41–44
16. Selbmann KH, Brach M, Elser H, Holzmann K, Johannigmann J, Riegel K (1980) Münchener Perinatal-Studie 1975–1977 : Daten, Ergebnisse, Perspektiven. Deutscher Ärzte Verlag, Köln
17. St Leger AS, Cochrane AL, Moore F (1978) The anomaly that wouldn't go away. Lancet II : 1153
18. Verordnung über die Sicherheit medizinisch-technischer Geräte. (Medizingeräteverordnung – Med GV) (1985) Bundesgesetzblatt I 93 v 19 1 1985
19. Wagner H, Obladen M, Haller U, Wille L (1975) Neonatales Informationssystem I : Computerlesbarer Schwangerschafts- und Geburtsbericht. Z Geburtshilfe Perinatol 179 : 68

19

Résultats des soins intensifs néonatals

M. Obladen

19.1 Mortalité néonatale

19.1.1 Définition de la mortalité

La mortalité correspond au nombre de décès dans une population donnée, et dans notre cas précis, pour une tranche d'âge bien définie. Depuis 1977, les définitions de l'organisation mondiale de la santé (OMS) ont établi des normes valables sur le plan international [43].

Mortalité néonatale : nombre de décès dans les 28 premiers jours de vie pour 1 000 naissances.

- *Mortalité néonatale précoce :* nombre de décès dans les 7 premiers jours de vie pour 1 000 naissances.
- *Mortalité néonatale tardive :* nombre de décès du 7ème au 28ème jour de vie pour 1 000 naissances.

Mortalité du nourrisson : nombre de décès au cours de la première année de vie pour 1 000 naissances.

Mortalité périnatale : nombre de décès avant et pendant la naissance et dans les 7 premiers jours suivant la naissance ou : mort-nés et nombre de décès dans les 7 premiers jours pour 1 000 enfants mort-nés et vivants.

Mortalité fœto-infantile : nombre de décès dans la première année de vie et mort-nés pour 1 000 enfants mort-nés et vivants.

19.1.2 Comparaison internationale

Les taux de mortalité néonatale et du nourrisson sont significatifs de la qualité des soins pré-, péri- et postnatals du fœtus et du nouveau-né. Le tableau 19.1 établit une comparaison entre différents pays européens pour les années 1970, 1980

Tableau 19.1. Mortalité néonatale et du nourrisson dans différents pays (pour 1 000 naissances)

	1970 Mortalité			1980 Mortalité				1990 Mortalité			
	péri-natale	néo-natale	de nour-rissons	péri-natale	précoce	néo-natale	de nour-rissons	péri-natale	précoce	néo-natale	de nour-rissons
Angleterre	23,8	12,5	18,5	13,4	6,2	7,7	12,1	8,1	3,5	4,5	7,9
Autriche	27,0	19,0	25,9	14,3	7,6	9,4	14,3	6,9	-	4,5	7,9
Belgique	23,3	14,2	21,1	14,1	7,5	7,5	12,1	5,1	4,1	-	7,9
Bulgarie	19,0	13,2	27,3	15,2	7,5	10,4	20,2	-	-	-	14,4[b]
Danemark	17,9	11,0	14,2	8,9	4,6	5,6	8,4	8,3	3,6	4,5	7,0
Espagne	17,6	17,5	28,1	14,4	-	8,5	12,3	-	-	-	7,6[c]
Finlande	17,0	10,5	13,2	8,4	4,2	5,1	7,6	6,2	3,0	3,7	5,6
France	23,3	12,6	18,2	12,9	4,4	5,8	10,0	8,3	2,5	3,6	7,3
Grèce	27,4	19,6	29,6	20,3	10,9	13,9	17,9	11,9	4,8	6,5	9,7
Hongrie	34,5	28,4	35,9	23,1	15,3	17,8	23,1	-	8,7	6,4	14,8
Italie	31,2	20,6	29,6	17,8	9,4	11,3	14,6	10,2	4,9[c]	6,2[c]	8,0[c]
Luxembourg	24,7	16,8	24,9	9,8	5,5	5,3	11,5	6,9	2,6	4,3	7,3
Norvège	19,3	9,5	12,8	11,1	4,0	5,1	8,1	9,5	3,2	3,9	7,0
Pays-Bas	18,6	9,5	12,7	11,1	4,5	5,7	8,6	9,6	3,9	4,8	7,1
Pologne	24,3	19,6	33,2	16,9	10,4	13,3	21,3	-	-	-	15,9
Portugal	37,0	24,3	55,5	26,1	12,3	15,5	24,3	14,3	5,7	7,0	11,0
RFA	26,4	18,4	23,4	11,6	6,3	7,8	12,6	6,0	2,6	3,5	7,0
RDA	21,5	13,0	18,5	13,5	6,8	8,6	12,7	7,9[b]	3,5[b]	4,7[b]	7,6[b]
Roumanie	24,5	18,2	49,4	15,2	6,4	11,2	29,3	8,9[b]	5,2[b]	3,7[b]	26,9[b]
Suède	16,5	9,1	11,0	8,6	4,3	5,1	6,9	6,5	2,9	3,5	5,6
Suisse	18,3	10,8	15,1	9,5	4,9	5,9	9,1	7,7	3,1	3,8	6,8
Tchécoslovaquie	21,2	16,0	22,1	16,3	10,3	12,3	18,4	7,8	6,1	7,9	11,3
Turquie	-	-	130	-	-	-	92,1[c]	-	-	-	80,0
Yougoslavie	24,9	23,4	55,5	19,5	12,5	16,1	32,8	12,6	5,9	6,7	20,2
Canada	22,0	13,5	18,8	10,9	5,6	6,6	11,0	7,6[a]	3,8[a]	4,6[a]	7,2
USA	-	15,7	20,0	14,2	7,0	8,5	12,5	7,5	-	6,2	9,8

[a] 1984, [b] 1982, [c] estimation de l'ONU, [d] 1983

et 1990. Il en ressort qu'au cours des 20 dernières années, des progrès importants ont été réalisés dans la plupart de ces pays. Ce tableau montre également que ce sont toujours les pays scandinaves [34] et la Suisse qui, comme par le passé, sont les plus performants dans ce domaine. Des études sur le plan international ont permis de déterminer les performances de certains centres périnataux, en considérant le stade de maturité de l'enfant et la gravité de sa maladie [33, 36].

19.1.3 Situation en République Fédérale d'Allemagne

La figure 19.1 montre l'évolution de la mortalité néonatale et du nourrisson en République Fédérale au cours des 40 dernières années. Le recul de la mortalité du nourrisson est à rapprocher exclusivement de la chute spectaculaire du taux de mortalité néonatale ; la mortalité postnatale, de l'ordre de 4 pour 1 000, reste constante. Le tableau 19.2 montre les résultats relevés actuellement en Allemagne : la mortalité est supérieure à la moyenne en Westphalie du Nord et dans les nouveaux « Länder » ; elle est inférieure à la moyenne dans le Bade-Wurtemberg et à Brême.

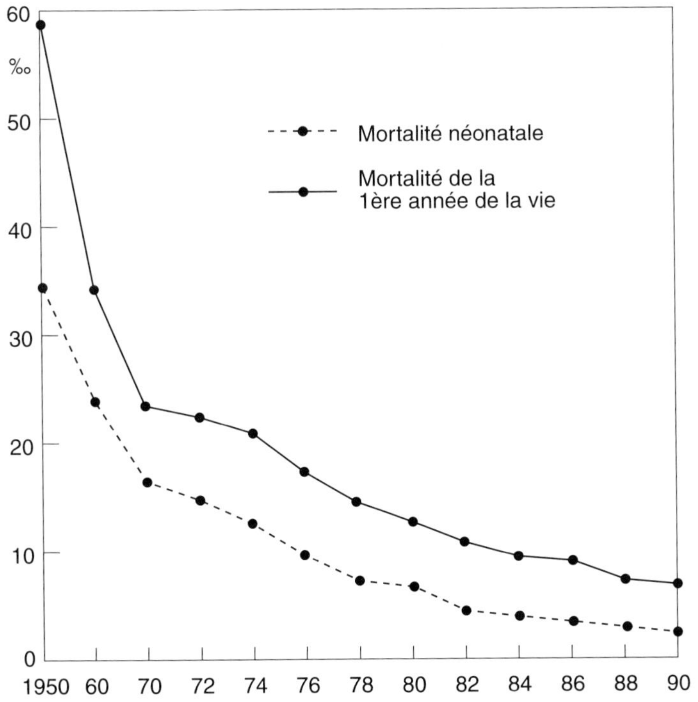

Fig. 19.1. Mortalité néonatale (en pointillés -----) et mortalité dans la première année de vie (ligne continue ——) pour 1 000 naissances en République Fédérale d'Allemagne. Évolution sur les 40 dernières années

Tableau 19.2. Mortalité néonatale dans les différents « Länder » en République Fédérale d'Allemagne pour 1 000 naissances (1991) [30]

	Nés vivants	Mortalité néonatale précoce (1-7 j)	Mortalité néonatale tardif (8-28 j)	Mortalité post-néonatale (2-12 mois)	Mortalité de la 1ère année de la vie
Schleswig-Holstein	28 935	2,2	0,9	4,1	7,3
Hambourg	16 503	2,7	0,9	3,3	6,9
Basse-Saxe	83 122	2,6	0,9	3,2	6,7
Brême	6 789	1,6	0,4	4,0	6,0
Rhénanie du Nord-Westphalie	198 436	2,8	1,1	3,6	7,5
Hesse	61 324	2,3	1,0	2,9	6,1
Rhénanie-Palatinat	42 311	2,4	0,7	3,7	6,8
Bade-Wurtemberg	117 528	2,2	0,7	3,1	6,0
Bavière	134 400	2,3	1,0	3,0	6,2
Sarre	11 052	2,6	0,6	3,6	6,9
Berlin	30 562	2,9	1,2	3,2	7,4
Ouest	21 850	2,7	1,1	3,4	7,1
Est	8 712	3,6	1,6	2,8	7,9
Brandenbourg	17 215	2,6	0,9	4,0	7,6
Mecklembourg-Poméranie occid.	13 635	3,3	1,0	3,8	8,1
Saxe	31 278	2,7	1,2	3,3	7,1
Saxe-Anhalt	19 459	2,5	1,6	5,0	9,0
Thuringe	17 470	3,3	1,4	3,3	8,0
Allemagne	830 019	2,5	1,0	3,4	6,9
« Länder » de l'ancienne RFA	722 250	2,5	0,9	3,3	6,7
« Länder »de l'ancienne RDA	107 769	2,9	1,3	3,7	7,9

La cause principale d'une mortalité parfois plus élevée dans certaines régions est l'absence de « régionalisation », c'est-à-dire le manque de centres périnataux correctement équipés en appareils et dotés d'un personnel compétent, dans lesquels on pourrait suivre les grossesses à risque et traiter les nouveau-nés gravement malades.

19.1.4 Létalité

La létalité est la mortalité par rapport à un diagnostic ou à un groupe de patients dans une clinique. Le taux de survie d'un prématuré de très faible poids s'élevait pour les années 1988 à 1991, lors d'une naissance à la 23ème, 24ème, 25ème et 26ème SA, respectivement à 15, 56, 63, et 79 %. [2, 13] et à l'heure actuelle, il est encore supérieur. Pour les prématurés de poids de naissance compris entre 500 et 750 g, le taux de mortalité est de 40 à 60 %, le taux de séquelles pour les survivants est de 11 à 19 % [5, 15]. Le taux de survie est plus grand pour les filles que pour les garçons, car leur maturation pulmonaire est plus précoce [15].

19.2 Handicaps cérébraux

19.2.1 Fréquence

Environ 5 % de la population présente un handicap cérébral ou intellectuel remontant à la petite enfance. Un tel handicap peut survenir pendant ou après la naissance. Quand, il y a 25 ans, l'introduction des soins intensifs pour nouveau-nés entraîna une survie accrue d'enfants gravement malades, on a pu craindre que l'augmentation des chances de survie s'accompagnerait en contrepartie d'une accumulation de handicaps chez les survivants. Cette hypothèse a été démentie par de nombreuses études du suivi des prématurés sur le plan mondial.

Il existe davantage de publications sur le pronostic à long terme des prématurés que sur tout autre sujet de néonatologie. Escobar et al [12] ont déjà fait le bilan de 1 136 études de ce type. La plupart d'entre elles sont cependant basées sur des groupes de prématurés sélectionnés, ou n'ont pas indiqué de quelle population ces prématurés étaient issus ; il est étonnant de constater aussi que la plupart du temps, elles n'ont pas tenu compte des différences relatives au milieu social d'origine des prématurés. Les enfants issus de milieux socio-économiques modestes sont pourtant les plus concernés par un mauvais pronostic [26]. Il n'y a cependant aucune corrélation entre les événements survenant au cours de la période néonatale et le pronostic à long terme [35].

Il est quasiment impossible de démontrer la fréquence de problèmes graves en appliquant une définition imprécise de notions telles que « Minimal Brain Disease « et « capacités intellectuelles réduites ». À l'âge de 2 ans on observe souvent chez les patients des symptômes suspects qui ne sont plus décelables lors de la scolarisation [40]. On décèle les retards intellectuels et les problèmes de comportements seulement par la suite. Une kinésithérapie précoce [Bobath, Votja] n'aura d'action positive ni sur la fréquence ni sur la gravité de la parésie cérébrale [37, 38].

À l'heure actuelle, le taux global de handicaps graves pour une population de *prématurés* vivants de poids de naissance compris *entre 500 g et 1 500 g* est, à l'âge de la scolarisation, de 6 à 12 % [12, 26]. De même, chez les enfants de poids de naissance *inférieur à 1 000 g*, le taux de handicaps graves a beaucoup baissé et est aujourd'hui inférieur à 20 % [40]. Les différentes études font état de 2 à 9 % de parésie cérébrale, de 2 à 18 % de lésions visuelles [42], de 2 à 24 % de lésions auditives et de 20 à 40 % d'hyperactivité et de difficultés scolaires [23]. Les enfants atteints de *dysplasie bronchopulmonaire* ont le taux de morbidité le plus élevé [28], avec des variantes selon le milieu socio-économique.

Tableau 19.3. Facteurs de risque pour les lésions auditives néonatales (d'après [18])

1.	• Poids de naissance < 1 500 g ou âge gestationel < 33 SA
2.	Lésions cérébrales • Lésions hypoxy-ischémiques cérébrales (échographie transfontanellaire) • Hémorragie intracrânienne (échographie transfontanellaire) • Convulsions • Infections (méningite) • Syndrome de sevrage néonatale
3.	Lésions de l'oreille interne • Hémorragie de l'oreille interne • Hyperbilirubinémie (et nécessité d'exsanguino-transfusion) • Traitement médicamenteux ototoxiques (aminosides, diurétiques, etc.) • Infection materno-fœtale (CMV, rubéole, toxoplasmose, etc.) • Hypertension artérielle pulmonaire (HAPP) (voir 9.10) • Hyperventilation accidentelle avec pH ≥ 7,50
4.	• Malformations (oreille, palais, face)
5.	• Antécédents familiaux de perte précoce d'audition

Le pronostic de l'*asphyxie* est moins bon que celui des retards de croissance ; cependant, il n'existe pas encore de définition précise de cette donnée [21]. Une fréquence importante de parésie cérébrale a été observée chez les enfants matures présentant un score d'Apgar bas, des convulsions néonatales et d'autres signes d'encéphalopathie [24].

Les données statistiques ne permettent pas de prévoir l'évolution individuelle des enfants, et il faut avant tout garder présent à l'esprit que celle-ci est fonction en très grande partie des facteurs génétiques, du milieu social et familial, et de la scolarité.

19.2.2 Lésions auditives

Chez près de 10 % des prématurés de poids de naissance inférieur à 1 500 g et près de 17 % des enfants atteints de convulsions néonatales, on observe plus tard des lésions auditives [6]. L'hyperbilirubinémie, l'hypoxie et la toxicité médicamenteuse (gentamicine, furosémide) [25] jouent un rôle non négligeable dans la pathogénie de la perte de l'audition sensorielle. Chez une partie des enfants, on peut détecter les lésions cérébrales ou de l'audition dès la période néonatale grâce aux potentiels évoqués auditifs [7, 10], ce qui ne dispense pas de pratiquer ultérieurement des examens audiologiques complémentaires [25]. Les facteurs de risques pour les troubles de l'audition chez les petits enfants sont notés dans le tableau 19.3.

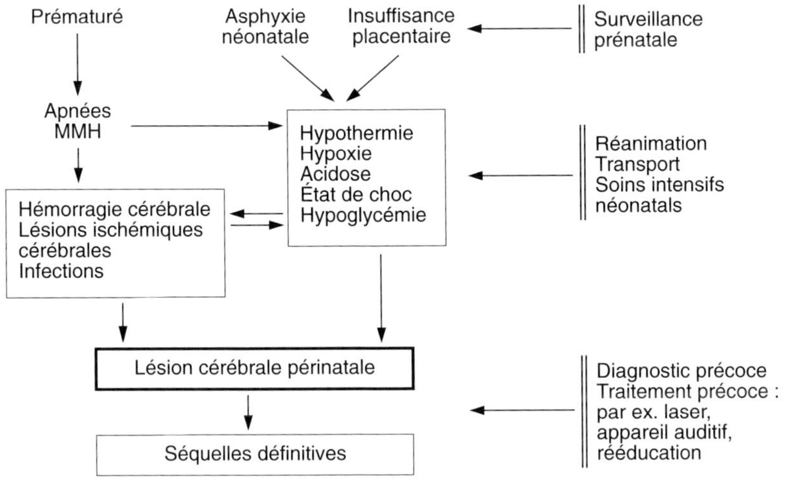

Fig. 19.2. Pathogénie (à gauche) et prévention (à droite) de la survenue de lésions cérébrales néonatales

19.2.3 Survenue de lésions cérébrales néonatales

Les facteurs déterminants sont l'immaturité, l'asphyxie périnatale et l'insuffisance placentaire (fig. 19.2). Parmi les nombreux facteurs pouvant entraîner une lésion cérébrale, seules les hémorragies cérébrales et les infections peuvent être que partiellement évitées. Tous les autres facteurs comme l'hypothermie, l'hypoxie, l'acidose, le choc et l'hypoglycémie peuvent être évités ou traités à temps grâce à la surveillance prénatale, une réanimation adéquate, un transport efficace et aux soins intensifs en général. La surveillance et le traitement permanent et sans faille du nouveau-né permettent de réduire considérablement les lésions cérébrales périnatales.

19.3 Suivi

19.3.1 Dates des examens de dépistage

La plupart des nouveau-nés ayant été traités dans un service de soins intensifs se développent tout à fait normalement. Il ne serait pas justifié d'accroître l'angoisse des parents quant au développement ultérieur des enfants, ni même de cataloguer ces enfants pendant des années d'enfants « à risque » comme s'il s'agissait d'une fatalité [11]. Cependant, une surveillance du développement neurologique est dans tous les cas fortement indiquée [32]. Une anomalie neurologique détectée précocement n'est pas toujours suivie d'un handicap définitif ; celui-ci peut régresser spontanément jusqu'à la 5ème année de vie [19, 40]. L'instauration précoce d'une kinésithérapie moteur ne semble pas jouer de rôle déterminant dans la disparition de ces anomalies neurologiques [37, 38]. En raison du peu de fiabilité des résultats du suivi médical et des différences observées en fonction de l'âge des patients, il faudra tout mettre en œuvre pour diagnostiquer ou exclure dès la période néonatale une quelconque atteinte cérébrale [16].

19.3.2 Déroulement des examens

Interrogatoire concernant le développement de l'enfant. Dépister des difficultés de succion et de déglutition, troubles du sommeil et de la respiration, cri strident, raideur, somnolence, maintien corporel asymétrique, différences selon le côté pour la préhension et les mouvements des membres inférieurs, difficultés à langer l'enfant, tolérance de la position ventrale, poings constamment fermés, retard du développement.

Échographie (voir 13.1.2). Nécessaire au diagnostic des hémorragies intraventriculaires, de l'hydrocéphalie posthémorragique, et de la leucomalacie périventriculaire. Obligatoire entre le 3ème et le 5ème jour de vie et avant la sortie.

Examen du fond de l'œil (voir 6.10.3). Nécessaire au diagnostic de la rétinopathie du prématuré. Obligatoire pour les enfants de poids de naissance inférieur à 1 500 g et après toute oxygénothérapie.

Potentiels évoqués auditifs. Nécessaires au diagnostic des troubles auditifs neurosensoriels, en particulier après une hyperbilirubinémie sévère, une asphyxie ou un traitement par aminosides ou diurétiques [7, 10, 22].

Statut neurologique néonatal (voir tableau 13.1). Obligatoire avant la sortie de l'enfant, accompagné d'une série d'examens standard (comme les examens de Schlack [29] ou ceux d'Amiel-Tison [3]).

Remarque : Lorsque l'état neurologique et l'échographie sont normaux au terme théorique, la probabilité d'une évolution normale du nouveau-né est de 98 %, même chez les prématurés très immatures [31].

Suivi du développement neurologique. Le moment idéal, c'est lorsque les réflexes toniques ont disparu, c'est-à-dire chez l'enfant mature âgé de 4 mois, chez le prématuré âgé de 4 mois d'âge corrigé - donc 4 mois après le terme théorique. Sont à considérer comme anormaux ou nécessitant un contrôle : la persistance d'une activité hypertonique, un tonus musculaire anormal, une hyperexcitabilité, des asymétries.

Examen des 12 mois. Motilité fine, motilité globale, perception, langage, compréhension du langage, comportement social, réactions de posture et d'équilibre ; observation en station assise prolongée, lorsque l'enfant rampe, dans la traction active, en position debout et éventuellement lors de la marche guidée.

19.4 Coûts pour l'économie du pays

Les coûts énormes de la médecine intensive pour nouveau-nés (voir 18.3) sont absolument justifiés quand on considère les objectifs poursuivis. La prévention des handicaps définitifs est une priorité sur le plan humain et médical et a également une importance économique. Les soins d'un enfant atteint de troubles cérébraux graves et placé dans un centre coûtent à l'État en 50 ans plus de 3,5 millions de Francs. Cela correspond au salaire brut d'une infirmière de soins intensifs sur la même période. D'un point de vue purement économique, il suffit donc qu'une seule lésion cérébrale soit évitée par an pour que soit rentabilisé le fonctionnement d'une unité de soins intensifs pour nouveau-nés avec une capacité de six lits.

Bibliographie

1. Adamson IYR, King GM (1984) Sex related differences in cellular composition and surfactant synthesis of developing fetal rat lungs. Am Rev Respir Dis 124 : 435–439
2. Allen MC, Donohue PK, Dusman AE (1993) The limit of viability – neonatal outcome of infants born at 22 to 20 weeks' gestation. N Engl J Med 329 : 1597–1601
3. Amiel-Tison C, Grenier A (1986) Neurologic assessment within the first year of life. Oxford University Press, New York
4. Avery GB (1987) Ethical dilemmas in the treatment of the extremely low birth weight infant. Clin Perinatol 14 : 361–365
5. Bennett FC, Robinson NM, Sells CJ (1983) Growth and development of infants weighing less than 800 grams at birth. Pedatrics 71 : 319–323
6. Bergman I, Hirsch RP, Fria TJ, Shapiro SM, Holzman I, Painter MJ (1984) Course of hearing loss in the high-risk premature infant. J Pediatr 106 : 95–101
7. Bradford BC, Baudin J, Conway MJ, Hazell JWP, Stewart AL, Reynolds EOR (1985) Identification of sensory neural hearing loss in very preterm infants by brainstem auditory evoked potentials. Arch Dis Child 60 : 105–109
8. Cross G, Becker M, Congdon P (1985) Prognosis for babies born with fused eyelids. Arch Dis Child 60 : 479–480
9. Drillien C (1961) The incidence of mental and physical handicaps in schoolage children of very low birth weight. Pediatrics 27 : 452
10. Duara S, Suter CM, Bessard KK, Gutberlet RL (1986) Neonatal screening with auditory brainstem responses : results of follow-up audiometry and risk factor evaluation. J Pediatr 108 : 276–281
11. Dworkin PH (1989) British and American recommendations for developmental monitoring : the role of surveillance. Pediatrics 84 : 1000–1010
12. Escobar GJ, Littenberg B, Petitti DB (1991) Outcome among surviving very low birth weight infants : a meta-analysis. Arch Dis Child 66 : 204–211
13. Hack M, Fanaroff AA (1989) Outcome of extremely low birthweight infants between 1982 and 1988. N Engl J Med 321 : 1642–1647
14. Hack M, Horbar JD, Malloy MH, Tyson JE, Wright E, Wright L (1991) Very low birth weight outcomes of the National Institute of Child Health and human development neonatal network. Pediatrics 87 : 587–597

15. Hirata R, Epcar JT, Walsh A, Mednick J, Harris M, Mc Ginnis MS, Sehring S, Papedo G (1983) Survival and outcome of infants 501 to 750gm : a six-year experience. J Pediatr 102 : 741–748
16. Hope PL, Reynolds EOR (1985) Investigation of cerebral energy metabolism in newborn infants by phosphorus nuclear magnetic resonance spectroscopy. Clin Perinatol 12 : 261–275
17. Johnson A, Townshend P, Yudkin P, Bull, Wilkinson AR (1993) Functional abilities at age 4 years of children born before 29 weeks of gestation. Br Med J 306 : 1715–1718
18. Joint Committee on infant hearing. 1990 position statement (1991) AAP News 4 : 6–14
19. Kitchen WH, Ford GW, Rickards AL, Lissender JV, Ryan MM (1987) Children of birth weight <1000g : Changing outcome between ages 2 and 5 years. J Pediatr 110 : 283–288
20. Körner F, Bossi E (Hrsg 1984) Die Retinopathie des Frühgeborenen. Fischer, Stuttgart, S 65–77
21. Kuban KCK, Leviton A (1994) Cerebral palsy. N Engl J Med 330 : 188–195
22. Kurtzberg D, Vaughan HG (1985) Electrophysiologic assessment of auditory and visual functions in the newborn. Clin Perinatol 12 : 277–299
23. McCormick MC, Gertmaker SL, Sobol AM (1990) Very low birth weight children : behaviour problems and school difficulty in a national sample. J Pediatr 117 : 687–693
24. Nelson KB (1989) Relationship of intrapartum and delivery room events to long-term neurologic outcome. Clin Perinatol 16 : 995–1007
25. Nield TA, Schrier S, Ramos AD, Platzker ACG, Warburton D (1986) Unexpected hearing loss in high-risk infants. Pediatrics 78 : 417–422
26. Ornstein M, Ohlsson A, Edmonds J, Asztalos E (1991) Neonatal follow-up of very low birthweight/extremely low birthweight infants to school age : a critical overview. Acta Paediatr Scand 80 : 741–748
27. Piper MC, Kunos VI, Willis DM, Mazer BL, Ramsay M (1986) Early physical therapy effects on the high risk infant : A randomized controlled trial. Pediatrics 78 : 216–224
28. Robertson CMT, Etches PC, Foldson E, Kyle JM (1992) Eight-year school performance, neurodevelopmental and growth outcome of neonates with bronchopulmonary dysplasia : a comparative study. Pediatrics 89 : 365–372
29. Schlack HG (1970) Erfassung zerebraler Bewegungsstörungen im ersten Lebensmonat. Dtsch Med Wochenschr 95 : 1554–1561
30. Statistisches Jahrbuch (1991) für die Bundesrepublik Deutschland. Statistisches Bundesamt Wiesbaden (Hrsg). Kohlhammer, Stuttgart Berlin Köln Mainz
31. Stewart A, Reynolds EOR, Hope PL, Hamilton PA, Baudin J, Costello AML, Bradford BC, Wyatt JS (1987) Probability of neurodevelopmental disorders estimated from ultrasound appearance of brain in very preterm infants. Dev Med Child Neurol 29 : 3–11
32. Stewart A, Hope PL, Costello AML, Baudin J, Bradford B, Amiel Tison C, Reynolds EOR (1988) Prediction in very preterm infants of satisfactory neuodevelopmental progress at 12 months. Develop Med Child Neurol 30 : 53–63
33. Tarnow Mordi W, Ogston S, Wilkinson AR, Rerd E, Gregory J, Saeed M, Wilkie R (1990) Predicting death from initial disease severity in very low birthweight infants : a method for comparing the performance of neonatal units. Br Med J 300 : 1611–1614

34. Tenovuo A, Kero P, Piekkala P, Sillanpää M, Erkkola R (1986) Advances in perinatal care and declining regional neonatal mortality in Finland. 1968 – 82. Acta Paediatr Scand 75 : 362–369
35. Teplin SW, Burchinal M, Johnson-Martin N, Humpry RA, Kraybill EN (1991) Neurodevelopmental, health, and growth status at age 6 years of children with birth weights less than 1001 grams. J Pediatr 118 : 768–777
36. The International Neonatal Network (1993) The CRIB (clinical risk index for babies) score : A tool for assessing initial neonatal risk and comparing performance of neonatal intensive care units. Lancet 342 : 193–198
37. Tirosh E, Rabino S (1989) Physiotherapy for children with cerebral palsy : evidence for its efficacy. Am J Dis Child 143 : 552–555
38. Turnbull JD (1993) Early intervention for children at risk for cerebral palsy. Am J Dis Child 147 : 54–59
39. Usher R (1987) Extreme prematurity. In : Avery GB (ed) : Neonatology. Pathophysiology and management of the newborn. Lippincott, Philadelphia
40. Veen S, Ens-Dokkum MH, Schreuder AM, Verloove-Vanhorick SP, Brand R, Ruys J (1991) Impairments, disabilities and handicaps of very preterm and very low birthweight infants at five years of age. From the Collaborative project on preterm and small for gestational age infants (POPS) in the Netherlands. Lancet 338 : 33–36
41. Volpe JJ (1987) Neurology of the newborn. 2nd edn, Saunders, Philadelphia
42. Weisglas-Kuperus N, Heersma DJ, Baerts W, Fetter WPF, Smrkovsky M, van Hof-van Duin J, Sauer PJJ (1993) Visual functions in relation with neonatal cerebral ultrasound, neurology and cognitive development in very low birthweight children. Neuropediatrics 24 : 149–154
43. WHO (1993) International statistical classification of diseases and related health problems, 10th rev. vol 2, WHO, Geneva, pp 129–133
44. Whyte HE, Fitzhardinge PM, Shennan AT, Lennox K, Smith L, Lacy J (1993) Extreme immaturity : outcome of 568 pregnancies of 23–26 weeks' gestation. Obstet Gynecol 82 : 1–7

20

Limites de la médecine de soins intensifs pour nouveau-nés

M. Obladen

20.1 Quelles sont les limites de la médecine intensive pour nouveau-nés ?

Malgré les nombreux aspects positifs de la médecine intensive décrits dans le chapitre précédent, l'introduction de celle-ci en néonatologie pose souvent aux médecins et au personnel soignant des problèmes d'ordre éthique particulièrement difficiles à résoudre [23, 27, 29] : faut-il pour tout nouveau-né et prématuré exploiter l'ensemble des possibilités d'un traitement médical intensif ? Y a-t-il une « limite biologique » et un seuil d'efficacité minimal à respecter pour la mise en route d'une ventilation artificielle chez un prématuré très immature ? Faut-il utiliser la ventilation artificielle chez un prématuré atteint d'hémorragie ventriculaire sans signe de ventilation spontanée ? Pendant combien de temps faut-il poursuivre la ventilation dans le cas d'une bronchodysplasie pulmonaire sévère avec cœur pulmonaire ? Faut-il utiliser des prostaglandines E_1 pour un nouveau-né ayant un syndrome de Down et une atrésie de l'artère pulmonaire ? Notre éthique médicale ne nous engage-t-elle pas dans certains cas, par exemple chez un nouveau-né avec des malformations cérébrales sévères certaines, à arrêter le traitement médical intensif ? Quand faut-il imposer par une décision du tribunal un traitement que les parents récusent ?

20.2 Orientation philosophique et éthique

Il n'existe pas de réponse type à ces questions. Toute réflexion au sujet de problèmes d'éthique sera fonction du caractère de chacun et traduira une conception très personnelle du sens de la vie et de la mort. Afin de prendre les décisions nécessaires dans des situations cliniques extrêmes, nous devons nous débarrasser de notre propre peur, de notre découragement éventuel et d'une sympathie personnelle excessive pour le sort de l'enfant [4]. En tant que médecins, nous devons nous efforcer de faire face à notre propre mort avec un courage socratique et devons accepter la mort comme une évolution normale inhérente à la vie humaine [35]. Cela est particulièrement difficile chez le nouveau-né dont la mort peut difficilement être considérée comme l'accomplissement d'une vie pleinement vécue.

Le serment d'Hippocrate nous ordonne de préserver la vie [8] : « Je n'administrerai à personne une drogue qui pourrait entraîner la mort même si on me prie de le faire et je ne prodiguerai aucun conseil allant dans ce sens ». Il nous engage en même temps à respecter le principe suivant : « Dans quelque maison que je pénètre, je m'appliquerai à soigner les malades en évitant de leur porter préjudice ou de provoquer leur perte ». Platon déclare que cela n'a aucun sens de sauver un individu de la mort « si celui-ci subit des dommages sévères et irréversibles en son âme, car l'âme vaut bien plus que le corps » [34]. La longue tradition éthique de la médecine assigne à tout médecin le devoir de préserver la vie et de rendre la santé, mais aussi de soulager les douleurs et d'assister les mourants. Les possibilités techniques qu'offre la médecine actuelle ne doivent pas être mises en pratique sans réflexion préalable, en particulier quand il ne s'agit plus de préserver la vie, mais de prolonger l'agonie de façon artificielle.

Pour trouver une ligne de conduite dans des situations critiques, on peut se référer à la fameuse maxime de Kant affirmant qu'il faut avant tout « respecter en chaque individu la dignité de l'homme » [19]. C'est ainsi que nous devrions considérer tout nouveau-né dans son impuissance comme un individu ayant une dignité humaine et nous garder de voir en lui un « cas médical intéressant » ou même une donnée à inclure dans les statistiques de létalité. C'est ce que nous dit aussi l'impératif pratique de Kant : « Dans toute situation, agis conformément au principe qui consiste à faire usage de l'humanité que tu as en toi-même et qui existe aussi chez autrui pour atteindre ton but et non comme moyen » [20].

20.3 Guide de la religion chrétienne

Notre sensibilité éthique est fortement marquée par le christianisme. Pie XII [33] dit clairement qu'il ne s'agit pas simplement de maintenir le patient en vie au sens biologique, mais qu'il en va bien plus de la vie psychique du malade et de la possibilité qu'il a de réaliser son idéal moral et religieux. Le conseil permanent de la conférence des évêques allemands [36] déclare : « Pour une question aussi fondamentale, il faut d'abord poser le principe que chaque homme a le droit de mourir dans la dignité... Cela signifie entre autres que l'on ne mettra pas en œuvre toutes les possibilités de traitement médical si celui-ci vise à repousser la mort de façon artificielle... Pour le médecin, cela veut dire qu'il doit obtenir le consentement du patient, ou quand cela n'est plus possible, celui de ses proches avant de poursuivre ou non le traitement. Pour prendre une telle décision, il faudra avoir présent à l'esprit que tout homme est mortel et que le terme de sa vie a été décidé par Dieu ». Le théologien Thielicke [44] souligne que « nous devrions être conscients du fait qu'il existe des domaines où, du fait de la puissance de la médecine actuelle, la mission thérapeutique du médecin risque de dégénérer en acte terroriste, en sacrilège profondément inhumain ».

20.4 Orientation juridique et historique

Les décisions éthiques sont soumises aux lois pénales et civiles. Il n'existe pas de véritable consensus concernant la définition du commencement de la vie ; il est donc difficile d'établir une définition précise du nouveau-né en tant que personne juridique, les lois existantes étant elles-mêmes très contradictoires.

L'enfant est soumis à une *protection juridique* avant la naissance, dès lors que l'on observe des contractions régulières avant l'accouchement (§ 217 du Code Pénal allemand). Avant cela, l'enfant ne relève pas de la protection garantie par les paragraphes 221 et suivant (homicides volontaires) ainsi que 223 et suivant (coups et blessures) du code pénal. En outre, il faut mentionner ici l'obligation de tout un chacun de porter assistance à personne en danger (§ 323c, Code Pénal).

Dans le *Droit Civil* (§1 du Code Civil Allemand), il est stipulé que l'enfant jouit de ses droits civils, c'est-à-dire de la capacité d'être titulaire de droits et soumis à des devoirs *dès qu'il a été mis au monde*. Il y a cependant des cas particuliers à signaler. Ainsi le fœtus peut être héritier testamentaire (§1923, 2108, 2178 ; Code Civil), il peut avoir un tuteur (§1912), il peut faire valoir ses droits à une pension (§1615) et a droit à des dommages et intérêts dans le cadre de la responsabilité civile (§844, alinéa 2 ; Code Civil) pour des préjudices subis avant la naissance (§823).

Le devoir du médecin, qui est de préserver la santé et la vie d'un malade, est fonction de la mise en œuvre du traitement. S'il n'existe aucune « garantie » de l'efficacité du traitement, ce devoir est alors dicté par l'obligation d'assistance médicale à personne en danger [45]. Les textes de lois sont cependant formels : le non-recours aux appareils techniques n'est pas illégal quand il s'agit d'éviter au patient de mourir dans des souffrances atroces ou quand il est inutile de prolonger artificiellement la vie. Le devoir de maintenir le patient en vie ne s'applique plus quand celui-ci n'a plus aucune conscience de soi et qu'il ne possède donc plus la faculté de mener à bien ses projets de vie en raison de la perte irrémédiable de ses capacités de réaction et de communication [37].

Le fait d'arrêter un traitement déjà mis en route n'est pas non plus considéré comme un délit quand on a épuisé toutes les possibilités du traitement et de l'assistance médicale obligatoire [27, 37, 45]. La responsabilité morale et juridique incombe dans chaque cas particulier au médecin responsable du traitement. Elle est indivisible [24, 30].

Une commission d'éthique ne pourra en aucun cas se substituer à la responsabilité de chacun ; elle peut cependant donner une orientation concernant les décisions à prendre [22, 42]. Une telle commission est composée de médecins, de personnel soignant, de juristes, de théologiens et de laïques. Elle a le statut de comité d'experts ; son « avis » a la valeur d'une expertise médico-juridique. Ses « conseils » et « expertises » sont à prendre au sens de recommandations. Ainsi la responsabilité juridique du médecin vis-à-vis de son patient reste entière. Les recommandations de la commission d'éthique doivent être fixées par écrit.

20.5 Existe-t-il une limite biologique à partir de laquelle maintenir un prématuré en vie est totalement illusoire ?

Bien qu'elle paraisse simple, cette question n'a pas encore donné lieu à des réponses concluantes. Fixer une limite signifierait que les données éthiques seraient dorénavant tributaires des progrès médico-techniques [5]. En Allemagne, la situation était d'autant plus complexe qu'une loi désuète concernant l'état civil plaçait le prématuré dont le poids de naissance était inférieur à 1 000 g dans uns situation juridique très inconfortable [31]. Au début des années 70, la ventilation artificielle des enfants de moins de 1 000 g était considérée à juste titre comme éthiquement non défendable. Par la suite, la limite a été abaissée petit à petit dans les centres spécialisés ; elle se situe actuellement à 500-600 g ou encore à 23-24 semaines de gestation [2, 17, 48]. En 1994, il semble justifié de pratiquer des soins intensifs (c'est-à-dire une ventilation artificielle) chez les prématurés nés à la 25eme semaine d'aménorrhée ; celle-ci apparaît cependant inutile pour les prématurés nés à la 22eme semaine d'aménorrhée ou même avant. La décision est particulièrement difficile à prendre lorsqu'on se trouve en présence de prématurés âgés de 23 ou 24 semaines ; elle doit absolument faire l'objet d'une discussion avec les parents. Il est du devoir de tout néonatologiste d'analyser constamment ses propres résultats et de situer les limites de ses possibilités, c'est-à-dire de savoir évaluer à quel stade d'immaturité le taux de survie est faible et la fréquence des lésions cérébrales sévères et des dysplasies bronchopulmonaires est élevée. Il est plus facile chez de tels enfants de ne pas entreprendre une réanimation en salle d'accouchement que d'arrêter une ventilation une fois qu'elle a été débutée.

On ne doit en aucun cas faire les choses à moitié et entreprendre des soins en étant peu convaincu de leur efficacité. Il faudra dans la mesure du possible expliquer aux parents en toute sérénité avant la naissance, lors d'un entretien et en présence du médecin accoucheur [6], quels sont les risques et les avantages du traitement intensif pour leur enfant et bien insister sur le fait que leur enfant pourra être soumis de longs mois durant à cette thérapie et qu'ils auront eux aussi à en subir les conséquences. Il faut toutefois signaler ici que pour ces enfants très immatures l'âge gestationnel ne peut être établi avec la précision voulue [27]. Il convient de respecter le souhait des parents après leur avoir décrit les différentes possibilités de traitement, car ce sont eux qui sont responsables de l'avenir de leur enfant.

20.6 Tout nouveau-né doit-il être réanimé après la naissance ?

De nombreux nouveau-nés nécessitent une réanimation immédiatement après la naissance. Il faut donc décider sur le champ d'entreprendre ou non des soins intensifs. Parmi ces enfants, certains ont des malformations ou des affections dont on ignore dans un premier temps le degré de gravité. On ne pratiquera de réanimation primaire que dans le cas de situations cliniques évidentes, faisant état de malformations incurables et incompatibles avec des conditions de vie humaines [15].

Dans un tel contexte « l'Ordonnance concernant le traitement des affections mortelles et des mourants » émanant de la Société de Chirurgie Allemande [11] stipule que « en présence de malformations congénitales sévères chez un nouveau-né, on est en droit de ne pas débuter ou d'arrêter un traitement, quand il semble acquis que l'enfant n'est pas viable en raison d'atteintes graves des fonctions vitales ». La Société Allemande pour le Droit Médical s'est exprimée sur la question des limites de l'obligation d'intervenir chez le nouveau-né atteint de *malformations congénitales* dans une résolution intitulée « directives d'Einbeck » : celle-ci faisait d'abord référence à des exemples mal choisis et prêtant à confusion [15] ; sa version modifiée faisait état de principes plus généraux [1] ; dans sa version actuelle, elle n'est applicable pour le nouveau-né que sous réserve de certains aménagements [41]. Le diagnostic ne peut que dans de très rares cas permettre à lui seul de déterminer les limites du traitement - il faut toujours considérer les particularités de chaque cas individuel, ce qui implique également que l'on tienne compte du contexte familial et social. Dans la plupart des situations, on poursuivra le traitement intensif jusqu'à ce qu'on ait décelé avec précision les malformations cliniques existantes, par exemple à l'aide d'une analyse chromosomique, afin d'éviter des lésions supplémentaires en cas de survie. Lorsqu'on aura obtenu tous les résultats des examens cliniques et qu'on les aura analysés, il faudra reconsidérer les décisions thérapeutiques en fonction des possibilités de survie et du pronostic de l'enfant.

20.7 Est-il justifié d'arrêter un traitement chez un nouveau-né pour lequel le diagnostic est précis et le pronostic extrêmement mauvais ?

Sur le plan médical, l'arrêt de mesures prolongeant la vie est fondé quand le fait de repousser la mort représente pour le nouveau-né agonisant une prolongation non raisonnable des souffrances et quand l'affection de pronostic défavorable évolue de façon irréversible. Ainsi la poursuite de la ventilation chez un nouveau-né atteint d'un syndrome de Potter pour lequel une agénésie rénale a été confirmée à l'échographie, ou d'une malformation cardiaque congénitale pour laquelle n'existe aucun traitement palliatif ou curatif, serait dans la plupart des cas absolument injustifiée [30].

La version corrigée des « directives d'Einbeck » a pour principe fondamental la responsabilité des parents, ce qui signifie que le devoir des médecins est de les éclairer avec la plus grande précision sur les conséquences de leur décision, quelle qu'elle soit. Il ne faut cependant pas faire porter aux parents la responsabilité de décisions qui pourraient provoquer chez eux un sentiment de culpabilité. Un traitement déjà entrepris ne peut être abrégé ou interrompu contre la volonté des parents qui nous ont confié le soin de traiter leur enfant. Une information honnête, claire et objective des parents concernant les problèmes posés par le patient implique que des relations de confiance se sont instaurées entre le médecin et eux.

On ne pratiquera la *réanimation cardiopulmonaire* - particulièrement agressive pour l'enfant et traumatisante pour les parents - que dans le cas où malgré une aggravation aiguë de la maladie, il existe une réelle chance de survie pour l'enfant. La réanimation, pratiquée dans des situations désespérées, prolonge l'agonie et enlève à la mort toute sa dignité [9, 10]. Depuis que de gros progrès ont été accomplis dans le domaine de l'évaluation de l'état de l'enfant, il est de plus en plus rare que l'on mette en place une réanimation « lourde », tout au moins dans les services de néonatologie en pointe.

La décision qui consiste à interrompre les mesures prolongeant la vie doit être discutée au sein de l'équipe médicale et soignante du service de réanimation et adoptée d'un commun accord. Elle ne devra en aucun cas être synonyme d'un arrêt du traitement ou des soins ou bien d'une attention moins accrue envers l'enfant [24, 27]. La dignité humaine nous enjoint de ne pas laisser seul l'enfant atteint de maladie incurable, de le soigner, de lui assurer un certain confort, de réduire ses douleurs, de calmer sa faim et d'étancher sa soif. Les soins d'un enfant inguérissable ou sévèrement malformé représentent précisément une mission noble et sont l'expression fondamentale de la solidarité humaine [30].

Il faut aussi mentionner le cas particulier qui se présente parfois dans la pratique quotidienne lorsque les appareils ne sont pas disponibles et que l'on ne peut de ce fait exploiter immédiatement les possibilités de soins intensifs. Doit-on privilégier dans cette situation un enfant dont le pronostic est bon au détriment d'un patient dont le pronostic serait nettement plus mauvais et donc pratiquer un « tri » ? Dans les pays où le système médical est performant on ne peut plus parler dans ce cas précis d'une décision d'ordre éthique : il s'agit tout simplement d'un problème d'organisation. La seule solution acceptable est la création d'un réseau constitué des différentes unités de soins intensifs pour nouveau-nés (groupe de travail de néonatologie) au niveau régional, grâce auquel en cas de surcharge de travail pour le personnel ou de non-disponibilité des appareils d'un service, les enfants nécessitant une ventilation peuvent être transférés dans les cliniques voisines, quelle que soit la gravité de leur maladie et indépendamment du pronostic.

20.8 À quel moment et de quelle manière un nouveau procédé thérapeutique peut-il être testé chez le nouveau-né ?

Il convient de distinguer clairement deux choses : un protocole médical dans lequel l'enfant serait engagé en tant que *sujet d'expérience*, ce qui ne lui serait nullement bénéfique sur le plan du traitement, et un véritable *essai thérapeutique* pour lequel on est en droit d'espérer des résultats encourageants chez l'enfant traité, dans la mesure où l'on va au delà des possibilités thérapeutiques existantes. L'enfant ne doit en aucun cas être l'objet d'une expérimentation médicale, même avec l'accord de ses parents, car l'accord donné par une tierce personne ne peut être considéré comme une décision prise de plein gré et en toute objectivité. Par contre, un essai thérapeutique s'avère totalement justifié et sera même incontournable si l'on se trouve en face de situations où la vie de l'enfant est menacée et qu'il n'existe pas jusqu'à présent pour ces cas précis de traitement adéquat. La participation à un essai thérapeutique est réglementée par les articles 40 et 41 de la législation médicale [21]. Les trois principes de base qui régissent les essais thérapeutiques sont les suivants :

1. Un rapport équilibré entre les risques encourus et les résultats escomptés, ce qui signifie que les risques que comporte la thérapie mise en place devront être dosés de façon à ce que l'enfant puisse avant tout tirer profit de celle-ci [13].
2. Une prise en compte des découvertes récentes et des connaissances actuelles pour la mise en œuvre, la surveillance et l'exploitation de l'essai thérapeutique. On a coutume de faire évaluer le projet par une commission d'éthique indépendante [16], dont l'avis, même favorable, ne dispense en aucun cas le médecin de sa responsabilité juridique vis-à-vis de son projet de recherche. La commission d'éthique devra également être mise à contribution quand il s'agira de prendre la décision délicate d'arrêter un essai thérapeutique (par ex. médicament contre placebo) dont les résultats sont concluants et que le traitement découvert devient alors une référence.
3. Un accord écrit des parents que l'on aura mis au courant au préalable. Ceux-ci doivent être informés avec la plus grande honnêteté et dans tous les détails de la nature, de la signification et de la portée de l'essai que l'on projette de mener à bien ainsi que des avantages et des risques qu'il comporte. Ils devront prendre leur décision librement et on se gardera d'essayer de les influencer dans leur choix.

Beaucoup de centres de néonatologie se sont aujourd'hui regroupés sous forme de réseaux ou de commission d'étude au sein desquels de nouveaux procédés ont été développés en parallèle. Il est important pour ce type de travail que chacun des membres de l'équipe connaisse parfaitement le protocole de recherches et qu'il y adhère, et que l'on ne pratique pas dans le même temps un nombre trop élevé d'études en réanimation.

20.9 Catastrophes iatrogènes en néonatologie

Le pédiatre-chercheur qui publie les résultats d'un nouveau traitement est porteur d'une lourde responsabilité éthique. Il doit être en mesure d'expliquer à ses lecteurs en y apportant le plus grand soin et avec la plus grande honnêteté, pourquoi certains effets du traitement sont clairement établis, d'autres uniquement probables, pourquoi d'autres enfin sont tout à fait improbables, voire réfutables. Car même pour les soins intensifs du nouveau-né, on ne peut en aucun cas adopter à grande échelle un nouveau procédé de traitement sans que son efficacité ait été prouvée par des études contrôlées [39, 40]. La mise en place à l'aveuglette de nouvelles modalités de traitement a eu, tout particulièrement en néonatologie, des conséquences catastrophiques (tableau 20.1).

Tableau 20.1. Catastrophes iatrogènes au cours du développement de la néonatologie. Ces traitements qui ont porté préjudice à des dizaines de milliers d'enfants avaient tous en commun : des indications discutables, l'absence de groupe-contrôle, une application sans étude préalable chez un grand nombre de patients et l'absence de suivi

Année	Traitement	Conséquences	Littérature
1942-1954	Oxygène non dosé	Rétinopathie	[3]
1953-1958	Sulfisoxazol	Ictère nucléaire	[38]
1957-1961	Chloramphénicol	Syndrome de Gray	[26]
1959-1962	Thalidomide	Dysmélie	[25]
1964-1972	Stilbœstrol	Carcinome vaginal	[14]
1975-1982	Alcool benzylique	Encéphalopathie	[7]
1977-1987	Vitamine E	Entérocolite nécrosante	[18]

Bibliographie

1. Akademie für Ethik in der Medizin (1992) Grenzen ärztlicher Behandlungspflicht bei schwerstgeschädigten Neugeborenen. Einbecker Empfehlungen, revidierte Fassung. Monatsschr Kinderheilkd 140 : 437–438
2. Allen MC, Donohue PK, Dusman AE (1993) The limit of viability – neonatal outcome of infants born at 22 to 25 week's gestation. N Engl J Med 329 : 1597–1601
3. Ashton N, Wand B, Serpell G (1953) Role of oxygen in the genesis of retrolental fibroplasia. A preliminary report. Br J Ophthalmol 37 : 513–520
4. Avery GB (1981) The morality of drastic intervention. In : Avery GB (ed) Neonatology. Lippincott, Philadelphia, p 13
5. Avery GB (1978) Ethical dilemmas in the treatment of the extremely low birth weight infant. Clin Perinatol 14 : 361–365
6. Brown D, Eltlins TE (1992) Ethical issues in obstetric cases involving prematurity. Clin Perinatol 19 : 469–481
7. Brown WJ, Buist NRM, Gepson HT, et al (1982) Fatal benzyl alcohol poisoning in a neonatal intensive care unit. Lancet I : 1250

8. Capelle W (1955) Hippokrates. Fünf auserlesene Schriften. Artemis, Zürich, S 211
9. Davies JM, Reynolds BM (1992) The ethics of cardiopulmonary resuscitation. I. Background to decision making. Arch Dis Child 67 : 1498–1501
10. Davies JM, Reynolds BM (1992) The ethics of cardiopulmonary resuscitation. II. Medical logistics and the potential for good response. Arch Dis Child 67 : 1502–1505
11. Deutsche Gesellschaft für Chirurgie (1979) Resolution zur Behandlung Todkranker und Sterbender. Med Welt 30 : 1379
12. Duff RS (1979) Guidelines for deciding care of critically ill or dying patients. Pediatrics 64 : 17
13. Fincke M (1977) Arzneimittelprüfung – Strafbare Versuchsmethoden. Müller, Heidelberg
14. Herbst AL, Ulfelder H, Poskanzer DC (1971) Adenocarcinoma of the vagina : association of maternal stilbestrol therapy with tumor appearance in young women. N Engl J Med 284 : 878
15. Hiersche HD, Hirsch G, Graf-Baumann T (Hrsg) Grenzen ärztlicher Behandlungspflicht bei schwerstgeschädigten Neugeborenen. 1. Einbecker Workshop der Deutschen Gesellschaft für Medizinrecht. Springer, Berlin Heidelberg New York Tokyo
16. Janofsky J, Starfield B (1981) Assessment of risk in research on children. J Pediatr 98 : 842–846
17. Johnson A, Townshend P, Yudkin P, Bull D, Wilkinson AR (1993) Functional abilities at age 4 years of children born before 29 weeks of gestation. Br Med J 306 : 1715–1718
18. Johnson L, Bowen FW, Abbasis S, et al (1985) Relationship of prolonged pharmacologic serum levels of vitamin E to incidence of sepsis and necrotizing enterocolitis in infants with birth weight 1500 grams or less. Pediatrics 75 : 619–638
19. Kant I (1785) Grundlegung zur Metaphysik der Sitten. BA 66–67, Hartknoch, Riga
20. Kant I (1797) Metaphysik der Sitten, Tugendlehre A 140. Nicolovius, Königsberg
21. Kleinsorge H (1978) Arzneimittelgesetz (AMG) und klinische Prüfung aus medizinischer Sicht. Kinderarzt 7 : 529–531
22. Kliegman RM, Mahowald MB, Youngner SJ (1986) In our best interests : Experience and workings of an ethics review commitee. J Pediatr 108 : 178–188
23. Kopelman AE (1978) The smallest preterm infants. Reasons for optimism and new dilemmas. Am J. Dis Child 132 : 461
24. Korones SB (1984) Are we trying to legislate compassion? Perinatal Neonatal 8 : 6
25. Lenz W, Knapp K (1962) Die Thalidomid-Embryopathie. Dtsch Med Wochenschr 87 : 1232–1242
26. Lischner H, Seligman SJ, Krammer A, Parmelee AH (1961) An outbreak of neonatal deaths among term infants associated with administration of chloramphenicol. J Pediatr 59 : 21
27. Loewenich Vv (1982) Grenzen der neonatologischen Intensivbehandlung. In : Müller, H, Olbing H (Hrsg) Ethische Probleme in der Pädiatrie und ihren Grenzgebieten. Urban & Schwarzenberg, München, S 194
28. Loewenich V von (1992) Rechtliche und ethische Perspektiven der perinatalen Medizin aus der Sicht des Neonatologen. Perinatale Med 4 : 112–117
29. Lyon J (1985) Playing God in the nursery. Norton, New York
30. Moreno JD (1987) Ethical and legal issues in the care of the impaired newborn. Clin Perinatol 14 : 345–360
31. Obladen M (1993) Grenzen der Behandlungspflicht beim Früh- und Neugeborenen. Z Ärztl. Fortb 87 : 867–872

32. Orlowski JP, Smith ML, van Zwienen J (1992) Pediatric euthanasia. Am J Dis Child 146 : 1440–1446
33. Papst Pius XII (1958) Antwort des Heiligen Vaters, Papst Pius XII., über die «Wiederbelebung». Anästhesist 7 : 243
34. Platon (1958) Gorgias 67 Kap St 512a. In : Grassi E (Hrsg) Sämtliche Werke, Bd. 1. Rowohlt, Hamburg, S 268
35. Platon (1958) Phaidon 12. Kap St 67–68. In : Grassi E (Hrsg) Sämtliche Werke, Bd. 1. Rowohlt, Hamburg, S 20
36. Rat der Deutschen Bischofskonferenz (1974) Das Lebensrecht des Menschen und die Euthanasie. Sekretariat der Deutschen Bischofskonferenz, Bonn
37. Schönke A, Schröder H (1978) Strafgesetzbuch. Kommentar, 19. neubearbeitete Aufl. Beck, München, S 1373 ff
38. Silverman WA, Anderson DH, Blanc WA, et al (1956) A difference in mortality rate and incidence of kernikterus among premature infants alotted to two prophylactic antibacterial regimens. Pediatrics 18 : 614–624
39. Silverman WA (1985) Human experimentation : a guided step into the unknown. Oxford University Press, Oxford
40. Silverman WA (1987) Human experimentation in perinatology. Clin Perinat 14 : 403–416
41. Solbach G (1993) Rechtliche Grenzen der Sorge für schwerstgeschädigte Neugeborene? Klin Pädiatr 205 : 389–393
42. Stalder G (1981) Ethical committees in a pediatric hospital. Eur J Pediatr 136 : 119
43. Swyer P (1992) How small is too small? A personal opinion. Acta Paediatr 81 : 443–445
44. Thielicke H (1968) Ethische Fragen der modernen Medizin. Langenbecks Arch Klin Chir 321 : 1
45. Ulsenheimer K (1993) Behandlungspflicht beim Früh- und Neugeborenen aus juristischer Sicht. Z Ärztl Fortb 87 : 875–880
46. Visser HKA, Aartsen HGH, Blaufort ID (1992) Medical decisions concerning the end of life in children in the Netherlands. Am J Dis Child 146 : 1429–1431
47. WHO (1976) Health aspects of human rights. WHO Geneva, p 16
48. Whyte HE, Fitzhardinge PM, Shennan AT, Lennox K, Smith L, Lacy J (1993) Extreme immaturity : outcome of 568 pregnancies of 23–26 weeks' gestation. Obstet Gynecol 82 : 1–7

21

Rôle des parents dans l'unité de soins intensifs

M. Obladen

21.1 Réaction des parents lorsque leur enfant naît prématuré ou malade

Lorsque l'enfant ne naît pas sain, la représentation idéale qu'ont les parents de leur enfant s'effondre, et cela a pour conséquence :

- l'impression d'être totalement désarmé et impuissant,
- le rejet de l'enfant,
- un sentiment de culpabilité (pourquoi le sort a-t-il voulu que je n'ai pas, moi, d'enfant bien portant ?),
- des angoisses (existe-t-il un danger vital ? y aura-t-il des séquelles ?),
- une attitude de surprotection de l'enfant ou au contraire l'indifférence.

Il est évident que les prématurés et les nouveau-nés sévèrement malades traités dans une unité de réanimation nécessitent de la part des parents a fortiori en raison de leur vulnérabilité accrue pendant toute la durée de l'enfance, un soutien et une attention toute particulière. Cela fait partie du traitement que d'éviter que s'installe le type de réactions citées plus haut ou que de les tempérer dès qu'elles apparaissent. Un premier entretien bref de l'équipe de transport avec la mère ou le père avant qu'ils ne soient séparés de leur enfant permet de faire connaissance, d'atténuer l'anxiété des parents et d'éviter les malentendus.

Dans le cas où l'enfant est né avec une malformation, si la mère ne l'a pas vu après la naissance ou si la clinique pédiatrique est éloignée de la maternité [22], il survient rapidement chez les parents un sentiment de deuil pathologique anticipé ou prolongé [14], l'impression d'être inutile ou isolé sur le plan social, de l'agressivité, un état dépressif ou d'autres crises profondes dans la famille [2]. Médecins et infirmières qui sont les interlocuteurs des parents de ces enfants malades doivent être préparés à ce type de réactions.

21.2 Conséquences d'une séparation prolongée de la mère et de l'enfant

- Liens affectifs réduits.
- Conscience amoindrie de la parenté [6,13] : l'enfant devient un étranger.
- Modification de tous les aspects de la vie familiale [10], également de la relation entre père et mère.

Dès l'âge de 3 semaines, on peut mettre en évidence chez le nouveau-né une interaction active avec la mère, sous forme de mimiques reproductibles chez le nouveau-né au contact du visage de la mère [1]. Si le contact mère-enfant n'est pas maintenu pendant la période néonatale, les conséquences pour le développement de l'enfant seront fâcheuses et les séquelles définitives [8, 21]. La séparation mère-enfant réduit en outre la confiance de la mère dans sa capacité de s'occuper elle-même de son enfant [19]. L'anxiété maternelle ou son comportement de refus, qui peuvent être une cause de la naissance prématurée de l'enfant sont alors renforcés. De nombreux prématurés sont plus tard l'objet de négligence ou même de sévices de la part de leurs parents [9]. Ce type de réaction est dû avant tout au manque de liens affectifs réels et à une prise de conscience insuffisante des liens de parenté [4].

Conséquence

La réglementation des heures de visite selon les principes d'« hygiène » en vigueur autrefois représentait une atteinte grave au moral des enfants et de leurs parents.

21.3 Devoir des parents dans l'unité de réanimation

Un nouveau-né est un membre de la famille à part entière. Ses parents sont donc également responsables de sa santé. Ils doivent être encouragés à venir le voir souvent sans que cela leur soit imposé. Lorsque le domicile des parents est éloigné de l'hôpital, il faut encourager les appels téléphoniques et éventuellement délivrer des certificats de transport. On ne doit imposer aux parents (et uniquement à eux) aucune limite concernant la fréquence des visites et leur durée. Les parents doivent bien entendu respecter les règles d'hygiène en vigueur au service (porter une blouse, se désinfecter les mains). En général, les parents que l'on a pris soin d'informer correctement respectent ces règles avec plus de sérieux que le personnel.
Mesures favorisant le contact parents-enfant [7, 11, 24] :

- pas de limites imposées pour les visites,
- encourager les parents à toucher l'enfant, à lui parler,
- les parents pourront prendre l'enfant dans leurs bras si cela est autorisé et le photographier s'ils le désirent (appareil Polaroïd disponibles au service !),
- encourager le contact physique direct (« méthode kangourou ») si l'état de l'enfant le permet,

- faire participer les parents aux soins, par exemple leur faire donner les repas et changer l'enfant, etc.,
- même si l'enfant ne peut être allaité, il faut encourager la mère à apporter son lait pour l'enfant.

Le contact visuel entre la mère et l'enfant est particulièrement important, il peut donc être indiqué d'enlever les masques de photothérapie ; toucher l'enfant est également fondamental et les parents n'osent souvent pas le faire en raison de l'aspect fragile du prématuré. Le toucher suit un modèle de comportement progressif : d'abord les pointes des doigts sur les extrémités, puis les pointes des doigts sur le tronc, puis le plat de la main sur le tronc : ce contact crée un lien et des sensations durables chez les parents et l'enfant. En dehors du fait qu'il est indispensable d'encourager ce type de contact, il faut aussi donner aux parents la possibilité d'exprimer leurs craintes. Les médecins et les infirmières doivent les persuader que leur présence est bénéfique pour l'enfant [21]. Dans des situations particulièrement problématiques, on devrait pouvoir offrir aux parents la possibilité de passer la nuit au service de réanimation où d'y dormir [24].

21.4 Information des parents

L'information des parents par le médecin doit se faire très tôt et être aussi objective et détaillée que possible, tout en restant judicieuse. Il faudra éviter dans la mesure du possible d'utiliser un vocabulaire trop spécialisé ou trop technique ou des abréviations, et ne pas énumérer les résultats des analyses. Il est important de faire connaissance avec les parents et de connaître la structure de la cellule familiale. Avant la première visite des parents au service de réanimation, on doit leur expliquer qu'ils vont être confrontés à un milieu très technicisé.

Lorsque l'enfant est hospitalisé, on peut débuter un entretien en demandant aux parents leur opinion sur la maladie de l'enfant. On les laissera exprimer librement leurs angoisses. Dans des services de taille importante avec un personnel nombreux qui travaille en équipe, on attribuera aux parents des interlocuteurs fixes dont le nom figurera sur la couveuse, et on conviendra d'horaires précis pour les consultations. Cela permettra d'instaurer des rapports de confiance avec les parents et d'éviter les malentendus et les avis contradictoires. En cas de grosse pathologie (malformation, pronostic sévère, nécessité d'une intervention chirurgicale lourde, etc.), il faudra dans la mesure du possible parler en présence des deux parents et éviter de donner un pronostic dans les premières heures de vie ! Les expressions péjoratives telles que « malformation », « mauvaise évolution », « enfant à risque », ne devront pas être utilisées dans la conversation.

Remarque : Les parents sont la plupart du temps d'excellents observateurs. Toute modification relative à l'état de l'enfant qui est signalée par les parents doit être prise au sérieux par les médecins et les infirmières.

21.5 Entretien avec les parents

Toute une série de malformations congénitales, de même que la prématurité et les syndromes d'infection amniotique ont un risque de récurrence qui ne doit pas être caché aux parents. En général, le risque est moindre que ne le pensent les parents. En cas d'affection congénitale complexe, un institut spécialisé en génétique humaine prendra en charge l'information des parents dans le domaine génétique ; il en sera de même pour un éventuel diagnostic prénatal. Cependant le pédiatre devra être capable d'informer les parents d'un nouveau-né sévèrement atteint avec objectivité et franchise sur la réalité de la maladie (pronostic et risque de récurrence compris) [3, 20]. Ces entretiens impliquent que le médecin soit tout à fait au courant de l'évolution de la maladie. Les résultats de ces consultations devront être consignés par écrit et mis à la disposition du parent-demandeur. Le tableau 21.1 représente le risque de récurrence pour les malformations congénitales les plus fréquentes.

Tableau 21.1. Risques de récurrence pour les affections congénitales fréquentes (modifié selon [15, 17, 18])

Affection	Risque de récurrence (%)
1. *Malformations isolées d'origine multifactorielle*	
défect du tube neural	3-5
fente labio-palatine	3-4
malformation cardiaque	1-3
pied bot	3
luxation des hanches	fille 3-4 garçon 4-6
mégacôlon congénital forme courte	0,6-8
forme longue	7-17
atrésie du tractus gastro-intestinal	< 3 (rarement 25 %)
hernie diaphragmatique	< 3 (rarement 25 %)
2. *Affections chromosomiques*	
trisomie libre (13, 18, 21) (en dehors du risque lié à l'âge)	environ 1
translocation équilibrée	5-15
3. *Affections monogéniques*	
mucoviscidose	25
phénylcétonurie	25
syndrome adréno-génital	25
kystes rénaux (selon le type)	3-50
polydactylie postaxiale (isolée)	50 familiaux 0 de novo

21.6 Entretien lors du décès d'un enfant

Il est inutile de cacher sa propre douleur. On doit encourager les parents à exprimer leurs sentiments, également en tête à tête. Il est de notre devoir de les préparer à la réaction de deuil qui ne doit pas être réprimée [7, 12] :

- tristesse, souffrance subjective,
- troubles somatiques, manque d'appétit et insomnie,
- obsession de la mort de l'enfant,
- sentiment de culpabilité,
- susceptibilité et agressivité envers les autres,
- impossibilité de poursuivre une activité normale.

Une réaction de deuil marquée est généralement observée pendant 1 à 6 semaines, elle diminue ensuite progressivement dans les 6 mois suivants [14].

Il est important que les parents puissent voir leur enfant mort et le toucher afin qu'ils puissent bien réaliser qu'ils l'ont perdu et qu'ils aient pleinement conscience de sa mort. Il serait idéal que l'enfant meurt dans les bras de son père ou de sa mère. S'ils le souhaitent, les parents doivent avoir la possibilité de faire baptiser leur enfant. Cela « normalise » leur réaction et accélère l'évolution du deuil [23]. Pour les mêmes raisons, nous déconseillons fortement « l'inhumation anonyme ». Il faudra dans la mesure du possible obtenir la permission de pratiquer une autopsie afin de confirmer le diagnostic et d'apprécier les effets du traitement et pour pouvoir donner éventuellement une consultation génétique. Le moment idéal pour obtenir cette permission se situe dans les 12 à 14 heures après la mort de l'enfant lorsque les parents doivent remplir l'acte de décès et qu'on discute avec eux de l'enterrement de l'enfant.

On conviendra d'un rendez-vous après l'autopsie, le mieux étant de le fixer quelques semaines plus tard afin de discuter avec les deux parents des résultats obtenus et d'éclaircir les questions encore en suspens.

21.7 L'atmosphère qui règne au service de réanimation

Chez des parents mal informés, l'environnement stérile et technique du service de réanimation avec ses moniteurs qui sonnent, ses clignotants et ses respirateurs etc., peut décupler l'angoisse des parents. Cette situation peut avoir pour dangereuse conséquence de perturber encore davantage la relation déjà problématique entre parents et enfant. Puisqu'il est prouvé de surcroît que l'enfant est constamment soumis à rude épreuve du fait des soins répétés, du bruit et de l'éclairage agressif [5], il faudra tout mettre en œuvre pour créer au sein du service de réanimation une atmosphère de quiétude et de calme en planifiant et concentrant les interventions et en agissant avec confiance, bienveillance et assurance (minimal handling ; voir 1.7). Médecins et infirmières doivent développer une certaine discipline dans leur discussion et être conscients du fait que l'angoisse des parents est souvent générée par d'autres préoccupations que les leurs. Ainsi les parents ressentent souvent comme quelque chose de particulièrement inquiétant ou menaçant les situations suivantes :

- la toute petite taille de l'enfant
- le masque qui recouvre les yeux,
- la sonde gastrique en place qui donne l'impression que l'enfant n'a « rien à manger »,
- les coudes ou les talons piqués,
- une éruption ou une jaunisse chez l'enfant.

Le souci principal des parents est que leur enfant puisse se développer correctement. En donnant aux parents très tôt et avec patience et franchise tous les éclaircissements nécessaires sur les signes de la maladie et sur le traitement qui s'impose, on peut réduire leur anxiété et leur faire comprendre que les techniques utilisées en médecine intensive sont là pour servir leur enfant et assurer sa sécurité. Les parents deviennent alors des partenaires sur lesquels on peut compter pendant le traitement. On peut également aider les parents à sortir de la crise émotionnelle provoquée par la naissance d'un enfant immature ou malade en créant des « groupes de rencontres de parents » [16] ou et en distribuant des fascicules d'information [3].

Bibliographie

1. Brazelton TB, Tronick E, Adamson L, Als H, Weise S (1975) Early mother-infant reciprocity. In : Parent-infant interaction. Elsevier, Amsterdam
2. Breslin RL (1985) Family crisis care in the newborn special care unit. In : Milunski A, Friedman EA, Gluck L (eds) Advances in perinatal medicine, vol 2. Plenum, New York, pp 321–370
3. Brüggemann JH (1993) Zu früh ins Leben. Was alle Eltern über Risiko- und Frühgeburt wissen sollten. Thieme, Stuttgart.
4. Galdston R (1971) Dysfunction of parenting : The battered child, the neglected child, the emotional child. In : Howells JG (ed) Modern perspectives in international child psychiatry. Brunner/Mazel, New York
5. Glass P, Avery GB, Subramanian KNS, et al (1985) Effect of bright light in the hospital nursery on the incidence of retinopathy of prematurity. N Engl J Med 313 : 401–404
6. Kennell JH, Klaus MH (1971) Care of the mother of the high-risk infant. Clin Obstet Gynecol 14 : 926
7. Kennell J, Slyter H, Klaus M (1970) The mourning response of parents to the death of a newborn. N Engl J Med 283 : 344
8. Klaus MH, Kennell JH (1973) Care of the mother. In : Behrman RE (ed) Neonatology. Mosby, St. Louis
9. Klein M, Stern L (1971) Low birthweight and the battered child syndrome. Am J Dis Child 122 : 15
10. Leiderman PH, Seashore MJ (1975) Mother-infant-separation : some delayed consequences. In : Parent-infant interaction. Elsevier, Amsterdam, p 213

11. Leiderman PH, Leifer AD, Seashore MJ, Barrett CR, Grobskin R (1973) Mother infant interaction : effects of early deprivation, prior experience and sex of infant. Res Publ Assoc Res Nerv Ment Dis 51 : 223
12. Leon I (1990) When a baby dies : Psychological treatment for pregnancy and newborn loss. Yale University Press, New Haven
13. Levy-Shiff R, Sharir H, Mogilner MB (1989) Mother- and father-preterm infant relationship in the hospital preterm nursery. Child Develop 60 : 93
14. McFarland G, Schilling KV (1985) Eltern und ihre Trauer bei Tod, lebensbedrohlicher Erkrankung oder Behinderung ihres Kindes. Der Kinderarzt 16 : 1517–1522
15. McKusick VA (1987) Mendelian inheritance in man, 7th edn. Johns Hopkins University Press, Baltimore
16. Neubauer AP (1987) Gruppenarbeit mit Frühgeborenen-Eltern. Monatsschr Kinderheilkd 135 : 504–507
17. Passarge E (1979) Elemente der klinischen Genetik. Fischer, Stuttgart New York
18. Reed S (1980) Counseling in medical genetics, 3rd edn. Liss, New York
19. Robson K (1967) The role of eye-to-eye contact in maternal-infant attachment. J Child Psychol Psychiatry 8 : 13
20. Rott HD (1980) Genetische Beratung. Klinikarzt 9 : 265
21. Sameroff A (1987) Psychological needs of the mother in early mother-infant interactions. In : Avery GB (ed) Neonatology, pathophysiology and management of the newborn. Lippincott, Philadelphia
22. Siegel R, Goldson E, Butterfield PM, Butterfield LJ (1983) Management of family problems arising in referral units. In : Davis JA, Richards MPM, Roberton NRC (eds) Parent-baby attachment in premature infants. Croom Helm, London
23. Thent SK, Pederson FA, Zaslow MJ, et al (1990) Resolution of parental bereavement after a perinatal loss. J Am Acad Child Adolesc Psychiatry 29 : 521
24. Tympner KD, Redlin W, Prechtl E, Mailer R (1985) Erfahrungen mit verschiedenen Formen des Eltern-Kind-Kontaktes im Kinderkrankenhaus. Organisation einer Mutter-Kind-Station. Sozialpädiatr Praxis Klinik 8 : 88–90

22

Traitement pharmacologique du nouveau-né

E. Kattner

Les connaissances en pharmacodynamique, pharmacocinétique et toxicologie des médicaments sont tout à fait insuffisantes en ce qui concerne le nouveau-né ou le très petit prématuré. Les processus de maturation modifient considérablement toutes les données de référence. En dehors de cela, les nouveau-nés peuvent développer des affections ou être atteints de maladies qui n'existent pas chez l'enfant plus âgé et chez l'adulte.

Lorsque l'on administre un médicament au nouveau-né ou au prématuré, il faut en surveiller les effets de très près et éventuellement doser la concentration du médicament dans le sérum afin que l'enfant ne coure aucun danger du fait de la toxicité ou de l'inefficacité éventuelles du médicament [15, 17]. Le médicament doit être prescrit par le médecin traitant et l'exécution du traitement doit être supervisée par l'infirmière responsable. Des erreurs d'attribution et de dosage de médicaments surviennent malheureusement souvent dans un service de réanimation (8 %) [10, 14]. Les produits pharmaceutiques pour lesquels il n'existe pas de préparation pédiatrique (par exemple la théophylline, la digoxine, le phénobarbital, l'indométacine) posent également problème et un dosage adéquat est très difficile à obtenir. Une dilution de ces médicaments est en principe contre-indiquée dans la mesure où elle a toujours pour conséquence des dosages trop approximatifs [15] et que le taux d'erreur peut atteindre dans ce cas les 100 %. Lorsqu'on procède à une dilution à l'aide d'une seringue, il faut d'abord remplir l'espace mort de l'embout de la seringue avec le soluté de dilution avant d'aspirer le médicament. Plus la seringue est grande, plus l'erreur sera petite.

Les particularités physiologiques et pathophysiologiques du nouveau-né et du prématuré sont évidentes dans tous les domaines de la pharmacocinétique et de la phamacodynamique. L'*absorption* joue un rôle certain dans l'administration orale ou intramusculaire d'un médicament. L'injection intramusculaire n'est praticable que dans certaines limites en raison de la faible masse musculaire du petit patient. La résorption est fonction de la stabilité vasomotrice, du flux sanguin, etc. En administration intraveineuse, le médicament parvient immédiatement dans le secteur vasculaire. Cette méthode est cependant problématique : elle nécessite que l'on travaille avec beaucoup d'application et que le matériel soit parfai-

Tableau 22.1. Valeurs des pH et des osmolarités de quelques médicaments administrés par voie orale (selon [12])

Dénomination internationale	pH	Osmolarité (mosm/l)
Chlorure de sodium 1 mmol/ml	6,0	1 870
Bicarbonate de soude 1 mmol/ml	6,3-8,2	1 760-1 935
Chlorure de potassium 1 mmol/ml	5,8-6,3	1 840-1 970
Phosphate de potassium 1 mmol/ml	7,1-7,2	1 133-1 140
Gluconate de calcium 10 %	6,6	319
Acide ascorbique	2,2	12 000
α-tocophérol	4,7	610
Polyvitamines	4,2	6 023
Fumafer poudre 33 mg = 1 cuill.-dose (10 mg/kg/j.)	1,0-6,0	3 035-5 403
Phénoxyméthylpénicilline	5,7-6,9	1 011-3 217
Amoxicilline	4,6	1 548
Céphalosporine (sirop)	3,7-5,7	1 982-2 220
Érythromycine	7,8	1 612
Nystatine	5,5-6,8	2 282-3 022
Digoxine	7,0	3 647
Acétyldigoxine	4,7	16 850
Prométhazine	2,3	1 407
Glucose à 5 %	4,6	287
25 % Dextronéonate	5,3	348

tement stérile. L'administration de médicaments à l'aide des perfusions déjà en place nécessite une surveillance particulière [7], car elle représente une source d'erreurs techniques ; on doit aussi veiller tout particulièrement à ce que les conditions d'hygiène soient respectées. L'administration orale doit rester une exception en période néonatale. L'absorption du médicament est en effet retardée en raison de la motilité gastro-intestinale réduite, de la faible production de suc gastrique, du flux réduit de la bile, d'une vascularisation intestinale faible (en particulier en cas d'hypoperfusion), du retard du développement du système enzymatique intestinal et de la colonisation intestinale bactérienne variable. L'administration orale de médicaments représente un danger pour le nouveau-né et surtout pour le petit prématuré du fait de l'osmolarité élevée et non physiologique des préparations médicamenteuses (voir tableau 22.1).

Contrairement à ce qui se produit chez l'adulte, la répartition d'un produit dans les organes et les tissus du nouveau-né est sujette à d'importantes variations. Par « répartition », on entend le passage du produit du plasma dans les différents compartiments de l'organisme.

La composition de l'organisme du nouveau-né est quantitativement différente de celle de l'adulte et il est donc nécessaire de tenir compte chez le nouveau-né et le prématuré de l'important contenu en eau (80 à 87 %), de la taille relativement grande du cerveau et de la masse hépatique ainsi que du faible taux de lipides. Le taux d'albumine sérique et la capacité de liaison des protéines plasmatiques sont également encore assez bas. La barrière hémato-méningo-encéphalique est plus facilement traversée que chez l'adulte, car son « étanchéité » peut être perturbée (voir 16.2.2).

Les fonctions métaboliques sont encore immatures en raison de la faiblesse persistante de la glucurono-conjugaison et de l'hydroxylation. De plus, les métabolismes de réduction intraérythrocytaire et de l'oxydation microsomale ne sont pas encore totalement affirmés.

L'excrétion rénale est réduite car la filtration glomérulaire et les sécrétions tubulaires sont encore faibles.

Les principes fondamentaux de la pharmacologie dans la période néonatale (clairance, volume de distribution, liaison aux protéines plasmatiques, temps de demi-vie) permettent d'effectuer un calcul des doses de médicaments pour nouveau-nés et prématurés sur des bases pharmacocinétiques [17]. Au moyen de l'estimation du taux sérique d'un médicament immédiatement après administration (taux du pic) et avant l'administration d'une seconde dose (concentration résiduelle), on calcule le temps de demi-vie du médicament, ce qui permet d'ajuster l'intervalle entre les doses. En cas d'insuffisance hépatique ou rénale, il faut choisir des médicaments qui pourront être métabolisés par d'autres voies. Pour les médicaments à excrétion rénale en particulier (tableau 22.2), il faut réduire les doses assez tôt en cas de diminution de la diurèse en augmentant l'intervalle entre les doses [19]. De plus, il conviendra d'utiliser des médicaments ayant une grande fourchette thérapeutique. On admet comme principe que :

- Plus l'enfant est immature, plus la demi-vie d'un médicament est longue. La demi-vie diminue au fur et à mesure que l'enfant prend de l'âge.

Tableau 22.2. Médicaments classifiés selon leur mode d'excrétion [15]. Les données ont été obtenues essentiellement chez les adultes

Excrétion rénale	
Céfalozine	Gentamicine
Céfalexine	Tobramycine
	Vancomycine
Excrétion rénale et non rénale	
Ampicilline	Flucloxacilline
Céfalotine	Oxacilline
Diazoxide	Pénicilline G
Digoxine	Phénobarbital
Excrétion non rénale	
Amphotéricine B	Isoniazide
Atropine	Morphine
Chloramphénicol	Phénothiazine
Diazépam	Phénytoïne
Héparine	Stéroïdes
Hydralazine	Théophylline

- Ces modifications postnatales atteignent leur apogée dans les deux premières semaines.

La biodisponibilité d'un médicament à partir du plasma est un élément déterminant de son efficacité pour l'organisme. Celle-ci est fonction, d'une part des particularités pharmacocinétiques et pharmacodynamiques du dit médicament pour la période néonatale, d'autre part de la pathologie. Il faudra déterminer lors d'examens de routine la concentration sérique des préparations toxiques et des médicaments dont la fourchette thérapeutique est réduite, d'une part pour mener à bien le traitement, d'autre part pour assurer la sécurité médicamenteuse [8, 15]. La valeur obtenue ne représente qu'une indication ponctuelle. L'interprétation doit être menée avec prudence et tenir compte de la situation clinique. Les taux sériques thérapeutiques des médicaments principaux que l'on utilise en néonatologie sont représentés dans le tableau 22.3.

Après une exsanguino-transfusion (1 volume sanguin), les taux sériques chutent de 5 à 20 % ; ils chutent du double si l'on utilise deux volumes sanguins [11]. Il faut alors redonner une dose d'antibiotiques. Le contrôle du taux de médicaments dans le sang est indispensable.

Pour beaucoup de médicaments utilisés en néonatologie, il n'existe pas encore à l'heure actuelle d'études pharmacologiques cliniques suffisantes. Pour le nouveau-né, la sécurité médicamenteuse préconisée par le Ministère de la Santé de la République Fédérale d'Allemagne n'est ainsi pas assurée dans tous les cas de figure. L'âge gestationnel et l'âge postnatal sont rarement pris en considération dans les différentes indications de dosage.

L'un des devoirs de la médecine intensive néonatale est de mettre au point de nouvelles possibilités thérapeutiques [16, 21] et le cas échéant, de réfléchir à l'utilisation de nouvelles substances pharmacologiques ou encore de médicaments déjà connus pour de nouvelles indications. Cela ne peut se faire que dans le cadre d'études contrôlées et avec l'accord de la commission d'éthique locale. En outre, les parents doivent avoir donné leur autorisation par écrit après information en bonne et due forme [6, 17]. Ce procédé est conforme à l'éthique médicale et à la législation en vigueur. L'essai critique d'un médicament efficace chez le nouveau-né ou le prématuré doit être réalisé sous le contrôle d'un pharmacologue clinicien. Pour l'essai de médicaments chez le nouveau-né, on se réfère en principe à la déclaration d'Helsinki (rapport de l'OMS fixant les « directives concernant les médicaments utilisables chez l'homme ») et aux lois européennes concernant les médicaments (voir 20.8). L'utilisation à grande échelle d'un médicament ne peut être envisagée que lorsqu'on dispose de données suffisantes en pédiatrie et d'études systématiques de pharmacodynamique, de pharmacocinétique et de toxicologie se rapportant au nouveau-né et au prématuré. Il en est de même pour les solutés et les produits de conservation [9].

Dans notre service de réanimation, nous utilisons les spécialités pharmaceutiques répertoriées dans le tableau 22.4, à la dose indiquée. Les données sont conformes à l'état actuel des recherches.

Tableau 22.3. Fourchettes de concentration thérapeutique pour le traitement médicamenteux des prématurés et des nouveau-nés [2, 8, 13, 15, 16, 17]

Dénomination internationale	Demi-vie (h)	(µg/ml)	Moment du prélèvement/remarques
Chloramphénicol	10-20 chez les prématurés > 48	Pic : 15-25 Taux résiduel : 10-15	Immédiatement et une heure *après* l'administration Éventuellement augmentation des intervalles
Caféine	40-200	5-25	Au plus tôt, 6 heures *après* administration en steady state
Digoxine	35-80	1-2,0 ng/ml	Au plus tôt, 8 heures *après* administration Demi-vie chez le prématuré plus longue
Gentamicine	3-7	Pic : 4-8 Taux résiduel : 1-2	Immédiatement *avant* et une heure *après* administration
Indométacine	10-20	Traitement d'attaque : 0,4-0,8 Traitement d'entretien : 0,3-0,5	Immédiatement *avant* et 4 heures *après* administration Prématuré 10 heures *après* administration
Isoniazide	8-20	3-5	2 heures *après* l'administration
Phénobarbital	40-200	15-40	Au plus tôt, 4 heures *après* administration, en steady state
Phénytoïne	20	6-14	Au plus tôt, 8 heures *après* administration
Théophylline	20-40	7-15	2 heures *après* administration Tenir compte du taux de caféine
Tobramycine	4-9	Pic : 4-8 Taux résiduel : 1-2	Immédiatement *avant* et une heure *après* administration
Vancomycine	6-10	Pic : 20-40 Taux résiduel : 5-10	Immédiatement *avant* et une heure *après* administration

Tableau 22.4. Pharmacopée pour nouveau-nés et prématurés (adaptation par S.R. Beckmann)

Dénomination internationale (préparation commerciale)	Dénomination commerciale Mode d'administration	Dose quotidienne par kg	Dose unitaire par kg	Fréquence par jour	Remarques
Aciclovir	Zovirax IV	30 mg	10 mg	3 ×	Durée de plus de 8 jours
Adrénaline (1/10 000)	IV, endotrachéal		0,01 mg (0,1 ml)	dose unique	Peut être répété
Albumine humaine 20 %	perfusion courte	1 g	0,25 g	4 ×	Contrôle de l'albumine et des électrolytes
Albumine humaine 5 %	perfusion courte		0,50 g	dose unique	Risque de surcharge circulatoire
Amoxicilline	Agram, Amodex, Bristamox, Clamoxyl, Flemoxine, Gramidil, Hiconcil	60-100 mg	20-(25) mg	3-4 ×	
Amphotéricine B	Fungizone IV lente sur 4-6 heures	dose initiale : maximale :	0,1-0,3 mg 0,5-1 mg	1 ×	Augmentation sur 7 jours Demi-vie 15 jours Traitement de longue durée : max.30-35 mg/kg/ pdt 6 semaines
Amphotéricine B liposomal	Ambisome		5 mg	1 ×	Meilleure tolérance
Ampicilline	Totapen IV	100-200 mg	25-50 mg	3-4 ×	Prématuré 2 × : 100 mg/kg/jour
Atropine	SC IV (1 min)	0,01-0,02 mg		dose unique	Effets secondaires : tachycardie Indication : bradycardie
Azlocilline	Securopen IV	150 mg	50 mg	3 ×	
Caféine	IV, PO		dose de départ : 10 mg dose d'entretien : 3 mg	dose unique dose unique	Préparation par le pharmacien Contrôle des taux sériques
Calcium (glubionate de)	Calcium Sandoz 10 % IV lente		9,0 mg = 0,23 mmol 1,0 ml = 0,23 mmol	5 ×	mieux correction : IV lente de 24 h en cas d'hypocalcémie sévère : 1-2 ml/kg

Tableau 22.4. Pharmacopée pour nouveau-nés et prématurés *(suite)*

Dénomination internationale (préparation commerciale)	Dénomination commerciale Mode d'administration	Dose quotidienne par kg	Dose unitaire par kg	Fréquence par jour	Remarques
Captopril	Lopril, Captolane PO	0,04-1,5 mg	0,02-0,5 mg	2-3 ×	Antihypertenseur
Carbonate monosodique 8,4 % (1 mmol/ml)	IVD (15 min)		2 mmol/kg (= 2ml/kg)	dose unique	BE × kg × 0,3 Dilué 1 à 1 avec soluté glucosé à 5 %
Céfalexine	Céporexime PO	100 mg	25-50 mg	4 ×	
Céfotaxime	Claforan IV IV	100 mg 150 mg	50 mg	2 × 3 ×	Nouveau-né 1-7 jours Nouveau-né > 7 jours
Ceftazidime	Fortum IV	30-60 mg	15-30 mg	2 ×	IVL : 3-5 min
Céfuroxime (axetil)	Cépazine IV, IM	50-150 mg	25-50 mg	2-3 ×	
Chloral, hydrate de	Noctec IR, PO	jusqu'à 300 mg	jusqu'à 25-50 mg	6 ×	préparation magistrale ; sedation. réaction paradoxale possible
Clonidine	Catapressan IM, IV, PO	5-15 µg	3-5 µg	2 à 3 ×	
Dérivés du sang - sang total - culot globulaire - plasma - gammaglobulines	 IV lente 2 h IV lente 2 h IV lente 2 h IV lente	 10-15 ml 5-10 ml 5-10 ml 250 mg		 dose unique dose unique dose unique dose unique	 Répétition possible Répétition possible Répétition possible
Diazépam	Valium IV (3 min) IR		 0,2 mg 0,5-1,0 mg	 dose unique dose unique	Répétition possible (20 min après) lors de convulsions, max. 1 mg/kg de poids. Danger d'accumulation et d'apnée !

Tableau 22.4. Pharmacopée pour nouveau-nés et prématurés *(suite)*

Dénomination internationale (préparation commerciale)	Dénomination commerciale Mode d'administration	Dose quotidienne par kg	Dose unitaire par kg	Fréquence par jour	Remarques
Diazoxide	Hyperstat IV (rapide)		2-5 mg	dose unique	Puissant vasodilatateur Répétition possible
Digoxine	(Voir Tableau 9.6)				
Dobutamine	Dobutrex		2-10 µg/kg/min	perfusion continue	
Dopamine			2 µg/kg/min 4-10 µg/kg/min	perfusion continue perfusion continue	Visée rénale : « diurétique » Lors d'hypotension
Doxapram	Dopram 5-7 mg (–10 mg) IV continue, PO avec alimentation sur 2 h			perfusion continue	Si apnée grave Surveillance : HTA, troubles digestifs, neurologiques
Érythromycine	Ery, Érythrocyne, Logécine PO IV	 40-80 mg 40 mg	 10-20 mg 20 mg	 4 × 2 ×	Lors d'infection à : Chlamydia trachomatis, ureaplasma, mycoplasmes
Érythropoïétine	EPO SC IVL sur 4 h	200 U/kg 1j/2		dose unique	Supplémenter en fer obligatoirement
Fentanyl	Rapifen IVD (10 min) IVC		 1- 3 µg/kg 1-3 (-8) µg/kg/h	dose unique (/2-4 h)	Sédation, analgésie, prémédication Risque : dépression respiratoire Antagoniste : Naloxone
Flucloxacilline	Staphylex (RFA) IV, PO	75 mg	25 mg	3 ×	
5-Fluorocytosine	Ancotil IV courte (20-30 min)	80-160 mg	20-40 mg	4 ×	En cas d'insuffisance rénale : 2 × par jour ; attention apport de sodium
Furosémide	Lasilix IV, IM PO		 1 mg 2 mg	 3 à 6 × 2 à 3 ×	Dose maximale journalière : 10 mg/kg ; contrôle des électrolytes

Tableau 22.4. Pharmacopée pour nouveau-nés et prématurés *(suite)*

Dénomination internationale (préparation commerciale)	Dénomination commerciale Mode d'administration	Dose quotidienne par kg	Dose unitaire par kg	Fréquence par jour	Remarques
Gammaglobulines (Cytotect) (Hepatect) (Varitect)	IV IV IV IV		1 ml 0,4 ml 1 ml 2 ml	dose unique dose unique dose unique dose unique	Pour traitement prophylactique Pour traitement curatif
Ganciclovir	Cymévan IVL		dose de charge : 10 mg dose d'entretien : 5 mg	2 ×	Toxicité hématologique, neurologique.. Teratogénicité : préparation sous flux laminaire !
Gentamicine	Gentalline IV courte IV courte IV courte	2,5 mg 5,0 mg 7,5 mg	2,5 mg 2,5 mg 2,5 mg	1 × 2 × 3 ×	Contrôle des taux sériques Prématuré < 1500 g N-né jusqu'à 4 semaines Nourrisson plus âgé
Glucagon	IM, SC IV continue		0,3 mg 10 µg/kg/h	dose unique	Lors d'une hypoglycémie
Héparine (Héparinate de sodium)	IV IV continue	300-400 UI	Dose de départ 25-50 UI 300-400 UI/kg/j		Contrôles étroits ; viser un temps de thrombine de 50-60 secondes
Hydralazine	Nepressol IV		0,2 mg	3 ×	Augmenter lentement, maximum 7 mg/kg/j
Hydrochlorothiazide	Ésidrex IV, PO	4-5 mg	2-2,5 mg	2 ×	Hypokaliémie, hyponatriémie, hyperglycémie
Indométacine	Indocid IM, IV IM, IV	0,4 mg 0,1 mg	0,2 mg 0,1 mg	2 × 1 ×	Max. 3 doses, contrôle du taux sérique Max. 5 jours, contrôle sérique
Insuline (ordinaire)	SC, IV continue	0,1-1,0 UI dose initiale			Attention : hypoglycémie
Isoniazide	Rimifon PO, IV	5-10 mg	5-10 mg	1 ×	Déficit en vitamine B6, toxicité hépatique (administration de Pyridoxine/Isoniazide 1 : 1 mg/j)

Tableau 22.4. Pharmacopée pour nouveau-nés et prématurés *(suite)*

Dénomination internationale (préparation commerciale)	Dénomination commerciale Mode d'administration	Dose quotidienne par kg	Dose unitaire par kg	Fréquence par jour	Remarques
Lidocaïne	Xylocaïne IV IV continue		dose initiale : 1 mg/kg 1-2 mg/kg/h	dose unique	Répétition possible après 10 min ; contrôle, ECG ; hypotension, bradycardie
Lysine, hydrochlorate de	IV, perfusion		BE. x kg x 0,3	dose unique	
Magnésium (voir 14.6)	Mag 2 amp. (80 mg) IM, IV (lente)		2,6 mg Mg++	2 ×	Si hypomagnésémie ; après 2 doses, contrôle sanguin nécessaire
	PO		0,65 mg Mg++	2 à 4 ×	(5 mg = 0,2 mmol ; 127 mg sont contenus dans une amp. de Mag 2 oral)
Métronidazole	Flagyl IV courte (30 min)	15 mg	15 mg 7,5 mg	dose de départ 2 ×	Tératogénicité probable
Mezlocilline	Baypen IV	150-200 mg	75 mg	2 à 3 ×	
Morphine (chlorhydrate de)	IV		0,05-0,1 mg	6 ×	Préparation magistrale. Risques : motilité gastro-intestinale réduite, dépression respiratoire
Naloxone	Narcan IV, IM		0,01 mg	dose unique	Répétition à la demande
Nétilmicine	Nétromicine IVL	4-6 mg	2-3 mg	2 ×	Contrôle des taux sériques
Nifédipiné	Adalate sublingual		0,25-0,5 mg	plusieurs fois	Contrôle pression arterielle
Nitroprussiate de sodium	Nipride IVL		0,05- 1 μg/kg/min		Augmentation possible jusqu'à 5 mg
Noradrénaline	IVL		0,1-0,6 μg/kg/min		Hypotension résistante
Orciprénaline	Alupent IV continue		0,1-1 μg/kg/min 0,1 mg		Perfusion continue Lors d'accès d'Adams-Stokes

Tableau 22.4. Pharmacopée pour nouveau-nés et prématurés *(suite)*

Dénomination internationale (préparation commerciale)	Dénomination commerciale Mode d'administration	Dose quotidienne par kg	Dose unitaire par kg	Fréquence par jour	Remarques
Oxacilline	Bristopen IVD (15-20 min)	50 mg 75-100 mg	25 mg	Âge < 1 semaine : 2 × Âge > 1 semaine : 3 à 4 ×	Risque de nécrose
Pancuronium (bromure de)	Pavulon IVD (> 1min)		Âge : 0-7 j : 40µg Âge : 7-21 j : 60 µg Âge : > 21 j : 90 µg	selon les besoins	Contrôler la pression arterielle. Selon l'effet produit, adaptation de la dose (< 2-3 h : ↑ , > 4-6 h : ↓)
Pénicilline G	Spécilline G 50000 à 80000 U IM, IV 200 000 U perfusion courte (15-20 min) 300 000 U perfusion courte		25000 à 40000 U 75 000 U	2 × 3 × 4 ×	Traitement de la méningite : âge < 1 semaine Traitement de la méningite : âge > 1 semaine
Péthidine	Dolosal IM (IV)		0,5-1 mg	3 ×	Risque : dépression si IV ventilatoire
Phénobarbital	Gardénal IM, IV PO	dose d'attaque : 15-20 mg dose d'entretien : 3-5 mg		1 ×	Contrôle pression artérielle, température, sérique
Phénytoïne	Dihydan (PO) Dilantin (IV) IV lente (20 min) PO, IV	dose d'attaque : 15-20 mg dose d'entretien : 5 mg		2 ×	Surveillance pression artérielle, ECG, moniteur, arythmie, contrôles sériques fréquents
Pipéracilline	150 mg	50 mg		3 ×	
Polystyrène sulfonate de sodium	Kayexalate PO, rectal		1,0-1,5 g	dose unique	1 g/kg diminue une hyperkaliémie de 1,4 mmol/l ; répétition possible
Prednisolone	Solupred IV, oral	2 mg	0,5 mg	4 ×	Lors d'hypoglycémie
Prométhazine	PO	4-6 mg	1 mg	4 à 6 ×	

Tableau 22.4. Pharmacopée pour nouveau-nés et prématurés *(suite)*

Dénomination internationale (préparation commerciale)	Dénomination commerciale Mode d'administration	Dose quotidienne par kg	Dose unitaire par kg	Fréquence par jour	Remarques
Propranolol	Avlocardyl, Beprane IV lente PO	 0,04-0,6 mg 0,25 mg	 0,01-0,15 mg	 4 × 2 à 4 ×	 Contrôle pression artérielle Moniteur cardiaque
Prostaglandine E1	Prostine IVC	dose initiale : 0,05 µg/kg/min augmenter jusqu'à 0,2 µg/kg/min			Si hypertension artérielle, fièvre,apnée : ↓ doses (voir 9.8)
Protamine 1% (sulfate de)	IVL (max 5 ml/10 min)				1 mg neutralise 100 UI d'héparine standard
Pyriméthamine	Malocide PO	 0,5-1,0 mg		 1 ×	Risque : déficit en acide folique ; acide folique 2 × 5 mg/sem
Ranitidine	Raniplex, Azantac IV PO	 0,1-0,8 mg 0,5-2 mg		 3 × 2 ×	Tachycardie
Spiramycine	Rovamycine PO	 100 mg	 50 mg/kg	 2 ×	(100 mg = 300 000 U) Toxoplasmose congénitale
Spironolactone	Aldactone PO	dose d'attaque : 5 mg 1,5-3 mg	 0,5-1 mg	 3 ×	Effet après 3 jours ; contrôler les électrolytes
Sulfadiazine	Adiazine PO	 50 mg	 25 mg	 2 ×	Toxoplasmose congénitale
Surfactants	endotrachéal : Alvéofact Curosurf Survanta		 50 mg 100 mg 100 mg	Attention : mode l'application	 Volume : 1,2 ml/kg Volume : 1,25 ml/kg Volume : 4,0 ml/kg
Théophylline	Dilatrane (PO) Théophylline (PO, IV) PO IV	 dose d'attaque : 5 mg 4 mg	 1 mg	 4 ×	Préparation par le pharmacien, à commander

Tableau 22.4. Pharmacopée pour nouveau-nés et prématurés *(suite)*

Dénomination internationale (préparation commerciale)	Dénomination commerciale Mode d'administration	Dose quotidienne par kg	Dose unitaire par kg	Fréquence par jour	Remarques
Tobramycine	Nebcine IM, IVL		2,5 mg	2 ×	Adaptation : voir Gentamycine Utilisation limitée à 7-10 jours, toxicité rénale, toxicité auditive, contrôles sériques
Tolazoline	Priscol IV		initial en IVD : 1-2 mg, bolus perfusion continue : 1-2 mg/kg/h		Contrôle continu de la pression artérielle
Triméthoprime sulfaméthoxazole	Bactrim IVL (90 min) PO	dose d'attaque : 3 mg 2 mg	TMP 1 mg	2 ×	Seulement lors d'indications vitales Risque : ictère nucléaire
Vancomycine	Vancocine, Vancomycine Lederle IVL (30-60 min)	30 mg 45 mg	15 mg 15 mg	2 × 3 ×	Nouveau-né < 1 semaine Nouveau-né > 1 semaine Contrôles sériques
Vérapamil	Isoptine IVL	0,1-0,3 mg		dose unique	Contrôle pression artérielle

Bibliographie

1. American Academy of Pediatrics. Committee on Drugs (1990) Naloxone dosage and route of administration for infants and children : Addendum to emergency drug doses for infants and children. Pediatrics 86 : 484
2. Arbeitsgemeinschaft « Arzneimittel-Sicherheit » der Paul-Ehrlich-Gesellschaft für Chemotherapie e.V. (1987) Neue Dosierungsempfehlung für Chloramphenicol. Dtsch Ärztebl 84 : 43
3. Bairam A, Boutroy MJ, Badonnel Y, Vert P (1987) Theophylline versus caffeine : Comparative effects in treatment of idiopathic apnea in the preterm infant. J Pediatr 110 : 636
4. Bergmann I, Painter MJ, Crumrine PK (1982) Neonatal seizures. Semin Perinatol 6 : 54
5. Dahl LB, Melby K, Gutteberg TJ, Storvold G (1986) Serum levels of ampicillin and gentamycin in neonates of varying gestational age. Eur J Pediatr 145 : 218
6. Gladtke E (1983) Ethische Probleme der klinischen Pharmakologie in der Pädiatrie. Monatsschr Kinderheilkd 131 : 2
7. Gould T, Roberts RJ (1979) Therapeutic problems arising from the use of the intravenous route for drug administration. J Pediatr 95 : 465
8. Herngren L, Broberger U, Wretlind B (1986) A simplified model for adjustment of gentamicin dosage in newborn infants. Acta Paediatr Scand 75 : 198
9. Hiller JL, Benda GL, Rahatzad M, Allen JR, Culver DH, Carlson CV, Reynolds J (1986) Benzyl alcohol toxicity : Impact on mortality and intraventricular hemorrhage among very low birth weight infants. Pediatrics 7 : 500
10. Koren G, Barzilay Z, Greenwald M (1986) Tenfold errors in administration of drug doses : A neglected iatrogenic disease in pediatrics. Pediatrics 7 : 848
11. Lackner TE (1982) Drug replacement following exchange transfusion. J Pediatr 100 : 811
12. Obladen M, Mutz A (1985) Orale Medikation bei Frühgeborenen? Monatsschr Kinderheilkd 133 : 669
13. Padbury JF, Agata Y, Baylen BG, Ludlow JK, Polk DH, Goldblatt E, Pescetti J (1987) Dopamine pharmacokinetics in critically ill newborn infants. J Pediatr 110 : 293
14. Perlstein PH, Callison C, White M, et al (1979) Errors in drug computations during newborn intensive care. Am J Dis Child 133 : 376
15. Roberts (1984) Drug therapy in infants. Saunders, Philadelphia
16. Rylance GW, Moreland TA (1980) Drug level monitoring in paediatric practice. Arch Dis Child 55 : 89
17. Seyberth HW (1982) Probleme der Arzneimittelsicherheit bei Kindern. Monatsschr Kinderheilkd 130 : 529
18. Udkow G (1978) Pediatric clinical pharmacology – a practical review. Am J Dis Child 132 : 1025
19. Wahlig TM, Thompson TR, Sinaiko AR (1992) Drug use in the newborn. Effects on the kidney. Clin Perinatol 19 : 251
20. Waites KB, Sims PJ, Crouse DT, Geerts MH, Shoup RE, Hamrick WB, Duffy LB, Cassell GH (1994) Serum concentrations of erythromycin after intravenous infusion in preterm neonates treated for ureaplasma urealyticum infection. Pediatr Infect Dis J 13 : 287
21. White RD (1978) Investigation of new drugs in neonates : a problem? Pediatrics 61 : 936
22. Zenk KE (1981) An overview of perinatal clinical pharmacology. Clin Lab Med 1 : 361

Index

Maquette et mise en page : Michelle Pradel

Achevé d'imprimer sur les presses de l'Imprimerie BARNÉOUD
B.P. 44 - 53960 BONCHAMP-LÈS-LAVAL
Dépôt légal : mars 1998 — N° d'imprimeur : 10866